国家卫生健康委员会"十三五"规划教材

全国中医住院医师规范化培训教材

中医骨伤科学

第 2 版

主　编　詹红生　冷向阳　谭明生

副主编　莫　文　陈　锋　马　勇　曾意荣　党建军　柏立群

编　委　（以姓氏笔画为序）

马　勇　南京中医药大学附属医院	陈海鹏　厦门市中医院
王　平　天津中医药大学第一附属医院	陈智能　浙江中医药大学附属第三医院
王　峰　安徽中医药大学第一附属医院	郑雷刚　内蒙古自治区中医院
石　瑛　上海中医药大学附属曙光医院	柏立群　北京中医药大学东方医院
卢建华　浙江中医药大学附属第一医院	侯德才　辽宁中医药大学附属医院
田向东　北京中医药大学第三附属医院	莫　文　上海中医药大学附属龙华医院
任树军　黑龙江中医药大学附属第一医院	党建军　陕西省中医医院
刘洪波　海南医学院	徐国华　河北省中医院
孙绍裘　湖南中医药大学第二附属医院	徐祖健　西南医科大学附属中医医院
苏再发　泉州市中医院	曹玉净　河南中医药大学第二附属医院
李念虎　山东中医药大学附属医院	移　平　中日友好医院
李春根　首都医科大学北京中医医院	蒋　涛　常州市中医医院
李振华　长春中医药大学附属医院	曾朝辉　湖南中医药高等专科学校附属
杨利学　陕西中医药大学附属医院	第一医院
何承建　湖北省中医院	曾意荣　广州中医药大学第一附属医院
冷向阳　长春中医药大学	詹红生　上海中医药大学附属曙光医院
张　杰　黑龙江中医药大学附属第二医院	谭明生　中日友好医院
张　清　中国中医科学院望京医院	樊效鸿　成都中医药大学附属医院
陈　锋　广西中医药大学附属瑞康医院	穆晓红　北京中医药大学东直门医院

学术秘书　石　瑛（兼）　　　　　　　　　唐向盛（中日友好医院）
　　　　　李振华（兼）

人民卫生出版社

·北京·

图书在版编目（CIP）数据

中医骨伤科学/詹红生，冷向阳，谭明生主编. —
2 版. —北京：人民卫生出版社，2021.1
　　ISBN 978-7-117-31219-6

　　Ⅰ.①中…　Ⅱ.①詹…②冷…③谭…　Ⅲ.①中医伤
科学-教材　Ⅳ.①R274

中国版本图书馆 CIP 数据核字（2021）第 012890 号

人卫智网　www.ipmph.com	医学教育、学术、考试、健康， 购书智慧智能综合服务平台	
人卫官网　www.pmph.com	人卫官方资讯发布平台	

中医骨伤科学
Zhongyi Gushangkexue
第 2 版

主　　编：詹红生　冷向阳　谭明生
出版发行：人民卫生出版社（中继线 010-59780011）
地　　址：北京市朝阳区潘家园南里 19 号
邮　　编：100021
E - mail：pmph @ pmph. com
购书热线：010-59787592　010-59787584　010-65264830
印　　刷：北京铭成印刷有限公司
经　　销：新华书店
开　　本：787×1092　1/16　印张：38
字　　数：854 千字
版　　次：2015 年 4 月第 1 版　　2021 年 1 月第 2 版
印　　次：2021 年 3 月第 1 次印刷
标准书号：ISBN 978-7-117-31219-6
定　　价：108.00 元

打击盗版举报电话：010-59787491　E-mail：WQ @ pmph. com
质量问题联系电话：010-59787234　E-mail：zhiliang @ pmph. com

数字增值服务编委会

3

修 订 说 明

为适应中医住院医师规范化培训快速发展和教材建设的需要,进一步贯彻落实《国务院关于建立全科医生制度的指导意见》《医药卫生中长期人才发展规划(2011—2020年)》和《国家卫生计生委等7部门关于建立住院医师规范化培训制度的指导意见》,按照《国务院关于扶持和促进中医药事业发展的若干意见》要求,规范中医住院医师规范化培训工作,培养合格的中医临床医师队伍,经过对首版教材使用情况的深入调研和充分论证,人民卫生出版社全面启动全国中医住院医师规范化培训第二轮规划教材(国家卫生健康委员会"十三五"规划教材)的修订编写工作。

为做好本套教材的出版工作,人民卫生出版社根据新时代国家对医疗卫生人才培养的要求,成立国家卫生健康委员会第二届全国中医住院医师规范化培训教材评审委员会,以指导和组织教材的修订编写和评审工作,确保教材质量;教材主编、副主编和编委的遴选按照公开、公平、公正的原则,在全国60余家医疗机构近1 000位专家和学者申报的基础上,经教材评审委员会审定批准,有500余位专家被聘任为主审、主编、副主编、编委。

本套教材始终贯彻"早临床、多临床、反复临床",处理好"与院校教育、专科医生培训、执业医师资格考试"的对接,实现了"基本理论转变为临床思维、基本知识转变为临床路径、基本技能转变为解决问题的能力"的转变,注重培养医学生解决问题、科研、传承和创新能力,造就医学生"职业素质、道德素质、人文素质",帮助医学生树立"医病、医身、医心"的理念,以适应"医学生"向"临床医生"的顺利转变。

根据该指导思想,本套教材在上版教材的基础上,汲取成果,改进不足,针对目前中医住院医师规范化培训教学工作实际需要,进一步更新知识,创新编写模式,将近几年中医住院医师规范化培训工作的成果充分融入,同时注重中医药特色优势,体现中医思维能力和临床技能的培养,体现医考结合,体现中医药新进展、新方法、新趋势等,并进一步精简教材内容,增加数字资源内容,使教材具有更好的思想性、实用性、新颖性。

本套教材具有以下特色:

1. **定位准确,科学规划** 本套教材共25种。在充分调研全国近200家医疗机构及规范化培训基地的基础上,先后召开多次会议深入调研首版教材的使用情况,并广泛听取了长期从事规培工作人员的意见和建议,围绕中医住院医师规范化培训的目标,分为临床学科(16种)、公共课程(9种)两类。本套教材结合中医临床实际情况,充分考虑各学科内亚专科的培训特点,能够满足不同地区、不同层次的培训要求。

2. **突出技能,注重实用** 本套教材紧扣《中医住院医师规范化培训标准(试行)》要求,将培训标准规定掌握的以及编者认为在临床实践中应该掌握的技能与操作采用"传统"模式编写,重在实用,可操作性强,强调临床技术能力的训练和提高,重点体现中医住院医师规范化培训教育特色。

3. **问题导向,贴近临床** 本套教材的编写模式不同于本科院校教材的传统模式,采用问题导向和案例分析模式,以案例提示各种临床情境,通过问题与思路逐层、逐步分解临床诊疗流程和临证辨治思维,并适时引入、扩展相关的知识点。教材编写注重情境教学方法,根据诊治流程和实际工作中的需要,将相关的医学知识运用到临床,转化为"胜任力",重在培养学员中医临床思维能力和独立的临证思辨能力,为下一阶段专科医师培训打下坚实的基础。

4. **诊疗导图,强化思维** 本套教材设置各病种"诊疗流程图"以归纳总结临床诊疗流程及临证辨治思维,设置"临证要点"以提示学员临床实际工作中的关键点、注意事项等,强化中医临床思维,提高实践能力,体现中医住院医师规范化培训教育特色。

5. **纸数融合,创新形式** 本套教材以纸质教材为载体,设置随文二维码,通过书内二维码融入数字内容,增加视频/微课资源、拓展资料及习题等,使读者阅读纸书时即可学习数字资源,充分发挥富媒体优势和数字化便捷优势,为读者提供优质适用的融合教材。教材编写与教学要求匹配、与岗位需求对接,与中医住院医师规范化培训考核及执业考试接轨,实现了纸数内容融合、服务融合。

6. **规范标准,打造精品** 本套教材以《中医住院医师规范化培训实施办法(试行)》《中医住院医师规范化培训标准(试行)》为编写依据,强调"规范化"和"普适性",力争实现培训过程与内容的统一标准与规范化。其临床流程、思维与诊治均按照各学科临床诊疗指南、临床路径、专家共识及编写专家组一致认可的诊疗规范进行编写。在编写过程中,病种与案例的选择,紧扣标准,体现中医住院医师规范化培训期间分层螺旋、递进上升的培训模式。教材修订出版始终坚持质量控制体系,争取打造一流的、核心的、标准的中医住院医师规范化培训教材。

人民卫生出版社医药卫生规划教材经过长时间的实践和积累,其优良传统在本轮教材修订中得到了很好的传承。在国家卫生健康委员会第二届全国中医住院医师规范化培训教材评审委员会指导下,经过调研会议、论证会议、主编人会议、各专业教材编写会议和审定稿会议,编写人员认真履行编写职责,确保了教材的科学性、先进性和实用性。参编本套教材的各位专家从事中医临床教育工作多年,业务精纯,见解独到。谨此,向有关单位和个人表示衷心的感谢!希望各院校及培训基地在教材使用过程中,及时提出宝贵意见或建议,以便不断修订和完善,为下一轮教材的修订工作奠定坚实的基础。

人民卫生出版社有限公司
2020 年 3 月

国家卫生健康委员会"十三五"规划教材
全国中医住院医师规范化培训
第二轮规划教材书目

序号	教材名称	主编		
1	卫生法规(第2版)	周 嘉	信 彬	
2	全科医学(第2版)	顾 勤	梁永华	
3	医患沟通技巧(第2版)	张 捷	高祥福	
4	中医临床经典概要(第2版)	赵进喜		
5	中医临床思维(第2版)	顾军花		
6	中医内科学·呼吸分册	王玉光	史锁芳	
7	中医内科学·心血管分册	方祝元	吴 伟	
8	中医内科学·消化分册	高月求	黄穗平	
9	中医内科学·肾病与内分泌分册	倪 青	邓跃毅	
10	中医内科学·神经内科分册	高 颖	杨文明	
11	中医内科学·肿瘤分册	李和根	吴万垠	
12	中医内科学·风湿分册	刘 维	茅建春	
13	中医内科学·急诊分册	方邦江	张忠德	
14	中医外科学(第2版)	刘 胜		
15	中医皮肤科学	陈达灿	曲剑华	
16	中医妇科学(第2版)	梁雪芳	徐莲薇	刘雁峰
17	中医儿科学(第2版)	许 华	肖 臻	李新民
18	中医五官科学(第2版)	彭清华	忻耀杰	
19	中医骨伤科学(第2版)	詹红生	冷向阳	谭明生
20	针灸学	赵吉平	符文彬	
21	推拿学	房 敏		
22	传染病防治(第2版)	周 华	徐春军	
23	临床综合诊断技术(第2版)	王肖龙	赵 萍	
24	临床综合基本技能(第2版)	李 雁	潘 涛	
25	临床常用方剂与中成药	翟华强	王燕平	

国家卫生健康委员会
第二届全国中医住院医师规范化培训教材
评审委员会名单

前　言

　　《中医骨伤科学》(第 2 版)为国家卫生健康委员会"十三五"中医住院医师规范化培训规划教材,适合中医学、中西医结合临床医学的住院医师规范化培训(以下简称规培)使用。

　　本教材是在第 1 版基础上,以国家中医药管理局发布的《中医住院医师规范化培训标准(试行)》为依据,以病例导入的方式,介绍中医骨伤科常用的基础知识、基本技能、基本操作,以及中医骨伤科常见病、多发病的诊治,其主要目的是培养规培医生的临床诊治思维。

　　本教材注重中医骨伤科从大学课堂知识到临床诊疗疾病的相互结合,注重中医经典理论和现代医学发展的结合,注重实践技能的培养,突出实用性,增强了综合运用所学知识的能力和动手能力,能更好地强化规培医生的中医骨伤科临床工作基础。

　　本教材分为三篇,共 18 章。上篇为损伤疾病,主要介绍骨伤科常见的骨折、脱位等损伤类疾病;中篇为骨与关节疾病,主要介绍常见的骨与关节疾病;下篇为技能与操作,是介绍骨伤科常用基本知识和基本技能。编写分工为:上篇由冷向阳、马勇、柏立群、何承建、陈智能、王峰、曹玉净、田向东、曾朝辉、孙绍裘、杨利学、徐祖健、李振华、樊效鸿、蒋涛、陈锋等执笔;中篇由谭明生、莫文、曾意荣、张清、李春根、郑雷刚、侯德才、王平、徐国华、李念虎、陈海鹏、苏再发、移平、石瑛、穆晓红等执笔;下篇由詹红生、党建军、陈锋、任树军、张杰、卢建华、刘洪波、石瑛等执笔。最后由詹红生、冷向阳、谭明生、李振华、移平和石瑛共同完成统稿工作。

　　本教材的编写得到了全国各中医药大学骨伤教研室和临床医院骨伤科带教老师的大力支持和指导,谨此,向有关单位和各位老师表示衷心的感谢! 由于本教材按照全新的模式和要求编写,加之编者经验、水平和时间有限,不足之处,恳切希望广大师生在使用过程中,及时提出宝贵的意见和建议,以便不断修订和完善,更好地满足规培医生培养的需要。

编　者

2020 年 4 月

目　录

中篇　骨与关节疾病

下篇　技能与操作

上 篇

损伤疾病

概　　述

损伤是指人体受到外界各种创伤性因素引起的皮肉、筋骨、脏腑等组织结构的破坏以及引起局部或(和)全身症状的一类疾病,是中医骨伤科临床工作的重要组成部分。在损伤诊治过程中需全面掌握伤情,有序处理。

一、急性损伤

(一)诊断

骨折是指骨的完整性或连续性遭到破坏。一般有明确外伤史,全身临床症状不明显,骨折部位可见疼痛、肿胀和肢体功能障碍。查体见骨折部位压痛、纵轴叩击痛,可出现骨折特有体征:畸形、骨擦音及异常活动;X线检查是诊断骨折最常用的方法。

脱位是指构成关节的骨端关节面脱离正常位置,引起关节功能障碍。多有外伤史,脱位关节疼痛剧烈,关节周围可触及广泛压痛、肿胀和关节功能障碍。查体见关节畸形,关节盂空虚,弹性固定,在关节的周围可触摸到突出的骨端关节面;X线检查一般可以明确诊断。

筋伤是指人体的皮肤、肌肉、肌腱、筋膜、韧带以及神经血管等解剖结构受到损伤。急性筋伤一般有外伤史。轻度筋伤肿胀多不明显,但存在功能障碍。严重筋伤则损伤部位可见肿胀、压痛、瘀斑和明显的功能障碍。X线检查以排除骨折,MRI检查可了解韧带、肌腱、肌肉、半月板等的损伤程度。

(二)治疗原则

中医骨伤科治疗损伤遵循动静结合、内外兼治、筋骨并重和医患合作的原则,如伴有出血及开放性伤口,先行伤口包扎、止血,然后固定。

1. 骨折治疗　骨折的治疗包括复位、固定、药物、练功四个方面的内容。

(1)复位:复位是将移位的骨折段恢复正常或近乎正常的解剖关系,重建骨骼和支架作用,分闭合复位和切开复位。闭合复位又可分为手法复位和持续牵引。

1)闭合手法复位

复位前准备:①掌握复位时机,原则上越早越好。②评估复位标准,向患者及其家属交代功能复位的效果,征得患者及其家属同意并签署手法整复同意书后方可进行整复。③确定术者和助手分工、复位手法、操作步骤和防止发生意外的措施。④备好外

2

固定器具。⑤选择合适的麻醉方法,成年人一般采用局部麻醉或神经阻滞麻醉,而小儿则多采用全身麻醉。

复位手法:整复时要求稳、准、巧,力争一次整复成功。若手法复位失败,可待患者稍事休息后再次尝试手法复位,若再次失败,应转为切开复位。

2)持续牵引复位:临床常用的有皮肤牵引、骨牵引。

3)切开复位:用手术方法显露骨折部位,利用器械及手法施行骨折端的复位,使骨折端达到解剖复位。

(2)固定:常用的有外固定和内固定。

1)外固定:包括小夹板、石膏、绷带固定,持续牵引和外固定支架等。小夹板外固定主要应用于四肢尤其是上肢闭合性骨折的外固定治疗。石膏外固定因其塑形好,固定坚强可靠。持续牵引既有拔伸复位作用,又有固定作用,可分为皮牵引、骨牵引和布托牵引。在选用牵引种类时根据其适应证择优使用。外固定支架在长骨干中段开放性骨折或伴有严重软组织损伤的骨折治疗过程中具有无可替代的长处。

2)内固定:内固定效果比外固定更为可靠,适用于四肢不稳定骨折、关节内骨折以及脊柱、骨盆等复杂骨折的固定治疗。临床常用的内固定种类有克氏针、钢板螺钉、骨圆针、空心钉、绞锁髓内钉、椎弓根钉棒等。

(3)药物治疗:药物治疗包括内服药和外用药。以"瘀去、新生、骨合"为用药指南,分三期辨证论治。

(4)练功:练功包括主动和被动锻炼,以主动锻炼为主。

2.脱位治疗　脱位治疗目的是恢复关节的正常对合关系及功能,还应重视固定、练功和药物治疗。对于无法实行手法复位或合并严重骨折及软组织损伤者,需手术治疗。

(1)整复:手法操作时术者与助手应熟悉脱位的机制和手法操作步骤,密切配合,动作宜缓慢、轻柔、持续,可选择欲合先离、原路返回、杠杆作用等整复关节,避免粗暴、反复的手法整复。

(2)固定:将患肢固定在功能位或关节稳定位,使损伤组织迅速修复,并可预防脱位复发和骨化性肌炎。

(3)练功:尽早开始功能锻炼有利于关节功能康复。

(4)药物治疗:同骨折治疗。

3.急性筋伤治疗　根据急性筋伤的程度不同临床分别采用不同的处理方法,内外用药一般遵循"三期辨证"的用药原则。

(1)韧带损伤:Ⅰ度韧带拉伤一般予适当休息及外用药物即可。Ⅱ度韧带损伤予以制动,外用药物,保护关节免受应力损伤约6周。Ⅲ度韧带损伤一般需要手术修复。

(2)肌腱断裂:肌腱撕裂可行手术修复、外固定治疗。

(3)肌肉损伤:治疗方法为轻者制动、冰敷,内服外敷活血消肿止痛药物。重者手术修复。

(4)神经损伤:单纯神经挫伤可观察处理,神经完全断裂须行手术修复。

(三)诊疗思路

接诊损伤患者时,需要根据患者的主诉和临床表现初步判断伤情的轻重缓急。在问病查体过程中既要重视了解全身状况,也要根据主诉和损伤部位有所侧重,在掌握患者全身状况的前提下,重点详细检查损伤局部情况。要防止只看到浅表损伤,不注意深部创伤;只看到一处损伤,而忽略多处复杂损伤;只顾检查,不顾患者痛苦和增加损伤等情况。损伤的诊断原则为:通过外伤史、临床症状和体征、影像学检查等资料的采集,综合分析判断,得出结论。

复合性严重损伤,危及患者生命时,须遵循"先救命,后治病""抢救生命第一,挽救肢体第二"的救治原则。如伤者有心脏停搏、休克、昏迷、窒息等情况,先行心肺复苏、抗休克、开放呼吸道等处理,同时行急救固定。

骨折、脱位、筋伤等损伤常合并出现,临证治疗时应筋骨并重,三者同时治疗,根据损伤类别和严重程度不同,有所侧重。治疗时要制订治疗方案及复位操作步骤,充分评估术中可能出现的并发症,并拟定相应的预防措施。

二、慢性损伤

慢性损伤一般指慢性筋伤,多由于单调或重复动作造成肢体的软组织损伤而出现症状。人体软组织特别是肌肉、筋膜等在日常工作或者生活中经常受到不能察觉到的牵拉性损伤,如经常弯腰工作会使腰部肌肉、筋膜等骨骼附着处受到牵拉,产生腰部或腰骶部软组织损伤,经常低头工作常使颈项、背、肩胛部等处的肌肉和筋膜牵拉,产生头颈背肩部疼痛。颈椎病、腰背肌劳损、腕管综合征和桡骨茎突狭窄性腱鞘炎等,亦可由各类急、慢性损伤迁延转化而来。临床上还可以见到由于慢性持续劳损导致的疲劳骨折等骨损伤。

（一）诊断

慢性损伤大多无明显的外伤史,但与工作、生活长期不当姿势体位有关,有局部长期慢性疼痛,可表现为隐痛、酸楚、麻木、肿胀或者功能障碍,劳累后加重。局部有压痛点或有肿块、硬结,常伴有放射痛,近期有与疼痛部位相关的过度活动史。X线检查以除外骨折和脱位。

（二）治疗原则

1. 手法　常用的手法有推揉、拿捏、按捺、摩擦、点压、弹拨、屈伸、旋转、斜扳等。通过手法和经穴的综合效应,起到治疗筋伤的效果。在明确诊断的基础上,根据辨证选用不同的手法、选取不同的穴位和施术部位,灵活运用。

2. 药物　有内服和外用两类。多用活血舒筋、温经止痛法,临床常用中药熏洗或热敷结合手法治疗。

3. 练功　在增强全身体质及改善损伤局部功能两方面并重,要循序渐进、持之以恒。

4. 针灸火罐　多在损伤部位的附近取穴。

5. 封闭疗法　常用 0.5%~1% 利多卡因加类固醇类药物如醋酸泼尼松龙或曲安奈德等在损伤部位注射。

（三）诊疗思路

慢性损伤是一种容易被忽视的骨科疾病,主要是由慢性损伤的特点决定的。患者缺乏正确的保健意识和保健措施,等到症状明显时才感觉发病了,常因没有正确对待及有效治疗而长期疼痛。压痛部位往往就是慢性损伤所在部位,要注意检查关节有无异常活动,以及关节活动与疼痛的关系。临证诊断时,病史、症状、体征、影像学检查和实验室检查等资料要全面收集,综合分析,以提高首诊准确率。为排除骨折、肿瘤、感染等疾病,要根据病情需要,结合 X 线、CT 和 MRI 的优、缺点,合理选用,结合临床表现做出诊断。慢性损伤治疗周期较长,通常需要使用多种治疗方法,如手法、药物、理疗、针灸、小针刀、练功、封闭等。

（陈 锋）

 复习思考题

1. 骨折的诊断要点是什么?
2. 脱位的诊断要点是什么?
3. 按照损伤的解剖结构及其组织特点,损伤可分哪几类?
4. 试述骨折的治疗原则。
5. 骨折的药物治疗如何进行三期辨证论治?

第一章

上 肢 损 伤

第一节 肩、臂部损伤

一、锁骨骨折

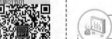

培训目标

1. 掌握锁骨骨折的病因病理、诊断要点、手法整复及固定方法。
2. 了解锁骨骨折手术适应证及手术治疗方法。

锁骨骨折是临床常见的全身骨折之一,占全身骨折的 5%~10%,而以锁骨中 1/3 骨折为最多,此型骨折占整个锁骨骨折的 80% 左右。锁骨骨折在各个年龄段均容易发生,但以青壮年及儿童多见。受伤原因:间接和直接暴力均能引发锁骨骨折,但以间接暴力较多。当人摔倒时,若上肢先着地,力量传达冲击至锁骨引发骨折,这种间接暴力引发的骨折多为横断形或短斜形。直接暴力的作用方向往往来自人体前方或上方,打击锁骨而引发横断形或粉碎性骨折。

【典型案例】

患者,女,26 岁。因"摔倒后左肩疼痛,活动受限 2 小时"入院。查体:左肩关节肿胀,锁骨压痛明显,稍有隆起,可触及骨擦感,上肢皮肤感觉正常,肱动脉搏动正常。舌质暗红有瘀斑,苔薄白,脉弦。

问题一 根据患者的受伤特点,如何进行初步诊断?

思路 患者外伤史明确,跌倒左肩部着地,伤后患侧肩关节疼痛,活动明显受限,锁骨处压痛,并触及锁骨骨擦感,可初步诊断为锁骨骨折。

知识点 1

锁骨骨折的临床表现

（1）有明显的外伤史。

（2）伤后肩关节局部疼痛、肿胀，活动障碍。锁骨压痛明显，部分病例可触及骨擦感。骨折移位时常有典型畸形。患者头偏向伤侧，并用健侧手托住伤侧前臂及肘部。有时直接暴力引起的骨折，可刺破胸膜发生气胸，或损伤锁骨下血管和神经，出现相应症状体征。

问题二　若想进一步明确诊断，应进行哪些检查？

思路　为进一步明确诊断，应对患者进行左肩 X 线检查，必要时可进行 CT 检查以确定骨折情况。

知识点 2

锁骨骨折的常用辅助检查

（1）X 线检查：疑有锁骨骨折时需摄 X 线像确定诊断。拍摄范围应包括锁骨全长、肱骨上 1/3、肩胛带及上肺野，必要时需另拍摄胸片。前后位像可显示锁骨骨折的上下移位（图 1-1），45°斜位像可观察骨折的前后移位。婴幼儿的锁骨发生无移位骨折或青枝骨折时，在原始 X 线像上难以明确诊断，可于伤后 5~10 天再复查拍片，常可呈现有骨痂形成。

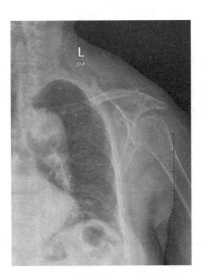

图 1-1　锁骨骨折 X 线检查

（2）CT 检查：CT 检查多用于复杂的锁骨骨折，如波及关节面及肩峰的骨折。尤其对关节面的骨折优于 X 线检查。

问题三 如何进行锁骨骨折的分类及分型?需与何病鉴别?

思路 1 该病例中患者外伤史明确,查体见左肩关节肿胀,锁骨隆起畸形,压痛明显,并可触及骨擦感。患者头偏向伤侧,并用健侧手托住伤侧前臂及肘部,左肩活动时疼痛加重,影像学检查提示左锁骨的完整性和连续性中断。据上述资料,可诊断为左侧锁骨骨折。

X 线检查显示该患者左锁骨外 1/3 骨折,骨皮质连续性中断,属于外 1/3 骨折。

知识点 3

锁骨骨折按骨折部位分型

锁骨骨折可分为内 1/3 骨折、中 1/3 骨折及外 1/3 骨折。对于外 1/3 骨折,Neer 又将其分为五型(表 1-1)。

表 1-1 锁骨骨折按骨折部位分型

分型	分型要点
Ⅰ 型	锁骨外侧骨折位于喙肩韧带外侧,移位最少
Ⅱ 型	进一步分为 A、B 两个亚型,两型均为不稳定骨折,ⅡA 型为不稳定锁骨外侧骨折,喙肩韧带与肩锁关节囊完整;ⅡB 型为不稳定外侧骨折伴有喙肩韧带断裂,肩锁关节囊完整
Ⅲ 型	骨折延伸进肩锁关节
Ⅳ 型	骨折多发生于儿童,为骨折远端伴有骨膜脱套伤,骨折内侧端从骨膜袖中脱出并骑跨重叠
Ⅴ 型	骨折在稳定性方面与Ⅱ型骨折相似,为不稳定性撕脱骨折,仅有下方皮质骨块附着于喙锁韧带上

思路 2 临诊时应注意检查是否有胸锁关节脱位以及臂丛神经瘫痪。

知识点 4

锁骨骨折的鉴别诊断

疾病名称	诊断要点
肩部软组织扭伤	无移位骨折或不完全骨折时,肿胀多不明显,患者仅感局部疼痛,也可有压痛和纵向叩击痛,肩部软组织扭伤一般无锁骨压痛和纵向叩痛
胸锁关节脱位	两侧胸锁关节不对称,可有异常活动,锁骨内端可突出或空虚
臂丛神经瘫痪	易与婴幼儿锁骨骨折相混淆。前者锁骨仍完整,同时可见典型的肩部内收内旋、肘部伸直畸形;一般在 2~3 个月后可有显著恢复

问题四　根据诊断,该患者的具体治疗方案如何制定?

思路

（1）手法整复:明确诊断后,根据实际情况进行手法整复。

（2）固定:使用三角巾悬吊制动或"8"字绷带固定。三角巾将前臂悬吊于胸前,保持固定4~6周。

（3）中药治疗:中药内服参照骨折三期辨证用药原则。

（4）练功:固定期间积极进行功能锻炼。

知识点5

锁骨骨折的非手术治疗

（1）整复方法

适用于有移位的锁骨骨折。患者坐位,挺胸抬头,双手叉腰。术者将膝部顶住患者背部正中,双手握其两肩外侧向背部徐徐牵引,使之挺胸伸肩,此时骨折移位即可改善,如仍有侧方移位,可用捺正手法矫正。

（2）固定

1）三角巾悬吊固定:适用于幼儿青枝骨折或其他不全骨折,悬吊2~3周。

2）"8"字绷带固定:固定用布绷带做"8"字交叉环形固定或锁骨带固定4周,包扎时必须将两肩固定,同时用棉垫保护腋窝内神经血管。如患者有手或前臂麻木感、桡动脉搏动触不到,表明布带包扎过紧。应立即适当放松至解除症状为止。

（3）中药治疗

非手术治疗的患者,若初期瘀肿不甚,可按骨折三期辨证施治。（表1-2）

表1-2　中药治疗

损伤分期	治法	方药
损伤初期	活血祛瘀,消肿止痛	桃红四物汤、复原活血汤加利尿消肿药等
损伤中期	和营生新,接骨续筋	续骨活血汤、新伤续断汤等
损伤后期	调养气血,补益肝肾	八珍汤等

（4）练功

初期可用手指、腕、肘关节屈伸活动或用力握拳活动,中期逐渐练习肩部功能活动,后期拆除外固定可做肩关节各方向活动。

知识点 6

锁骨骨折的手术治疗

（1）手术适应证：①经保守治疗骨折出现不愈合；②神经血管受压及受损；③成人锁骨远端骨折靠近肩锁关节；④骨折端之间持续存在较宽的分离，经手法复位无法改变者；⑤锁骨骨折和同侧肩胛骨骨折可以造成肩关节不稳定，上肢的重量和附着于肱骨近端的肩胛带肌肉，使肩胛盂骨折块向前内侧旋转移位，即形成"漂浮肩"，需要行手术治疗；⑥开放性锁骨骨折。

（2）手术方法

1）钢针（髓内钉）内固定：选用颈丛麻醉，从远侧骨折端逆向插入一枚钢针，并使之穿出皮肤之外，再将钢针自外端穿入骨折内侧段，剪除钢针外端多余部分并折弯后埋于皮下。

2）钢板内固定：选用颈丛麻醉，以锁骨中 1/3 骨折（图 1-2、图 1-3）为例叙述

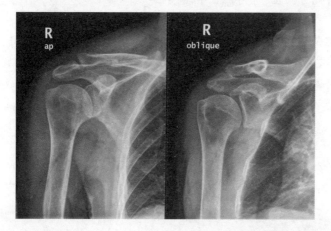

图 1-2　锁骨中段骨折

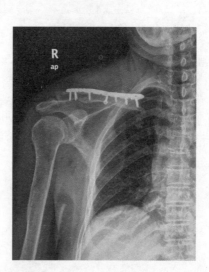

图 1-3　锁定钢板固定术后

方法,选择以骨折为中心,放置钢板于锁骨上方,以骨折断端为界线,两侧至少放置3枚螺钉固定,固定后断端仍有间隙者则需要进行植骨。锁骨外1/3骨折可选用锁骨钩钢板进行内固定(图1-4、图1-5)。

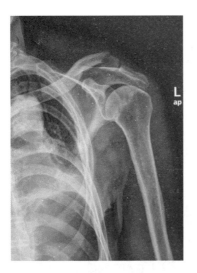

图1-4　锁骨远端骨折

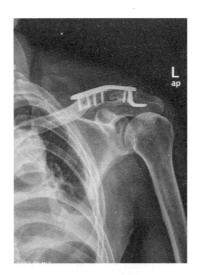

图1-5　锁骨钩钢板固定术后

3) 外固定支架固定:应用外固定治疗锁骨骨折,国内外开展的治疗及研究均比较少。其主要适应证为锁骨开放性骨折、闭合骨折伴有严重移位和表面皮肤损毁、多发性创伤、伴有疼痛的延迟愈合或不愈合及锁骨骨折合并胸廓出口综合征等情况。

问题五　对本案患者的日常调护注意事项有哪些?

　　思路　该患复位固定后应观察手部血液循环,随时调整"8"字绷带松紧度;注意保持挺胸后伸位,矫正骨折再移位倾向;骨折固定期间应避免肩关节活动,并积极进行手部功能锻炼。

 知识点7

锁骨骨折的预防与调护

　　(1) 钢针内固定:术后患肢予以三角巾保护,术后6~8周复查X线,见有骨折愈合表现时可去除钢针,但仍需要用三角巾悬吊保护。日常生活中可轻轻活动上臂,但在骨折未愈合前上臂不能抬高过头。在悬吊期间进行肩关节钟摆活动,肩关节水平以下活动锻炼和肘关节屈曲,6~8周骨折愈合后进行肩关节水平以上活动,并可进行增强肌肉力量的锻炼,术后3个月基本恢复日常生活和工作。

（2）钢板内固定：术后前臂用三角巾悬吊支持 1~2 周,骨折愈合时间一般在术后 8~10 周,复查 X 线见骨折已牢固愈合后即可取出内固定物。功能锻炼同钢针内固定。

（3）外固定支架固定：术后护理同钢针内固定。另外,需要增加外固定钉道常规护理,待复查时见骨折愈合即可去除外固定,功能锻炼同钢针内固定。

【临证要点】

1. 锁骨骨折多由暴力引起,伤后局部症状体征明显。

2. 整复中充分的牵引有利于断端的复位,使用"8"字绷带固定时松紧要适当。

【诊疗流程】

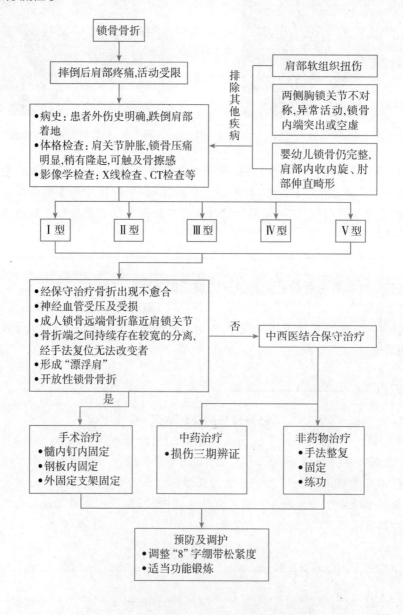

扫一扫，
测一测

PPT 课件

 复习思考题

1. 如何进行锁骨骨折的分类及分型？
2. 锁骨骨折需与何病进行鉴别？

二、肩关节脱位

培训目标

1. 掌握肩关节脱位的诊断要点、分类、手法整复及固定方法。
2. 了解肩关节脱位的现代分型及治疗方法。

肩关节又称盂肱关节，是指肱骨头与肩胛盂构成的关节。由于外力作用而使肱骨头偏离盂窝而无法自行回复，即为肩关节脱位。根据肱骨头脱位的方向可分为前脱位、后脱位、上脱位和下脱位四型，以前脱位最常见。根据肱骨头脱位后的位置不同，前脱位又可分为锁骨下脱位、喙突下脱位和盂下脱位。以前脱位为例，讲述肩关节脱位。

【典型案例】

患者，女，39岁，因"跌倒致左肩部畸形、肿痛、活动受限1小时"入院。查体：左肩部呈方肩畸形，局部软组织肿胀，左肱骨大结节处无压痛，左肩关节盂下空虚，左肩关节功能障碍，呈弹性固定，左手五指感觉、活动尚可，桡动脉搏动正常。舌质暗红，苔薄白，脉沉弦细。

问题一 根据患者的受伤特点，如何进行初步诊断？

思路 患者外伤史明确，跌倒后左肩呈方肩畸形、肿痛，活动明显受限，左肩盂下空虚，左肩关节弹性固定，可诊断为肩关节脱位。

知识点1

肩关节脱位的临床表现

（1）有明显外伤史。

（2）伤后肩关节局部疼痛、肿胀，肩关节活动障碍，肩关节呈明显方肩畸形，盂下空虚，左肩关节弹性固定。部分高能量损伤患者容易合并肱骨大结节撕脱性骨折，可出现肱骨大结节处明显压痛（图1-6）。

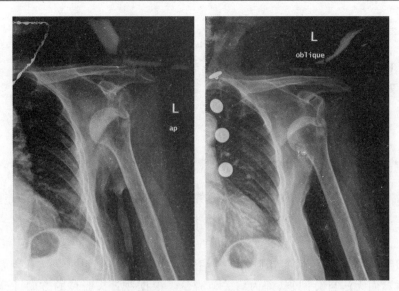

图 1-6　肩关节脱位合并肱骨大结节骨折

问题二　若想进一步明确诊断,应进行哪些检查?

　　思路　为进一步明确诊断,应对患者左肩关节处进行 X 线检查,必要时可进行 CT 检查以确定肱骨头及大结节骨折情况。

知识点 2

肩关节脱位的常用辅助检查

　　(1) X 线检查:大多数肩关节可通过标准的肩关节正位片进行准确评估(图 1-7)。

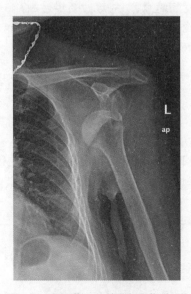

图 1-7　肩关节正位片(肩关节脱位)

（2）CT 检查：除上述 X 线表现外，能够更加准确地显示平片上难以显示的肱骨头周围撕脱性骨折。

问题三 如何进行肩关节脱位的分类及分型？需与何病进行鉴别？

思路 1 该病例中患者外伤史明确，查体见左肩关节肿胀，方肩畸形，肩胛盂下空虚，弹性固定，Dugas 征阳性，影像学检查提示左肱骨头位于关节盂外，未见明显骨皮质不连续，据上述资料，可诊断为左肩关节脱位。

根据 X 线和 CT 检查可进一步区分骨折类型、移位情况等。该患者 X 线示肱骨后向内侧明显移位，至喙突的内侧、锁骨下方，属于锁骨下脱位。

 知识点 3

肩关节脱位的分型

肩关节脱位常因间接暴力所致，如跌倒时上肢外展外旋，手掌或肘部着地，外力沿肱骨纵轴向上冲击，肱骨头自肩胛下肌和大圆肌之间薄弱部撕脱关节囊，向前下脱出，形成前脱位。肱骨头被推至肩胛骨喙突下，形成喙突下脱位，如暴力较大，肱骨头再向前移至锁骨下，形成锁骨下脱位。后脱位很少见，多由于肩关节受到由前向后的暴力作用或在肩关节内收内旋位跌倒时手部着地引起，可分为肩胛冈下和肩峰下脱位。肩关节脱位如在初期治疗不当，可发生习惯性脱位。（表 1-3）

表 1-3 肩关节脱位的分型

分型	分型要点
锁骨下脱位	肱骨头脱位后向内侧明显移位，至喙突的内侧、锁骨下方
喙突下脱位	肱骨头脱位至喙突下方
盂下脱位	肱骨头脱向前下，位于盂下缘

思路 2 临诊时，应根据受伤史、临床症状、体征和影像学检查，与肩、臂部骨折、肩锁关节脱位进行鉴别。

知识点 4

肩关节脱位的鉴别诊断

疾病名称	诊断要点
肩、臂部骨折(肱骨外科颈骨折、肱骨大结节骨折、关节盂骨折、肩胛骨骨折、肱骨干骨折等)	肩、臂部骨折时,肿胀多明显,移位严重者可出现明显畸形和骨擦音、骨擦感,疼痛剧烈,可有环形压痛和纵向叩击痛,肩关节主、被动活动均受限。X 线检查可明确诊断
肩锁关节脱位	肩关节处无明显畸形,盂下饱满,脱位严重者肩锁关节处可见"台阶样改变",肩关节活动受限,尤以外展明显,Dugas 征阴性。X 线检查可明确诊断

问题四 根据诊断,该患者的具体治疗方案如何制定?

思路

(1) **手法整复**:明确诊断后,新鲜肩关节脱位应当尽早行闭合复位,不仅能及时缓解患者痛苦,而且容易复位。根据实际情况进行手法整复。

(2) **固定**:用三角巾或肩肘带悬吊患肢,肘关节屈曲 90°,固定 2~3 周。

(3) **中药治疗**:中药内服参照锁骨骨折三期辨证用药原则。

(4) **练功**:固定期间,加强握拳活动及患肘的屈曲等功能锻炼。

知识点 5

肩关节脱位的非手术治疗

(1) **整复方法**

1) **手牵足蹬法(Hippocrates 法)**:患者仰卧位,术者立于患侧,以靠近患肩的足蹬于患肩腋下侧胸壁处,双手牵引患肢腕部,逐渐增加牵引力量,同时可轻微内、外旋上肢,解脱肱骨头与肩胛盂的绞锁并逐渐内收上臂。此时常可感到弹跳和听到响声,即提示复位成功,复查 Dugas 征由阳性变为阴性。

2) **拔伸托入法**:患者坐位,第一位助手立于患侧肩后,两手斜形环抱固定患者做反向牵引,第二助手一手握其肘部,另一手握其腕部,做向外下方牵引,力量由轻到重,持续牵引 2 分钟左右,术者立于患肩外侧,两手拇指按压其肩峰,其余手指插入腋窝,在助手对抗牵引下,术者将肱骨头向外上方勾托,同时第二助手在维持牵引的状态下逐渐将患肢内收、内旋,此时可听到入臼声,即表明复位成功。

3) **外旋法(Eachempati 法)**:患者仰卧位,复位者站立于患侧,一手握住患者手腕,一手握住肘关节,保持使肘关节屈曲 90°,肩关节 20°向前屈曲,并将肘关节贴紧外侧胸壁。以肩关节为支点,以上臂为旋转轴线,转动腕部,使前臂和上臂组成的平面和患者的冠状面相平行。在外旋的过程中要注意避免过度暴力造成骨折等相关并发症。该方法不会带来创伤并且易于使用,复位时没有那种复位的弹响。

4）FARES（fast，reliable，and safe）复位技术：患者仰卧位，复位者站立于患侧，双手握住患肢的手腕部位，保持患者的肘关节处于伸直状态，对脱位患肢施展沿肢体轴向的牵引力，牵引过程中逐渐外展患肢。轴向牵引外展患肢的过程中，以每秒 2~3 次的晃动频率，5cm 左右的移动幅度沿身体冠状面反复晃动患肢。当肩关节外展到达 90°时，继续持续牵引并晃动患肢的过程中将患肢外旋。当肩关节外展达到 120°时肩关节脱位得到复位，一旦确定肩关节脱位得到复位，将复位的患肢内收，前臂内旋放置胸壁之上进行确认。

（2）固定：用三角巾或肩肘带悬吊患肢，肘关节屈曲 90°，固定 2~3 周。

（3）药物治疗：药物使用可参考"锁骨骨折"。

（4）练功：固定期间，加强患手的握拳活动及患肘的屈曲活动，以达到肩臂部肌肉收缩运动的目的，防止肌肉萎缩；解除固定后，可逐步加强患肩的外展、内收等活动，注意锻炼循序渐进，不可冒进。

 知识点 6

肩关节脱位的手术治疗

陈旧性肩关节脱位的治疗，应根据患者的具体情况如年龄、全身情况、脱位时间、症状的程度、肩关节活动范围等，综合分析后决定。首先确定脱位是否还需要复位，如需复位，能否行闭合复位；如需手术治疗则采用哪种手术方式。

对于肩部肌肉丰厚的患者，可入手术室，在臂丛麻醉下行手法复位。对于陈旧性肩关节脱位影响上肢功能者，可选择切开复位，修复关节囊及韧带。

问题五　对本案患者的日常调护注意事项有哪些？

思路　整复固定后调整肩肘带高度，使肘关节屈曲 90°；固定期间禁止肩关节活动，解除固定后短期避免肩关节做外旋动作。

 知识点 7

肩关节脱位的预防与调护

固定期间可行肘、腕、手的功能锻炼以及上肢肌肉的舒缩活动；去除固定后，则开始肩关节功能锻炼。6 周内禁止做强力外旋动作，对青少年患者，当脱位复位后，固定时间适当延长，应严格制动 4 周左右，并逐步进行功能锻炼，不能过早进行剧烈活动。

【临证要点】

1. 肩关节脱位后症状、体征明显。复位时除了注重影像学表现外，还要结合患者的年龄、体型、肌肉丰厚程度等综合判断。

2. 多数肩关节脱位后可以通过手法整复取得良好的效果。

【诊疗流程】

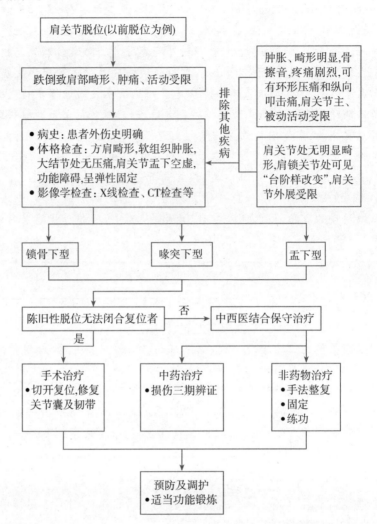

? 复习思考题

1. 肩关节脱位有哪些临床表现？
2. 肩关节脱位的整复方法有哪些？

三、肩袖损伤

培训目标

1. 掌握肩袖损伤的病因病理和诊断要点。
2. 熟悉和了解肩袖损伤现代手术治疗方法。

肩袖是指由冈上肌、冈下肌、肩胛下肌以及小圆肌的肌腱在肱骨头前、上、后方形成的袖套样肌样结构,其功能是在任何运动或静止状态使肱骨头与肩盂保持稳定,使盂肱关节成为运动的轴心和支点,维持上臂各种姿势和完成各种运动。因外力直接或间接作用而致使肩袖损伤而表现出症状者,均称为肩袖损伤,如劳动作业损伤、运动损伤以及交通事故,都是肩袖损伤的常见原因。

【典型案例】

患者男,45岁。因"左肩外伤后肿痛、活动受限半月"入院。查体:左肩关节局部轻度肿胀,无明显畸形,皮肤完整无破损,肩锁关节无压痛,肩关节大结节处压痛阳性,肩关节被动活动可,主动外展活动受限,被动外展至90°后即可主动外展上举,桡动脉搏动可。舌质暗红有瘀斑,苔薄白,脉弦细。

问题一 根据患者的受伤特点,如何进行初步诊断?

思路 患者外伤史明确,伤后患侧肩关节疼痛,主动外展活动受限,肩关节大结节处压痛,肩坠落试验阳性,可初步诊断为肩袖损伤。

 知识点 1

肩袖损伤的临床表现

(1) 有急性损伤史,重复性或累积性损伤史者。

(2) 伤后常在肩前方出现疼痛与压痛,位于三角肌前方及外侧。急性期疼痛剧烈,持续性,慢性期呈自发性钝痛。在肩部活动后或增加负荷后症状加重。被动外旋肩关节或过度内收也使疼痛加重。夜间症状加重是常见的临床表现之一。压痛多见于肱骨大结节近侧或肩峰下间隙部位。肩袖大型断裂者,肩上举及外展功能均受限,外展与前举范围均小于45°。病史超过3周以上,肩周肌肉有不同程度的萎缩,以三角肌、冈上肌及冈下肌较常见。病程超过3个月,肩关节活动范围有不同程度的受限。以外展、外旋及上举受限程度较明显。查体肩坠落试验阳性(被动抬高患臂至上举90°~120°范围,撤除支持,患臂不能自主支撑而发生臂坠落和疼痛)、撞击试验阳性(向下压迫肩峰,同时被动上举患臂,如在肩峰下间隙出现疼痛或伴有上举不能时为阳性)。疼痛弧征的出现对肩袖挫伤和部分撕裂有一定的诊断意义。

问题二 若想进一步明确诊断,应进行哪些检查?

思路 为进一步明确诊断,应对患者进行 MRI 检查。

知识点 2

肩袖损伤的常用辅助检查

(1) X 线检查:对诊断无特异性,但有助于鉴别和排除肩关节骨折、脱位及其他骨、关节疾病。

（2）MRI检查：目前检查肩袖损伤最有效的影像学方法，可显示肩袖损伤的各期表现。肩袖损伤分为Ⅰ期出血水肿期、Ⅱ期肌腱炎和肩袖纤维化期、Ⅲ期部分或完全撕裂期。

问题三　在明确诊断过程中，应与何病进行鉴别？

思路　该病例中患者外伤史明确，查体见左肩关节局部轻度肿胀，肩关节大结节处压痛阳性，肩关节被动活动可，主动外展活动受限，被动外展到90°后即可主动外展上举，影像学检查（图1-8）提示左肩关节冈上肌损伤伴肌腱断裂，据上述资料，可诊断为左肩关节肩袖损伤。

在临诊时，应注意与肱二头肌长头肌腱断裂、肩周炎、肩部骨折脱位进行鉴别。

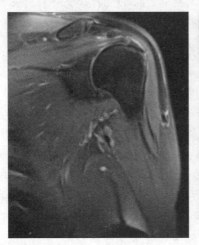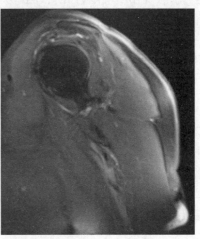

图 1-8　肩袖损伤 MRI 检查

📋 知识点 3

肩袖损伤的鉴别诊断

疾病名称	诊断要点
肱二头肌长头肌腱断裂	断裂部多位于肱骨结节间沟处。急性外伤破裂时剧痛，肘部屈曲无力。慢性破裂者，屈肘力量逐渐减弱。抗阻力屈肘试验无力感或疼痛加重
肩周炎（冻结肩、五十肩）	早期肩部酸、疼痛，中期肩关节活动受限，功能障碍，晚期症状逐渐缓解，并有自愈倾向
肩部骨折脱位	明显外伤史，可发现肩部有方肩畸形，Dugas 征阳性。X 线检查等影像学检查可明确诊断

问题四　根据诊断,该患者的具体治疗方案如何制定?

思路　治疗方法的选择取决于肩袖损伤的类型和损伤的时间。肩袖挫伤,部分性断裂或完全性断裂的急性期一般采用非手术治疗;肩袖大型撕裂,非手术治疗无效的肩袖撕裂,以及合并存在肩峰下撞击的病例,可考虑行肌腱修复和止点重建手术。该患者为中年人,影像学提示左肩关节冈上肌损伤伴肌腱断裂,可行关节镜手术。

📋 知识点 4

肩袖损伤的非手术治疗

肩袖损伤的非手术疗法包括:休息、非激素类抗炎药物应用、物理疗法、局部封闭、钙化沉淀物、抽吸及各种有利恢复肌肉力量的练习及综合康复方法。部分断裂者大多不需要手术,可用石膏或外展架将肩关节固定在外展、前屈、外旋位3~4周,然后进行主动功能练习。

📋 知识点 5

肩袖损伤的手术治疗

对于肩袖损伤的患者,除因年迈体弱、对功能要求不高或伴有严重内科疾患不宜手术的以外,均应争取早期手术。手术原则是切除撕裂口边缘坏死腱性组织,恢复肩袖解剖连续性,恢复肩峰下滑动。手术方法包括开放手术(open)、关节镜辅助的开放手术(mini-open)、全肩关节镜手术。

肩袖修复的手术方法较多,常用的方法是:Mclaughlin法,即在肩袖原止点部位一大结节近侧制一骨槽,于患臂外展位使肩袖近侧断端植入于该骨槽。此方法适应证广泛,适用于大型、广泛型的肩袖撕裂。为防止术后肩峰下间隙的粘连和撞击,肩袖修复同时应切断喙肩韧带,并做肩峰前外侧部分切除成形术。对存在肩峰下撞击征患者,肩峰成形术是其适应证。

问题五　对本案患者的日常调护注意事项有哪些?

思路　该患者术前可固定在外展、前屈、外旋位,术后早期制动,6周后逐步进行外展、外旋的关节功能训练。

📋 知识点 6

肩袖损伤的预防与调护

在固定的同时可以进行肩部冰敷,以减轻肿胀、提高痛阈,同时主动活动手、腕及肘部,抬高患肢以减少粘连。手术治疗后的3周内使用三角巾或肩吊带悬吊患肢,前6周不应负重及过分用力,避免影响组织愈合及功能恢复。在身体前屈位置上练习钟摆运动或者在平卧位练习肩关节前屈、外展等被动活动。7~12周可以在站立位、利用棍棒进行前屈、外展、外旋练习。12周以后重建或修复的肩袖已基本愈合,可进行终末牵拉和力量练习。训练时所有活动均需在疼痛耐受范围内进行。

【临证要点】

1. 根据患者的症状体征、影像学检查,明确肩袖损伤诊断,避免与肩周炎相混淆。

2. 掌握肩袖损伤非手术治疗和手术治疗的指征,选择合适的治疗方式。

【诊疗流程】

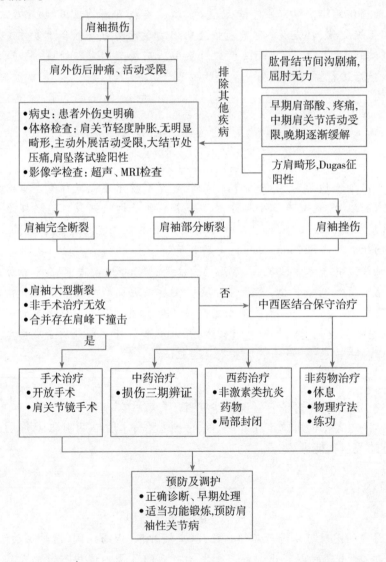

扫一扫,
测一测

复习思考题

1. 肩袖损伤需与何病进行鉴别?

2. 肩袖损伤有哪些临床表现?

四、肱骨外科颈骨折

PPT 课件
01章01节04

培训目标

1. 掌握肱骨外科颈骨折的病因病理、诊断要点、分类、手法整复及固定方法。
2. 了解肱骨外科颈骨折的现代分型及治疗方法。

肱骨外科颈为肱骨大结节、小结节移行为肱骨干的交界部位，是松质骨与密质骨的交接处，位于解剖颈下 2~3cm，此部位骨折即为肱骨外科颈骨折。肱骨外科颈骨折可发生于任何年龄，以中老年人为多，特别是骨质疏松者，暴力作用是其主要原因，一般为间接暴力。

【典型案例】

患者女，73 岁。因"摔倒后右肩疼痛，活动受限 2 小时"入院。查体：右肩关节肿胀，皮下瘀青，右肱骨近端压痛明显，右上肢纵向叩击痛，可触及骨擦感，右上肢末端血运及感觉正常。舌质暗红有瘀斑，苔薄白，脉沉弦细。

问题一　根据患者的受伤特点，如何进行初步诊断？

思路　患者外伤史明确，跌倒后手掌撑地，伤后患侧肩关节疼痛，活动明显受限，肱骨近端压痛，纵向叩击痛，并触及骨擦感，可初步诊断为肱骨外科颈骨折。

知识点 1

肱骨外科颈骨折的临床表现

1. 有明显的外伤史。
2. 伤后肩关节局部疼痛、肿胀，肩关节活动障碍，肱骨近端压痛明显，有纵向叩击痛，部分病例可触及骨擦感，骨折移位时常有典型畸形。部分高能量暴力损伤患者，可因骨折移位出现腋神经损伤的症状（图 1-9）。

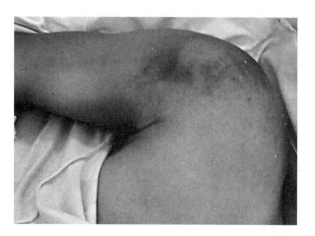

图 1-9　肱骨外科颈骨折的畸形

问题二　若想进一步明确诊断,应进行哪些检查?

　　思路　为进一步明确诊断,应对患者进行 X 线检查,必要时可进行 CT 检查以确定骨折情况。

 知识点 2

临床常用辅助检查

　　(1) X 线检查:大多数肱骨外科颈骨折可通过标准的正位片、穿胸位片进行准确评估(图 1-10)。

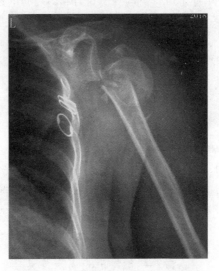

图 1-10　肱骨外科颈骨折 X 线检查

　　(2) CT 检查:除上述 X 线表现外,能够更加准确地显示骨折粉碎及位移程度。

　　问题三　如何进行肱骨外科颈骨折的分类及分型? 需与何病进行鉴别?

　　思路　该病例中患者外伤史明确,查体见右肩关节肿胀,肱骨近端压痛明显,纵向叩击痛,并可触及骨擦感,右肩活动时疼痛加重,影像学检查提示右肱骨外科颈的完整性和连续性中断,据上述资料,可诊断为右肱骨外科颈骨折。

　　该患者 X 线示肱骨头向前、下方脱出,骨折远端向外、上方移位,属于骨折合并肩关节脱位。同时还应注意观察有无肩关节脱位。

 知识点 3

肱骨外科颈骨折的分型

　　肱骨外科颈骨折常因直接暴力或间接暴力引起,老年患者多以低能量损伤的间接暴力为主,年轻患者多以高能量损伤的直接暴力为主。根据骨折移位情

况,可分为四种类型的骨折。(表1-4)

表1-4　肱骨外科颈骨折分型

分型	分型要点
无移位型	裂纹骨折和嵌插骨折
外展型	由外展暴力所致,骨折端外侧嵌插,内侧分离,向前内侧成角,移位大者,远端向内移位
内收型	受内收暴力所致,骨折端呈内收位,近端呈外展位,内侧嵌插,外侧分离,向外成角
骨折合并肩关节脱位	由外展外旋暴力所致,肱骨头向前、下方脱出,关节面向内下、骨折面朝外上方,骨折远端向外、上方移位

知识点4

肱骨外科颈骨折的鉴别诊断

根据症状及体征,结合患部 X 线检查,一般可明确诊断。(表1-5)

表1-5　肱骨外科颈骨折的鉴别诊断

疾病名称	诊断要点
肩关节前脱位	亦表现肩部疼痛、压痛、活动受限,典型方肩畸形;但伤肢外展 250°～300°位弹性固定,搭肩试验阳性;X 线可鉴别,有时两者合并存在
肱骨大结节骨折	肩外侧大结节处压痛,外展活动受限,上臂内侧无瘀斑,无环形压痛

问题四　根据诊断,该患者的具体治疗方案如何制定?

思路

(1) 手法整复:明确诊断后,根据实际情况进行手法整复。

(2) 固定:使用夹板超肩关节固定,用三角巾将前臂悬吊于胸前,保持固定 4~6 周。

(3) 中药治疗:中药内服参照骨折三期辨证用药原则。

(4) 练功:固定期间积极进行功能锻炼。

知识点5

肱骨外科颈骨折的非手术治疗

(1) 整复方法

根据骨折类型采用适合的手法进行整复。

对于无移位型骨折,不需要行手法复位,直接用三角巾悬吊上肢固定 4~6 周后可去除固定,功能锻炼自伤后即可开始,逐渐增加;外展型骨折和内收型骨折均主要以手法复位、夹板外固定为主,复位失败和合并有神经血管损伤的患者,在全身情况允许的条件下,应行手术治疗。

1)外展型骨折:采用臂丛麻醉,取患者仰卧位,助手在伤侧肩外展45°、前屈30°、上臂中立位、屈肘90°位,沿肱骨纵轴向下牵引,由伤侧肩胸部绕过一条宽布带,向健侧锁骨方向做反牵引,待牵引取消重叠、成角畸形后,沿着骨折移位方向的反方向进行手法复位,以骨折远端对接近端。注意矫正成角畸形及侧方移位。

2)内收型骨折:麻醉、体位和牵引方法同外展型骨折,在牵引状态下,术者用手挤压远、近骨折端,同时助手将患肢外展超过90°,上举120°,矫正侧方移位及向外侧成角畸形。若为向前成角及侧方前移位,则先固定近端,由前向后推压骨折远端,助手使患肢逐渐前屈90°即可复位。

3)骨折合并肩关节脱位:先整复骨折,再整复脱位。患者平卧患肢外展位,用一宽布带绕过患侧腋窝,布带两端一位助手牵引维持,另一位助手握持患肢腕部进行拔伸牵引并根据X线片肱骨头旋转的程度,将患肢外展至90°~150°,拔伸牵引数分钟,解除骨折远端对肱骨头的挤压,张开破裂的关节囊口,为肱骨头进入关节盂打开通路。术者用两手拇指自腋窝将肱骨头前下缘向上、向后、向外推顶,其余各指按住近肩峰处以做支点,使肱骨头纳入肩关节盂内而复位,如骨折端仍有侧方移位或成角移位,助手用手按住固定整复好的肩关节,术者用捺正手法矫正移位或成角。复位成功后行X线检查以证实复位效果。

(2)夹板固定:采用超肩小夹板共四块进行固定,内侧块上至腋窝,下至肱骨内上髁;前侧块下至肱骨前方,上至肩峰前上方;外侧块下至肱骨外上端,上至肩峰外上方;后侧块下至肱骨后下端,上至肩峰后上方。在上臂部捆扎三道,在肩部将前侧、外侧、后侧三块夹板尖端所携带的活扣串联在一起,从肩、背、对侧腋窝到胸前方捆扎固定。另外在腋窝处加用棉垫以避免压迫腋部血管神经。

(3)中药治疗:参考"锁骨骨折"。

知识点 6

肱骨外科颈骨折的手术治疗

(1)**手术适应证**:复位失败和(或)合并有神经血管损伤的患者,在全身情况允许的条件下,应行手术治疗。

(2)**手术方法**:术中注意保护桡神经,直视下尽可能达到解剖复位,用肱骨近端锁定钢板螺钉(图1-11、图1-12)或解剖钢板螺钉内固定。术后不需要外固定,可早期行功能锻炼。对于合并桡神经损伤的患者,术中探查神经,若完全断裂则一起修复之;若为挫伤,则用软组织保护之。

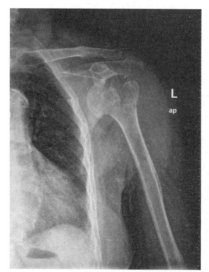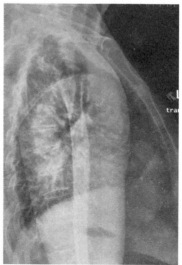

图 1-11 肱骨外科颈骨折

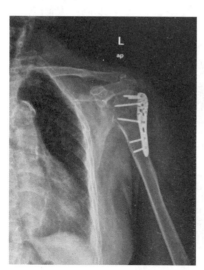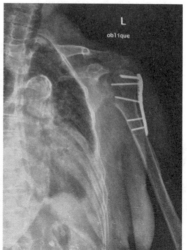

图 1-12 肱骨近端锁定钢板螺钉固定术后

问题五 对本案患者的日常调护注意事项有哪些?

思路 该患者复位固定后应观察手部血液循环,随时调整夹板松紧度;注意将患肢保持在中立位,矫正骨折再移位倾向;骨折固定期间应积极进行功能锻炼。

知识点 7

预防与调护

　　非手术固定后即可开始行手、腕部的功能活动,4 周后可进行屈肘、耸肩等活动,6~8 周后去除外固定逐渐加大肩部活动;手术后第 1 天开始肩关节被动活动,术后 4 周开始主动活动,6~8 周后增加肩关节主动活动的范围至肩关节活动基本正常。3 个月后适当增加力量锻炼。

【临证要点】

　　1. 根据临床体征和影像学表现确定分型,并以此选择相应的手法整复及固定方式。

　　2. 非手术治疗或手术治疗,都应尽早进行肩关节功能锻炼。多数肱骨外科颈骨折患者可以通过非手术治疗取得良好的疗效。

【诊疗流程】

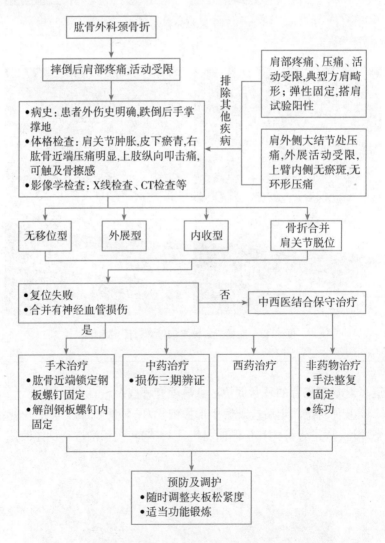

扫一扫,
测一测

PPT 课件

01章01节05

 复习思考题

1. 如何进行肱骨外科颈骨折的分类及分型？需与何病进行鉴别？
2. 肱骨外科颈骨折的治疗方案如何制定？

五、肱骨干骨折

 培训目标

1. 掌握肱骨干骨折的病因病理、诊断要点、分类、手法整复及固定方法。
2. 了解肱骨干骨折的现代分型及治疗方法。

肱骨干骨折在全身骨折中占 3%左右,其好发于骨干的中部,其次为下部,上部最少。其中中下 1/3 骨折易合并桡神经损伤,在手术前、中均应注意对其的检查及术中对其的修复和保护。受伤原因:此类骨折多由直接暴力引起,如打击伤、挤压伤或刀器伤等;其次,间接暴力也易形成,如跌倒时手或肘着地,地面反击暴力向上传导,与跌倒时体重下压所形成的力交汇于肱骨干的某部分即发生骨折,一般为肱骨中下 1/3 处。

【典型案例】

患者女,34 岁。因"车祸致左上臂肿胀、疼痛 2 小时"入院。查体:左上臂肿胀,活动受限,压痛明显,纵向叩击痛,上臂中段可触及骨擦感,左腕及左拇指背伸活动可,肌力正常,左手桡背侧浅感觉正常。舌质暗红有瘀斑,苔薄白,脉弦细。

问题一 根据患者的受伤特点,如何进行初步诊断?

思路 患者外伤史明确,暴力撞击左上臂,伤后患侧上臂中段疼痛,纵向叩击痛,活动明显受限,上臂中段触及骨擦感,可初步诊断为肱骨干骨折。

 知识点 1

肱骨干骨折的临床表现

（1）有明显外伤史。

（2）伤后上臂局部疼痛、肿胀、活动障碍,上臂中段压痛明显,有纵向叩击痛,部分病例触及骨擦感,骨折移位时常有明显畸形。肱骨干中下 1/3 骨折易合并损伤桡神经,可出现垂腕,各手指掌指关节不能背伸,拇指不能伸,前臂旋后障碍,手背桡侧皮肤浅感觉减退或消失。

问题二 若想进一步明确诊断,应进行哪些检查?

思路 为进一步明确诊断,应对患者上臂进行 X 线检查,必要时可进行 CT 检查以确定骨折情况。

知识点 2

临床常用辅助检查

X 线检查:大多数肱骨干骨折可通过标准的正侧位片进行准确评估(图 1-13)。

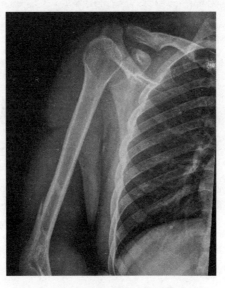

图 1-13　肱骨干骨折 X 线检查

问题三　如何进行肱骨干骨折的分类及分型? 需与何病进行鉴别?

思路 1　该病例中患者外伤史明确,查体见左上臂肿胀,上臂中段压痛明显,纵向叩击痛,并可触及骨擦感,影像学检查提示左肱骨干的完整性和连续性中断,据上述资料,可诊断为左侧肱骨干骨折。

该患者骨折属于下 1/3 骨折。同时还应注意观察有无桡神经损伤。

知识点 3

肱骨干骨折的分型

根据症状及体征,结合患部 X 线检查,一般可明确诊断。值得注意的是,诊断时要对神经症状给予关注,中 1/3 骨折容易合并桡神经损伤。若合并桡神经损伤,可出现垂腕,各手指掌指关节不能背伸,拇指不能伸,前臂旋后障碍,手背桡侧皮肤感觉减退或消失。(表 1-6)

表 1-6　肱骨干骨折的分型

分型依据	分型
根据部位	上 1/3 骨折,中 1/3 骨折及下 1/3 骨折
根据骨折线	纵、横、斜、螺旋、多段和粉碎性骨折

思路2 应根据受伤史、临床症状、体征和影像学检查,与软组织扭伤、病理性骨折、桡神经损伤进行鉴别诊断。

知识点4

肱骨干骨折的鉴别诊断

疾病名称	诊断要点
软组织损伤	无移位骨折或不完全骨折时,肿胀多不明显,患者仅感局部轻微疼痛,也可有环形压痛和纵向叩击痛,上臂软组织损伤一般无环形压痛和叩击痛
病理性骨折	上臂部X线正侧位片可明确骨折的部位、类型和移位情况,注意有无骨质破坏,鉴别是否为转移癌、骨囊肿等所致的病理性骨折
桡神经损伤	鉴别清楚是术前损伤还是术中损伤,通过询问病史、发病时间和发病经过、临床表现则不难诊断。如果术前无桡神经损伤表现而术后立即出现者考虑为牵拉伤和粗暴操作所致,如果术后渐进性出现桡神经损伤表现应考虑为骨痂或瘢痕粘连所致

问题四 根据诊断,该患者的具体治疗方案如何制定?
思路
(1) 手法整复:明确诊断后,根据实际情况进行手法整复。
(2) 固定:使用夹板关节固定,用三角巾将前臂悬吊于胸前,保持固定4~6周。
(3) 中药治疗:中药内服参照骨折三期辨证用药原则。
(4) 练功:固定期间积极进行功能锻炼。

知识点5

肱骨干骨折的整复方法

根据骨折类型采用适合的手法进行整复。大多数肱骨干横形或短斜形骨折可采用非手术方法治疗。

(1) 手法复位:采用臂丛麻醉,取患者仰卧位,助手握住前臂,在屈肘90°位,沿肱骨干纵轴牵引,在同侧腋窝施力作反牵引。持续牵引约2分钟,术者用双手握住骨折端,按骨折移位的相反方向矫正成角及侧方移位,畸形矫正,长度和力线恢复即表明复位成功。可行X线检查确认骨折对位对线情况。

(2) 夹板固定:用四块长度合适的小夹板分别置于上臂的前、内、外、后侧捆扎固定,于屈肘90°位用三角巾悬吊。成人固定6~8周,儿童固定4~6周。在固定的周期内,要随时调整夹板的松紧,保持合适的松紧度。

(3) 中药治疗:参考"骨折三期辨证施治"。

知识点 6

肱骨干骨折的手术治疗

（1）手术适应证:反复手法复位失败,骨折端对位对线不良,估计愈合后影响功能;骨折有分离移位,或骨折端有软组织嵌入;合并神经血管损伤;陈旧骨折不愈合;影响功能的畸形愈合;同一肢体的多发性骨折;12小时以内的污染不重的开放性骨折。

（2）手术方法:术中注意保护桡神经,直视下尽可能达到解剖复位,用钢板螺钉内固定(图1-14、图1-15)或髓内针固定。术后不需要外固定,可早期行功能锻炼。对于合并桡神经损伤的患者,术中探查神经,若完全断裂则一起修复之;若为挫伤,则用软组织保护之。

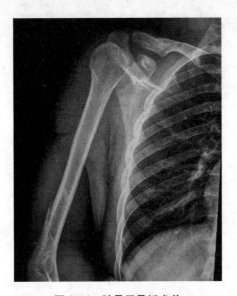

图 1-14 肱骨干骨折术前

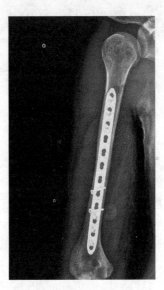

图 1-15 肱骨干骨折钢板螺钉固定术后

问题五 对本案患者的日常调护注意事项有哪些?

思路 该患者复位固定后应观察手部血液循环,随时调整夹板松紧度;注意将患肢保持在中立位,矫正骨折再移位倾向;骨折固定期间应积极进行功能锻炼。

知识点 7

肱骨干骨折的预防与调护

无论是手法复位外固定,还是切开复位内固定,术后均应早期行康复锻炼。复位术后抬高患肢,主动练习手指屈伸活动,约3周后开始主动行腕、肘关节屈伸活动和肩关节的外展、内收活动,注意活动量不宜过大,逐渐增加活动量。6~8周后加大活动量,并做肩关节旋转活动。骨折经复查X线显示骨折完全愈合后去除外固定物。内固定物可在半年以后手术取出,若无不适感也可不取出。

【临证要点】

1. 肱骨干骨折多由暴力引起,伤后局部畸形明显。应当根据临床体征和影像学表现确定分型,从而选择手法整复及固定方式。

2. 临床诊疗过程中,应注意对桡神经的保护。

【诊疗流程】

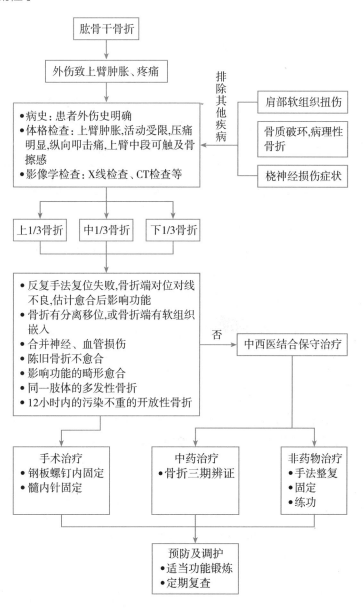

扫一扫,
测一测

（马　勇）

 复习思考题

1. 肱骨干骨折有哪些临床表现?
2. 肱骨干骨折的治疗方案如何制定?

第二节　肘、臂部损伤

一、肱骨髁上骨折

PPT 课件

01章02节01

培训目标

1. 掌握肱骨髁上骨折的病因病理、诊断要点、分类、手法整复及固定方法。
2. 了解肱骨髁上骨折的现代分型及治疗方法。

　　肱骨下端较扁薄，髁上部处于疏松骨质和致密骨质交界处，后有鹰嘴窝，前有冠状窝，两窝之间仅为一层极薄的骨片，两髁稍前屈，并与肱骨纵轴形成向前 30°～50° 的前倾角。前臂完全旋后，肘关节伸直时，上臂与前臂纵轴呈 10°～15° 外翻的携带角，骨折移位可使此角改变而呈肘内翻或肘外翻畸形。肘关节有三个显而易见的标志为肘后三角，它们是鹰嘴突、肱骨内上髁和外上髁。伸直时此三点处于同一水平线，屈曲时此三点为一等腰三角形。临床上常以此鉴别肘关节脱位或肱骨髁上骨折。肱骨髁上骨折多见于儿童，好发于 5～8 岁之间，多因跌倒所致。根据暴力形式和受伤机制的不同，可将肱骨髁上骨折分为伸直型、屈曲型和粉碎型三种，其中以伸直型为多见，约占 90% 以上，屈曲型少见，粉碎型多发于成年人。伸直型容易合并血管神经损伤，应加以重视。

【典型案例】

　　患者男，7 岁。因"摔倒后左肘疼痛，活动受限 2 小时"入院。查体：左肘关节肿胀，压痛明显，触及肘后三角关系正常，左肘活动时疼痛加重。舌质红，苔薄白，脉弦。

问题一　根据患儿的受伤特点，如何进行初步诊断？

　　思路　患者外伤史明确，跌倒后手掌撑地，伤后患侧肘关节疼痛，活动明显受限，左肘肿胀明显，可初步诊断为左肱骨髁上骨折。

知识点 1

肱骨髁上骨折的临床表现

　　（1）症状：有明显的外伤史。

　　（2）体征：伤后肘关节局部疼痛、肿胀，肘关节活动障碍，手指做握拳动作时疼痛加重，肱骨髁上压痛明显，有纵向叩击痛，部分病例可触及骨擦感。骨折移位时常有典型畸形，缩短移位时可扣及桡骨茎突上移。部分高能量暴力损伤患者，可因骨折移位导致肱动脉和正中神经损伤。

问题二　若想进一步明确诊断，应进行哪些检查？

　　思路　为进一步明确诊断，应对患者左肘关节处进行 X 线检查，必要时可进行 CT

检查以确定骨折情况。

 知识点 2

肱骨髁上骨折的常用辅助检查

（1）X线检查：大多数肱骨髁上骨折可通过标准的正侧位片进行准确评估，若怀疑骨折时，可行对侧对比片进行鉴别（图1-16）。

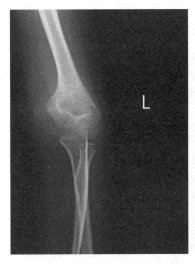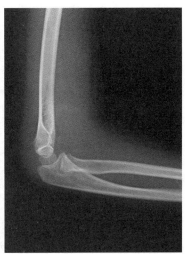

图1-16 肱骨髁上骨折X线检查

（2）CT检查：除上述X线表现外，能够更加准确地显示关节内骨块及位移程度，特别是平片上难以显示的无移位或压缩骨块。

问题三 如何进行肱骨髁上骨折的分类及分型？需与何病进行鉴别？

思路1 该病例中患儿外伤史明确，查体见左肘关节肿胀，压痛明显，左肘活动时疼痛加重，影像学检查提示左侧肱骨髁上的完整性和连续性中断，据上述资料，可诊断为左侧肱骨髁上骨折。

该患者X线检查可见到骨折远端向后方移位，骨折近端向前方移位，骨折线由前下斜向后上方，属于伸直型骨折。同时还应注意观察有无肘关节后脱位。

 知识点 3

肱骨髁上骨折的分型

肱骨髁上骨折常因间接暴力引起，偶有直接暴力，老年及儿童患者多以低能量损伤的间接暴力为主，年轻患者多以高能量损伤的传达暴力为主。根据受伤机制不同，可分为三种类型的骨折。（表1-7）

表 1-7　肱骨髁上骨折分型

分型	分型要点
伸直型骨折	临床多见,占 90% 以上。跌倒时,肘关节呈伸直位或半屈曲位,手掌部着地,暴力传导至肱骨下端发生骨折。骨折的远端向后方,近端推向前方,骨折线由前下斜向后上方,伴有侧方暴力时,可形成"尺偏型、桡偏型"
屈曲型骨折	临床少见,占 2%~10%。跌倒时,肘关节呈屈曲位,肘部先着地,暴力由后下方向前上方撞击尺骨鹰嘴,骨折的远端向前移位,骨折线由后下斜向前上方
粉碎型骨折	多见于成年人,该型骨折多合并肱骨髁间骨折,按骨折线形态可分为"T"型和"Y"型

知识点 4

目前有学者根据骨折损伤机制、损伤的严重程度及解剖结构分类的不同,常使用 AO 分型、Gartland 分型及双柱理论。其中,Gartland 分型能更好地指导临床治疗,特别是儿童骨折;双柱理论主要应用于成人髁上、髁间骨折的治疗。截至目前,还没有一种统一的肱骨髁上骨折分型方法被国际通用。

思路 2　应根据受伤史、临床症状、体征和影像学检查,与肘关节脱位进行鉴别诊断;X 线和 CT 检查可进一步区分骨折类型、移位情况等。同时还应注意观察有无神经、血管损伤及骨筋膜间室状况。

知识点 5

肱骨髁上骨折的 X 线表现

骨折类型	X 线检查表现
伸直型骨折	可见到骨折远端向后方移位,骨折近端向前方移位,骨折线由前下斜向后上方(图 1-17);若内侧骨皮质受挤压,骨折远端向尺侧移位,则为尺偏型,桡偏型正好相反(图 1-18)等
屈曲型骨折	可见到骨折远端向前方移位,骨折近端向后方移位,骨折线由后下斜向前上方等
粉碎型骨折	可见到骨折线呈"T"或"Y"型等

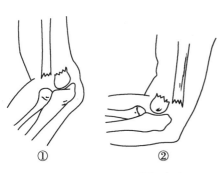
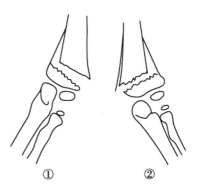

图 1-17　肱骨髁上骨折分型　　　　　图 1-18　肱骨髁上骨折侧方移位类型
①伸直型　②屈曲型　　　　　　　　　　①尺偏型　②桡偏型

 知识点 6

肱骨髁上骨折的鉴别诊断

疾病名称	诊断要点
肘关节后脱位	无移位骨折或不完全骨折时,可有肿胀,髁上部压痛,功能障碍。骨折有移位者,肿胀明显,甚至出现张力性水疱,肘部呈"靴形"畸形,但肘后三角关系正常。肘关节后脱位,肘后三角关系失常
肱骨髁间骨折	伤后剧烈疼痛,压痛广泛,肿胀明显,关节腔内有瘀血,可伴有皮下瘀斑。骨折移位严重者可有肱骨下端横径变宽,重叠移位重者可有上臂短缩畸形。肘关节呈半伸位,前臂旋前,肘后三角骨性结构紊乱,可触及骨折块,异常活动,轻微活动即骨擦音明显。肘关节屈伸活动严重障碍。注意可合并神经、血管损伤,有桡动脉搏动减弱或消失,腕手部皮肤温度颜色改变,感觉、运动功能丧失,检查时应予以注意

问题四　根据诊断,该患者的具体治疗方案如何制定?

思路

（1）手法整复:儿童肱骨髁上骨折一般无需手术治疗,明确诊断后,根据实际情况进行手法整复。

（2）固定:使用夹板超肘关节固定,用三角巾将前臂悬吊于胸前,保持固定 3～5 周。

（3）中药治疗:儿童重在早期,参照骨折三期辨证用药原则。

（4）练功:固定期间积极进行功能锻炼。

知识点 7

肱骨髁上骨折的非手术治疗

成人大多数肱骨髁上骨折可用非手术治疗。

（1）整复方法

根据骨折类型采用适合的手法进行整复。

1）伸直型骨折：第一步，患者仰卧，两位助手分别握住其上臂和前臂，做顺势拔伸牵引，术者两手分别握住远近段，徐徐图之，手法轻柔，纠正重叠移位；第二步，术者先用端挤手法矫正侧方移位，若远段旋前（或旋后），应首先纠正旋转移位，使前臂旋后（或旋前）；第三步，术者再以两拇指从肘后推按远端向前，两手其余四指重叠环抱骨折近段向后提拉，并令助手在牵引下徐徐屈曲肘关节，常可感到骨折复位时的骨擦感（图 1-19）。

2）屈曲型骨折：第一步与第二步同伸直型，第三步手法与上述相反，应在牵引后将远端向背侧压下，并徐徐伸直肘关节（图 1-20）。

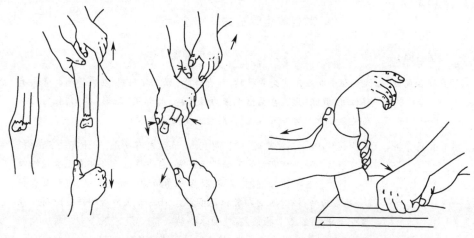

图 1-19　伸直型骨折整复方法　　　　　图 1-20　屈曲型骨折整复方法

3）尺偏型骨折容易后遗肘内翻畸形，是由于整复不良或尺侧骨皮质遭受挤压，而产生塌陷嵌插所致。因此，在整复肱骨髁上骨折时，应特别注意矫正尺偏畸形，以防止发生肘内翻。

4）开放性骨折则应在清创后缝合伤口，再进行手法复位。若系粉碎型骨折或软组织肿胀严重，水疱较多而不能手法整复或整复后固定不稳定者，可在屈肘45°~90°位置进行尺骨鹰嘴牵引或皮肤牵引，重量 1~2kg，一般在 3~7 天后再进行复位。

5）肱骨髁上粉碎骨折并发血液循环障碍者，必须紧急处理。首先应在麻醉下整复移位的骨折断端，并行尺骨鹰嘴牵引，以解除骨折端对血管的压迫，如冰冷的手指温度逐渐转暖，手指可主动伸直，则可继续观察。如经上述处理无效，则必须及时手术探查肱动脉情况。

6）肱骨髁上骨折所造成的神经损伤一般多为挫伤，在3个月左右多能自行恢复，除确诊神经断裂者外，不需过早地进行手术探查。

（2）固定

复位后固定肘关节于屈曲90°～110°位置3周。夹板长度应上达三角肌中部水平，内外侧夹板下达（或超过）肘关节，前侧板下至肘横纹，后侧板远端呈向前弧形弯曲，并嵌有铝钉，使最下一条布带斜跨肘关节缚扎而不致滑脱；采用杉树皮夹板固定时，最下一条布带不能斜跨肘关节，而在肘下仅扎内外侧夹板。为防止骨折远端后移，可在鹰嘴后方加一梯形垫；为防止内翻，可在骨折近端外侧及远端内侧分别加塔形垫。夹缚后用颈腕带悬吊（图1-21）。屈曲型骨折应固定肘关节于屈曲40°～60°位置3周，以后逐渐屈曲至90°位置1～2周。如外固定后患肢出现血液循环障碍，应立即松解全部外固定，置肘关节于屈曲45°位置进行观察。

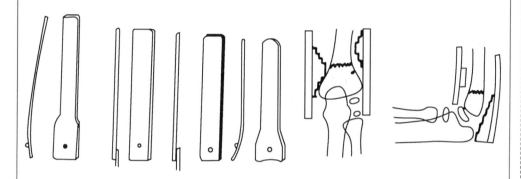

图 1-21　伸直型骨折的夹板固定

（3）中药治疗

肱骨髁上骨折的患者以儿童占大多数，且骨折局部血液供应良好，愈合迅速。内服药治则，早期重在活血祛瘀，消肿止痛；以桃红四物汤加减。肿胀严重、血运障碍者加用三七、丹参，并重用祛瘀、利水、消肿药物，如白茅根之类；中、后期可不用内服药。成人骨折仍按骨折三期辨证用药，合并神经损伤者，应加用行气活血、通经活络之品。早期局部水疱较大者可用针头刺破，或将疱内液体抽吸，并用酒精棉球挤压干净，外敷雷夫努尔纱布。解除夹板固定以后，可用中药熏洗，有舒筋活络、通利关节的作用，是预防关节强直的重要措施。（表1-8）

（4）练功

固定期间患者多做握拳、腕关节屈伸等活动。粉碎骨折患者应于伤后1周在牵引固定下开始练习肘关节屈伸活动，其他类型骨折患者应在解除固定后，积极主动锻炼肘关节伸屈活动，严禁暴力被动活动。

表1-8　中药治疗

损伤分期	治法	方药
损伤初期	活血祛瘀,消肿止痛	桃红四物汤加减等
损伤中期	和营生新,接骨续筋	续骨活血汤、新伤续断汤等
损伤后期	调养气血,补益肝肾	八珍汤等

知识点8

肱骨髁上骨折的手术治疗

(1) 手术适应证:手法复位困难,难以复位者或者复位后易移位者;肱骨远端合并关节内骨折,关节面塌陷大于2mm,或伴有关节面压缩塌陷无法通过手法复位者;肱骨髁上骨折并发血液循环障碍者,经非手术处理无效者。肱骨髁上骨折所造成的神经损伤一般多为挫伤,如确诊为神经断裂者或3个月后神经损伤没有恢复迹象,则进行手术探查松解吻合;开放性骨折;骨不连;骨折畸形连接或肘内、外翻畸形严重者。

(2) 手术方式:对于复杂的肱骨髁上骨折,透视引导下闭合复位克氏针内固定术(图1-22),只有极少数肱骨髁上骨折适合切开复位内固定术(单侧或双侧小切口辅助),包括①克氏针内固定;②弹性髓内钉内固定;③肱骨髁部"Y"形,内、外侧或背外侧支撑钢板固定等。

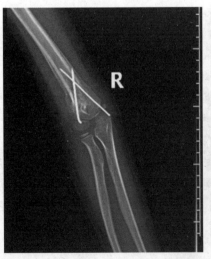 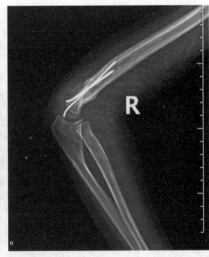

图1-22　闭合复位克氏针内固定术后

问题五　对本案患者的日常调护注意事项有哪些?

思路　应注意桡动脉的搏动,腕和手指的感觉、活动、温度、颜色,以便确定是否合并神经或血管损伤。三角巾悬吊患肢;骨折固定期间应避免肘关节活动,并积极进行手部功能锻炼。

肱骨髁上骨折多数为伸直型骨折,早期换药、调整夹板松紧度或护送患者进行 X 线检查等都不可使患肘伸直,否则易引起骨折再移位。反之,屈曲型骨折,早期不可随意做屈肘动作。骨折固定后,应密切观察患肢血运情况。

【临证要点】

临床注意伸直型骨折不可使患肘伸直,否则易引起骨折再移位。屈曲型骨折早期不可随意做屈肘动作。

【诊疗流程】

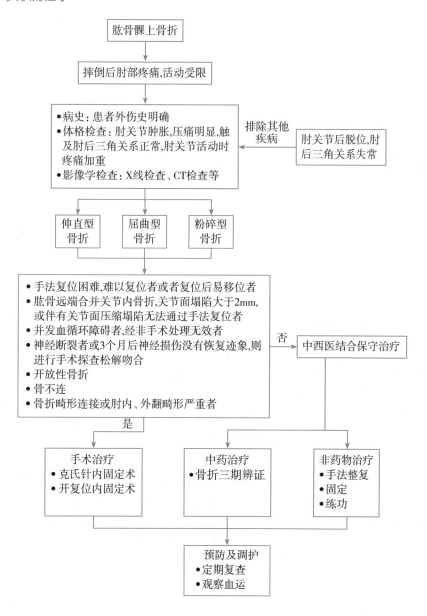

复习思考题

1. 肱骨髁上骨折需与何病进行鉴别?
2. 肱骨髁上骨折的治疗方案如何制定?

二、肱骨髁间骨折

 培训目标

1. 掌握肱骨髁间骨折的病因病理、诊断要点、分类、手法整复及固定方法。
2. 了解肱骨髁间骨折的现代分型及治疗方法。

肱骨远端骨折占全身骨折的 0.5%~7%,占成人肘部骨折的 30%。肱骨髁间骨折是肘关节的一种严重损伤,属关节内骨折,好发于青年和壮年,年轻人多为高能量损伤所致,年老的妇女则为相对低能量损伤,这种骨折常呈粉碎性,闭合复位困难,开放复位缺乏有效的内固定从而造成肘关节功能障碍、骨不连或畸形愈合者并不少见,对肘关节功能将有严重影响。无论采用闭合手法复位,还是手术开放复位,其最终效果都不尽满意。

【典型案例】

患者男,36 岁。因"摔倒后左肘疼痛,活动受限半小时"入院。查体:左肘关节肿胀明显,压痛明显,触及肘后三角关系紊乱,可触及骨折块,可及骨擦感及异常活动,左肘活动时疼痛加重。舌质红,苔薄白,脉弦。

问题一　根据患者的受伤特点,如何进行初步诊断?

思路　患者外伤史明确,跌倒后手掌撑地,伤后患侧肘关节疼痛,活动明显受限,左肘肿胀明显,可及骨折块,可初步诊断为左肱骨髁间骨折。

 知识点 1

肱骨髁间骨折的临床表现

(1) 有明显的外伤史。

(2) 伤后剧烈疼痛,压痛广泛,肿胀明显,关节腔内有瘀血,可伴有皮下瘀斑。骨折移位严重者可有肱骨下端横径变宽,重叠移位重者可有上臂短缩畸形。肘关节呈半伸位,前臂旋前,肘后三角形骨性结构紊乱,可触及骨折块,异常活动,轻微活动即骨擦感明显。肘关节屈伸活动严重障碍。注意可合并神经、血管损伤,有桡动脉搏动减弱或消失,腕手部皮肤温度颜色改变,感觉、运动功能丧失,检查时应予以注意。

问题二 若想进一步明确诊断,应进行哪些检查?

思路 为进一步明确诊断,应对患者左肘关节处进行X线检查,必要时可进行CT检查以确定骨折情况。

 知识点 2

肱骨髁间骨折的常用辅助检查

(1) X线检查:大多数肱骨髁间骨折可通过标准的正侧位片进行准确评估(图1-23),正位和侧位X线片可帮助评估骨折移位和粉碎程度,需注意的是骨折真实情况常比X线检查的表现还要严重。判断骨折粉碎程度还可行多方向拍片或CT检查,但因大多数骨折呈明显粉碎,术前很难判断小骨块的原始位置。对无移位或轻度移位者,必须仔细阅读X线检查,以便区分纵向的髁间骨折和简单的髁间骨折。

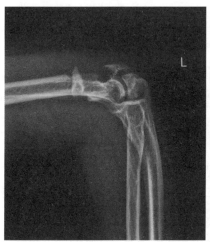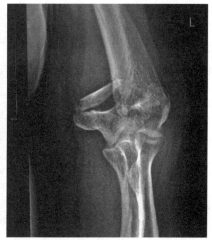

图 1-23 肱骨髁间骨折 X 线检查

(2) CT检查:除上述X线表现外,能够更加准确地显示关节内骨块及位移程度,特别是平片上难以显示的无移位或压缩骨块。

问题三 如何进行肱骨髁间骨折的分类及分型? 需与何病进行鉴别?

思路 1 该病例中患者外伤史明确,查体见左肘关节肿胀,压痛明显,左肘活动时疼痛加重,影像学检查提示左侧肱骨髁间的完整性和连续性中断,据上述资料,可诊断为左侧肱骨髁间骨折。

根据X线片可进一步区分骨折类型、移位情况等。该患者X线片显示干骺端与髁间均为粉碎型,属于C型骨折。

知识点 3

肱骨髁间骨折的分型

肱骨髁间骨折常因直接暴力和间接暴力引起,此处骨折的发生率在年龄和性别分布上以年轻男性和老年女性为多,且大多数的老年患者都是累及双柱的关节内骨折。根据 X 线表现不同,可分为三种类型的骨折,即 A、B、C 三型骨折,根据受伤机制不同分为伸直型、屈曲型骨折。(表 1-9)

表 1-9 肱骨髁间骨折分型

分型	分型要点
A 型骨折	T 形骨折伴移位
B 型骨折	干骺端粉碎,髁间为简单骨折
C 型骨折	干骺端与髁间均为粉碎

 知识点 4

目前有学者根据骨折损伤机制、损伤的严重程度及解剖结构分类的不同,常使用 AO 分型及双柱理论。其中,双柱理论较为实用。截至目前,还没有一种统一的肱骨髁间骨折分型方法被国际通用。

思路 2 应根据受伤史、临床症状、体征和影像学检查与肱骨髁上骨折进行鉴别诊断;X 线和 CT 检查可进一步区分骨折类型、移位情况等。同时还应注意观察有无神经、血管损伤及骨筋膜间室状况。

 知识点 5

肱骨髁间骨折的各类型 X 线检查表现

骨折类型	X 线检查表现
A 型骨折	骨折线形状呈 T 形,并伴移位
B 型骨折	骨折线波及干骺端并粉碎,髁间骨折线为简单骨折
C 型骨折	干骺端与髁间骨折线均为粉碎

知识点 6

肱骨髁间骨折的鉴别诊断

疾病名称	诊断要点
肱骨髁上骨折	无移位骨折或不完全骨折时,可有肿胀,髁上部压痛,功能障碍。骨折有移位者,肿胀明显,甚至出现张力性水疱,肘部呈"靴形"畸形,但肘后三角关系正常。髁间骨折时,肘后三角关系失常。X线片检查显示肱骨髁间骨折波及关节面,关节面破坏,肱骨髁上骨折未波及关节面
肘关节脱位	伤后肘关节局部疼痛、肿胀,肘关节活动障碍,肘部做屈伸动作时疼痛加重,肘部压痛明显,肘后三角关系失常。部分病例可触及鹰嘴空虚感,脱位时常有典型弹性固定及畸形,有时可触及脱出的桡骨小头

问题四　根据诊断,该患者的具体治疗方案如何制定?

思路

（1）手法整复:明确诊断后,根据实际情况进行手法整复。

（2）固定:使用夹板超肘关节固定,用三角巾将前臂悬吊于胸前,保持固定 3~5 周。

（3）中药治疗:内服参照骨折三期辨证用药原则。

（4）练功:固定期间积极进行功能锻炼。

 知识点 7

肱骨髁间骨折的非手术治疗

（1）整复方法

根据骨折类型采用适合的手法进行整复。

患者仰卧,肩外展 70°~80°,屈肘 50°（屈曲型）或 90°（伸直型）,前臂中立位。对于伸直型肱骨髁间骨折,手法整复的步骤依次为拔伸牵引、横向挤压、提按挤压;对于屈曲型肱骨髁间骨折,手法整复步骤则为拔伸牵引、横向挤压、提按屈肘。具体为:采用局部麻醉或臂丛神经麻醉。两位助手分别握住其上臂和前臂,做顺势拔伸牵引,待肱骨下端与髁部重叠牵开后,首先整复两髁的旋转分离移位,术者面对患者,以两手的拇指、示指、中指分别捏住内、外两上髁部,同时向中间进行挤压,同时做轻微的摇晃手法,直至两上髁宽度和髁部外形恢复为止;术者也可用两手掌相对挤按内、外两上髁部,使纵向分离骨折线嵌合。如整复已满意,再整复尺偏或桡偏移位,术者一手仍要握住内、外髁部做临时固定,另一手握住患肢骨折近端,如为尺偏移位,术者将骨折远端髁部向外推按,将骨折近端向内推按;如为桡偏移位,轻度可不整复,较重者,术者将骨折远端髁部向内推按,将骨折近端向外推按,骨折复位满意后术者仍要手持骨折部位做临时固定。最后整复前后移位,如为伸直型骨折,助手稍加牵引力,使短缩、重叠移位改善后,将髁部向患肢前方端提,将骨折近端向后推按;如为屈曲型骨折,术者将骨折远端髁部向患肢后方推按,骨折近端向前端提。复位成功后,术者手持骨折部位临时固定,以待助手进行夹板固定。

（2）固定

肱骨髁间骨折移位不明显的或仅有轻度前后成角移位的骨折,可不复位直接外固定,仅用直角托板加"8"字绷带固定,根据骨折伸直或屈曲成角的程度,调节肘关节固定的角度以维持较理想的位置。夹板的规格、压垫的安放及包扎的方法等,均参见肱骨髁上骨折固定方法。但肱骨髁间骨折有较重的倒"八"字旋转分离移位者,在内、外上髁部需加压垫。如做上臂超肘关节夹板固定时,可将内、外侧夹板下端延长到内、外髁下 3~5cm,包扎后在伸出肘下的夹板延长部位再用胶布条横行粘贴一圈,以加强两夹板的远端固定力。固定完毕后用三角巾悬吊。如有远端沿纵轴内旋移位时,可加用上臂外旋托架,夹板固定 14 周左右。

（3）中药治疗

中药内服以及解除夹板固定后中药熏洗,有舒筋活络、通利关节的作用,是加速骨折愈合、预防关节强直的重要措施。（表 1-10）

表 1-10　中药治疗

损伤分期	治法	方药
损伤初期	活血祛瘀,消肿止痛	桃红四物汤加减等
损伤中期	和营生新,接骨续筋	续骨活血汤、新伤续断汤等
损伤后期	调养气血,补益肝肾	八珍汤等

（4）练功

固定早期即可开始做手指、腕、肩关节的屈伸等活动,伤后 1 周在"不惊动损处"（骨折部位不痛,感觉不到异常活动及骨擦音）的情况下,开始练习肘关节屈伸活动,但在 2~3 周内,不做和骨折类型相一致的关节活动。练功姿势参见肱骨髁上骨折。

知识点 8

肱骨髁间骨折的手术治疗

（1）手术适应证:手法复位困难,难以复位者或者复位后易移位者;关节面塌陷大于 2mm,或伴有关节面压缩塌陷无法通过手法复位者;肱骨髁间骨折并发血管、神经损伤同髁上骨折治疗方式;开放性骨折;骨不连;骨折畸形连接或肘内、外翻畸形严重者。

（2）手术方式:肱骨髁间骨折应尽量恢复关节面的完整,以恢复较好的关节功能。如果手法复位困难或复位不理想的,可在夹板固定同时加用尺骨鹰嘴骨牵引。切开复位内固定术（图 1-24）,包括①克氏针内固定;②混合杂交内固定;③肱骨髁部"Y"形固定,内、外侧或背外侧支撑钢板固定等;手术入路方式多样,Campbell 后侧手术入路或经鹰嘴入路等。

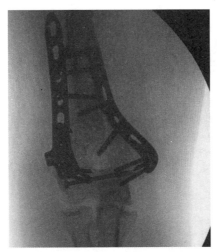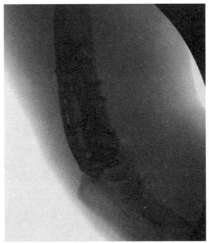

图 1-24 切开复位钢板内固定术后

问题五 对本案患者的日常调护注意事项有哪些?

思路 该患者固定后要注意观察手部血液循环,随时调整夹板绷带松紧度;三角巾悬吊肘关节;固定后应避免肘关节活动,并积极进行手部功能锻炼。

知识点 9

肱骨髁间骨折的预防与调护

肱骨髁间骨折为不稳定性骨折,需要勤加调整夹板松紧度。患者早期进行功能锻炼时注意不可扰动肘关节,否则易引起骨折再移位。开始肘关节练功后注意指导练功方法,不做和骨折类型相一致的关节活动。骨折固定后,应密切观察患肢血运情况。

【临证要点】

1. 依据临床体征和影像学表现确定分型,从而选择手法整复及固定方式。

2. 治疗应当尽量恢复肱骨远端的正常解剖结构,如携带角、前倾角及肘后三角等。在手术治疗中注意对尺神经的保护。

【诊疗流程】

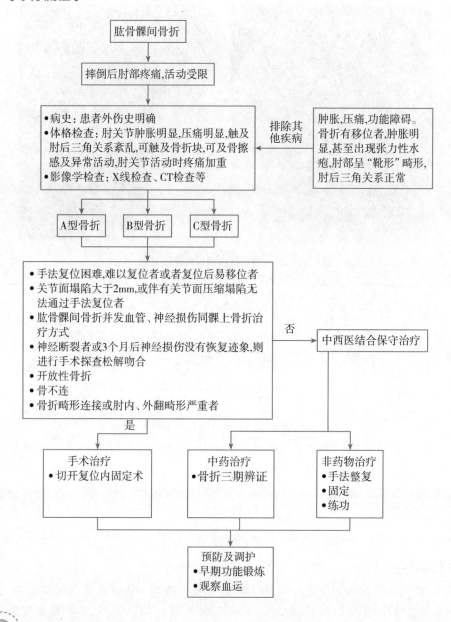

肱骨髁间骨折

↓

摔倒后肘部疼痛,活动受限

↓

- 病史:患者外伤史明确
- 体格检查:肘关节肿胀明显,压痛明显,触及肘后三角关系紊乱,可触及骨折块,可及骨擦感及异常活动,肘关节活动时疼痛加重
- 影像学检查:X线检查、CT检查等

排除其他疾病 ← 肿胀,压痛,功能障碍。骨折有移位者,肿胀明显,甚至出现张力性水疱,肘部呈"靴形"畸形,肘后三角关系正常

↓

A型骨折　B型骨折　C型骨折

↓

- 手法复位困难,难以复位者或者复位后易移位者
- 关节面塌陷大于2mm,或伴有关节面压缩塌陷无法通过手法复位者
- 肱骨髁间骨折并发血管、神经损伤同髁上骨折治疗方式
- 神经断裂者或3个月后神经损伤没有恢复迹象,则进行手术探查松解吻合
- 开放性骨折
- 骨不连
- 骨折畸形连接或肘内、外翻畸形严重者

否 → 中西医结合保守治疗

是

↓

手术治疗
- 切开复位内固定术

中药治疗
- 骨折三期辨证

非药物治疗
- 手法整复
- 固定
- 练功

↓

预防及调护
- 早期功能锻炼
- 观察血运

 复习思考题

1. 肱骨髁间骨折有哪些临床表现?

2. 如何进行肱骨髁间骨折的分类及分型?需与何病进行鉴别?

三、肘关节脱位

PPT 课件

 培训目标

1. 掌握肘关节脱位的病因病理、诊断要点、分类、手法整复及固定方法。
2. 了解肘关节脱位的现代分型及治疗方法。

肘关节脱位是指在暴力作用下发生的肘关节位置异常改变,青少年常见,成人及儿童时有发生,多由间接暴力所致,是成人第二最常见的脱位关节。由于构成肘关节的肱骨下端呈内外宽厚、前后扁薄状,侧方有坚强的韧带保护,关节囊之前后都相对薄弱,尺骨冠突较鹰嘴小,对抗尺骨向后移位的能力要比对抗向前移位的能力差,所以肘关节后脱位远比其他方向的脱位多见。由于肘关节脱位常合并肘部其他结构的损伤,在诊断和治疗时应加以重视,以防漏诊、误诊。

【典型案例】

患者男,16 岁。因"摔倒后左肘疼痛,活动受限半小时"入院。查体:左肘部肿胀,畸形并弹性固定,压痛明显,并可触及鹰嘴上方凹陷,左肘活动时疼痛加重。舌质红,苔薄白,脉沉弦。

问题一　根据患者的受伤特点,如何进行初步诊断?

思路　患者外伤史明确,跌倒后手掌撑地,肘关节处于伸直位,前臂旋后位,伤后患侧肘关节疼痛,活动明显受限,并触及鹰嘴空虚感,可初步诊断为肘关节脱位。

 知识点 1

肘关节脱位的临床表现

(1) 有明显的外伤史。

(2) 伤后肘关节局部疼痛、肿胀、肘关节活动障碍,肘部做屈伸动作时疼痛加重,肘部压痛明显,肘后三角关系失常。部分病例可触及鹰嘴空虚感,脱位时常有典型弹性固定及畸形,有时可触及脱出的桡骨小头(图 1-25)。

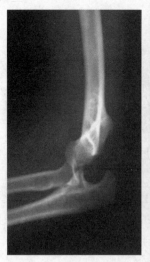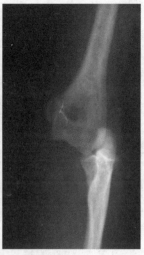

图 1-25　肘关节脱位的典型畸形

问题二　若想进一步明确诊断,应进行哪些检查?

思路　为进一步明确诊断,应对患者左肘关节处进行 X 线检查,必要时可进行 CT 检查以排除骨折情况,有条件的可以行 MRI 检查以了解肘关节软组织,特别是周围韧带损伤的情况。

知识点 2

肘关节脱位的常用辅助检查

(1) X 线检查:大多数肘关节可通过标准的正侧位片进行准确评估(图 1-26)。

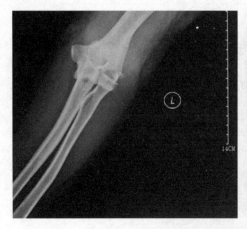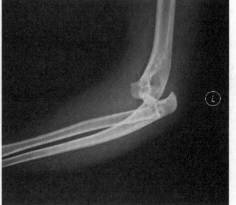

图 1-26　肘关节脱位的 X 线检查

（2）CT 检查：由于接近 20% 的脱位伴有骨折，能够更加准确地显示关节内骨块及关节外撕脱骨折。

（3）MRI 检查：合并不稳定的肘关节脱位，往往存在韧带损伤，对于治疗方式及预后具有极好的提示作用。

问题三　如何进行肘关节脱位的分类及分型？需与何病进行鉴别？

思路 1　该病例中患者外伤史明确，查体见左肘关节肿胀、畸形并弹性固定，压痛明显，并可触及鹰嘴空隙，左肘活动时疼痛加重，影像学检查提示左肘关系失常，据上述资料，可诊断为左肘关节脱位。

患者尺桡骨近端与肱骨远端重叠，尺桡骨近端脱出于肱骨远端后方，属于后脱位型。同时还应注意观察有无肱骨髁上骨折。

 知识点 3

肘关节脱位的分型

肘关节脱位常因间接暴力引起，根据受伤机制不同，可分为三种类型的脱位。（表 1-11）

表 1-11　肘关节脱位分型

分型	分型要点
后脱位	临床最多见，以青少年为主。跌倒时，手掌着地，肘关节处于伸直位，前臂旋后，人体重力与地面向上的反作用力引起肘关节过伸而发生脱位。肘关节呈弹性固定于 45°，左右的半屈曲位，呈靴状畸形，肘窝前饱满，可触到肱骨下端，肘后空虚凹陷，尺骨鹰嘴后突，肘后三点骨性标志的关系发生改变，与健侧对比，前臂的掌侧明显缩短，关节的前后径增宽，左右径正常
侧方脱位	肘关节在外翻或内翻应力作用下往往发生侧方脱位。除具有后脱位的症状、体征外，可呈现肘内翻或肘外翻畸形，肘关节出现内收、外展等异常活动，肘部的左右径增宽
前脱位	跌倒后手掌撑地，在前臂固定的情况下，先产生侧方脱位，外力继续则可导致前脱位。肘关节过伸，屈曲受限，肘窝部隆起，可触及脱出的尺桡骨上端，在肘后可触到肱骨下端与游离的尺骨鹰嘴骨折片。与健侧对比，前臂掌侧较健肢明显变长。肘关节正侧位 X 线检查可明确脱位的类型，并证实有无并发骨折

思路 2　应根据受伤史、临床症状、体征和影像学检查，与肘部软组织扭伤进行鉴别诊断；X 线检查、CT 检查和 MRI 检查可进一步区分脱位类型、合并骨折及韧带损伤情况等。

知识点 4

肘关节脱位的各类型 X 线表现

脱位类型	X 线检查表现
后脱位	可见到尺桡骨近端与肱骨远端重叠,尺桡骨近端脱出于肱骨远端后方,有时可见冠状突骨折
前脱位	可见到尺骨鹰嘴突位于肘前方,合并尺骨鹰嘴骨折时,尺桡骨上段向肘前方移位
侧方脱位	可见到外侧脱位时,尺骨半月切迹与外髁相接触,桡骨头移向肱骨头外侧,桡骨纵轴线移向前方,前臂处于旋前位。内侧脱位时,尺骨鹰嘴、桡骨小头位于肱骨内髁内侧

 知识点 5

肘关节脱位的鉴别诊断

疾病名称	诊断要点
肱骨髁上骨折	脱位时肘后三角关系失常,伴有弹性固定,骨折后多伴有皮下瘀斑,肘后三角关系正常,有骨擦音或异常活动,无弹性固定
肱骨髁间骨折	伤后剧烈疼痛,压痛广泛,肿胀明显,关节腔内有瘀血,可伴有皮下瘀斑。骨折移位严重者可有肱骨下端横径变宽,重叠移位重者可有上臂短缩畸形。肘关节呈半伸位,前臂旋前,肘后三角形骨性结构紊乱,可触及骨折块,异常活动,轻微活动即骨擦感明显。肘关节屈伸活动严重障碍。注意可合并神经、血管损伤,有桡动脉搏动减弱或消失,腕手部皮肤温度颜色改变,感觉、运动功能丧失,检查时应予以注意

问题四　根据诊断,该患者的具体治疗方案如何制定?

思路

(1)手法整复:明确诊断后,根据实际情况进行手法整复。

(2)固定:使用夹板超肘关节固定,用三角巾将前臂悬吊于胸前,或者石膏外固定,保持固定3~6周。

(3)中药治疗:中药内服参照骨折三期辨证用药原则。

(4)练功:固定期间积极进行功能锻炼。

知识点 6

肘关节脱位的非手术治疗

（1）整复方法

根据脱位类型采用适合的手法进行整复，并发骨折者，应先整复脱位，再处理骨折。

1）拔伸屈肘法：患者取坐位，助手立于患者背侧，以双手握其上臂，术者站在患者前面，以双手握住腕部，置前臂于旋后位，与助手相对牵引。3~5 分钟后，术者以一手握腕部保持牵引，另一手的拇指抵住肱骨下端向后推按，其余四指置于鹰嘴处，向前端提，并缓慢地将肘关节屈曲，若闻及入臼声，则说明脱位已整复（图 1-27）。或患者仰卧位，术者以一手掌根按住肱骨下端，另一手握住腕部，置前臂于旋后位，牵引 3~5 分钟后，用力向下按肱骨远端，同时徐徐屈肘，闻及入臼声，说明脱位整复成功（图 1-28）。

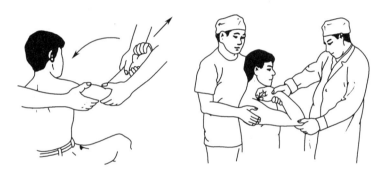

图 1-27　坐位拔伸屈肘法

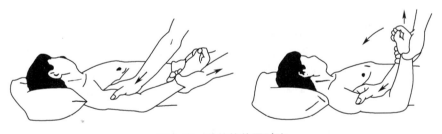

图 1-28　卧位拔伸屈肘法

2）膝顶复位法：患者取坐位，术者立于患侧前面，一手握其前臂，一手握住腕部，同时一足踏在凳面上，以膝顶在患侧肘窝内，先顺势拔伸，然后逐渐屈肘，有入臼声音，患侧手指可摸到同侧肩部，即为复位成功。

3）推肘尖复位法：患者取坐位，第一助手双手握其上臂，第二助手双手握腕部，术者立于患侧，双拇指置于鹰嘴尖部，其余手指环握上臂下段，先拉前臂向后侧，使冠突与肱骨下端分离，然后助手在相对牵引下，逐渐屈曲肘关节，同时术者由后向前下用力推鹰嘴，即可还纳鹰嘴窝而复位。

（2）固定

脱位复位后，一般用绷带做肘关节"8"字固定，采用肘屈曲90°前臂中立位，三角巾悬吊或直角夹板固定，将前臂横放胸前，2周后去固定。合并骨折者，可加用夹板固定。亦可采用长臂石膏后托在功能位制动3~6周。

（3）中药治疗（表1-12）

表1-12　中药治疗

损伤分期	治法	方药
损伤初期	活血祛瘀，行气止痛	桃红四物汤加减等
损伤中期	和营生新，接骨续筋	壮筋养血汤等
损伤后期	补气血、养肝肾、壮筋骨、利关节	补肾壮筋汤或六味地黄丸等

（4）练功

固定期间，可做肩、腕及掌指关节的活动，以促进血液循环，加快损伤组织修复，预防肌肉萎缩；去除固定后，积极进行肘关节的主动活动，以屈肘为主（因伸肘功能容易恢复）。解除固定后，配合外用药以海桐皮汤熏洗，并进行腕关节屈伸、旋转等活动。

 知识点 7

肘关节脱位的手术治疗

以往认为肘关节脱位非手术治疗可得到满意的疗效，但近年来随着对材料器械、手术方式研究的不断深入及患者对疗效要求的提高，目前对于合并失稳倾向的肘关节脱位可采用手术方法治疗，加速康复技术的介入，并且使用功能性外固定活动支架。

（1）手术适应证：适用于闭合复位不成功者或合并肱骨髁部骨折，妨碍手法复位者或伤后已数月且无骨化肌炎和明显骨萎缩者，严重肘关节失稳者等。

（2）手术方式：若脱位时间长，关节僵在非功能位、有明显功能障碍，此时关节软骨已变性及剥脱，不可能再行开放复位术，而患者之职业又要求有活动的肘关节，此时可做关节切除或成形术。人工关节置换术能恢复良好的关节活动并有适度的稳定性。习惯性肘关节脱位产生的原因有先天性关节囊松弛、鹰嘴发育不全、冠突骨折不愈合及后外侧脱位伴肱骨外上髁骨折不愈合等因素。其治疗应根据不同的病理变化采用不同疗法，如后外侧关节囊及侧副韧带紧缩术等。合并有韧带断裂须重建固定并活动性外固定处理（图1-29）。

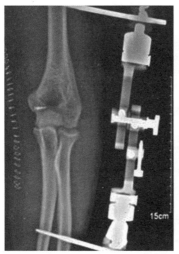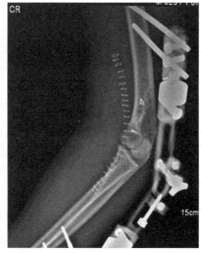

图 1-29 肘关节韧带重建并外固定术后

问题五 对本案患者的日常调护注意事项有哪些?

思路 该患者复位固定后应观察手部血液循环,随时调整夹板松紧度;注意将患肢保持在旋后 15°或中立位,避免再脱位倾向,并积极进行功能锻炼。

知识点 8

肘关节脱位的预防与调护

肘关节脱位经及时复位后,一般预后良好。固定时间要足够,去除固定过早,容易再次发生脱位而形成习惯性脱位。去除固定后,积极进行肘关节的主动活动以松解关节粘连,活动范围由小到大,循序渐进尽早恢复关节功能。

【临证要点】

1. 绝大多数肘关节脱位可以通过手法复位和短期外固定取得良好疗效,对于难以复位的肘关节脱位,需考虑是否伴有韧带卡压、损伤。

2. 临床应以脱位特点和类型为考量,根据患者年龄、职业对肘关节功能要求及术后功能恢复情况等进行综合评估,拟订合适的治疗方案。

【诊疗流程】

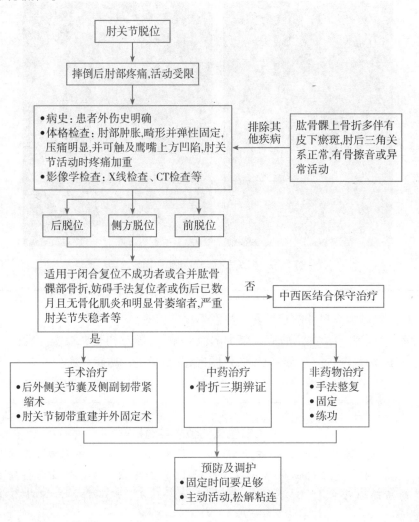

肘关节脱位

↓

摔倒后肘部疼痛,活动受限

↓

- 病史:患者外伤史明确
- 体格检查:肘部肿胀,畸形并弹性固定,压痛明显,并可触及鹰嘴上方凹陷,肘关节活动时疼痛加重
- 影像学检查:X线检查、CT检查等

排除其他疾病 → 肱骨髁上骨折多伴有皮下瘀斑,肘后三角关系正常,有骨擦音或异常活动

↓

后脱位　侧方脱位　前脱位

↓

适用于闭合复位不成功者或合并肱骨髁部骨折,妨碍手法复位者或伤后已数月且无骨化肌炎和明显骨萎缩者,严重肘关节失稳者等 ──否──→ 中西医结合保守治疗

是↓

手术治疗
- 后外侧关节囊及侧副韧带紧缩术
- 肘关节韧带重建并外固定术

中药治疗
- 骨折三期辨证

非药物治疗
- 手法整复
- 固定
- 练功

↓

预防及调护
- 固定时间要足够
- 主动活动,松解粘连

扫一扫,测一测

PPT 课件

? 复习思考题

1. 如何进行肘关节脱位的分类及分型?
2. 肘关节脱位的治疗方案如何制定?

四、小儿桡骨头半脱位

 培训目标

掌握小儿桡骨头半脱位的病因病理和诊断要点。

小儿桡骨头半脱位又称"牵拉肘",俗称"肘错环""肘脱环"。多发生于 5 岁以下幼儿,1~3 岁发病率最高,是临床中常见的肘部损伤,左侧比右侧多见,可能与成人右手用力有关。上尺桡关节的稳定性主要依靠环状韧带的约束,幼儿时期环状韧带松弛,桡骨头发育尚不完善。患儿肘关节在伸直位,腕部受到纵向牵拉所致,牵拉造成肱桡关节间隙加大,关节内负压骤增,关节囊和环状韧带卡在肱桡间隙,阻碍桡骨头回复。当穿衣或行走时跌倒,幼儿的前臂在旋前位被成人用力向上提拉,即可造成桡骨头半脱位。

【典型案例】

　　患者女,2 岁。因"牵拉后哭闹、左上肢不愿活动 3 小时"入院。查体:左肘关节不肿胀,触之哭闹不止,桡骨头处压痛明显,肘关节呈半屈曲位,不肯屈肘、举臂;前臂旋前,不敢旋后。

问题一　根据患儿的受伤特点,如何进行初步诊断?

思路　患者牵拉史明确,伤后患侧肘部及前臂疼痛,不愿活动,可初步诊断为小儿桡骨头半脱位。

知识点 1

小儿桡骨头半脱位的临床表现

(1) 幼儿的患肢有纵向被牵拉损伤史。

(2) 患儿伤后因疼痛而啼哭,并拒绝使用患肢,亦怕别人触动。肘关节呈半屈曲位,不肯屈肘、举臂;前臂旋前,不敢旋后。触及伤肢肘部和前臂时,患儿哭叫疼痛,桡骨头处有压痛,局部无明显肿胀,X 线检查不能发现异常改变。

问题二　若想进一步明确诊断,应进行哪些检查?

思路　为进一步明确诊断,应对患儿进行查体,通过手法理筋复位后观察患儿的反应情况,必要时左肘关节处进行 X 线检查以确定骨折情况。

患肢肘关节正侧位 X 线片,结果常为阴性。要排除肘关节周围骨折或骨骺损伤的可能。

问题三　本病需与何病进行鉴别?

思路 1　该病例中患儿牵拉史明确,查体见左肘关节不肿胀,触之哭闹不止,桡骨头处压痛明显,肘关节呈半屈曲位,不肯屈肘、举臂;前臂旋前,不敢旋后,初步手法复位后患儿哭闹自止,自愿活动。X 线检查示患儿肘关节周围无骨折或骨骺损伤。据上述资料,可诊断为小儿左侧桡骨头半脱位。

思路 2　应根据受伤史、临床症状、体征,与肱骨髁上无移位骨折、肱骨髁间骨折进行鉴别诊断。

知识点 2

小儿桡骨头半脱位的鉴别诊断

疾病名称	诊断要点
肱骨髁上骨折	无移位骨折或不完全骨折时,局部不同程度肿胀,多有跌扑外伤史,后者多经手法理筋复位后症状缓解
肱骨髁间骨折	伤后剧烈疼痛,压痛广泛,肿胀明显,关节腔内有瘀血,可伴有皮下瘀斑。骨折移位严重者可有肱骨下端横径变宽,重叠移位重者可有上臂短缩畸形。肘关节呈半伸位,前臂旋前,肘后三角形骨性结构紊乱,可触及骨折块,异常活动,轻微活动即骨擦感明显。肘关节屈伸活动严重障碍。注意可合并神经、血管损伤,有桡动脉搏动减弱或消失,腕手部皮肤温度颜色改变,感觉、运动功能丧失,检查时应予以注意

问题四　根据诊断,该患儿的具体治疗方案如何制定?

思路

（1）手法整复:明确诊断后,根据实际情况进行手法整复。

（2）固定:复位后,用颈腕吊带或三角巾悬吊前臂 2~3 天。

（3）药物:可外敷消肿膏。

 知识点 3

小儿桡骨头半脱位的非手术疗法

（1）整复方法:一般手法复位均能成功。嘱家长抱患儿坐位。术者面对患儿而坐,一手捏伤肘,以拇指于肘中部向外、向后捏压脱出之桡骨头,同时用另一手握持伤肢腕部,并向下适当用力牵拉,使前臂旋后,然后屈肘,常可听到轻微的入白声,使其手触及伤侧肩部,复位即告成功,疼痛立即消失,患儿即能屈伸伤肢。若复位未成,可使患儿前臂旋前,然后屈肘整复。

（2）固定:复位后,一般不需要制动,可用颈腕吊带或三角巾悬吊前臂 2~3 天。

（3）药物:一般无需内服药物,可外敷消肿膏。

问题五　对本案患儿的日常调护注意事项有哪些?

思路　复位后应观察患儿活动状况。若仍存在不愿活动或者哭闹现象,即时排除其他损伤或再次手法复位,避免反复牵拉。

 知识点 4

小儿桡骨头半脱位的预防与调护

嘱其家长为小儿穿脱衣服时多加注意,避免用力牵拉伤臂,以防反复发生脱位而形成习惯性脱位。

【临证要点】

在进行手法整复过程中,动作应轻柔。绝大多数小儿桡骨头半脱位可以通过手法复位取得良好疗效。

【诊疗流程】

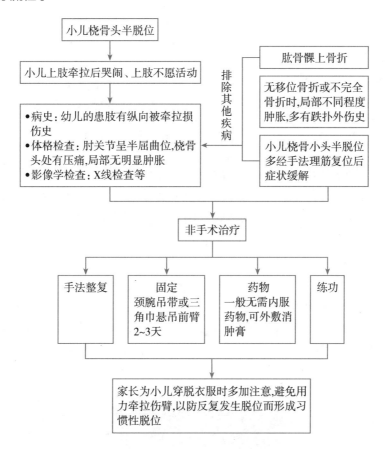

复习思考题

1. 小儿桡骨头半脱位的发生原因?
2. 小儿桡骨头半脱位手法整复要点是什么?

五、尺骨鹰嘴骨折

培训目标

1. 掌握尺骨鹰嘴骨折的病因病理、诊断要点、分类、手法整复及固定方法。
2. 了解尺骨鹰嘴骨折的现代分型及治疗方法。

尺骨鹰嘴位于皮下,容易受到直接损伤,为肱三头肌的附着处。内外侧伸肌附着于尺骨近端的骨膜上,鹰嘴是尺骨近侧的关节成分,和冠状突共同构成"C"形大切迹。

扫一扫,
测一测

PPT 课件
01章02节05

大切迹和肱骨远端的滑车构成肱尺关节,是肘关节屈伸的枢纽,这个关节提供了肘关节屈伸运动,其内在结构增加了肘关节的稳定性。尺神经在肱骨远端的内髁下面穿过尺神经沟,沿鹰嘴的内侧面下行,在两个尺侧腕伸肌头间进入前臂掌侧。尺骨鹰嘴骨折多数由间接暴力造成,鹰嘴骨折线多数侵入半月切迹,为关节内骨折,容易遗留创伤性关节炎;少数撕脱的骨折片较小,骨折线可不侵入关节。成年人多见,少年儿童亦可发生。

【典型案例】

患者男,42 岁。因"摔倒后左肘疼痛,活动受限 2 小时"入院。查体:左肘关节肿胀,压痛明显,并可触及尺骨鹰嘴骨折间隙,左肘活动时疼痛加重。舌质红,苔薄白,脉沉弦。

问题一　根据患者的受伤特点,如何进行初步诊断?

思路　患者外伤史明确,跌倒后,肘关节突然屈曲,伤后患侧肘关节疼痛,活动明显受限,并触及尺骨鹰嘴骨折间隙,可初步诊断为尺骨鹰嘴骨折。

 知识点 1

尺骨鹰嘴骨折的临床表现

(1) 有明显的外伤史。

(2) 伤后尺骨鹰嘴部疼痛,压痛明显,局限性肿胀,肘关节活动障碍。分离移位时,在局部可扪到鹰嘴骨片向上移和明显的骨折间隙或骨擦感,主动伸肘功能丧失。关节内积血时,鹰嘴两侧凹陷处隆起(图 1-30)。

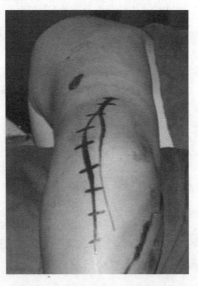

图 1-30　尺骨鹰嘴骨折的典型畸形

问题二 若想进一步明确诊断,应进行哪些检查?

思路 为进一步明确诊断,应对患者左肘关节处进行 X 线检查,必要时可进行 CT 检查以确定骨折情况。

知识点 2

尺骨鹰嘴骨折的常用辅助检查

（1）X 线检查:大多数尺骨鹰嘴骨折可通过标准的正侧位片进行准确评估（图 1-31）。

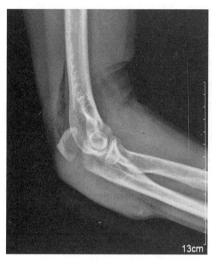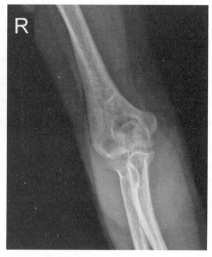

图 1-31 尺骨鹰嘴骨折 X 线检查

（2）CT 检查:除上述 X 线表现外,能够更加准确地显示关节内骨块及位移程度,特别是平片上难以显示的中央压缩骨块。

问题三 如何进行尺骨鹰嘴骨折的分类及分型? 需与何病进行鉴别?

思路 1 该病例中患者外伤史明确,查体见左肘关节肿胀,压痛明显,并可触及尺骨鹰嘴骨折间隙,左肘活动时疼痛加重,主动伸肘功能丧失。影像学检查提示左侧尺骨鹰嘴骨的完整性和连续性中断,据上述资料,可诊断为左侧尺骨鹰嘴骨折。

该患者 X 线显示影响关节面的中 1/3,属于 Ⅱ 型骨折。同时还应注意观察有无肩锁关节脱位。

知识点 3

尺骨鹰嘴骨折的分型

尺骨鹰嘴骨折常因间接暴力引起,直接暴力也可发生,肘后部直接打击或肘后着地,常发生粉碎性骨折,但多数骨折无明显移位。根据骨折损伤的鹰嘴切迹

关节面的部位分为三型。(表1-13)

表1-13 尺骨鹰嘴骨折分型

分型	分型要点
Ⅰ型骨折	影响关节面的近侧1/3
Ⅱ型骨折	影响关节面的中1/3
Ⅲ型骨折	影响关节面的远侧1/3可以伴有桡骨近端向前移位

知识点4

Colton把鹰嘴骨折分为两大类:无移位骨折(Ⅰ型)和移位骨折(Ⅱ型),Ⅰ型无移位骨折定义分离小于2mm,肘关节曲到90°时移位无增加,患者可以克服重力伸展肘关节。Colton把Ⅱ型骨折进一步分为:ⅡA型,撕脱性骨折;ⅡB型,斜行和横行骨折;ⅡC型,粉碎性骨折;ⅡD型,骨折脱位型。尺骨鹰嘴骨折往往表现为典型的横行和斜行骨折,随着外力的增加可造成鹰嘴关节面中央部分的粉碎与压缩,甚至出现冠状突撕脱骨折。简单横行或斜行骨折并不一定是稳定骨折,因为它们可合并肘关节或前臂的脱位,必须仔细评估桡骨头和肱骨小头的对合关系,以辨别是否存在移位及不稳定。

思路2 应根据受伤史、临床症状、体征和影像学检查,与肘关节脱位进行鉴别诊断;X线和CT检查可进一步区分骨折类型、移位情况等。同时还应注意观察有无上尺桡关节脱位。

知识点5

尺骨鹰嘴骨折的各类型X线表现

骨折类型	X线检查表现
Ⅰ型骨折	骨折线位于关节面的近侧1/3
Ⅱ型骨折	骨折线关节面的中1/3
Ⅲ型骨折	骨折线关节面的远侧1/3,可以伴有桡骨近端向前移位

知识点 6

尺骨鹰嘴骨折的鉴别诊断

疾病名称	诊断要点
肘关节脱位	无移位骨折或不完全骨折时,可有肿胀,鹰嘴部压痛,主动伸肘功能障碍。骨折有移位者,肿胀明显,在局部可扪到鹰嘴骨片向上移和明显的骨折间隙或骨擦感,但肘后三角关系正常或失常,而肘关节脱位,肘关节弹性固定,鹰嘴下扣及空虚,肘后三角关系失常,X 线可鉴别
肱骨髁间骨折	伤后剧烈疼痛,压痛广泛,肿胀明显,关节腔内有瘀血,可伴有皮下瘀斑。骨折移位严重者可有肱骨下端横径变宽,重叠移位重者可有上臂短缩畸形。肘关节呈半伸位,前臂旋前,肘后三角形骨性结构紊乱,可触及骨折块,异常活动,轻微活动即骨擦感明显。肘关节屈伸活动严重障碍。注意可合并神经、血管损伤,有桡动脉搏动减弱或消失,腕手部皮肤温度颜色改变,感觉、运动功能丧失,检查时应予以注意
肱骨髁上骨折	无移位骨折或不完全骨折时,局部不同程度肿胀,多有跌扑外伤史,后者多经手法理筋复位后症状缓解

问题四　根据诊断,该患者的具体治疗方案如何制定?

思路

（1）手法整复:明确诊断后,根据实际情况进行手法整复。

（2）固定:使用夹板超肘关节固定,用三角巾将前臂悬吊于胸前,保持固定 3～5 周。

（3）中药治疗:中药内服参照骨折三期辨证用药原则。

（4）练功:固定期间积极进行功能锻炼。

知识点 7

尺骨鹰嘴骨折的非手术治疗

（1）整复方法:根据骨折类型采用适合的手法进行整复。先把血肿抽吸干净,术者站在患肢近端外侧,两手环握患肢,以两拇指推迫其近端向远端靠拢,两示指与两中指使肘关节徐徐伸直,即可复位。

（2）固定:无移位骨折、已施行内固定者或肱三头肌成形术者,可固定肘关节于屈曲 20°～60° 位 3 周;有移位骨折手法整复后,在尺骨鹰嘴上端用抱骨垫固定,并用前、后侧超肘夹板固定肘关节于屈曲 0°～20° 位 3 周,以后再逐渐固定在 90° 位 1～2 周。

（3）中药治疗(表 1-14)

（4）练功:3 周以内只做手指、腕关节屈伸活动,禁止肘关节屈伸活动,第 4 周以后才逐步做肘关节主动屈伸锻炼,严禁暴力被动屈肘。此外,可配合进行肩关节练功活动。

表1-14 中药治疗

损伤分期	治法	方药
损伤初期	活血祛瘀,消肿止痛	桃红四物汤、复原活血汤等
损伤中期	和营生新,接骨续筋	续骨活血汤、新伤续断汤等
损伤后期	调养气血,补益肝肾	八珍汤等

知识点 8

尺骨鹰嘴骨折的手术治疗

鹰嘴骨折的治疗目标应包括以下几个客观标准:关节解剖结构恢复,伸肌运动力量的保留和稳定,避免可能发生的并发症引起的僵硬和运动受限。鉴于肱三头肌肌腱的偏心牵拉作用,骨折的固定需要遵循张力带原则,位于冠状突平面近端的简单鹰嘴骨折,张力带钢丝固定是最佳治疗方法之一,而该平面以远的骨折则可以选用张力带钢板固定,存在分离的关节面骨块或难以支撑的骨折则宜选用钢板固定。

(1)手术适应证:手法整复失败或复位后稳定性极差;陈旧性骨折伴有严重畸形,影响功能者;尺骨鹰嘴开放性骨折,伴有血管、神经损伤者可考虑手术治疗。

(2)手术方式:手法整复不满意,骨折断端分离明显,影响愈合的可切开复位内固定;移位明显的老年粉碎骨折,可将骨碎片切除,行肱三头肌成形术。常用的手术方式有:①切开复位和8字形钢丝张力带固定(图1-32);②髓腔内固定;③髓内钉或螺丝钉与张力带联合应用;④解剖型钢板和螺丝钉(图1-33)固定;⑤近侧骨块切除。

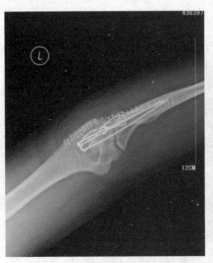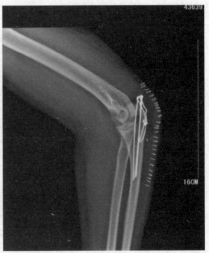

图1-32 切开复位钢丝张力带内固定术后

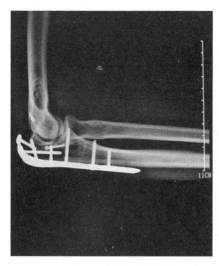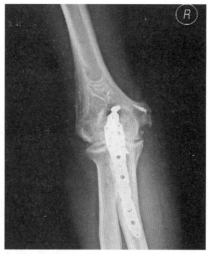

图 1-33　切开复位钢板内固定术后

问题五　对本案患者的日常调护注意事项有哪些?

　　思路　该患复位固定后应观察手部血液循环,随时调整夹板松紧度;通过用长臂夹板或石膏管型在肘关节屈曲 90° 时制动 4 周就可以有效治疗,在 7~10 天时应摄 X 线检查以确定骨折没有发生移位。骨折固定期间应避免强力的肘关节伸屈活动,并积极进行功能锻炼。

知识点 9

尺骨鹰嘴骨折的预防与调护

　　保持肘关节处于伸直位固定,逐渐屈曲肘关节。捆扎带缚绑既不能过紧,也不宜过松,过紧易阻碍远端血运,过松则达不到固定作用。

【临证要点】

　　1. 临床应以骨折特点和类型为考量,根据患者年龄、职业对伸肘功能的要求及术后功能恢复情况等综合评估,拟订合适的治疗方案。

　　2. 作为关节内骨折,在治疗中应当追求解剖复位。

【诊疗流程】

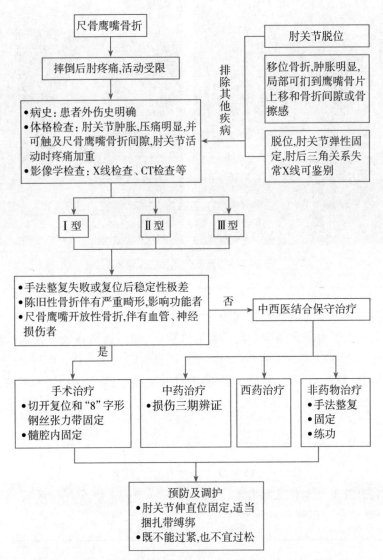

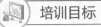 复习思考题

1. 尺骨鹰嘴骨折的治疗方案如何制定?
2. 尺骨鹰嘴骨折有哪些临床表现?

六、桡骨小头骨折

📊 培训目标

1. 掌握桡骨小头骨折的病因病理、诊断要点、分类、手法整复及固定方法。
2. 了解桡骨小头骨折的现代分型及治疗方法。

桡骨近端包括桡骨头、颈和结节。桡骨头关节面呈浅凹形,与肱骨小头构成肱桡关节。桡骨头尺侧边缘与尺骨的桡切迹相接触,构成桡尺近侧关节。桡骨头和颈的一部分位于关节囊内,环状韧带围绕桡骨头。桡骨头骨折临床上易被忽略,多由间接暴力造成,肘关节处于伸直和前臂旋前位,暴力沿前臂桡侧向上传达,引起肘部过度外展,使桡骨头撞击肱骨小头,产生反作用力,使得桡骨头受挤压而发生骨折。

本病少年儿童多见,青壮年也可发生。在儿童还可发生桡骨头骨骺分离,若未能及时治疗,将造成前臂旋转功能障碍或引起创伤性关节炎。

【典型案例】

患者女,32岁。因"摔倒后左肘疼痛,活动受限2小时"入院。查体:左肘关节肿胀,以桡侧明显,桡骨小头部压痛明显,左肘活动时,特别是前臂旋转活动疼痛加重。舌质红,苔薄白,脉沉弦。

问题一 根据患者的受伤特点,如何进行初步诊断?

思路 患者外伤史明确,跌倒后手掌撑地,伤后患侧肘关节疼痛,活动明显受限,桡侧疼痛明显,旋转活动受限,可初步诊断为桡骨小头骨折。

知识点 1

桡骨小头骨折的临床表现

(1) 有明显的外伤史。

(2) 伤后肘关节局部疼痛、肿胀,肘关节活动障碍,前臂旋转疼痛加重,肘关节桡侧压痛明显,有纵向叩击痛(图1-34)。

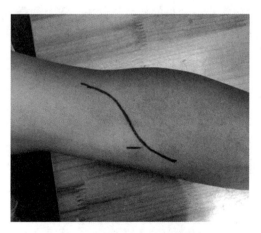

图1-34 桡骨小头骨折的典型畸形

问题二 若想进一步明确诊断,应进行哪些检查?

思路 为进一步明确诊断,应对患者左肘关节处进行X线检查,必要时可进行CT检查以确定骨折情况。

知识点 2

桡骨小头骨折的常用辅助检查

（1）X 线检查：大多数桡骨远端骨折可通过标准的正侧位片进行准确评估，部分病例呈现典型的"歪带帽"征（图 1-35）。

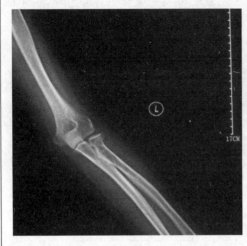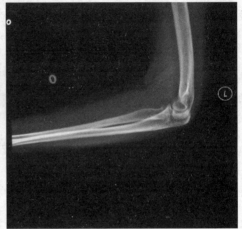

图 1-35　桡骨小头骨折 X 线检查

（2）CT 检查：除上述 X 线表现外，能够更加准确地显示关节内骨块及位移程度，特别是平片上难以显示的中央压缩骨块。

问题三　如何进行桡骨小头骨折的分类及分型？需与何病进行鉴别？

思路 1　该病例中患者外伤史明确，查体见左肘关节肿胀，桡侧压痛明显，左肘活动时疼痛加重，特别是前臂旋转活动时明显，影像学检查提示左侧桡骨小头骨的完整性和连续性中断，据上述资料，可诊断为左侧桡骨小头骨折。

知识点 3

桡骨小头骨折的分型

桡骨远端骨折常因间接暴力引起，桡骨头骨折可分为幼年青枝骨折，无移位或轻度移位骨折，有移位的嵌插、粉碎和劈裂骨折等类型。（表 1-15）

表 1-15　桡骨小头骨折分型

分型	分型要点
青枝骨折	青枝型桡骨头骨折系幼儿临床多见。仅有部分骨质和骨膜被拉长、皱折或破裂，骨折处有成角、弯曲畸形，与青嫩的树枝被折时的情况相似
裂纹骨折	或称骨裂，骨折间隙呈裂缝或线状，形似瓷器上的裂纹

续表

分型	分型要点
劈裂骨折	桡骨头撞击肱骨小头,产生的反作用力进一步加大,骨裂缝隙加大,甚至分离
粉碎骨折	传导力过大,桡骨头碎裂,甚至桡骨颈也粉碎
嵌插骨折	肘关节过度外翻后,桡骨头一部分受撞击塌陷,一部分还保持原位,形成"歪带帽"畸形
嵌插合并移位骨折	肘关节过度外翻后,桡骨头一部分受撞击塌陷,一部分移位,形成偏移"歪带帽"畸形

知识点 4

目前有学者根据骨折损伤机制、损伤的严重程度及解剖结构分类的不同,常使用 Mason 分型、Schatzker 分型和 Tile 分型等,在现阶段还缺乏理想的分类方法,任何分类及相关损伤的详细描述对决定如何治疗至关重要。

思路 2 应根据受伤史、临床症状、体征和影像学检查,与肘部软组织扭伤进行鉴别诊断;X 线和 CT 检查可进一步区分骨折类型、移位情况等。患儿同时还应注意观察有无骨骺滑脱,5 岁以下儿童,桡骨颈骨骺尚未出现,只要临床表现符合,即可诊断,不必完全依赖 X 线检查。小儿桡骨小头骨折还应与桡骨头半脱位相鉴别,患儿因疼痛而啼哭,并拒绝使用患肢,亦怕别人触动。不肯屈肘、举臂,前臂旋前,不敢旋后;桡骨小头骨折则桡骨头处疼痛,肿胀明显,可触及异常活动及骨擦音,X 线表现可明确鉴别。

知识点 5

桡骨小头骨折的各类型 X 线表现

骨折类型	X 线检查表现
青枝骨折	可见到仅有部分骨质和骨膜被拉长、皱折或破裂,骨折处有成角、弯曲畸形
裂纹骨折	可见到骨折间隙呈裂缝或线状等
劈裂骨折	可见到骨折线劈开,骨折块尚完整
粉碎骨折	可见到骨折线劈开,桡骨头碎裂,甚至桡骨颈也粉碎等
嵌插骨折	可见到骨折部分塌陷,呈"歪带帽"畸形
嵌插合并移位骨折	可见到骨折部分塌陷,呈"歪带帽"畸形并移位

知识点 6

桡骨小头骨折的鉴别诊断

疾病名称	诊断要点
肘部软组织扭伤	无移位骨折或不完全骨折时,肿胀多不明显,患者仅感局部轻微疼痛,也可有桡侧压痛和纵向扣击痛,前臂旋转运动不便,肘部软组织扭伤一般前臂旋转不受限,疼痛不局限
肱骨髁上骨折	无移位骨折或不完全骨折时,局部不同程度肿胀,多有跌扑外伤史,后者多经手法理筋复位后症状缓解
肱骨髁间骨折	伤后剧烈疼痛,压痛广泛,肿胀明显,关节腔内有瘀血,可伴有皮下瘀斑。骨折移位严重者可有肱骨下端横径变宽,重叠移位重者可有上臂短缩畸形。肘关节呈半伸位,前臂旋前,肘后三角形骨性结构紊乱,可触及骨折块,异常活动,轻微活动即骨擦感明显。肘关节屈伸活动严重障碍。注意可合并神经、血管损伤,有桡动脉搏动减弱或消失,腕手部皮肤温度颜色改变,感觉、运动功能丧失,检查时应予以注意

问题四　根据诊断,该患者的具体治疗方案如何制定?

思路

(1) 手法整复:明确诊断后,根据实际情况进行手法整复。

(2) 固定:使用夹板超肘关节固定,用三角巾将前臂悬吊于胸前,保持固定 2~3 周。

(3) 中药治疗:中药内服参照骨折三期辨证用药原则。

(4) 练功:固定期间积极进行功能锻炼。

知识点 7

桡骨小头骨折的非手术治疗

(1) 整复方法:根据骨折类型采用适合的手法进行整复。

整复前先用手指在桡骨头外侧进行触摸,准确摸出移位的桡骨头。复位时一位助手固定上臂,术者一手牵引前臂在肘关节伸直内收位来回旋转,另一手的拇指把桡骨头向上、向内侧按挤,使其复位(图 1-36)。

若手法整复不成功,可使用钢针拨正法:局部皮肤消毒,铺巾,在 X 线透视下,术者用不锈钢针自骨骺的外后方刺入,针尖顶住骨骺,向内、上方拨正。应注意避开桡神经,严格无菌操作(图 1-37)。

(2) 固定:各类型骨折复位后均应固定肘关节于屈曲90°位置2~3周。

(3) 中药治疗(表 1-16)

(4) 练功:整复后即可做手指、腕关节屈伸活动,2~3 周后做肘关节屈伸活动。桡骨头切除术后,肘关节的练功活动应更提早一些。

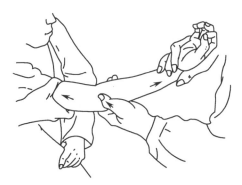

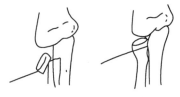

图 1-36　桡骨头骨折推挤手法复位　　　　　　　图 1-37　桡骨头骨折撬拨复位

表 1-16　中药治疗

损伤分期	治法	方药
损伤初期	活血祛瘀,消肿止痛	桃红四物汤、复原活血汤等
损伤中期	和营生新,接骨续筋	续骨活血汤、新伤续断汤等
损伤后期	调养气血,补益肝肾	八珍汤等

知识点 8

桡骨小头骨折的手术治疗

（1）手术适应证：移位严重,手法不能整复,以下骨折通常由于功能不佳而需要手术治疗：①桡骨头和桡骨颈严重粉碎性骨折；②超过 1/3 关节面的边缘骨折,尤其是骨折累及尺桡关节者；③肘关节内有游离骨块的骨折；④桡骨颈骨折成角而影响旋转时。

（2）手术方式：闭合整复失败者可切开复位、内固定,如可埋式双头加压螺钉、微型钢板等（图 1-38）,成人的粉碎、塌陷、嵌插骨折,关节面倾斜度在 30° 以上者可考虑桡骨头切除或置换术,但 14 岁以下的儿童不宜做桡骨头切除术。

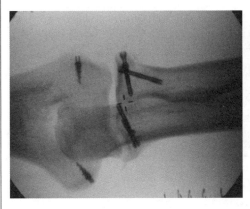

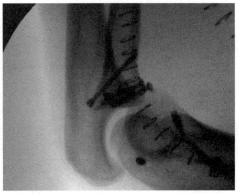

图 1-38　切开复位可埋式双头加压螺钉内固定术后

问题五 对本案患者的日常调护注意事项有哪些?

思路 该患复位固定后应观察手部血液循环,随时调整夹板松紧度;注意将患肢保持在旋后 15°或中立位;骨折固定期间应避免前臂的旋转活动,并积极进行功能锻炼。

知识点 9

桡骨小头骨折的预防与调护

复位固定后,要注意患肢血运情况,定期检查石膏、夹板固定情况及松紧度,术后要注意检查腕部和手指的感觉及运动情况,以了解是否损伤桡神经深支。

【临证要点】

1. 临床应以骨折特点和类型为考量,根据患者年龄、职业对肘关节功能要求及术后功能恢复情况等进行综合评估,拟定合适的治疗方案。

2. 关节内骨折应当追求解剖复位,尽量恢复桡骨头骨折的关节面。

【诊疗流程】

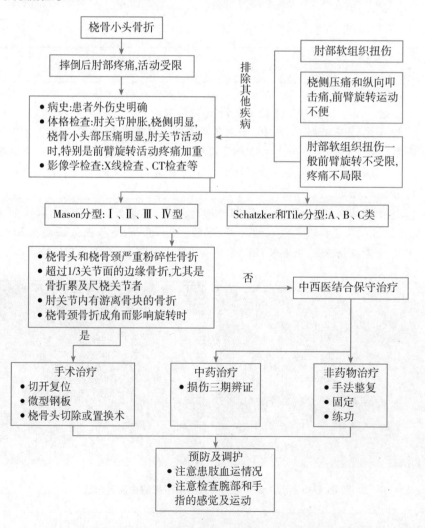

扫一扫，
测一测

PPT 课件
01章02节07

复习思考题

1. 如何进行桡骨小头骨折的分类及分型？需与何病进行鉴别？
2. 桡骨小头骨折的治疗方案如何制定？

七、桡尺骨骨折

培训目标

1. 掌握桡尺骨骨折的病因病理、诊断要点、手法整复及固定方法。
2. 了解桡尺骨骨折的现代分型及治疗方法。

桡尺骨骨折是指尺骨干和桡骨干同时发生的骨折。桡尺骨双骨折可由直接暴力、传达暴力或扭转暴力所造成，各个年龄段均会发生。骨折后局部肿胀、疼痛，肢体畸形，前臂旋转功能障碍，完全骨折者可扪及摩擦音及骨擦音。

【典型案例】

患者男，42岁。因"摔倒后左前臂疼痛，活动受限2小时"入院。查体：左前臂肿胀，成角畸形，压痛明显，并可触及前臂骨折间隙，左前臂旋转活动时疼痛加重。舌质红，苔薄白，脉沉弦。

问题一　根据患者的受伤特点，如何进行初步诊断？

思路　患者外伤史明确，跌倒后手掌撑地，伤后患侧前臂疼痛，活动明显受限，并触及前臂骨折间隙，可初步诊断为桡尺骨骨折。

知识点 1

桡尺骨骨折的临床表现

（1）有明显的外伤史。

（2）伤后前臂局部疼痛、肿胀，前臂旋转活动障碍，手指做握拳动作时或肘腕屈伸疼痛加重，前臂尺桡骨压痛明显，有纵向叩击痛，可触及骨擦感，骨折移位时常有典型畸形。

问题二　若想进一步明确诊断，应进行哪些检查？

思路　为进一步明确诊断，应对患者左前臂处进行X线检查，包括肘和腕关节，必要时可进行CT检查以确定骨折情况。

知识点2

桡尺骨骨折的常用辅助检查

（1）X线检查：大多数桡尺骨骨折可通过标准的正侧位片进行准确评估（图1-39）。儿童青枝骨折必要时双侧对比片。

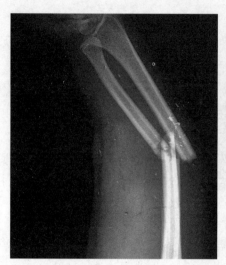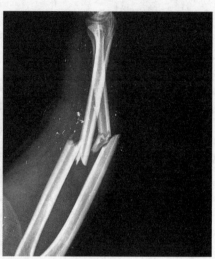

图1-39　桡尺骨骨折X线检查

（2）CT检查：除上述X线表现外，能够更加准确地显示裂纹骨折，特别是平片上难以显示的隐匿性骨折。

问题三　如何进行桡尺骨骨折的分类及分型？需与何病进行鉴别？

思路1　该病例中患者外伤史明确，查体见左前臂关节肿胀，成角畸形，压痛明显，并可触及桡尺骨骨折间隙，左肘腕及前臂旋转活动时疼痛加重，影像学检查提示左侧桡尺骨的完整性和连续性中断，据上述资料，可诊断为左侧桡尺骨骨折。X线检查可见尺桡骨骨折线多在同一平面，属于直接暴力型。同时还应注意观察有无上下尺桡关节脱位。

 知识点3

桡尺骨骨折的分型

桡尺骨骨折常因直接暴力、间接暴力或扭转暴力引起，但大多数由于复合暴力造成。根据受伤机制不同，可分为三种类型。（表1-17）

表 1-17　桡尺骨骨折分型

分型	分型要点
直接暴力型	暴力直接作用于尺桡骨,如机器或车轮的直接碾压、棍棒打击,或刀砍伤等,尺桡骨骨折线多在同一平面,其形态多为横形或粉碎性,同时多伴有不同程度的软组织损伤,也可为开放性骨折
间接暴力型	跌倒时手掌着地,或车祸时手掌受冲击,暴力通过腕关节向上传导,导致桡骨中 1/3 部位骨折,骨折线多为横形或锯齿状,若残余暴力比较强大,则通过骨间膜向内下方传导,引起低位尺骨斜形骨折,间接暴力引起的尺桡骨双骨折软组织损伤多不严重
扭转暴力型	多为向后跌倒时手掌着地,同时前臂发生极度旋转,尺桡骨相互扭转而发生骨折,骨折线不在同一平面,其形态为螺旋形或斜形,多为高位尺骨骨折和低位桡骨骨折,同时可伴有严重软组织损伤或撕脱

 知识点 4

　　目前有学者根据骨折损伤机制、损伤的严重程度及解剖结构分类的不同,常使用 AO 分型,但更多的使用受伤机制分型,在临床中需依据具体情况使用。特别是复合扭转和直接暴力时,若骨折后患肢疼痛剧烈、肿胀严重,手指麻木发凉,皮肤发绀,被动活动手指疼痛加重,应考虑前臂筋膜间室综合征。

　　思路 2　应根据受伤史、临床症状、体征和影像学检查,与单纯桡骨或尺骨骨折进行鉴别诊断。

知识点 5

桡尺骨骨折的各类型 X 线表现

骨折类型	X 线检查表现
直接暴力型骨折	可见到骨折线横形或粉碎,尺桡骨骨折线多在同一平面等
间接暴力型骨折	可见到桡骨中 1/3 部位骨折,骨折线多为横形骨折或锯齿状,低位尺骨斜形骨折线等
扭转暴力型骨折	可见到桡尺骨骨折线不在同一平面,形态多为螺旋形或斜形,高位尺骨骨折线,低位桡骨骨折线等

知识点 6

桡尺骨骨折的鉴别诊断

疾病名称	诊断要点
孟氏骨折	伤后肘关节及前臂局部疼痛、肿胀，肘关节活动障碍，手指做握拳及前臂旋转动作时疼痛加重，尺骨上段压痛明显，有纵向叩击痛，可触及骨擦感及桡骨头弹性固定，骨折移位时常有明显畸形，常可扪及桡骨头上移
盖氏骨折	伤后腕关节及前臂局部疼痛、肿胀，腕关节活动障碍，手指做握拳动作时疼痛加重，桡骨下 1/3 部向掌侧或背侧成角畸形，可触及异常活动及骨擦音。腕部亦有肿胀、压痛，下桡尺关节松弛并有挤压痛

问题四　根据诊断，该患者的具体治疗方案如何制定？
思路
（1）手法整复：明确诊断后，根据实际情况进行手法整复。
（2）固定：使用前臂夹板固定，用三角巾将前臂悬吊于胸前，保持固定 4~6 周。
（3）中药治疗：中药内服参照骨折三期辨证用药原则。
（4）练功：固定期间积极进行功能锻炼。

知识点 7

桡尺骨骨折的非手术治疗

（1）整复方法：根据骨折类型采用适合的手法进行整复。

患者平卧，肩外展 90°，肘屈曲 90°，中、下 1/3 骨折取前臂中立位，上 1/3 骨折取前臂旋后位，由两位助手做拔伸牵引，矫正重叠、旋转及成角畸形。桡、尺骨干双骨折均为不稳定时，如骨折在上 1/3，则先整复尺骨；如骨折在下 1/3，则先整复桡骨；骨折在中段时，应根据两骨干骨折的相对稳定性来决定。若前臂肌肉比较发达，加之骨折后出血肿胀，虽经牵引后重叠未完全纠正者，可用折顶手法加以复位。若斜形骨折或锯齿形骨折有背向侧方移位者，应用回旋手法进行复位。若桡、尺骨骨折断端互相靠拢时，可用挤捏分骨手法，术者用两手拇指和示、中、环三指分置骨折部的掌、背侧，用力将尺、桡骨间隙分到最大限度，使骨间膜恢复其紧张度，向中间靠拢的桡、尺骨断端向桡、尺侧各自分离。

（2）固定：若复位前桡、尺骨相互靠拢者，可采用分骨垫放置在两骨之间；若骨折原有成角畸形，则采用三点加压法。各垫放置妥当后，依次放掌、背、桡、尺侧夹板；掌侧板由肘横纹至腕横纹，背侧板由鹰嘴至腕关节或掌指关节，桡侧板由桡骨头至桡骨茎突，尺侧板自肱骨内上髁下达第 5 掌骨基底部，掌背两侧夹板要比桡尺两侧夹板宽，夹板间距离约 1cm。缚扎后，再用铁丝托或有柄托板固定，屈肘 90°，三角巾悬吊，前臂原则上放置在中立位，固定至临床愈合，成人 6~8 周，儿童 3~4 周（图 1-40）。

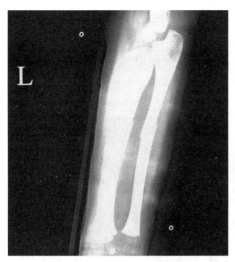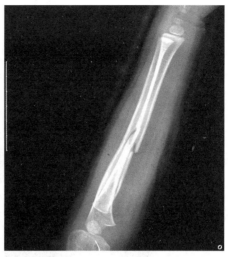

图 1-40　桡尺骨骨折夹板固定

（3）中药治疗：按骨折三期辨证用药，若尺骨下 1/3 骨折愈合迟缓时，要着重补肝肾、壮筋骨以促进其愈合，若后期前臂旋转活动仍有阻碍者，应加强中药熏洗。（表 1-18）

表 1-18　中药治疗

损伤分期	治法	方药
损伤初期	活血祛瘀，消肿止痛	桃红四物汤、复原活血汤加利尿消肿药等
损伤中期	和营生新，接骨续筋	续骨活血汤、新伤续断汤等
损伤后期	强筋骨，补益肝肾	补肾壮骨汤等

（4）练功：初期鼓励患者做手指、腕关节屈伸活动及上肢肌肉舒缩活动；中期开始做肩、肘关节活动，如弓步云手，活动范围逐渐增大，但不宜做前臂旋转活动。解除固定后做前臂旋转活动。

知识点 8

桡尺骨骨折的手术治疗

以往认为桡尺骨骨折非手术治疗可得到满意的疗效，闭合复位可以获得愈合，但如果成角和旋转对线不良没有完全纠正，仍会发生功能障碍使最后的结果不满意。对于成人骨折，目前倾向于采用手术方法治疗本病，但儿童的尺桡骨骨干骨折很少需要手术治疗。

（1）手术适应证：手法整复失败或复位后稳定性极差，尺桡骨长度等持续丢失者；成人桡尺骨骨折存在成角或旋转畸形者；陈旧性骨折伴有严重畸形或交叉愈合,影响功能者;同侧肢体多发性损伤者;尺桡骨开放性骨折,伴有血管、神经损伤者可考虑手术治疗。

(2) 手术方式:闭合整复失败者、陈旧性骨折畸形愈合且影响功能者,可切开复位、内固定(图 1-41),具体方式主要有:钢板内固定,髓内钉内固定术等。

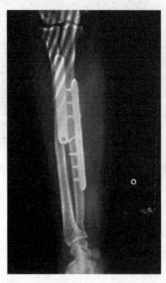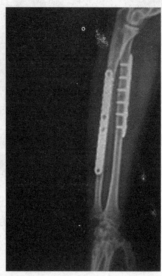

图 1-41　切开复位钢板内固定术后

问题五　对本案患者的日常调护注意事项有哪些?

思路　该患者复位固定后应观察手部血液循环,随时调整夹板松紧度;注意将患肢保持在旋后 15°或中立位,矫正骨折再移位倾向;骨折固定期间应避免腕关节桡偏与背伸活动及前臂的旋转活动,并积极进行功能锻炼。

📋 知识点 9

桡尺骨骨折的预防与调护

复位固定后,应注意患肢远端血运情况以及时调整夹板松紧度,肿胀较重者可适当轻柔按摩患侧手部。若固定后患肢疼痛剧烈,肿胀严重,手指麻木发凉,皮肤发绀,应及时解除外固定。在固定期间,应使前臂维持在中立位,要鼓励和正确指导患者做适当的练功活动。固定早期应每隔 3~4 天复查 X 线 1 次,注意有无发生再移位,发现再移位,应及时纠正。此外,在更换外敷伤药、调整夹板松紧度及拍片复查时,应用双手托平患肢小心搬动,切不可用一手端提患肢,同时还应避免伤肢前臂的任何旋转活动,以防骨折再移位。

【临证要点】

1. 在制定手术方案时,应以骨折特点和类型为考量,根据患者年龄、职业对前臂功能要求及术后功能恢复情况等进行综合评估。

2. 治疗过程中注意对软组织的保护,防止神经、血管损伤。在桡骨上 1/3 骨折手术时,须注意避免桡神经深支损伤。

【诊疗流程】

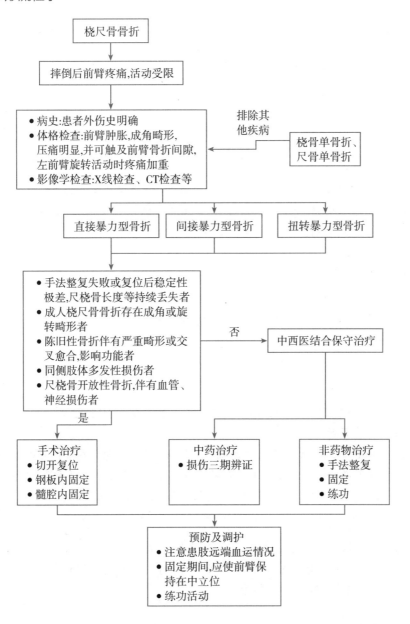

? 复习思考题

1. 桡尺骨骨折需与何病进行鉴别?

2. 桡尺骨骨折具体治疗方案如何制定?

PPT 课件

01章02节508

八、尺骨上 1/3 骨折合并桡骨头脱位

1. 掌握尺骨上 1/3 骨折合并桡骨头脱位的病因病理、诊断要点、分类、手法整复及固定方法。

2. 了解尺骨上 1/3 骨折合并桡骨头脱位的现代分型及治疗方法。

尺骨上 1/3 骨折合并桡骨头脱位又称"Monteggia 骨折-脱位",是指尺骨半月切迹以下的上 1/3 骨折,桡骨头同时自肱桡关节、桡尺近侧关节脱位,而肱尺关节没有脱位。

【典型案例】

患者女,35 岁。因"摔倒后左肘及前臂疼痛,活动受限 1 小时"入院。查体:左肘关节肿胀,压痛明显,并可触及尺骨上 1/3 骨折间隙及异常活动,肘关节前方可触及桡骨头,左肘活动时疼痛加重。舌质红,苔薄白,脉沉弦。

问题一　根据患者的受伤特点,如何进行初步诊断?

思路　患者外伤史明确,跌倒后手掌撑地,伤后患侧肘关节及前臂疼痛,活动明显受限,触及尺骨上 1/3 骨折间隙及异常活动,肘关节前方可触及桡骨头,可初步诊断为尺骨上 1/3 骨折合并桡骨头脱位。

知识点 1

尺骨上 1/3 骨折合并桡骨头脱位的临床表现

(1) 有明显的外伤史。

(2) 伤后肘关节及前臂局部疼痛、肿胀、肘关节活动障碍,手指做握拳及前臂旋转动作时疼痛加重,尺骨上段压痛明显,有纵向叩击痛,可触及骨擦感及桡骨头弹性固定,骨折移位时常有明显畸形,常可扪及桡骨头上移。

问题二　若想进一步明确诊断,应进行哪些检查?

思路　为进一步明确诊断,应对患者包括左肘关节的前臂进行 X 线检查,必要时可进行 CT 检查以确定关节内骨折情况。

知识点 2

尺骨上 1/3 骨折合并桡骨头脱位的常用辅助检查

(1) X 线检查:大多数尺骨上 1/3 骨折合并桡骨头脱位可通过标准的正侧位片进行准确评估(图 1-42)。

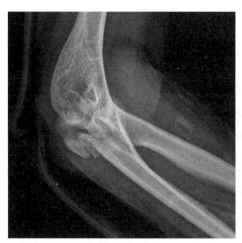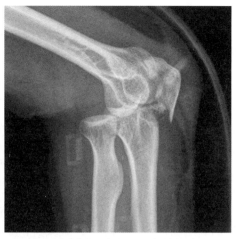

图 1-42　尺骨上 1/3 骨折合并桡骨头脱位 X 线检查

（2）CT 检查：除上述 X 线表现外，能够更加准确地显示关节内骨块及位移程度，特别是平片上难以显示的合并冠状突骨折。

问题三　如何进行尺骨上 1/3 骨折合并桡骨头脱位的分类及分型？需与何病进行鉴别？

思路 1　该病例中患者外伤史明确，查体见左肘关节及前臂肿胀，畸形，压痛明显，并可触及尺骨上段骨折间隙，左肘及前臂活动时疼痛加重，影像学检查提示左侧尺骨上 1/3 骨的完整性和连续性中断合并桡骨头脱位，可见到尺骨骨折线斜形，桡骨头向前外方脱出，骨折断端突向掌侧及桡侧成角等，可诊断为左侧尺骨上 1/3 骨折合并桡骨头脱位，属于伸直型。同时还应注意观察有无上下尺桡关节脱位。

知识点 3

尺骨上 1/3 骨折合并桡骨头脱位的分型

尺骨上 1/3 骨折合并桡骨头脱位常因直接暴力或间接暴力引起，以间接暴力所致者为多。根据受伤机制不同，可分为四种类型的骨折。（表 1-19）

表 1-19　尺骨上 1/3 骨折合并桡骨头脱位分型

分型	分型要点
伸直型	临床比较常见，多见于儿童。跌倒时，前臂旋后，手掌部先着地，肘关节处于伸直位或过伸位。传达暴力由掌心通过尺桡骨传向上前方，先造成尺骨斜行骨折，继而迫使桡骨头冲破或滑出环状韧带，向前外方脱出，骨折断端随之突向掌侧及桡侧成角。成人可有外力直接打击背侧，也可造成伸直型骨折，为横断或粉碎性骨折
屈曲型	多见于成人。跌倒时，前臂旋前，手掌着地，肘关节处于屈曲位，可造成屈曲型骨折。传达暴力由掌心传向上后方，肘关节微屈，前臂旋前位掌心触地，作用力先造成尺骨较高平面横形或短斜形骨折，桡骨向后外方脱位，骨折端向背侧和桡侧成角

续表

分型	分型要点
内收型	多发生于幼儿,肘关节伸直,前臂旋前,上肢略内收位向前跌倒,暴力自肘内推向外方,造成尺骨喙突处横断或纵行劈裂骨折,移位较少,桡骨头向外脱位
特殊型	桡骨头向前脱位,合并尺骨及桡骨上 1/3 或中上 1/3 双骨折,此型约占 5%,成人和儿童均可发生,多数学者认为:其损伤机制与伸直型骨折相同,但又合并了桡骨骨折,可能在桡骨头脱位后,桡骨仍受力所致

知识点 4

　　目前有学者根据骨折损伤机制、损伤的严重程度及解剖结构分类的不同,常使用 AO 分型、Bado 分型及 Monteggia 骨折-脱位分型,因其各有利弊,在临床中需依据具体情况使用。

　　思路 2　应根据受伤史、临床症状、体征和影像学检查,与尺骨上段单纯骨折进行鉴别诊断;X 线和 CT 检查可进一步区分骨折类型、移位情况等。

知识点 5

尺骨上 1/3 骨折合并桡骨头脱位的各类型 X 线表现

骨折类型	X 线检查表现
伸直型	可见到尺骨骨折线斜形,亦可造成横断或粉碎骨折,桡骨头向前外方脱出,骨折断端突向掌侧及桡侧成角等
屈曲型	可见到尺骨骨折线横断或短斜形,并突向背侧、桡侧成角,桡骨头向后外方滑脱等
内收型	可见到骨折线位于尺骨冠状突下方,骨折并突向桡侧成角,桡骨头向外侧脱出等
特殊型	可见到桡骨头向前脱位,合并尺骨和桡骨上 1/3 骨折等

知识点 6

尺骨上 1/3 骨折合并桡骨头脱位的鉴别诊断

疾病名称	诊断要点
肘关节脱位	无移位骨折或不完全骨折时,可有肿胀,鹰嘴部压痛,主动伸肘功能障碍。骨折有移位者,肿胀明显,在局部可扪到鹰嘴骨片向上移和明显的骨折间隙或骨擦感,但肘后三角关系正常或失常,而肘关节脱位,肘关节弹性固定,鹰嘴下扪及空虚,肘后三角关系失常,X 线可鉴别
盖氏骨折	伤后腕关节及前臂局部疼痛、肿胀,腕关节活动障碍,手指做握拳动作时疼痛加重,桡骨下 1/3 部向掌侧或背侧成角畸形,可触及异常活动及骨擦音。腕部亦有肿胀、压痛,下桡尺关节松弛并有挤压痛

问题四 根据诊断,该患者的具体治疗方案如何制定?

思路

(1) 手法整复:明确诊断后,根据实际情况进行手法整复。

(2) 固定:使用夹板超腕肘关节固定,三角巾将前臂悬吊于胸前,保持固定 4 ~ 6 周。

(3) 中药治疗:中药内服参照骨折三期辨证用药原则。

(4) 练功:固定期间积极进行功能锻炼。

知识点 7

尺骨上 1/3 骨折合并桡骨头脱位的非手术治疗

(1) 整复方法:根据骨折类型采用适合的手法进行整复。

1) 伸直型:第一步,采用中立位拔伸牵引手法纠正重叠移位,两位助手固定于上臂近肘关节处和腕关节处顺势拔伸,术者双手握住肘部;第二步,术者两拇指放在桡骨头外侧和前侧,向尺侧、背侧按挤,同时肘关节徐徐屈曲 90°,使桡骨头复位;第三步,端提、屈曲(或折顶)尺骨骨折端进行分骨,在骨折处向掌侧加大成角,再逐渐向背侧按压,复位尺骨。注意保持前臂中立位及桡骨头、尺骨复位,直至应用外固定。

2) 屈曲型:第一步同伸直型;第二步,两拇指放在桡骨头的外侧、背侧,向内侧、掌侧挤按,同时肘关节徐徐伸直至 0° 位,使桡骨头复位,有时还可听到或感觉到桡骨头复位的滑动声;第三步,向背侧加大成角,再逐渐向掌侧挤按,使尺骨复位。

3) 内收型:助手在拔伸牵引的同时,外展患侧的肘关节,术者拇指放在桡骨头外侧,向内侧推按桡骨头,使之还纳,尺骨向桡侧成角亦随之矫正。

4）特殊型：同伸直型，须注意桡骨骨折的复位。

（2）固定：先以尺骨骨折平面为中心，在前臂的掌侧与背侧各置一分骨垫，在骨折的掌侧（伸直型）或背侧（屈曲型）置一平垫；在桡骨头的前外侧（伸直型）或后外侧（屈曲型）或外侧（内收型）放置葫芦垫；在尺骨内侧的上下端分别放一平垫，用胶布固定。然后在前臂掌、背侧与桡、尺侧分别放上长度适宜的夹板，用四道布带捆绑。伸直型骨折脱位应固定于屈肘位4~5周；屈曲型或内收型宜固定于伸肘位2~3周后，改屈肘位固定2周。

（3）中药治疗（表1-20）

表1-20　中药治疗

损伤分期	治法	方药
损伤初期	活血祛瘀，消肿止痛	桃红四物汤、复原活血汤加利尿消肿药等
损伤中期	和营生新，接骨续筋	续骨活血汤、新伤续断汤等
损伤后期	调养气血，补益肝肾	八珍汤等

（4）练功：在伤后3周内，做手、腕诸关节的屈伸锻炼，以后逐步做肘关节屈伸锻炼。前臂的旋转活动须在X线检查显示尺骨骨折线模糊并有连续性骨痂生长时，才开始锻炼。

知识点8

尺骨上1/3骨折合并桡骨头脱位的手术治疗

儿童的这种复合性损伤一般可保守治疗，但成人则需常规切开复位。以往认为尺骨上1/3骨折合并桡骨头脱位非手术治疗可得到满意的疗效，但近年来随着对手术方式研究的不断深入、分型研究的进一步细化及患者对疗效要求的提高，目前倾向于采用手术方法治疗本病。

（1）手术适应证：手法整复失败或复位后稳定性极差；桡骨头脱位不能复位或难以维持复位；尺骨长度难以维持或持续丢失者；陈旧性骨折伴有严重畸形，影响功能者；开放性骨折，伴有血管、神经损伤者可考虑手术治疗。

（2）手术方式：闭合整复失败者、陈旧性骨折畸形愈合且影响功能者，可切开复位、内固定（图1-43），对损伤已有6周或更长时间的成人Monteggia骨折-脱位，除桡骨头切除外，一般采用Boyd手术入路。

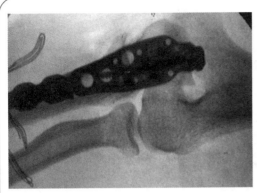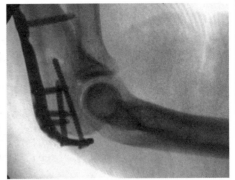

图 1-43　切开复位钢板内固定术后

问题五　对本案患者的日常调护注意事项有哪些?

思路　该患者复位固定后应观察手部血液循环,随时调整夹板松紧度;注意将患肢保持在旋后 15°或中立位,矫正骨折再移位和桡骨头再脱位倾向;骨折固定期间应避免前臂旋转活动,并积极进行功能锻炼。

知识点 9

尺骨上 1/3 骨折合并桡骨头脱位的预防与调护

复位固定后,应注意观察患肢血液循环情况,卧床休息时抬高患肢,以利肿胀消退,要经常检查夹板固定的松紧度,注意压垫是否移动,且应防止压疮。密切注意尺骨骨折向桡侧成角的倾向及桡骨头有无再脱位,发现移位立即纠正。最初 2 周只做握拳活动,2 周后经 X 线透视如无移位,即可开始逐步做弓步云手等锻炼。定期复查 X 线,了解骨折是否移位及其愈合情况。

【临证要点】

1. 临床应以骨折特点和类型为前提,综合考虑患者年龄、职业等对腕关节功能要求后拟定合适的治疗方案。

2. 在临床进行整复时,应当先复位桡骨头脱位,再纠正骨折。

【诊疗流程】

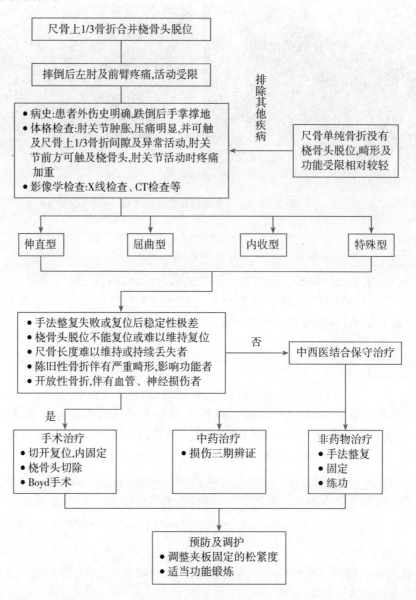

复习思考题

1. 尺骨上1/3骨折合并桡骨头脱位有哪些临床表现?

2. 如何进行尺骨上1/3骨折合并桡骨头脱位的分类及分型? 需与何病进行鉴别?

九、桡骨下 1/3 骨折合并下桡尺关节脱位

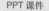

PPT 课件

培训目标

1. 掌握桡骨下 1/3 骨折合并下桡尺关节脱位的病因病理、诊断要点、分类、手法整复及固定方法。

2. 了解桡骨下 1/3 骨折合并下桡尺关节脱位的现代分型及治疗方法。

桡骨下 1/3 骨折合并桡尺远侧关节脱位又称 Galeazzi 骨折-脱位,多见于成人,儿童较少见。盖氏骨折占尺桡骨折的 0.81%,多由高能量垂直轴向暴力引起,多发生于桡骨中下 1/3 处,其他部位亦可能发生。下尺桡关节的稳定主要由坚强的三角纤维软骨与较薄弱的掌、背侧下桡尺韧带维持。前臂旋转时,桡骨尺切迹则围绕尺骨小头旋转,若三角纤维软骨、尺侧腕韧带或尺骨茎突被撕裂,则易发生下桡尺关节脱位,所以桡骨下 1/3 骨折极不稳定,整复固定较难,桡尺远侧关节脱位容易漏诊,造成不良后果,故对这种损伤应予足够重视。

【典型案例】

患者女,52 岁。因"摔倒后左腕疼痛,活动受限 1 小时"入院。查体:左腕关节肿胀,畸形,压痛明显,并可触及桡骨下 1/3 骨折间隙,左腕活动时疼痛加重。舌质红,苔薄白,脉沉弦。

问题一 根据患者的受伤特点,如何进行初步诊断?

思路 患者外伤史明确,伤后患侧腕关节及前臂疼痛,活动明显受限,并触及异常活动及骨擦音,下桡尺骨折松弛、弹性固定并有挤压痛,可初步诊断为桡骨下 1/3 骨折合并下桡尺关节脱位。

知识点 1

桡骨下 1/3 骨折合并下桡尺关节脱位的临床表现

(1) 有明显的外伤史。

(2) 伤后腕关节及前臂局部疼痛、肿胀,腕关节活动障碍,手指做握拳动作时疼痛加重,桡骨下 1/3 部向掌侧或背侧成角畸形,可触及异常活动及骨擦音。腕部亦有肿胀、压痛,下桡尺关节松弛并有挤压痛。

问题二 若想进一步明确诊断,应进行哪些检查?

思路 为进一步明确诊断,应对患者左腕关节处进行 X 线检查,必要时可进行 CT 检查以确定骨折情况。

知识点2

桡骨下1/3骨折合并下桡尺关节脱位的常用辅助检查

（1）X线检查：大多数桡骨下1/3骨折合并下桡尺关节脱位可通过标准的正侧位片进行准确评估。拍摄由远端向近侧倾斜20°～25°的斜侧位片能够消除桡骨远端尺偏角的影响，以便更好地观察波及桡骨远端关节面的骨折（图1-44）。

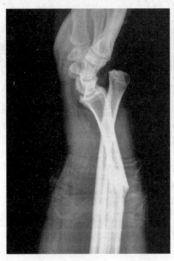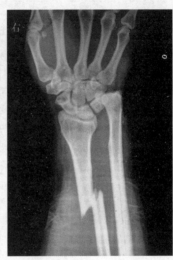

图1-44　桡骨下1/3骨折合并下桡尺关节脱位X线检查

（2）CT检查：除上述X线表现外，能够更加准确地显示下桡尺关节关系及波及关节内的骨块及位移程度，特别是平片上难以显示的下桡尺关节失常及隐匿性关节内骨折。

问题三　如何进行桡骨下1/3骨折合并下桡尺关节脱位的分类及分型？需与何病进行鉴别？

思路1　该病例中患者外伤史明确，查体见左腕关节及前臂肿胀，桡骨下1/3部成角畸形，可触及异常活动及骨擦音，下桡尺关节松弛并有挤压痛，压痛明显，可触及桡骨有明显假关节活动而尺骨尚完整，左腕活动时疼痛加重，影像学检查提示左侧桡骨远端骨的完整性和连续性中断并下桡尺关节关系失常，X线显示桡骨干下1/3斜形骨折线，骨折移位偏背侧，下尺桡关系失常，可诊断为左侧桡骨下1/3骨折合并下桡尺关节脱位。属于Ⅱ型骨折。

知识点 3

桡骨下 1/3 骨折合并下桡尺关节脱位的分型

桡骨下 1/3 骨折合并下桡尺关节脱位常因直接暴力或间接暴力引起,以间接暴力多见,桡骨骨折合并桡尺远侧关节脱位的病理变化比较复杂,根据受伤机制不同,可分为三种类型的骨折。(表 1-21)

表 1-21　桡骨下 1/3 骨折合并下桡尺关节脱位分型

分型	分型要点
Ⅰ型骨折	桡骨干下 1/3 骨折(一般为青枝型),合并尺骨下端骨骺分离,皆为儿童
Ⅱ型骨折	桡骨干下 1/3 横断、螺旋或斜形骨折,骨折移位较多,桡尺远侧关节明显脱位,多属传达暴力造成,此型最常见。跌倒时,若前臂旋前,则桡骨远侧段可向背侧移位,反之,则向掌侧和尺侧移位
Ⅲ型骨折	桡骨干下 1/3 骨折,桡尺远侧关节脱位合并尺骨干骨折或弯曲畸形,多为机器绞伤

知识点 4

目前有学者根据骨折损伤机制、损伤的严重程度及稳定性的不同,分为稳定型、不稳定型和特殊型,其中不稳定型分为尺偏型和桡偏型,能更好地指导临床治疗。

思路 2　应根据受伤史、临床症状、体征和影像学检查,与桡骨干下 1/3 单纯骨折或尺桡骨低位双骨折进行鉴别诊断;X 线和 CT 检查可进一步区分骨折类型、移位情况等。同时还应注意观察有无下尺桡关节脱位。

知识点 5

桡骨下 1/3 骨折合并下桡尺关节脱位的各类型 X 线表现

骨折类型	X 线检查表现
Ⅰ型骨折	可见到青枝骨折,下尺桡关系失常,合并尺骨下端骨骺分离
Ⅱ型骨折	可见到桡骨干下 1/3 横断、螺旋或斜形骨折线,骨折移位偏背侧或掌侧、尺侧等,下尺桡关系失常
Ⅲ型骨折	可见到骨折线呈弧形、弯曲,下尺桡关系失常等

知识点 6

桡骨下 1/3 骨折合并下桡尺关节脱位的鉴别诊断

疾病名称	诊断要点
孟氏骨折	伤后肘关节及前臂局部疼痛、肿胀,肘关节活动障碍,手指做握拳及前臂旋转动作时疼痛加重,尺骨上段压痛明显,有纵向叩击痛,可触及骨擦感及桡骨头弹性固定,骨折移位时常有明显畸形,常可扪及桡骨头上移
肘关节脱位	无移位骨折或不完全骨折时,可有肿胀,鹰嘴部压痛,主动伸肘功能障碍。骨折有移位者,肿胀明显,在局部可扪到鹰嘴骨片向上移和明显的骨折间隙或骨擦感,但肘后三角关系正常或失常,而肘关节脱位,肘关节弹性固定,鹰嘴下扪及空虚,肘后三角关系失常,X 线可鉴别

问题四　根据诊断,该患者的具体治疗方案如何制定?
思路
(1) 手法整复:明确诊断后,根据实际情况进行手法整复。
(2) 固定:使用夹板超腕关节固定,用三角巾将前臂悬吊于胸前,保持固定 4~6 周。
(3) 中药治疗:中药内服参照骨折三期辨证用药原则。
(4) 练功:固定期间积极进行功能锻炼。

 知识点 7

桡骨下 1/3 骨折合并下桡尺关节脱位的非手术治疗

(1) 整复方法:根据骨折类型采用适合的手法进行整复。

1) Ⅰ型骨折:按桡骨下端骨折处理。第一步,采用拔伸牵引手法纠正重叠移位,助手固定于前臂近肘关节处,术者双手握住腕部;第二步,横挤、尺偏腕关节,纠正侧方移位;第三步,桡偏型,则端提、屈曲(或折顶)骨折端,纠正骨折的掌背侧移位,恢复掌倾角,尺偏型,则相对用力挤压端提,将腕关节迅速背伸,即将远端向背侧推挤,将近端向掌侧按压,再尺偏,骨折即可复位。骨折整复后,再次扣挤下桡尺关节。注意保持腕部在中立位,直至应用外固定。

2) Ⅱ型骨折:先整复桡尺远侧关节,然后整复骨折,按前臂骨折处理。第一步,患者平卧,肩外展,肘屈曲,前臂中立位,两位助手行拔伸牵引 3~5 分钟,将重叠移位拉开。第二步,术者用左手拇指及示、中二指挤平掌侧移位,再用两拇指由桡尺侧向中心扣紧桡尺远侧关节。桡骨远折段向尺侧掌侧移位时,一手做分骨,另一手拇指接近折段向掌侧,示、中、环三指提远折段向背侧,使之对位。桡骨远折段向尺侧背侧移位时,一手做分骨,另一手拇指按远折段向掌侧,示、中、环三指提近折段向背侧,使之对位。第三步,骨折整复后,再次扣挤下桡尺关节。如合骨垫松脱,则重新固定。用分骨垫、夹板固定后,经 X 线透视检查,位置满意,再正式包扎固定(图 1-45)。

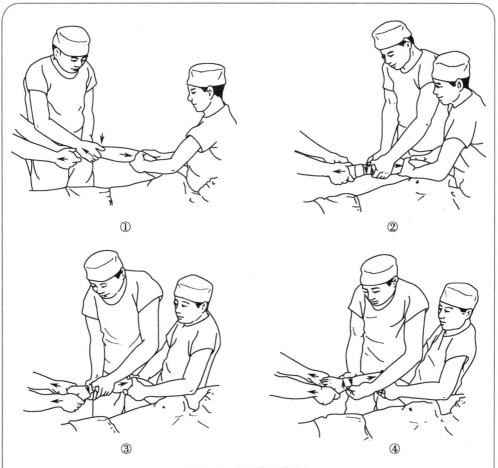

图 1-45 盖氏骨折的整复

关节脱位整复后,将备妥的合骨垫置于腕部背侧,由桡骨茎突掌侧 1cm 处绕过背侧到尺骨茎突掌侧 1cm,做半环状包扎,再用 4cm 宽绷带缠绕 4~5 周固定。然后嘱牵引远段的助手,用两手环抱腕部维持固定,持续牵引。

3) Ⅲ型骨折:对尺骨仅有弯曲无骨折者,须先将尺骨的弯曲畸形矫正,桡骨骨折及桡尺远侧关节脱位才能一起复位。

(2) 固定:在维持牵引和分骨下,捏住骨折部,再用绷带较松地包 3~4 层。掌、背侧各放一个分骨垫。分骨垫在骨折线远侧占 2/3,近侧占 1/3。用手捏住掌、背侧分骨垫,各用 2 条粘膏固定。根据骨折远段移位方向,再加用小平垫。然后再放置掌、背侧夹板,用手捏住,再放桡、尺侧板,桡侧板下端稍超过腕关节,以限制手的桡偏,尺侧板下端不超过腕关节,以利于手的尺偏,借紧张的腕桡侧副韧带牵拉桡骨远折段向桡侧,克服其尺偏倾向。对于桡骨骨折线自外侧上方斜向内侧下方的患者,置分骨垫于骨折线近侧,尺侧夹板改用固定桡、尺骨干双骨折的尺侧夹板(即长达第 5 掌骨颈的尺侧夹板),以限制手的尺偏,利于骨折对位(图 1-46)。

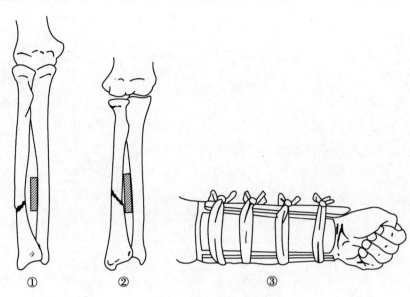

①   ②   ③

图1-46 盖氏骨折夹板固定

（3）中药治疗（表1-22）

表1-22 中药治疗

损伤分期	治法	方药
损伤初期	活血祛瘀,消肿止痛	桃红四物汤、复原活血汤加利尿消肿药等
损伤中期	和营生新,接骨续筋	续骨活血汤、新伤续断汤等
损伤后期	调养气血,补益肝肾	八珍汤等

（4）练功：初期鼓励患者做手指、腕关节屈伸活动及上肢肌肉舒缩活动；中期开始做肩、肘关节活动,如弓步云手,活动范围逐渐增大,但不宜做前臂旋转活动。解除固定后做前臂旋转活动。

知识点8

桡骨下1/3骨折合并下桡尺关节脱位的手术治疗

桡骨下1/3骨折合并下桡尺关节脱位被称作"必须骨折""危急的骨折",意味着需要切开复位内固定治疗。近年来随着对手术方式研究的不断深入及患者对疗效要求的提高,目前倾向于采用混合杂交手术方法治疗本病,较为多见的为钢板、髓内固定等。

（1）手术适应证：骨折断端嵌插软组织,手法整复固定失败者,尺骨弯曲畸形不能矫正者,则早期切开复位内固定。手法整复失败或复位后稳定性极差,桡骨长度、桡倾角、掌倾角等持续丢失者;陈旧性骨折伴有严重畸形,影响功能者;桡骨下端开放性骨折,伴有血管、神经损伤者可考虑手术治疗。

（2）手术方式:闭合整复失败者、陈旧性骨折畸形愈合且影响功能者,可切开复位、内固定(图1-47)。

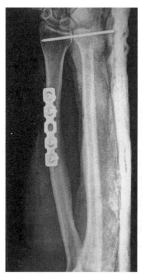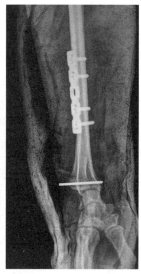

图1-47　切开复位钢板内固定术后

问题五　对本案患者的日常调护注意事项有哪些?

思路　该患者复位固定后应观察手部血液循环,随时调整夹板松紧度;注意将患肢保持在旋后15°或中立位,矫正骨折再移位倾向;骨折固定期间应避免腕关节桡偏与背伸活动,并积极进行功能锻炼。

知识点 9

桡骨下1/3骨折合并下桡尺关节脱位的预防与调护

桡骨下1/3骨折合并桡尺远侧关节脱位属于不稳定性骨折,复位与固定后极易发生再移位,3周内必须严密观察,如有移位,应及时整复。要经常检查夹板和分骨垫的位置是否合适,松紧度如何。注意筋膜间室综合征以防止缺血性肌挛缩后遗症。早期练习握拳、伸指活动,但要严格限制前臂旋转与手尺偏活动。

【临证要点】

1. 临床整复过程中,先纠正骨折,再纠正下尺桡脱位。关注桡骨下端及下桡尺关节的正常解剖结构,注意掌倾及尺偏等。

2. 正确复位和固定桡骨骨折后,下尺桡关节一般可自行复位。如果下尺桡关节可以复位但不稳定,则需要用克氏针在前臂轻度旋后位或中立位跨关节固定,并且支具制动前臂及肘腕关节,以防止旋转和克氏针断裂。

【诊疗流程】

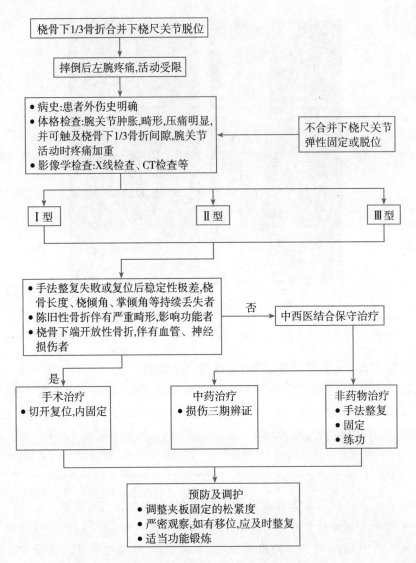

```
          ┌─────────────────────────────────┐
          │ 桡骨下1/3骨折合并下桡尺关节脱位 │
          └─────────────────────────────────┘
                        │
          ┌─────────────────────────────────┐
          │   摔倒后左腕疼痛,活动受限        │
          └─────────────────────────────────┘
                        │
  ┌──────────────────────────────────────┐      ┌──────────────────┐
  │ • 病史:患者外伤史明确                │      │ 不合并下桡尺关节 │
  │ • 体格检查:腕关节肿胀、畸形,压痛明显,│◄──── │ 弹性固定或脱位   │
  │   并可触及桡骨下1/3骨折间隙,腕关节    │      └──────────────────┘
  │   活动时疼痛加重                      │
  │ • 影像学检查:X线检查、CT检查等        │
  └──────────────────────────────────────┘
        │              │              │
     ┌──────┐      ┌──────┐      ┌──────┐
     │ Ⅰ 型│      │ Ⅱ 型│      │ Ⅲ 型│
     └──────┘      └──────┘      └──────┘
```

• 手法整复失败或复位后稳定性极差,桡骨长度、桡倾角、掌倾角等持续丢失者 • 陈旧性骨折伴有严重畸形,影响功能者 • 桡骨下端开放性骨折,伴有血管、神经损伤者	否 →	中西医结合保守治疗

是

手术治疗 • 切开复位,内固定	中药治疗 • 损伤三期辨证	非药物治疗 • 手法整复 • 固定 • 练功

预防及调护
• 调整夹板固定的松紧度
• 严密观察,如有移位,应及时整复
• 适当功能锻炼

？ 复习思考题

1. 桡骨下1/3骨折合并下桡尺关节脱位有哪些临床表现?

2. 如何进行桡骨下1/3骨折合并下桡尺关节脱位的分类及分型?需与何病进行鉴别?

十、桡骨远端骨折

PPT 课件

培训目标

1. 掌握桡骨远端骨折的病因病理、诊断要点、分类、手法整复及固定方法。
2. 了解桡骨远端骨折的现代分型及治疗方法。

桡骨远端是松质骨与皮质骨交界区,因此易发骨折。其发生率约占所有骨折的1/6,而前臂骨折约有74%发生在桡骨远端。骨折好发于6～10岁和60～69岁两个年龄段,呈"双峰"态。临床以伸直型常见,约占桡骨远端骨折的90%;女性发生率高于男性,且中老年人群高发。

【典型案例】

患者女,62岁。因"摔倒后左腕疼痛,活动受限2小时"入院。查体:左腕关节肿胀,餐叉样畸形,压痛明显,并可触及桡骨远端骨折间隙,左腕活动时疼痛加重。舌质暗红有瘀斑,苔薄白,脉沉弦细。

问题一　根据患者的受伤特点,如何进行初步诊断?

思路　患者外伤史明确,跌倒后手掌撑地,伤后患侧腕关节疼痛,活动明显受限,并触及桡骨远端骨折间隙,可初步诊断为桡骨远端骨折。

知识点 1

桡骨远端骨折的临床表现

（1）有明显的外伤史。

（2）伤后腕关节局部疼痛、肿胀,腕关节活动障碍,手指做握拳动作时疼痛加重,桡骨下端压痛明显,有纵向叩击痛,部分病例可触及骨擦感。骨折移位时常有典型畸形,缩短移位时可扣及桡骨茎突上移。部分高能量暴力损伤患者,可因骨折移位导致腕管内压力增高,出现正中神经损伤的症状(图1-48)。

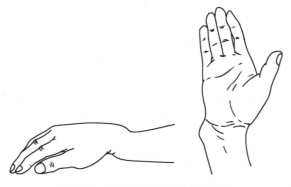

图 1-48　桡骨远端骨折的典型畸形

问题二　若想进一步明确诊断,应进行哪些检查?

思路　为进一步明确诊断,应对患者左腕关节处进行 X 线检查,必要时可进行 CT 检查以确定骨折情况。

 知识点 2

桡骨远端骨折的常用辅助检查

(1) X 线检查:大多数桡骨远端骨折可通过标准的正侧位片进行准确评估。拍摄由远端向近侧倾斜20°~25°的斜侧位片能够消除桡骨远端尺偏角的影响,以便更好地观察桡骨远端关节面(图 1-49)。

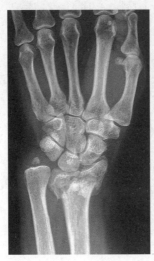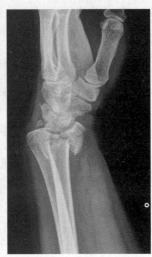

图 1-49　桡骨远端骨折 X 线检查

(2) CT 检查:除上述 X 线表现外,能够更加准确地显示关节内骨块及位移程度,特别是平片上难以显示的中央压缩骨块。

问题三　如何进行桡骨远端骨折的分类及分型? 需与何病进行鉴别?

思路 1　该病例中患者外伤史明确,查体见左腕关节肿胀,餐叉样畸形,压痛明显,并可触及桡骨远端骨折间隙,左腕活动时疼痛加重,影像学检查提示左侧桡骨远端骨的完整性和连续性中断,骨折远端向背侧移位,关节面掌侧及尺倾角角度变小。桡骨骨折远端与近侧相嵌插,可诊断为左侧桡骨远端骨折。

 知识点 3

桡骨远端骨折的分型

桡骨远端骨折常因直接暴力或间接暴力引起,老年患者多以低能量损伤的间接暴力为主,年轻患者多以高能量损伤的直接暴力为主。根据受伤机制不同,可分为四种类型的骨折。(表 1-23)

表 1-23 桡骨远端骨折分型

分型	分型要点
伸直型骨折	伸直型桡骨远端骨折又称科雷(Colles)氏骨折,临床多见。跌倒时,患肢腕关节呈背伸位,手掌部着地,躯干向下的重力与地面向上的反作用力交集于桡骨下端而发生骨折。骨折的远端向背侧移位时形成"餐叉样"畸形,向桡侧移位时,形成"枪刺样"畸形
屈曲型骨折	屈曲型桡骨远端骨折又称史密斯(Smith)氏骨折,临床少见。跌倒时,腕关节呈掌屈位,手背先着地,传达暴力作用于桡骨远端而造成屈曲型骨折,骨折的远端向掌侧和桡侧移位,手腕部形成"锅铲样"畸形
背侧缘型骨折	跌倒时,前臂旋前,腕背侧手掌着地,外力使腕骨冲击桡骨远端关节面的背侧缘,造成桡骨远端背侧缘劈裂骨折,伴有腕关节向背侧脱位或半脱位。远端骨折块呈楔形,包括该关节面的1/3,骨折块移向近侧及背侧,腕骨随之移位,此类骨折较少见
掌侧缘型骨折	跌倒时,腕关节呈掌屈位,手掌先着地,造成桡骨远端掌侧缘劈裂骨折,同时伴有腕关节向掌侧脱位或半脱位

知识点 4

目前有学者根据骨折损伤机制、损伤的严重程度及解剖结构分类的不同,常使用 AO 分型、Fernandes 分型及三柱理论,其中,AO 分型能更好地指导临床治疗。但最新的循证医学证据发现对于各分型系统的标准化观点并未达成一致,因其各有利弊,在临床中需依据具体情况使用。

思路 2 应根据受伤史、临床症状、体征和影像学检查,与腕部软组织扭伤进行鉴别诊断;X 线和 CT 检查可进一步区分骨折类型、移位情况等。同时还应注意观察有无下尺桡关节脱位。

知识点 5

桡骨远端骨折的各类型 X 线表现

骨折类型	X 线检查表现
伸直型骨折	可见到骨折远端向背侧移位,关节面掌侧及尺倾角度变小、消失,甚至反倾斜。桡骨骨折远端与近侧相嵌插,有的合并尺骨茎突骨折及下桡尺关节分离等
屈曲型骨折	可见到桡骨远端向掌侧移位,向背侧成角,掌侧骨皮质常有粉碎骨折块、骨折块旋转、桡骨短缩等
背侧缘型	可见到骨折位于桡骨远端背侧缘,骨折块呈楔形,包括了关节面的1/3,多向背侧及近侧移位,呈腕关节半脱位状等
掌侧缘型	可见到骨折块较背侧缘骨折者为小,向近侧及掌侧移位,腕骨随之半脱位等

知识点 6

桡骨远端骨折的鉴别诊断

疾病名称	诊断要点
腕部软组织扭伤	无移位骨折或不完全骨折时,肿胀多不明显,患者仅感局部轻微疼痛,也可有环形压痛和纵向扣击痛,腕和指运动不便,腕部软组织扭伤一般无环形压痛
腕舟骨骨折	伤后腕桡背侧疼痛,局部肿胀,鼻烟壶处压痛(+),腕关节功能活动受限,特别是桡偏障碍明显。纵向挤压拇指有时可诱发骨折部位疼痛

问题四　根据诊断,该患者的具体治疗方案如何制定?

思路

(1) 手法整复:明确诊断后,根据实际情况进行手法整复。

(2) 固定:使用夹板超腕关节固定,用三角巾将前臂悬吊于胸前,保持固定 4~6 周。

(3) 中药治疗:中药内服参照骨折三期辨证用药原则。

(4) 练功:固定期间积极进行功能锻炼。

知识点 7

桡骨远端骨折的非手术治疗

(1) 整复方法:根据骨折类型采用适合的手法进行整复。

1) 伸直型骨折:第一步,采用拔伸牵引手法纠正重叠移位(图 1-50①),当遵循《仙授理伤续断秘方》"拔伸,当相近本骨损处,不可别去一节骨上"的原则,助手固定于前臂近肘关节处,术者双手握住腕部;第二步,横挤、尺偏腕关节,纠正侧方移位(图 1-50②);第三步,端提、屈曲(或折顶)骨折端,纠正骨折的掌背侧移位,恢复掌倾角(图 1-50③)。注意保持腕部在旋前及轻度掌屈尺偏位,直至应用外固定。

2) 屈曲型骨折:第一步和第二步同伸直型。第三步,相对用力挤压端提,将腕关节迅速背伸,即将远端向背侧推挤,将近端向掌侧按压,再尺偏,骨折即可复位。

3) 背侧缘型:患者取仰卧位,术者与助手先拔伸牵引,并将腕部轻度屈曲,然后两手相对挤压,在腕背之手用拇指推按背侧缘骨折片,使之复位。

4) 掌侧缘型:患者取坐位,前臂中立位。助手握持上臂下端,一位助手持握手指,两位助手拔伸牵引,并将患肢轻度背伸。医者两手掌基底部在骨折处掌、背侧相对挤按,使掌侧缘骨折片复位。

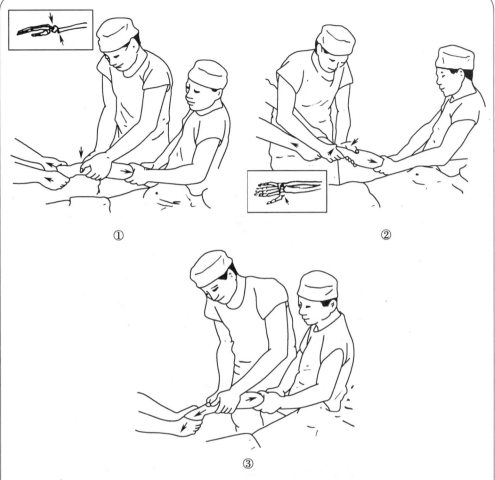

①　②　③

图 1-50　桡骨远端骨折伸直型复位手法

（2）固定：维持牵引下局部外敷药物后，用夹板超腕关节固定。伸直型骨折在骨折远端背侧和近端掌侧各放一平垫，其桡侧及背侧夹板应超腕关节，限制手腕背伸桡偏活动，关节置于轻度屈曲位固定（图 1-51）；屈曲型骨折压垫置于远端的掌侧和近端的背侧，桡侧夹板和掌侧夹板超腕关节，限制桡偏和掌屈活动，关节置于轻度背伸位固定。压垫夹板置妥后用 3~4 条布带捆扎固定，松紧度可上下活动 1cm，用三角巾将前臂悬吊于胸前，保持固定 4~6 周。背侧缘型或掌侧缘型骨折，在整复成功后，可用石膏超腕关节固定。

（3）中药治疗（表 1-24）

（4）练功：固定期间积极做握拳、指间关节和掌指关节屈伸锻炼以及肩关节活动，伸直型骨折多做掌屈、尺偏活动，屈曲型骨折多做背伸、尺偏活动，粉碎型骨折由于关节面遭破坏，应早期进行腕关节功能锻炼，使关节面得到模造，以改善关节功能，预防后遗创伤性关节炎。解除固定后，配合中药外洗，并进行腕关节屈伸、旋转等活动。

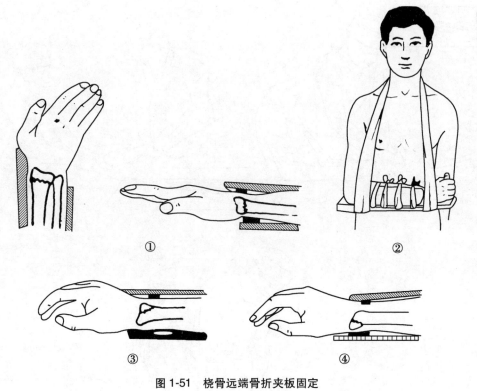

图 1-51 桡骨远端骨折夹板固定

表 1-24 中药治疗

损伤分期	治法	方药
损伤初期	活血祛瘀,消肿止痛	桃红四物汤、复原活血汤加利尿消肿药等
损伤中期	和营生新,接骨续筋	续骨活血汤、新伤续断汤等
损伤后期	调养气血,补益肝肾	八珍汤等

知识点 8

桡骨远端骨折的手术治疗

（1）手术适应证:桡骨远端关节内骨折,关节面塌陷大于 2mm,或伴有关节面压缩塌陷无法通过手法复位者;手法整复失败或复位后稳定性极差,桡骨长度、桡倾角、掌倾角等持续丢失者;陈旧性骨折伴有严重畸形,影响功能者;桡骨下端开放性骨折,伴有血管、神经损伤者可考虑手术治疗。

（2）手术方式:闭合整复失败者、陈旧性骨折畸形愈合且影响功能者,可切开复位、内固定(图 1-52),特别是经掌侧入路的锁定钢板一般不会产生肌腱的磨损,且易于复位。内固定一般采用锁定接骨板对骨折块进行固定,骨缺损及粉碎区域可考虑植骨填充。

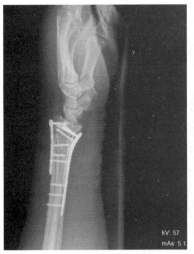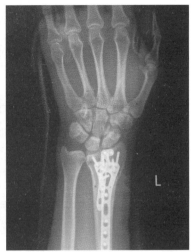

图 1-52　切开复位钢板内固定术后

问题五　对本案患者的日常调护注意事项有哪些?

思路　该患者复位固定后应观察手部血液循环,随时调整夹板松紧度;注意将患肢保持在旋后 15° 或中立位,矫正骨折再移位倾向;骨折固定期间应避免腕关节桡偏与背伸活动,并积极进行功能锻炼。

知识点 9

桡骨远端骨折的预防与调护

桡骨远端骨折是最常见的骨质疏松性骨折之一,有效防治骨质疏松症、提高肌力和身体平衡能力、降低跌倒风险,对于预防该类骨折发生具有积极意义。同时,在运动、工作和日常生活中,也应注意防护,减少和避免跌伤。早期应进行积极的掌指关节和指间关节屈伸活动,如握拳、伸掌时肌肉静力收缩等。同时,重视肩、肘关节活动,尤其是老年患者更应积极地进行肩关节活动,以防止肩周炎等并发症。解除外固定后,配合外用药物熏洗,进行腕关节屈伸和前臂旋转活动锻炼。

【临证要点】

1. 临床以骨折特点和类型为考量,根据患者年龄、职业对腕关节功能要求及术后功能恢复情况等进行综合评估,拟订合适的治疗方案。

2. 复位或术后应观察掌倾角、尺偏角的角度是否恢复正常,可选择健侧进行对比。

【诊疗流程】

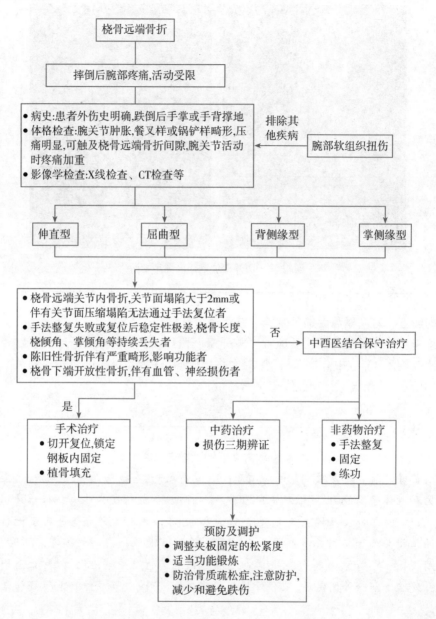

```
                        ┌──────────────┐
                        │  桡骨远端骨折  │
                        └──────┬───────┘
                        ┌──────┴────────────┐
                        │ 摔倒后腕部疼痛,活动受限 │
                        └──────┬────────────┘
    ┌──────────────────────────┴────────────────────────┐
    │ • 病史:患者外伤史明确,跌倒后手掌或手背撑地              │  排除其
    │ • 体格检查:腕关节肿胀,餐叉样或锅铲样畸形,压            │  他疾病   ┌──────────────┐
    │   痛明显,可触及桡骨远端骨折间隙,腕关节活动  ◄──────────┤ 腕部软组织扭伤 │
    │   时疼痛加重                                        │          └──────────────┘
    │ • 影像学检查:X线检查、CT检查等                        │
    └──┬──────────┬──────────┬──────────┬──────────────┘
   ┌──┴──┐    ┌──┴──┐    ┌──┴──┐    ┌──┴──┐
   │伸直型│    │屈曲型│    │背侧缘型│  │掌侧缘型│
   └──┬──┘    └──┬──┘    └──┬──┘    └──┬──┘
      └──────────┴──────────┴──────────┘
```

- 桡骨远端关节内骨折,关节面塌陷大于2mm或伴有关节面压缩塌陷无法通过手法复位者
- 手法整复失败或复位后稳定性极差,桡骨长度、桡倾角、掌倾角等持续丢失者
- 陈旧性骨折伴有严重畸形,影响功能者
- 桡骨下端开放性骨折,伴有血管、神经损伤者

否 → 中西医结合保守治疗

是

手术治疗
- 切开复位,锁定钢板内固定
- 植骨填充

中药治疗
- 损伤三期辨证

非药物治疗
- 手法整复
- 固定
- 练功

预防及调护
- 调整夹板固定的松紧度
- 适当功能锻炼
- 防治骨质疏松症,注意防护,减少和避免跌伤

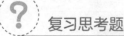 复习思考题

1. 如何进行桡骨远端骨折的分类及分型？需与何病进行鉴别？
2. 桡骨远端骨折的治疗方案如何制定？

（陈智能　马勇）

第三节　腕、手部损伤

一、腕舟骨骨折

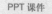

> **培训目标**
>
> 1. 掌握腕舟骨骨折的病因病理、诊断要点、分类、手法整复及固定方法。
> 2. 熟悉和了解腕舟骨骨折的基本手术方法。

腕舟骨骨折是最常见的腕骨骨折,多见于青壮年,主要由腕背伸、桡偏的间接暴力引起。由于其特殊的解剖功能,腕舟骨的延迟愈合率、不愈合率和缺血坏死率都远高于其他腕骨,由此引发的创伤性关节炎常可导致不同程度的腕关节运动功能障碍。

【典型案例】

患者男,34 岁。因"手掌着地摔倒后左腕疼痛,活动受限 1 天"入院。查体:右腕部轻度肿胀,鼻烟壶压痛明显,腕关节屈伸、侧偏活动明显障碍。舌质淡红,苔薄白,脉沉弦细。

问题一　根据患者的受伤特点,如何进行初步诊断?

思路　患者外伤史明确,跌倒后手掌撑地,伤后患侧腕部疼痛,活动明显受限,鼻烟壶处压痛明显,桡偏活动时疼痛加重。可初步诊断为腕舟骨骨折。

知识点 1

腕舟骨骨折的临床表现

(1) 多数有外伤史的患者有明确的腕背伸位或背伸桡偏位手掌着地的跌伤史。

(2) 临床表现:伤后腕桡背侧疼痛,局部肿胀,鼻烟壶处压痛(+),腕关节功能活动受限,特别是桡偏障碍明显。纵向挤压拇指有时可诱发骨折部位疼痛。

问题二　为明确诊断,应进行哪些检查?

思路　为进一步明确诊断,应对患者腕关节进行 X 线检查,必要时可行 CT 检查。

知识点 2

腕舟骨骨折的常用影像学检查

（1）X线检查：腕关节正侧位和腕后前斜位以及舟骨位为其常规的投照体位。多数舟骨骨折可以通过X线检查获得明确诊断。舟骨骨折可以发生在舟骨的腰部、结节部或远端1/3部，骨折一般移位不明显。

（2）CT或MRI检查：临床表现明显而X线平片未见骨折时，应行腕部CT或MRI检查以明确诊断。

问题三　如何进行腕舟骨骨折分类、分型？如何进行鉴别？

　　思路1　该病例中患者外伤史明确，查体见左腕关节肿胀，鼻烟壶处压痛明显，腕关节屈伸、桡偏障碍，影像学检查提示左侧腕舟骨腰部的完整性和连续性中断，据上述资料，可诊断为左侧腕舟骨骨折。

知识点 3

腕舟骨骨折的分型

　　腕舟骨骨折多为间接外力损伤，根据骨折部位不同可以分为舟骨结节骨折、远侧1/3骨折、腰部骨折和近侧1/3骨折（图1-53，表1-25）。按照骨折的稳定性与否可分为稳定骨折和不稳定骨折（表1-26）。

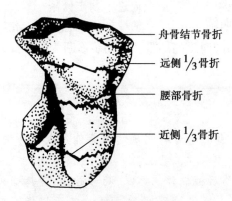

　　舟骨结节骨折
　　远侧1/3骨折
　　腰部骨折
　　近侧1/3骨折

图1-53　腕舟骨骨折分型

表1-25　腕舟骨骨折分型（按部位）

骨折分型	临床特点
舟骨结节骨折	多为撕脱骨折，其血供丰富，鲜有不愈合
远侧1/3骨折	骨折血运较好，愈合多没有问题
腰部骨折	临床最常见。由于血供不良和剪力较大，其愈合时间较长甚至不愈合，少数病例可发生舟骨近端缺血坏死
近侧1/3骨折	由腰部入骨的逆行血管多随骨折断裂，舟骨近端没有血供，骨折不愈合或近端缺血坏死常见

表 1-26　腕舟骨骨折分型(按稳定性)

骨折分型	临床特点
稳定骨折	无移位或仅有侧方移位但幅度<1mm 者
不稳定骨折	侧方移位>1mm,背向或桡向成角移位,伴发中间体背伸不稳定或腕骨脱位者

思路 2　新鲜腕舟骨骨折,应根据受伤史、临床症状、体征和影像学检查,与软组织扭伤、陈旧性骨折以及先天性双舟骨进行鉴别诊断,其中影像学检查是相对更重要的鉴别依据。

 知识点 4

鉴　别　诊　断

疾病名称	鉴别要点
腕部扭挫伤	外伤史相似,但疼痛(压痛)、肿胀范围较广,不局限于腕桡侧,X 线和 CT 或 MRI 检查无异常发现
陈旧骨折	陈旧骨折虽然可因急性损伤而就诊,但陈旧骨折有以下特点:①骨折断端间隙较宽,与周围腕骨关节间隙相近;②断端骨质多有硬化,舟骨有囊变或密度增加;③舟骨周围关节有退行性变,特别是桡骨茎突处;④变换投照体位骨折线宽度可有变化
先天性双舟骨	X 线检查显示两块骨之间界限清楚、整齐、光滑,无致密性坏死或边缘不整齐现象。可与健侧 X 线检查对照以协助诊断

问题四　根据诊断,该患者的具体治疗方案如何制定?

思路　腕舟骨骨折的治疗应该根据骨折的血供情况以及稳定程度选择不同的治疗方法,包括闭合复位和石膏或夹板外固定。对不稳定骨折需要考虑手术治疗。

(1) 手法整复:明确诊断后,根据实际情况进行手法整复。

(2) 固定:使用夹板超腕关节固定,用三角巾将前臂悬吊于胸前,保持固定 4～6 周。

(3) 中药治疗:中药内服参照骨折三期辨证用药原则。

(4) 练功:固定期间积极进行功能锻炼。

知识点 5

腕舟骨骨折的治疗

（1）整复方法：患者坐位，前臂轻度旋前，术者一手握患侧腕上，另一手拇指置于鼻烟壶处，其余四指环握拇指，牵引下腕关节尺偏，然后以拇指向掌侧、尺侧按压移位的骨折远端，使其复位。复位困难时也可以细钢针撬拨复位。

（2）固定

1）舟骨结节骨折移位不明显时，前臂石膏托或石膏管型固定 6 周。

2）腰部或近端骨折用石膏管型或石膏托或塑形的纸壳夹板固定于腕关节中立或轻度掌屈桡偏位，前臂中立或轻度旋前位。远侧 1/3 及腰部骨折固定 10~12 周，近侧 1/3 骨折固定 12~20 周。根据 X 线检查及临床检查情况决定解除固定时间。

3）不稳定骨折闭合复位成功后可做经皮穿针内固定并配合石膏外固定。

（3）中药治疗（表 1-27）

表 1-27　中药治疗

损伤分期	治法	方药
损伤初期	活血祛瘀，消肿止痛	活血止痛汤或壮筋养血汤等
损伤中期	和营生新，接骨续筋	正骨紫金丹等
损伤后期	调养气血，补益肝肾	健步虎潜丸或六味地黄丸等
解除固定后	舒筋活络，通利关节	五加皮汤等中药熏洗外用

（3）练功：由于腕舟骨骨折的稳定性较差，因此骨折固定期间只可作适当的手指屈伸和肩肘关节活动，禁忌腕关节运动。解除固定后，可做握拳及腕部的主动屈伸、旋转活动。

（4）手术：腰部及近端不稳定骨折以及粉碎骨折或有背侧成角移位者，应行掌侧入路采用 AO 加压螺钉或 Herbert 钉固定；骨折不愈合或缺血性坏死可行钻孔自体骨植骨术或桡骨茎突切除术。陈旧骨折关节疼痛明显、活动受限，伴有严重创伤性关节炎者，应考虑关节成形或关节融合术。

问题五　对本案患者的日常调护注意事项有哪些?

思路　复位固定后应观察手部血液循环，随时调整石膏、夹板的松紧度，适时更换固定；骨折固定期间应避免腕关节过度活动，减少舟骨坏死的发生，并积极进行功能锻炼。

 知识点 6

腕舟骨骨折的预防与调护

（1）良好坚强的固定是腕舟骨愈合的基本条件，因此，外固定期间首先应反复宣教告知固定的重要性，其次要定期复查，发现松动应及时调整、更换固定。

（2）由于力学和血供的解剖特点，腕舟骨骨折的固定长短不但取决于简单的时间更取决于影像学的观察。因此，应定期复查 X 线，根据其改变并同时结合临床检查决定解除外固定的具体时间。

【临证要点】

1. 早期明确诊断是治疗腕舟骨骨折的关键。

2. 根据腕舟骨的稳定性和骨折部位不同,决定合适的固定方法和固定时间,减少骨坏死的发生。

【诊疗流程】

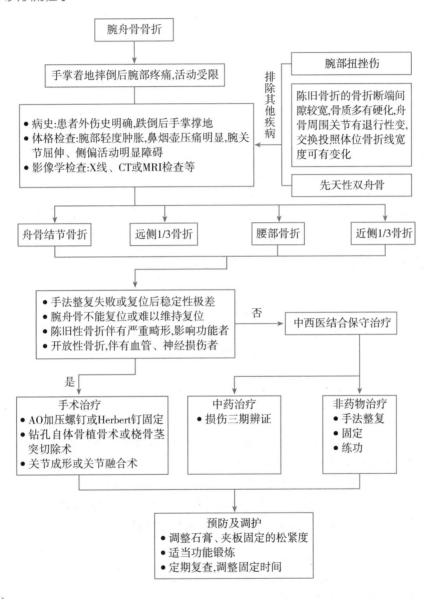

?　复习思考题

1. 腕舟骨骨折有哪些临床表现?

2. 腕舟骨骨折的治疗方案如何制定?

PPT 课件

二、掌骨骨折

　培训目标

　　掌握掌骨骨折的病因病理、诊断要点、分类、手法整复及固定方法。

　　掌骨骨折是手部常见损伤之一,直接暴力和间接暴力均可引起,多见于成人。按骨折部位可分为掌骨头骨折、掌骨颈骨折、掌骨干骨折和掌骨基底部骨折。其中第一掌骨骨折多发生于基底部,同时可伴有腕掌关节脱位,又称贝内特(Bennett)骨折,是临床重要骨折之一;掌骨颈骨折多见于第五掌骨,其次是第二、三掌骨;掌骨干骨折多由直接暴力引起。由于暴力和肌肉、肌腱或关节囊的影响,掌骨骨折可以发生短缩、成角、侧方及旋转等移位。不良的复位或不当的治疗将直接影响手的功能活动。

【典型案例】

　　患者男,23 岁。因"拳击时不慎撞击右手拇指后局部肿胀、疼痛,活动受限 1 天"入院。查体:右腕掌关节肿胀,局部压痛(+),第一掌骨头叩痛(+),拇指内收、外展及对掌活动障碍。舌质淡红,苔薄白,脉弦。

　　问题一　根据患者的受伤特点,如何进行初步诊断?

　　思路　患者外伤史明确,拇指撞击受伤,伤后腕掌关节肿胀、疼痛,拇指活动明显受限。可初步诊断为第一掌骨基底部骨折或骨折脱位。

　　知识点 1

掌骨骨折的临床表现

　　(1) 外伤史:手部直接打击、纵向撞击、挤压、扭曲等外伤史。少数为开放损伤。伤后手背或局部肿胀、疼痛、活动障碍。

　　(2) 体征:患处或局部肿胀,伤处明显压痛,纵轴压痛或叩击痛(+),第一掌骨基底部骨折或骨折脱位时,其拇指内收、外展、对掌等活动受限明显;掌骨颈骨折和掌骨干骨折。常可触及骨擦音,掌指关节屈伸障碍明显。

　　问题二　为明确诊断,应进行哪些检查?

　　思路　为进一步明确诊断,应摄手部正位和斜位 X 线检查,必要时可行 CT 检查。

知识点 2

掌骨骨折临床常见影像学检查

普通手部正、斜位 X 线检查多可明确诊断掌骨骨折,极少数情况下需要 CT 检查进一步确诊。

(1) 第一掌骨基底部骨折可见骨折远端向掌侧和尺侧移位,近端向桡侧和背侧移位,断端向桡背侧成角。第一掌骨基底部骨折脱位时骨折线呈斜形,掌骨基底部内侧可见三角形骨块。

(2) 掌骨颈骨折时掌骨头多向掌侧旋转,其断端多向背侧成角。

(3) 掌骨干骨折多为螺旋或斜形骨折线并向背侧或侧方成角。

问题三　根据诊断,该患者的具体治疗方案如何制定?

思路　根据病史、临床表现以及 X 线检查,该患者可以明确诊断为第一掌骨基底部骨折脱位。治疗上首选手法复位、夹板或石膏、支具固定,期间按骨折三期辨证内服中药。

知识点 3

掌骨骨折的治疗

(1) 手法复位

1) 第一掌骨基底部骨折和骨折脱位:局麻或臂丛麻醉后,术者一手握腕,拇指置于第一掌骨基底部之突起处,另一手握患侧拇指,先将拇指向远侧和桡侧牵引,然后将第一掌骨头向桡侧及背侧推扳,同时以拇指用力向掌侧和尺侧压顶骨折处以矫正桡侧和背侧突起成角。对骨折脱位者应注意使拇指外展而非第一掌骨外展,否则加重掌骨内收,影响脱位复位。

2) 掌骨颈骨折:术者一手握手掌(骨折近段),另一手握患指,将掌指关节屈曲至 90°,使掌指关节侧副韧带处于紧张状态,近节指骨基底托住掌骨头,然后沿近节指骨纵轴推顶,同时拇指向掌侧按压掌骨干,以矫正成角畸形。

3) 掌骨干骨折:助手握持前臂,术者一手牵引患指作拔伸牵引,另一手先按压骨折端矫正向背侧突起成角,再用示指和拇指在骨折两旁自掌侧和背侧行分骨挤压,矫正侧方移位。

复位情况需经 X 线检查证实。

(2) 固定

1) 第一掌骨基底部骨折和骨折脱位:可以石膏、夹板或支具固定。固定前先在骨折远端桡背侧和掌骨头掌侧各放置一小平垫,以控制骨折成角、掌屈移位,防止关节脱位,然后于拇指外展对掌位固定。对骨折不稳定者可配合拇指皮肤或骨牵引。

2）掌骨颈骨折：复位后用直角夹板或铝板在背侧将掌指关节各近侧指间关节固定于屈曲90°位。也可以前臂石膏托加手指铁丝夹板固定。

3）掌骨干骨折：稳定骨折可以用和掌骨长短相宜的掌、背侧夹板固定，外加绷带包扎。不稳定骨折宜加末节指骨骨牵引或铁丝夹板及牵引固定。

固定时间约4~6周。

（3）中药治疗（表1-28）

表1-28 中药治疗

损伤分期	治法	方药
损伤初期	活血祛瘀，消肿止痛	四物止痛汤或七厘散等
损伤中期	和营生新，接骨续筋	续骨活血汤等
损伤后期	调养气血，补益肝肾	虎潜丸、六味地黄丸等
解除固定后	舒筋活络，通利关节	上肢洗方或海桐皮汤熏洗

（4）练功：骨折固定期间，非固定关节可自由活动但患指不应活动。固定解除后，逐步加强手指和腕部各关节活动，但早期应避免过度扳拉等被动活动。

（5）手术：对于复位失败或复位后不能维持复位位置的不稳定骨折，应切开复位并根据具体骨折部位、类型选择单纯螺钉或克氏针或钢板螺钉固定。

问题四 对本案患者的日常调护注意事项有哪些？

思路 复位固定后应注意手部血液循环，随时调整外固定的松紧度，保证稳定固定。固定期间患指不应过多活动，如第一掌骨骨折不能做腕掌关节活动，掌骨颈骨折不能做伸指活动。固定解除后应以主动活动为主，不应过早、过度扳拉手指等被动活动。

【临证要点】

根据骨折部位不同，选择合适的固定方法和固定时间。

【诊疗流程】

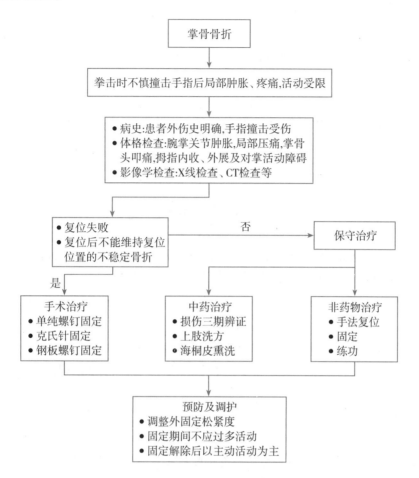

 复习思考题

1. 掌骨骨折有哪些临床表现?
2. 掌骨骨折的治疗方案如何制定?

三、指骨骨折

 培训目标

掌握指骨骨折的病因病理、诊断要点、分类、手法整复及固定方法。

指骨骨折是手部最常见的骨折,多见于成年人。直接暴力引起的开放骨折多于间接暴力引起的闭合骨折。骨折可发生于近节、中节和末节的骨干或关节附近,可单发或多发,其形态有横断、斜形、螺旋、粉碎等,其中闭合骨折以横断和斜形多见,开放骨折以粉碎为主。

扫一扫,
测一测

PPT 课件

【典型案例】

　　患者男,22岁。因左手指重物砸伤,疼痛、出血1小时急诊入院。查体:痛苦面容。左中指指背皮肤伤口,少量出血,无皮肤缺损。手指肿胀,压痛明显,屈伸活动障碍。舌红有瘀斑,苔薄白,脉弦。

　　问题一　根据患者的受伤特点,如何进行初步诊断?
　　思路　患者手指重物砸伤,伤后局部肿痛并皮肤伤口,中指活动障碍。初步诊断:①手外伤;②中指指骨骨折?

 知识点1

指骨骨折的临床表现

　　(1)外伤史:手部明显的直接或间接外伤史。
　　(2)临床表现:伤后患指肿胀、疼痛,屈伸等功能障碍;局部压痛或叩击痛,有时可触及骨擦音及畸形。直接外力者可伴开放性伤口。

　　问题二　为进一步明确诊断,应进行哪些检查?
　　思路　为进一步明确诊断,应对患者左手指进行X线检查。对有开放性损伤者应检查伤口情况,确定是否开放骨折,有否肌腱、韧带损伤和皮肤缺损。

 知识点2

指骨骨折的常用辅助检查

　　X线检查:手部X线检查可明确有否骨折及其部位和移位方式。

　　问题三　根据诊断,该患者的具体治疗方案如何制定?
　　思路　根据病史、临床表现以及X线检查,该患者可以明确诊断为左手中指中节开放性骨折。治疗上应急诊手术清创,复位并固定指骨骨折,术后根据骨折稳定情况决定是否石膏外固定。治疗期间按骨折三期辨证内服中药。

知识点3

指骨骨折的治疗

　　指骨骨折以恢复手部功能及解剖形态为治疗目的。闭合骨折可手法复位、夹板或石膏外固定。开放骨折应在彻底清创的基础上以钢针或钢板内固定,如有肌腱断裂必须一并修补重建;皮肤缺损者必须修补,以免骨骼、肌腱外露。
　　(1)手法复位:术者一手捏住骨折远端固定患指,另一手扣住患指末节,先拔伸牵引矫正重叠移位,然后用拇指和示指在骨折处的内外侧挤捏,以矫正侧方移位,再将拇指和示指改为捏住骨折处的掌背侧进行提按,矫正掌背侧移位。

（2）固定:除指浅屈肌腱止点近侧的中节指骨骨折外,患指多应固定在手指功能位,不可将手指完全伸直固定以免造成关节僵直。无移位骨折可用塑形竹片或铝板或石膏固定3周左右;有移位的骨折固定同时可辅助掌背侧或内外侧的平垫以减少再移位;末节指骨基底部撕脱骨折应固定在近节指间关节屈曲位、远侧指间关节过伸位6周左右。

（3）手术:粉碎骨折、不稳定骨折以及闭合复位失败者可切开复位,用微型钢板或钢针固定。末节指骨基底部背侧骨折,如撕脱骨块较大,应用细钢针或螺钉原位固定;如骨块较小难以固定,可将其切除,把伸肌腱止点固定于末节指骨背侧。

（4）药物:按骨折三期辨证内服中药。外固定解除后,可用活血化瘀、祛风除湿中药熏洗外用,以改善手部血液循环,松解粘连。

（5）练功:骨折固定后,在不影响患指固定的情况下,其余手指关节均可自由活动;解除固定后,应积极进行患指的屈伸、旋转、对掌肌握拳等功能锻炼,避免或减少手指关节功能障碍。

问题四 对本案患者的日常调护注意事项有哪些?

思路 骨折复位固定后,重点观察手指末梢血运和伤口情况,防止手指和局部皮肤坏死。其次注意钢针或外固定是否松动,保持固定的可靠。

知识点4

指骨骨折的预防与调护

指骨骨折预后良好,少有愈合问题,但固定时间过长或锻炼过迟,可影响手部关节功能的恢复。为避免或减少功能障碍,除特殊需要外应尽可能将骨折固定于手指功能位,固定时间不可过长。解除固定后要督促患者加强手指的主动和器械辅助功能锻炼,同时可配合中药熏洗、按摩等治疗。

【临证要点】
指骨骨折固定时,应将其固定于功能位。

【诊疗流程】

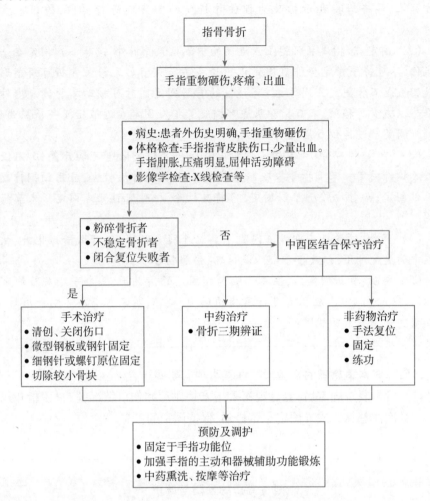

指骨骨折

↓

手指重物砸伤,疼痛、出血

↓

- 病史:患者外伤史明确,手指重物砸伤
- 体格检查:手指指背皮肤伤口,少量出血。手指肿胀,压痛明显,屈伸活动障碍
- 影像学检查:X线检查等

↓

- 粉碎骨折者
- 不稳定骨折者
- 闭合复位失败者
　　否 →　中西医结合保守治疗

是↓

手术治疗
- 清创、关闭伤口
- 微型钢板或钢针固定
- 细钢针或螺钉原位固定
- 切除较小骨块

中药治疗
- 骨折三期辨证

非药物治疗
- 手法复位
- 固定
- 练功

↓

预防及调护
- 固定于手指功能位
- 加强手指的主动和器械辅助功能锻炼
- 中药熏洗、按摩等治疗

 扫一扫,测一测

复习思考题

1. 指骨骨折有哪些临床表现?
2. 指骨骨折治疗方案如何制定?

 PPT 课件
01章03节04

四、掌指关节及指间关节脱位

培训目标

掌握掌指关节及指间关节脱位的病因病理、诊断要点、分类、手法整复及固定方法。

掌指关节脱位是指近节指骨基底部脱离掌指关节向背侧移位,或掌骨头向掌侧移位,多由杠杆、扭曲等间接外力引起,临床以拇指掌指关节脱位最多见,其次为食指掌指关节脱位,第 3~5 掌指关节脱位少见。

手指间关节由近节指骨滑车与远节指骨基底部构成,分为近侧和远侧指间关节。各手指的近侧或远侧指间关节均可发生脱位,脱位多为远节指骨向背侧移位,或内、外侧移位,前方脱位极为罕见。

【典型案例】

患者男,21 岁。因"排球运动时右拇指被球撞击受伤半小时,疼痛、不能活动"急诊。查体:右拇指掌指关节压痛(+),关节屈伸障碍,弹性固定于指间关节屈曲,掌指关节过伸位,掌横纹处可触及隆突的掌骨头。舌淡红,苔薄白,脉弦。

问题一　根据患者的受伤特点,如何进行初步诊断?

思路　患者外伤史明确,击球时球、手撞击,致使拇指强力背伸受伤,伤后局部畸形明显,掌指关节弹性固定,功能丧失。可初步诊断为拇指掌指关节脱位。

知识点 1

掌指关节和指间关节脱位的临床表现

(1) 症状:患者有明显的手指扭曲或手指强力背伸的间接外伤史。伤后局部肿胀、疼痛,关节活动明显受限。

(2) 体征:脱位关节压痛(+),掌指关节脱位时呈指间关节屈曲,掌指关节过伸位畸形并弹性固定,掌横纹处可触及隆突的掌骨头,掌指关节功能丧失。指间关节脱位可见局部梭形肿胀,屈伸活动障碍,若侧副韧带断裂则有侧方异常活动。

问题二　为明确诊断,应进行哪些检查?

思路　为进一步明确诊断,应拍摄手部或手指正斜位 X 线检查。

知识点 2

掌指关节和指间关节脱位的临床常用辅助检查

掌指关节脱位时 X 线检查可见指骨向上、背侧移位,其基底部位于掌骨头的后上方。指间关节脱位时可见指间关节明显的解剖关系异常。

问题三　根据诊断,该患者的具体治疗方案是什么?

思路　绝大多数掌指关节脱位通过手法复位和石膏或支具固定可以取得良好疗效。

知识点 3

掌指关节脱位和指间关节脱位的治疗

（1）手法整复

1）拇指掌指关节脱位：患者坐位，臂丛麻醉或局麻，术者和助手分别握拇指和前臂在掌指关节过伸位顺势牵引，术者同时另一手握患者腕部，以拇指置于患指基底部向远端推挤，然后逐渐屈曲拇指掌指关节，即可复位。

2）其他掌指关节脱位：患者坐位，术者一手握患侧腕部，另一手握患指，先顺势牵引再逐渐背伸，用左手拇指向背侧推顶掌骨头，同时用示指将指骨基底部压向掌侧，逐渐屈曲掌指关节，即可复位。

3）指间关节脱位：患者坐位（多不需麻醉），术者一手固定患肢掌部，另一手握患指末节，顺势牵引后用拇指推指骨基底部向前方，同时示指托顶指骨头向背侧，逐渐屈曲指间关节，即可复位。

（2）固定：复位后掌指关节脱位于掌指关节轻度屈曲位石膏固定2~3周，指间关节脱位于指间关节轻度屈曲位铝板或竹片固定2~3周。解除固定后逐渐屈伸等功能锻炼。

（3）手术：拇指掌指关节脱位时若掌侧关节囊纵形撕裂套住掌骨颈或掌指关节籽骨嵌于关节之间以及拇长屈肌腱夹在指骨基底与掌骨之间造成复位困难者，应手术切开复位固定。指间关节脱位合并撕脱骨折且明显移位或折片嵌入关节间隙而影响复位者，需切开复位及钢针固定；合并侧副韧带完全断裂者应手术修补。

问题四　对本案患者的日常调护注意事项有哪些？

思路　复位固定后应观察手部血液循环，一般情况固定时间不必过长，解除固定后加强关节功能锻炼。

【临证要点】

1. 掌指关节和指间关节脱位多由间接暴力引起，伤后局部畸形明显。

2. 绝大多数掌指关节和指间关节脱位可以通过手法复位和短期外固定取得良好疗效。

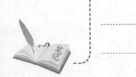

【诊疗流程】

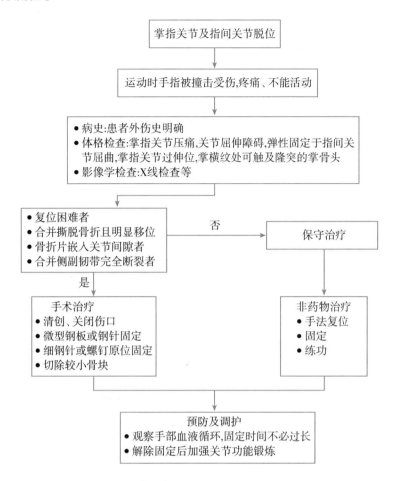

```
┌─────────────────────────────┐
│      掌指关节及指间关节脱位      │
└─────────────────────────────┘
              ↓
┌─────────────────────────────┐
│  运动时手指被撞击受伤,疼痛、不能活动  │
└─────────────────────────────┘
              ↓
┌───────────────────────────────────────────┐
│ • 病史:患者外伤史明确                          │
│ • 体格检查:掌指关节压痛,关节屈伸障碍,弹性固定于指间关  │
│   节屈曲,掌指关节过伸位,掌横纹处可触及隆突的掌骨头    │
│ • 影像学检查:X线检查等                          │
└───────────────────────────────────────────┘
              ↓
┌───────────────────────┐      否      ┌──────────────┐
│ • 复位困难者             │ ──────────→ │   保守治疗     │
│ • 合并撕脱骨折且明显移位   │              └──────────────┘
│ • 骨折片嵌入关节间隙者     │                    ↓
│ • 合并侧副韧带完全断裂者   │
└───────────────────────┘
         ↓ 是
┌───────────────────────┐              ┌──────────────┐
│   手术治疗              │              │   非药物治疗    │
│ • 清创、关闭伤口          │              │ • 手法复位      │
│ • 微型钢板或钢针固定       │              │ • 固定         │
│ • 细钢针或螺钉原位固定      │              │ • 练功         │
│ • 切除较小骨块           │              └──────────────┘
└───────────────────────┘
              ↓
┌───────────────────────────────────────────┐
│   预防及调护                                  │
│ • 观察手部血液循环,固定时间不必过长              │
│ • 解除固定后加强关节功能锻炼                     │
└───────────────────────────────────────────┘
```

 复习思考题

1. 掌指关节及指间关节脱位有哪些临床表现?
2. 掌指关节及指间关节脱位治疗方案如何制定?

五、指伸、指屈肌腱断裂

培训目标

　　熟悉指伸、指屈肌腱断裂的基本手术方法。

　　因为切割等开放性损伤引起的手部屈指、伸指肌腱部分或完全断裂是手外伤的重要内容,屈指或伸指障碍是肌腱断裂的主要表现,例如,伸指肌腱断裂时近侧指间关节不能主动伸直,屈指肌腱断裂后手指处于伸直位而不能主动屈曲。在熟知肌腱基本解剖和功能基础上,仔细的物理检查是及时、准确诊断的主要手段,早期有效的手术或

（和）固定以及功能锻炼是恢复手指功能的关键。

【典型案例】

患者男,35 岁。因左示指锐器切割后伤口疼痛、出血半小时急诊入院。查体:痛苦面容。左手示指远节指间关节处皮肤横形伤口,少量出血,无皮肤缺损。手指主动屈曲功能丧失,压痛明显。舌淡红,苔薄白,脉弦。

问题一　根据患者的受伤特点,如何进行初步诊断?

思路　患者手指锐器切割受伤,伤后局部伤口明显,手指屈曲功能障碍,初步诊断左示指屈指肌腱(屈指深肌腱)断裂伤。

 知识点 1

手指肌腱断裂的临床表现

（1）手指明确的外伤史,多为开放损伤。

（2）指伸肌腱断裂时,常造成近侧指间关节过屈,远侧指间关节过伸,手指不能主动伸直,抗阻力试验阳性。

（3）指屈肌腱断裂时,手指伸直角度加大。固定近侧指间关节,让患者屈曲远侧指间关节,如不能活动,则为指屈深肌腱断裂。固定除患指外的其他手指于伸直位,让患者屈曲近侧指间关节,如不能活动,则为指浅屈肌腱断裂。若两种检查手指关节均不能活动,则考虑屈指深肌腱、屈指浅肌腱均断裂。

（4）普通影像学检查无异常。

问题二　手指肌腱断裂如何分型?

思路　根据该患者示指切口部位及手指屈曲障碍情况,可以诊断为示指Ⅱ区屈肌腱断裂。

知识点 2

手指肌腱断裂的临床分区

根据不同部位屈指肌腱和伸指肌腱的解剖和生理特点,临床多将屈指肌腱（表 1-29）和伸指肌腱损伤（表 1-30）分别分为 5 个区。

表 1-29　屈指肌腱损伤分区

分区	部位
深肌腱抵止区（Ⅰ区）	中节指骨中份至深腱抵止点
腱鞘区（Ⅱ区）	掌指关节至中节指骨中部,即纤维鞘管近端到屈指浅止点
手掌区（Ⅲ区）	自掌间关节近侧即鞘管起始部近侧至腕横韧带远侧缘
腕管区（Ⅳ区）	九条肌腱及正中神经挤在腕管内,正中神经浅在,常与肌腱同时损伤
前臂区（Ⅴ区）	肌腱起始至腕管近端,即前臂下 1/3 处

表 1-30　伸指肌腱损伤分区

分区	部位
Ⅰ区	末节指骨背侧基底部至中央腱抵止点之间
Ⅱ区	中央腱止点至近节指骨中点(伸肌扩张部远端)
Ⅲ区	伸肌扩张部远端至伸肌支持带远侧缘
Ⅳ区	伸肌支持带深面

问题三　根据诊断,该患者的具体治疗方案如何制定?

思路　根据病史和临床表现,该患者可以明确诊断为左手示指屈指深肌腱断裂。治疗上急诊清创并肌腱修复重建,术后屈腕屈指位固定,后期功能锻炼。

 知识点 3

手指肌腱断裂的治疗

(1) 肌腱修复原则

1) 新鲜肌腱损伤均应争取一期修复,受伤超过 24 小时、损伤严重或有缺损、严重污染者可做二期修复。

2) 修复肌腱前应首先恢复骨架的连续性,肌腱修复处要有良好的软组织床,肌腱修复后应有良好的皮肤覆盖。为了保证肌腱有正常力的传导,应重建滑车。

3) 肌腱修复时,先修复伸侧肌腱后修复屈侧肌腱,并使肌张力调节于休息位。肌腱缺损时,首选动力肌做肌腱移位修复,无动力肌者可做游离肌腱移植。

4) 选用无创尼龙单线材料进行缝合,并严格无创技术。常用的缝合方法包括改良 Kessler 缝合法、Kleinert 缝合法、Tsuge 套圈缝合法以及 Bunnell 缝合法等。

(2) 固定:肌腱修复后固定损伤肌腱于无张力位。屈肌腱损伤屈腕屈指位固定,伸肌腱损伤伸腕伸指位固定,避免腕、手过分伸直或屈曲。固定时间 4~6 周。

(3) 锻炼:术后 3 天开始保护下轻度被动活动,5~14 天后在保护下中等量被动活动,3 周后保护下开始轻度主动活动并逐渐加大活动强度,同时可大幅度被动活动,4~6 周后去除外固定加强被动活动和大幅度主动活动。

(4) 中药治疗(表 1-31)

表 1-31　中药治疗

损伤分期	方药
肌腱损伤术后早期	桃红四物汤加减
疼痛但无明显发热者	当归四逆汤或麻桂温经汤
发热或疑似发热者	五味消毒饮或仙方活命饮
后期	上肢损伤洗方等中药熏洗、热敷

问题四 对本案患者的日常调护注意事项有哪些?

思路 肌腱修复手术后,首先是观察手指末梢血运和伤口情况,防止伤口感染和局部皮肤坏死。其次必须保持良好的固定,防止患指牵拉活动。

 知识点4

手指肌腱断裂的预防与调护

肌腱断裂后,经过良好的修复多能愈合,但由于创伤和固定,容易发生肌腱粘连而影响手指的功能活动,手指的功能恢复是一个较为漫长而艰苦的过程。对肌腱损伤者,首先应告知手指功能的重要性和功能锻炼的艰苦性,其次要指导并督促患者进行科学的功能锻炼,期间可配合中药熏洗、按摩等,对粘连严重而明显影响功能活动者可考虑再手术松解。

【临证要点】

绝大多数肌腱断裂可以通过手术治疗取得良好疗效。

【诊疗流程】

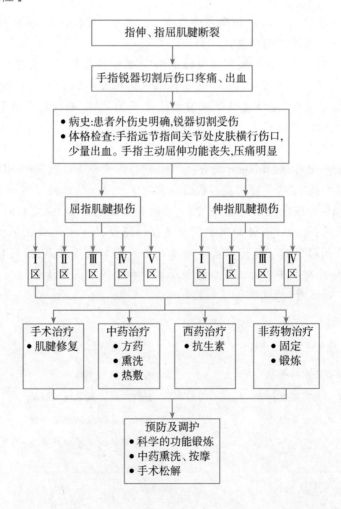

复习思考题

1. 指伸、指屈肌腱断裂的临床分区有哪些?

2. 指伸、指屈肌腱断裂修复原则是什么?

（王峰 马勇）

第二章

下 肢 损 伤

第一节 髋、大腿部损伤

一、髋关节脱位

PPT 课件
02章01节01

📊 **培训目标**

1. 掌握髋关节脱位的病因病理、诊断要点、手法整复及固定方法。
2. 了解髋关节脱位手术的适应证。

髋关节脱位是指在强大暴力作用下发生的关节位置异常改变。根据髋关节脱位后股骨头移位的情况,可分成前脱位、后脱位、中心性脱位 3 种。髋关节脱位多见于活动能力强的青壮年人。

【典型案例】

患者男性,45 岁,以"车祸致左髋部肿痛畸形 1 小时余"为主诉入院。查体:左髋部肿胀,压痛阳性,髋关节空虚,呈屈曲畸形,左下肢内收、内旋,弹性固定,左下肢较对侧短缩。舌质红,苔薄,脉弦。

问题一 根据患者的受伤特点,如何进行初步诊断?

思路 患者外伤史明确,伤后查体见左髋部肿胀,压痛阳性,髋关节空虚,畸形并弹性固定。根据患者主诉及症状可初步诊断为左髋关节脱位。

📄 **知识点 1**

髋关节脱位的临床表现

(1) 有明显的外伤史。

(2) 大部分髋关节脱位为后脱位,单纯髋关节后脱位的表现为髋关节屈曲、内收、内旋和肢体短缩;髋关节前脱位表现为下肢弹性固定于外展和外旋位。中心性脱位股骨粗隆较平坦,髋关节活动功能丧失,伤肢稍短缩。

问题二　若想进一步明确诊断,应进行哪些检查?

思路　为进一步明确诊断,需对患者左髋关节进行 X 线检查,必要时可进行 CT 扫描以确定有无合并骨折的情况,条件允许情况下可行 MRI 了解软组织损伤情况。

知识点 2

临床常用辅助检查

X 线表现:骨盆平片可显示股骨头脱位的方向;中心性脱位 X 线显示髋臼底部骨折及突向盆腔的股骨头。

CT 表现:可明确骨盆或髋臼骨折的具体情况。

MRI 表现:可显示髋关节骨髓水肿、周围组织水肿、韧带损伤情况。

问题三　如何进行髋关节脱位的分型? 如何进行鉴别?

思路 1　该病例中患者外伤史明确,查体见左髋部肿胀,压痛阳性,髋关节空虚,呈屈曲畸形,左下肢内收、内旋,弹性固定,左下肢较对侧短缩。影像学检查证实左髋关节后脱位,无合并骨折。根据上述资料,可诊断为左髋关节后脱位。

知识点 3

髋关节脱位的类型

根据脱位后股骨头所处在髂前上棘与坐骨结节连线(Nelaton 线)的前、后位置可分为前脱位、后脱位及中心脱位。前脱位又可分为耻骨部脱位和闭孔脱位;后脱位又可分为髂骨部脱位和坐骨部脱位,临床上以后脱位多见。(表 2-1)

表 2-1　髋关节脱位类型

分型	分型要点
后脱位 (图 2-1)	患肢呈轻度屈曲、内收、内旋及短缩畸形;患侧臀部膨隆肿胀,大粗隆上移,髋臼前方空虚,可在髂坐线后上方扪及股骨头;髋关节主动活动丧失,被动活动时疼痛加剧及保护性痉挛,粘膝征阳性
前脱位 (图 2-2)	患肢呈外展、外旋、轻度屈曲,并较健肢长的畸形,粘膝征阴性,在闭孔附近或腹股沟韧带附近可扪及股骨头。若股骨头停留在耻骨上支水平,则压迫股动、静脉而出现下肢血液循环障碍,可见患肢大腿以下苍白、青紫、发凉,足背动脉及胫后动脉搏动减弱或消失;若停留在闭孔内,则可压迫闭孔神经而出现麻痹症状
中心性脱位	髋部肿胀多不明显,但疼痛显著,下肢功能障碍;脱位严重时患肢可有短缩,大转子不易扪及,阔筋膜张肌及髂胫束松弛;骨盆分离及挤压试验阳性,有轴心叩击痛。若骨盆骨折血肿形成,患侧下腹部有压痛,肛门指检常在伤侧有触痛

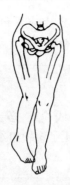

图2-1 髋关节后脱位畸形

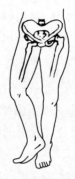

图2-2 髋关节前脱位畸形

思路2 典型的髋关节脱位诊断并不困难,结合患者的症状、特有体征及X线片即能明确诊断。但合并股骨干骨折者,由于骨折的疼痛、肿胀及畸形超出和掩盖了髋关节脱位,临床易发生漏诊。此外,易将髋关节脱位与髋部骨折混淆,鉴别诊断可从致伤外力、年龄、畸形特点、X线表现等方面进行,一般并无困难。

问题四 根据上述诊断,该患者的具体治疗方案如何制订?

思路 该患者为新鲜髋关节脱位,应在确认一般情况及排除并发症后尽早行手法复位,不仅能及时缓解患者痛苦,而且容易复位。如需手术治疗则采用相应手术方式。复位成功后应进行固定及药物治疗,固定期间应积极进行功能锻炼,后期应积极进行康复训练。

 知识点4

非手术治疗

(1) 手法整复

1) 后脱位

屈髋拔伸法:患者仰卧于木板床或铺于地面的木板上,助手以两手按压髂前上棘以固定骨盆,术者面向患者,弯腰站立,骑跨于患肢上,用双前臂、肘窝扣在患肢腘窝部,使其屈髋、屈膝各90°。先在内旋、内收位顺势拔伸,然后垂直向上拔伸牵引,使股骨头接近关节囊裂口,在维持牵引下,慢慢内外旋转患肢,以解脱关节囊对股骨头的嵌顿,促使股骨头撑开关节囊的破裂口(必要时可令助手向前、下、内方推挤大粗隆),即可将股骨头纳入髋臼内,当听到入臼声后,再将患肢伸直,即可复位(图2-3)。

回旋法:亦称"?"复位法。患者仰卧,助手以双手按压双侧髂前上棘固定骨盆,术者立于患侧,一手握住患肢踝部,另一手以肘窝提托腘窝部,沿大腿纵轴方向牵引,在向上提拉的基础上,将大腿内收、内旋,髋关节极度屈曲,使膝部贴近腹壁。此时由于Y形韧带松弛,股骨头贴近髋臼前下缘。然后在继续牵引下,将患肢外展、外旋、伸直。在此过程中,听到入臼声,复位即告成功。因为,此法的屈

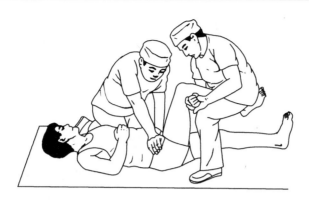

图2-3 后脱位屈髋拔伸法

曲、外展、外旋、伸直是一个连续动作,形状恰似一个问号(左侧)或反问号(右侧),故亦称划问号复位法(图2-4)。

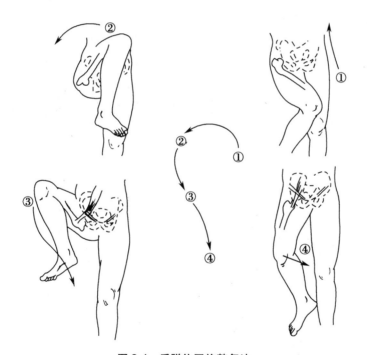

图2-4 后脱位回旋整复法

拔伸足蹬法:患者仰卧,术者两手握患肢踝部,用一足外缘蹬于坐骨结节及腹股沟内侧(左髋脱位用左足,右髋脱位用右足),手拉足蹬,身体后仰,协同用力。两手可略将患肢旋转,即可复位。

2)前脱位

屈髋拔伸法:患者仰卧在铺于地面的木板上,一位助手将骨盆固定,另一位助手握住小腿上部,将患肢微屈髋屈膝,以放松腘绳肌,并在髋外展、外旋位渐渐向上拔伸至屈髋90°；术者双手环抱大腿根部，用手向后外方髋臼方向推挤股骨头，牵引下内收患肢，可使股骨头回纳髋臼内(图2-5)。

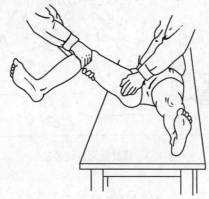

图2-5 前脱位屈髋拔伸法

侧牵复位法：患者仰卧于木板床上。一位助手以两手按压两髂前上棘以固定骨盆，另一位助手用一宽布绕过大腿根部内侧，向外上方牵拉，术者两手分别扶持患膝及踝部，连续伸屈患髋，在伸屈过程中，可慢慢内收、内旋患肢，即感到腿部突然弹动，同时可听到响声，畸形随着响声中消失，此为复位成功。

反回旋法：其操作步骤与后脱位相反，先将髋关节外展、外旋，然后屈髋、屈膝，再内收、内旋，最后伸直下肢(图2-6)。

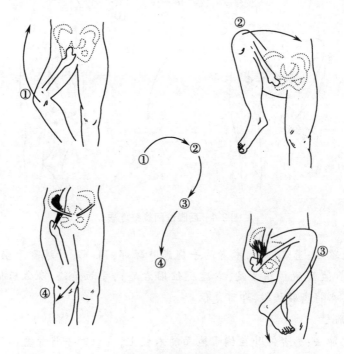

图2-6 前脱位反回旋法

3）中心性脱位

拔伸扳拉法:若轻微移位,可用此法。患者仰卧,一位助手握患肢踝部,使足中立,髋外展约30°,在此位置下拔伸旋转,另一位助手把患者腋窝反向牵引。术者立于患侧,先用宽布带绕过患侧大腿根部,一手推骨盆向健侧,另一手抓住绕大腿根部的布带向外拔拉,可将内移的股骨头拉出。触摸大转子,与健侧相比,两侧对称即为复位成功(图2-7)。

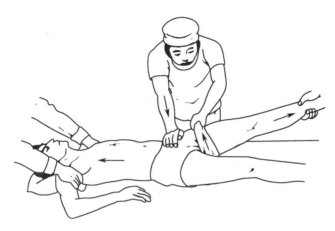

图2-7 中心性脱位拔伸扳拉法

牵引复位法:适用于股骨头突入骨盆腔较严重的患者。患者仰卧位,患侧用股骨髁上牵引,重量8~12kg,可逐步复位。若复位不成功,可在大转子部前后位骨圆针贯穿,或在大转子部钻入一带环螺丝钉,做侧方牵引。侧牵引重量5~7kg。在向下、向外两个分力同时作用下,可将股骨头牵出。经床边X线摄片,确实已将股骨头拉出复位后,减轻髁上及侧方牵引重量至维持量,继续牵引至8~10周。用此法复位,往往可将移位的骨折片与脱位的股骨头一齐拉出。

（2）固定:复位后可采用皮肤牵引或骨牵引固定,患肢两侧置沙袋防止内、外旋。牵引重量5~7kg,牵引时间通常为3~4周。中心脱位牵引时间为6~8周,要待髋臼骨折愈合后才可考虑解除牵引。合并同侧股骨干骨折者,一般以股骨髁上骨牵引,牵引时主要考虑股骨干骨折的部位及移位方向,时间及注意事项与股骨干骨折相同。

（3）中药治疗:按照损伤三期辨证论治。（表2-2）

表2-2 中药治疗

损伤分期	治法	方药
损伤初期	活血祛瘀	活血舒肝汤;腹胀、大便秘结、口干舌燥苔黄者,宜加通腑泄热药如厚朴、枳实、芒硝等。外用药可外敷消肿散
损伤中期	理气活血,调理脾胃	四物汤加川续断、五加皮、牛膝、陈皮、茯苓等
损伤后期	补气血,养肝肾,壮筋骨,利关节	健步虎潜丸或六味地黄丸。外用药以海桐皮汤或下肢损伤洗方熏洗

（4）练功：整复后，可在牵引制动下，行股四头肌及踝关节锻炼；解除固定后，可先在床上做"屈髋、屈膝""内收、外展""内旋、外旋"锻炼；以后逐步做扶拐且不负重锻炼；3个月后，做X线片检查，见股骨头供血良好，方能下地做下蹲、行走等负重锻炼。中心脱位，关节面因有破坏，床上练习可适当提早，而负重锻炼则应相对推迟，以减少创伤性关节炎及股骨头缺血坏死的发生。

知识点 5

手 术 治 疗

脱位合并大块臼缘骨折，妨碍手法复位者；中心脱位，骨折块夹住股骨头难以脱出者；有坐骨神经、闭孔神经、股动、静脉受压，手法复位不能接触压迫，则应尽快切开复位，便于及时解除压迫。

问题五　对该患者日常调护的注意事项有哪些？

思路　功能复位后，患者应卧床休息，置下肢伸直中立位，避免过度屈曲髋关节，同时以股四头肌收缩、小腿功能锻炼为主。

知识点 6

预防与调护

髋关节脱位经及时复位后，一般预后良好，但脱位不可避免地会外展、内旋、外旋活动，随后可扶"拐"下地不负重行走。发生关节囊撕裂和韧带断裂，有可能影响股骨头血运，约有10%病例发生股骨头缺血性坏死。中心性脱位如髋臼骨折复位不良或关节软骨面受损严重，后期发生创伤性关节炎的可能性大。固定期间可行股四头肌及踝关节锻炼，解除固定后，可先在床上做屈髋、屈膝及内收，3个月后，经X线检查，未见股骨头坏死征象者，可逐步下地活动及行走。中心性脱位因有关节面破坏，故应在牵引下早期活动髋关节，而负重锻炼则应相对推后，以减少创伤性关节炎及股骨头坏死的发生。

【临证要点】
1. 注意髋关节脱位鉴别诊断。
2. 预防与调护中应注意继发股骨头坏死。

【诊疗流程】

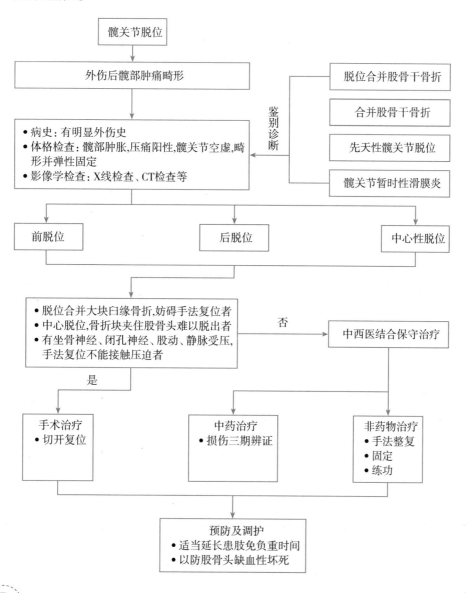

扫一扫,
测一测

复习思考题

1. 髋关节脱位的临床表现是什么?
2. 髋关节脱位的临床常用辅助检查是什么? 各有什么表现?
3. 髋关节脱位的分型有哪些?
4. 髋关节后脱位可以采取哪些整复方法?

二、股骨颈骨折

培训目标

1. 掌握股骨颈骨折的病因病理、诊断要点、手法整复及固定方法。
2. 了解股骨颈骨折手术适应证及手术治疗方法。

股骨头下至股骨颈基底部之间的骨折,称股骨颈骨折,是老年人常见的骨折之一。由于老年人股骨颈骨质疏松脆弱,且承受应力较大,所以只需很小的旋转外力,就能引起骨折。老年人的股骨颈骨折几乎全由间接暴力引起,主要为外旋暴力,如平地跌倒、下肢突然扭转等,皆可引起骨折。少数青壮年的股骨颈骨折,则由强大的直接暴力致伤,如车辆撞击或高处坠落造成骨折。

【典型案例】

患者老年女性,79 岁,以"摔伤致右髋部疼痛伴功能受限半小时"为主诉入院。查体:右髋关节肿胀,可触及骨擦感,下肢短缩,无法站立行走。舌质暗红有瘀斑,苔厚,脉沉弦细。

问题一　根据患者的受伤特点,如何进行初步诊断?

思路　患者外伤史明确,伤后髋部疼痛、肿胀,无法站立行走,下肢短缩畸形,可触及骨擦感或闻及骨擦音,根据患者的主诉及症状可初步诊断为股骨颈骨折。

知识点 1

股骨颈骨折的临床表现

(1) 明显的外伤史。

(2) 髋部疼痛:老年人跌倒后诉髋部疼痛,髋部任何方向的活动均可引起局部疼痛加重,有时疼痛沿大腿内侧向膝部放射。

(3) 肿胀和瘀斑:囊内骨折局部有关节囊包裹者,局部肿胀和瘀斑不明显;囊外骨折者,肿胀和瘀斑比较明显。

(4) 压痛和叩击痛:腹股沟中点有明显压痛,患肢有纵轴叩击痛。

(5) 功能障碍:伤后髋部功能丧失,不能站立行走,但有部分患者可以站立行走或跛行,应该注意检查。

(6) 畸形:Garden Ⅰ型骨折者,伤肢无明显畸形;Garden Ⅱ型以上骨折者,伤肢会出现外旋、短缩,髋、膝轻度屈曲畸形。

问题二　若想进一步明确诊断,应进行哪些检查?

思路　为进一步明确诊断,需对患者进行 X 线检查,必要时可进行 CT 扫描三维重建或 MRI 检查。

知识点 2

临床常用辅助检查

X 线:髋关节正侧位 X 线片能明确骨折类型、部位和移位情况。对可疑骨折,应增加健侧 X 线片对比或 2 周后复查。

CT:对于严重的粉碎骨折,X 线片不能完全显示清楚,需行 CT 三维重建,以明确骨折移位情况。对决定治疗及预后均有帮助。

MRI:可用来评估隐匿性股骨颈骨折。

问题三　如何进行股骨颈骨折的分类及分型? 如何进行鉴别?

思路　该病例中患者外伤史明确,伤后髋部疼痛、肿胀,无法站立行走,下肢短缩畸形,可触及骨擦感或闻及骨擦音。影像学检查证实右股骨颈骨折。根据上述资料,可诊断为右股骨颈骨折。

知识点 3

股骨颈骨折的分类及分型

(1) 根据骨折线方向的分型(Pauwels 分型):以骨折线与水平线夹角大小,分为 3 型。夹角度数越大,即骨折线越垂直,骨折端受到的剪式应力越大,骨折越不稳定,此种分型方法反映了骨折的稳定程度。(表 2-3)

表 2-3　股骨颈骨折 Pauwels 分型

分型	分型要点
Ⅰ 型	骨折线与水平线夹角(Pauwels 角或 Linton 角)小于 30°,骨折端剪力小,骨折较稳定,有利于骨折愈合
Ⅱ 型	骨折线与水平线夹角(Pauwels 角或 Linton 角)大于 30°、小于 50°
Ⅲ 型	骨折线与水平线夹角(Pauwels 角或 Linton 角)大于 50°、小于 70°,骨折端剪力大,骨折不稳定,多移位,其愈合率低,股骨头坏死率高

(2) 根据骨折移位程度的分型(Garden 分型):以骨折端的移位大小,分为 4 型(表 2-4)。股骨颈骨折严重程度随着类型递增,而骨折不愈合率和股骨头缺血性坏死率随之增加,此种分型方法反映了骨折的移位程度,在国际上已被广泛应用(图 2-8)。

表 2-4 股骨颈骨折 Garden 分型

分型	分型要点
Ⅰ型	不完全骨折,或嵌入骨片,股骨颈下方骨小梁部分完整,该型包括所谓"外展嵌插型"骨折
Ⅱ型	完全骨折,但无移位,股骨颈虽然完全断裂,但对位良好,如系股骨头下骨折。仍有可能愈合,但股骨头坏死变形常有发生。如为股骨颈中部或基底骨折,骨折容易愈合,股骨头血运良好
Ⅲ型	完全骨折,部分移位,X线片可以发现骨折远端向上移位、外旋,股骨头常表现为后倾,骨端尚有部分接触。
Ⅳ型	完全骨折,完全移位,X线表现为骨折端完全失去接触,而股骨头与髋臼相对关系正常

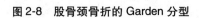

图 2-8 股骨颈骨折的 Garden 分型

知识点 4

鉴 别 诊 断

疾病名称	诊断要点
部分不全骨折或嵌插骨折	临床症状可能非常轻微,少数患者仍可坚持行走或骑车,易被漏诊。可从间接叩击痛阳性、患侧髋关节活动度减少及活动时肌肉呈防御性肌紧张等体征中,考虑股骨颈骨折的可能,应X线摄片检查加以证实。但需注意的是,部分无移位或嵌插骨折,其早期X线可由于摄片体位及X线片质量不佳等原因而未能显示,对此类患者应嘱其卧床休息,1~2周后摄片复查

问题四 根据诊断,该患者的具体治疗方案如何制订?

思路 患者骨折属新鲜骨折且年龄较大,应考虑进行手法整复。若整复失败或全身状况较差,可进行人工髋关节置换,以减少骨折后并发症,尽快恢复髋关节功能,提高患者的生活质量。整复后应根据具体情况选择固定方式及药物治疗,固定期间应积极进行功能锻炼,后期应积极进行康复训练。

知识点 5

股骨颈骨折治疗原则

新鲜无移位或嵌插骨折不需复位,但患者应制动,必要时可采用空心螺钉固定;移位骨折应尽早给予整复和固定。高龄患者可以选择人工髋关节置换。儿童股骨颈骨折复位后采用钢针或直径较细的空心加压螺钉固定,尽量不要损伤骺板。

知识点 6

保守治疗

(1) 整复方法

1) 手牵足蹬法:《伤科汇纂》说:"令患人仰卧于地,医人对卧于患人之足后,两手将患脚拿住,以右足伸华患人胯下臀上,两手将脚拽来,用足华去,身子往后卧倒,手足身子并齐用力,则入窠臼矣。"此法适用于有移位的股骨颈骨折。

2) 屈髋屈膝法:患者仰卧,助手固定骨盆,术者握其腘窝,并使膝、髋均屈曲90°,向上牵引,纠正缩短畸形,然后伸髋内旋外展以纠正成角畸形,并使骨折面紧密接触。复位后可做手掌试验,如使患肢外旋畸形消失,表示已复位(图2-9)。

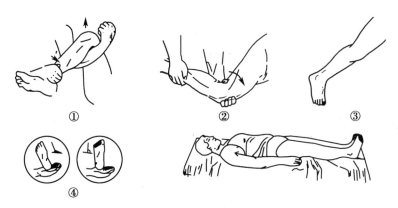

图2-9 股骨颈骨折的屈髋屈膝复位法

3) 骨牵引复位法:行患肢股骨髁上或胫骨结节骨牵引,牵引重量为4~8kg。牵引方向应与股骨头移位方向一致。2~3天后床边行X线检查,若骨端已牵下则改外展内旋位牵引,以便纠正向前成角及扣紧断端;若未复位,则应及时调整牵引重量及角度,力争复位在1周内完成,还可配合轻柔的手法整复剩余的轻度移位。

(2) 固定

1) 无移位或嵌插型骨折:可让患者卧床休息,将患肢置于外展、膝关节轻度屈曲、足中立位。为防止患肢外旋,可在患足穿一带有横木板的"丁"字鞋。亦可用轻重量的皮肤牵引固定6~8周。在固定期间应嘱咐患者做到"三不",即不盘腿、不侧卧、不下地。

2) 有移位的新鲜股骨颈骨折:可采用股骨髁上骨牵引复位,患侧足穿"丁"字鞋,将患肢置于外展、膝关节轻度屈曲、足中立位。

(3) 中药治疗:无移位骨折或嵌插骨折,若初期瘀肿不甚,可按骨折三期辨证施治。(表2-5)

表2-5　中药治疗

损伤分期	治法	方药
损伤初期	消瘀退肿	复元活血汤或活血止痛汤等
损伤中期	活血化瘀,濡养筋骨	接骨丹或健步虎潜丸等
损伤后期	坚骨壮筋,补养气血	四物汤加右归丸或壮筋续骨丹

(4) 练功:卧床期间应积极进行患肢股四头肌的收缩活动,以及踝关节和足趾关节的屈伸功能锻炼,以防止肌肉萎缩、关节僵硬及骨质脱钙现象。鼓励患者每天做深呼吸,主动按胸促咳排痰,给臀部垫气圈或泡沫海绵垫,预防长期卧床并发症。

解除固定和牵引后逐渐加强患肢髋、膝关节的屈伸活动,并可扶双拐在不负重时下床活动。以后每1~2个月拍X线片复查一次,至骨折坚固愈合,股骨头无缺血性坏死现象时,方可弃拐并逐渐负重行走,一般需半年左右。

知识点 7

手 术 治 疗

(1) 新鲜骨折

1) 加压螺钉内固定术:对于年轻的患者,或移位、粉碎不严重属头下型及部分经颈型骨折的老年患者,可用多根加压螺钉内固定治疗。术后患者可以早期活动肢体,有效地防止骨折并发症的发生。手术复位的方法,应尽可能采取闭合复位,只有在闭合复位失败,无法达到解剖复位时才考虑切开复位(图2-10)。

2) 人工关节置换术:根据患者的具体情况,慎重选用。对于生理年龄在65岁以上,兼见其他病疾病,预计寿命不超过10~15年的患者;诊断分型属于头下型、经颈型或粉碎而有移位的骨折;无法满意复位及牢固固定的骨折;髋关节原有疾病已适用于人工关节置换术者;估计无法耐受再次手术的患者;患有精神疾病无法配合的患者等,可行人工关节置换术。人工关节置换有人工股骨头置换和人工全髋关节置换两种,视患者的具体情况而定。

(2) 陈旧骨折、骨折不愈合、股骨头坏死:根据患者年龄、健康情况,结合局部的不同病理变化,可选用切开复位空心加压螺钉内固定加植骨术、髋关节重建术或改变下肢负重力线的切骨术,以促进骨折愈合或改善功能,如转子间移位截骨术、转子下外展截骨术、股骨头切除与转子下外展截骨术,或人工关节置换术。

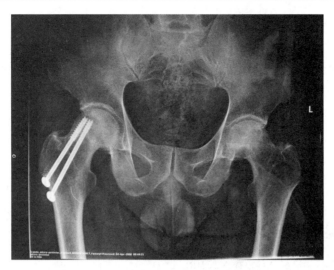

图 2-10 股骨颈骨折的加压螺钉内固定

知识点 8

　　人工髋关节置换术应用人工髋关节假体植入,代替患病关节功能,达到缓解关节疼痛,恢复关节功能的目的。人工关节置换术是 20 世纪最成功的骨科手术之一,它让无数患有终末期骨关节疾病的患者重新恢复正常的生活,适用于股骨颈骨折、股骨头坏死、骨性关节炎、类风湿关节炎、先天性髋关节发育不良、强直性脊柱炎、髋部肿瘤及其他一些少见的疾病,如代谢性疾病、关节感染性疾病、创伤性关节炎等。

　　问题五　对该患者日常调护的注意事项有哪些?
　　思路　功能复位后,患者应卧床休息,置下肢伸直中立位,避免过度屈曲髋关节,同时以股四头肌收缩、小腿功能锻炼为主。

知识点 9

预防与调护

　　早期护理应及时观察患者生命体征的变化,预防心力衰竭、脑血管意外、肺栓塞等并发症的出现。固定期间,应注意预防长期卧床的并发症,加强护理,防止发生褥疮,并经常按胸、叩背,鼓励患者咳嗽排痰,以防发生坠积性肺炎;要进行患肢股四头肌的收缩活动及踝关节和足趾关节的屈伸活动,患肢保持在外展中立位,防止内收和外旋,防止盘腿、侧卧和负重,6~8 周后扶双拐行患肢不负重下地活动,1~2 个月摄片复查 1 次,4~6 个月骨折愈合后,可弃拐行走。1 年后去除内固定。

【临证要点】

1. 根据临床体征和影像学表现确定分型,从而选择正确骨折手法整复及固定方式。

2. 股骨颈骨折后应注意预防心力衰竭、脑血管意外及肺栓塞等并发症。

【诊疗流程】

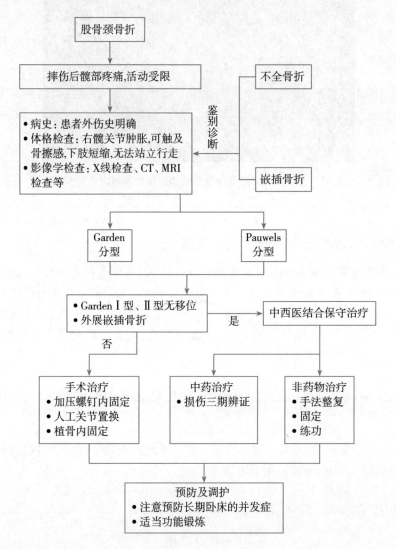

复习思考题

1. 股骨颈骨折的常见病因?

2. 试述有移位股骨颈骨折下肢畸形的特点。

3. 简述股骨颈骨折的诊断要点。

4. 按骨折线部位不同,试述股骨颈骨折的分类方法及其临床意义。

5. 股骨颈骨折治疗原则是什么?

三、股骨转子间骨折

PPT 课件

02章01节03

> **培训目标**
>
> 1. 掌握股骨转子间骨折的病因病理、诊断要点、手法整复及固定方法。
> 2. 了解股骨转子间骨折手术适应证及手术治疗方法。

股骨转子间骨折又称股骨粗隆间骨折,多数与骨质疏松有关,患者多是老年人,青壮年发病者较少。发病原因及受伤机制与股骨颈骨折相同。因转子部骨质松脆,故多为粉碎性骨折。与股骨颈骨折不同,转子间骨折部位血运丰富,很少发生骨折不愈合及股骨头缺血性坏死。

【典型案例】

患者老年女性,83 岁,以"摔伤致右髋部疼痛,活动受限 2 小时"为主诉入院。查体:右髋关节广泛肿胀,腹股沟区域压痛明显,右髋活动时疼痛加重,可触及骨擦感,下肢短缩,无法站立行走。舌质暗红有瘀斑,苔厚,脉沉弦细。

问题一　根据患者的受伤特点,如何进行初步诊断?

思路　患者外伤史明确,伤后髋部疼痛、肿胀,腹股沟区域压痛明显,右髋活动时疼痛加重,可触及骨擦感,下肢短缩,无法站立行走,根据患者主诉及症状可初步诊断为股骨转子间骨折。

 知识点 1

股骨转子间骨折临床表现

(1) 病史:有明显的外伤史。

(2) 髋部疼痛:老年人跌倒后诉髋部疼痛,髋部任何方向的活动均可引起局部疼痛加重。

(3) 肿胀和瘀斑:股骨转子部肿胀明显,有广泛的瘀斑。

(4) 压痛和叩击痛:患肢大转子处有明显压痛,叩击足跟部常引起患处剧烈疼痛。

(5) 功能障碍:伤后髋部功能丧失,不能站立或行走。

(6) 畸形:患肢明显短缩、内收、外旋畸形,无移位的嵌插骨折或移位较少的稳定骨折,上述症状比较轻微。

问题二　若想进一步明确诊断,应进行哪些检查?

思路　为进一步明确诊断,需对患者进行 X 线检查,必要时可进行 CT 扫描以确定有无合并骨折情况。

知识点 2

临床常用辅助检查

　　X 线:髋关节正侧位 X 线片能明确骨折类型、部位和移位情况。对可疑骨折,应增加健侧 X 线片对比或 2 周后复查。

　　CT:对于严重的粉碎性骨折,X 线片不能完全显示清楚,需行 CT 三维重建,以明确骨折移位情况。

　　问题三　如何进行股骨转子间骨折的分类及分型? 如何进行鉴别?

　　思路　该病例中患者外伤史明确,髋部疼痛,髋部任何方向的活动均可引起局部疼痛加重,股骨转子部肿胀明显,有广泛的瘀斑。影像学检查证实右股骨转子间骨折。根据上述资料,可诊断为右股骨转子间骨折。

 知识点 3

股骨转子间骨折分型
　　(1) 骨折线方向和位置分型(表 2-6)(图 2-11)

表 2-6　股骨转子间骨折分型

分型	分型要点
顺转子间型	骨折线自大转子顶点开始,斜向内下方行走,达小转子部。根据暴力的情况不同,小转子或保持完整,或成为游离骨片,但股骨上端内侧的骨支柱保持完整,骨的支撑作用还比较好,髋内翻不严重,移位较少,远端因下肢重量而轻度外旋。粉碎性骨折则小转子变为游离骨块,大转子及其内侧骨支柱亦破碎,髋内翻严重,远端明显上移,患肢呈外旋短缩畸形
反转子间型	骨折线自大转子下方斜向内上方行走,达小转子的上方。骨折线的走向与转子间线或转子间嵴大致垂直。骨折近端因外展肌与外旋肌的收缩而外展、外旋,远端因内收肌与髂腰肌的牵引而向内、向上移位
转子下型	骨折线经过大小转子的下方

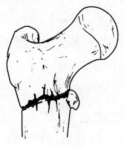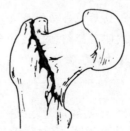

图 2-11　股骨转子间骨折的类型

（2） Evans 分型

根据骨折线方向,分为顺转子间骨折和逆转子间骨折两种主要类型。骨折的稳定关键是修复股骨转子区后内侧皮质的连续性,此分型简单而实用,并有助于预见股骨转子间骨折解剖复位和穿钉后继发骨折移位的可能性。（表2-7）

表2-7 骨转子间骨折分型

分型	分型要点
顺转子间骨折	Ⅰ型:骨折无移位,为稳定骨折 Ⅱ型:骨折部分移位,大小转子完整 ⅢA型:小转子游离,骨折移位、内翻畸形 ⅢB型:大转子游离为单独骨块 Ⅳ型:除转子间骨折外,大、小转子均成为单独骨折块,内翻畸形
逆转子间骨折	骨折线自大转子下方斜向内上方,到达小转子上方。由于内收肌牵拉,股骨干有向内侧移位的趋势,不稳定

 知识点 4

鉴 别 诊 断

股骨转子间骨折与股骨颈骨折损伤机制、临床表现及全身并发症相似,故在诊断中应予以鉴别。股骨转子间骨折为关节囊外骨折,血运丰富,肿胀明显,皮肤有广泛瘀斑,大转子处压痛明显,下肢外旋畸形大,预后良好。股骨颈骨折,髋部肿胀多不明显,压痛点多在腹股沟韧带中点的外下方,多数情况下其患肢外旋程度较轻,囊内骨折愈合较难。X 线片可明确鉴别诊断。

问题四 根据诊断,该患者的具体治疗方案如何制订?

思路 患者骨折属新鲜骨折且年龄较大,若不能耐受手术应考虑进行手法整复,整复失败时应考虑手术治疗,尽快恢复髋关节功能,提高患者的生活质量。

 知识点 5

保 守 治 疗

（1） 整复方法

无移位骨折无须整复,有移位骨折应采用手法(同股骨颈骨折)整复,亦可先行骨牵引,待3~4天缩短畸形矫正后,用手法将患肢外展内旋,以矫正髋内翻和外旋畸形。

（2） 固定

1） 无移位骨折:可让患者卧床休息,患肢穿丁字鞋或以合力皮牵引维持于中立位,6周后扶双拐下地活动。

2）有移位骨折：应采用持续牵引与外展夹板固定结合，牵引重量为6~8kg，固定患肢于外展中立位6~8周。亦可用外固定支架固定。

3）牵引方法：轻度移位的稳定性骨折，可采用合力皮牵引或骨牵引维持患肢外展中立位，6~8周后带外展夹板扶双拐下地活动；不稳定的移位骨折，如为年龄不太大、健康状况尚好者，可采用胫骨结节骨牵引8~10周。严重粉碎性骨折或年龄太大不能接受骨牵引及手术者，可考虑行皮牵引治疗。牵引重量约占体重的1/7，否则不足以克服髋内翻畸形，一旦髋内翻纠正后，不可减重过多，须保持占体重的1/7~1/10，以防止髋内翻畸形的复发。牵引应维持足够时间，一般均应超过8~12周，骨折愈合初步坚实后去牵引。

（3）中药治疗

药物治疗与股骨颈骨折相仿，但早期尤应注意采用活血祛瘀、消肿止痛之品。老人体衰，气血虚弱，不宜重用桃仁、红花，应用三七、丹参等，祛瘀而不伤新血。

（4）练功

固定期间应鼓励患者早期在床上进行全身锻炼，嘱患者每天做踝关节屈伸运动与股四头肌收缩锻炼。解除固定和牵引后，逐渐加强患肢髋、膝关节的屈伸活动，并可扶双拐在不负重时下床活动。以后每1~2个月拍X线片复查一次，至骨折坚固愈合、股骨头无缺血性坏死现象时，方可弃拐逐渐负重行走。一般需半年左右。

知识点6

手 术 治 疗

对于不稳定性骨折，因年老不宜长期卧床，或经手法复位而不理想者，可做内固定治疗。目前用于治疗股骨转子间骨折的内固定材料可分为滑动加压螺钉加侧方钢板类和髓内固定类两类，各有其优点，可根据患者的具体情况选择应用。

（1）滑动加压螺钉加侧方钢板类：此类固定物，如Richards钉板、动力髋螺钉（DHS）、加压髋螺钉（CHS）、滑动髋螺钉（SHS）等。由于是偏心性固定，对不稳定的转子下骨折固定稍差。

（2）髓内固定类：此类固定物，如弧形髓内针（Ender针）、带锁髓内针、伽马钉（Gamma）、股骨近端钉（PFN）等。由于髓内系统生物力学较好，疗效相对更可靠。

依据骨折类型，伤前全身情况，骨质疏松程度等合理选择内固定：①顺行的稳定的Ⅰ、Ⅱ、ⅢA骨折，宜优先选择多枚斯氏针或空心螺钉；②逆行或顺行不稳定Ⅲ、Ⅳ型骨折，宜优先选择Gamma钉、PFN固定。

问题五 对该患者日常调护的注意事项有哪些？

思路 功能复位后，患者应卧床休息，置下肢伸直中立位，避免过度屈曲髋关节，同时以股四头肌收缩、小腿功能锻炼为主。

知识点 7

预防与调护

　　早期护理重点在于预防心力衰竭、脑血管意外及肺梗死,故应及时观察生命体征的变化。在牵引期间,应防止发生肺炎及褥疮等并发症,保持病房空气流通,鼓励患者深呼吸,并经常拍背,进行骶尾部按摩。将患肢保持在外展位,防止内收和外旋。

【临证要点】

1. 尽快恢复髋关节功能,提高患者的生活质量。
2. 应根据具体情况谨慎选择手术方式。

【诊疗流程】

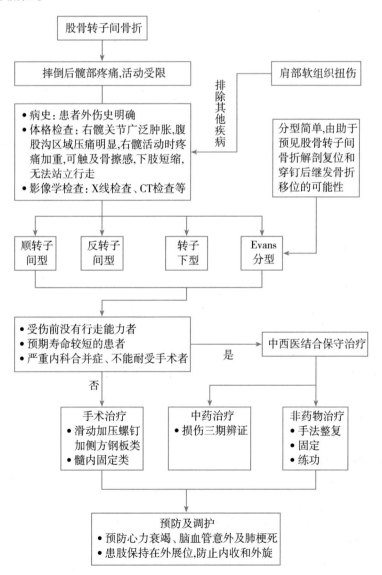

扫一扫，
测一测

复习思考题

1. 简述股骨转子间骨折的辨证要点。
2. 简述股骨转子间骨折的常用辅助检查及特点。
3. 简述股骨转子间骨折有移位的论治要点。
4. 根据骨折线的方向和部位不同，试述股骨转子间骨折的分类方法。
5. 股骨转子间骨折的鉴别诊断是什么？

四、股骨干骨折

PPT 课件

 培训目标

1. 掌握股骨干骨折的病因病理、诊断要点、手法整复及固定方法。
2. 了解股骨干骨折手术适应证及手术治疗方法。

股骨干骨折多见于儿童及青壮年，男性多于女性。股骨干骨折多由强大暴力所造成，以股骨干中部骨折最多，骨折后断端移位明显，软组织损伤常较重。损伤暴力多为直接暴力，其骨折多为横断或粉碎性；间接暴力所产生的杠杆作用、扭转作用亦能引起骨折，其骨折多为斜形或螺旋形骨折。股骨干骨折均属不稳定性骨折。青枝型骨折仅见于小儿。骨折移位的方向，除受外力和肢体重力的影响外，主要受肌肉牵拉所致。

【典型案例】

患者男性，43岁，以"左下肢车祸致左大腿中段疼痛，活动受限6小时"为主诉入院。查体：左大腿肿胀、短缩畸形，触诊压痛，主动活动障碍、被动活动时疼痛加重，可闻及骨擦音，肢端感觉、血供正常。舌质暗红有瘀斑，苔黄，脉沉弦。

问题一　根据患者的受伤特点，如何进行初步诊断？

思路　患者外伤史明确，查体见左大腿肿胀、短缩畸形，触诊压痛，主动活动障碍、被动活动时疼痛加重，可闻及骨擦音。根据患者主诉及症状可初步诊断为股骨干骨折。

 知识点 1

股骨干骨折临床表现

（1）病史：多数伤者有较严重的外伤史。

（2）局部疼痛：骨折部位剧烈疼痛。

（3）肿胀：大腿肿胀明显。

（4）压痛和叩击痛：患肢局部按压引起患处剧烈疼痛，纵向叩击痛阳性，可扪及骨擦音。

（5）功能障碍：不能站立或行走。

（6）畸形：患肢明显短缩、畸形，假关节形成。

知识点 2

股骨干骨折并发症

　　导致股骨干骨折的暴力多较严重或复杂,因此,应注意防止漏诊多发性损伤和并发症。如骨折后剧痛及出血量多(如患肢肿胀比健肢增粗1cm,估计内出血量一般为500ml;闭合性移位股骨干骨折的内出血量一般在500~1 000ml),易伴发休克,故应注意观察患者的面色、脉搏、呼吸、血压等生命体征;对下1/3骨折应常规检查肢体远端的感觉和血运(如足背、胫后动脉),以防漏诊血管损伤;严重挤压伤、粉碎性骨折或多段骨折患者,还可并发脂肪栓塞综合征,临床应密切观察。此外,轻微外力造成的骨折,应考虑到病理性骨折的可能。

　　问题二　若想进一步明确诊断,应进行哪些检查?
　　思路　为进一步明确诊断,需对患者进行X线检查。考虑血管损伤时应进行彩超或造影检查。

知识点 3

临床常用辅助检查

　　(1) X线:拍摄股骨正侧位X线片,可显示骨折的部位、类型及移位情况。
　　(2) 彩超或造影:考虑有血管损伤时可做血管B超或血管造影,有确诊意义。

　　问题三　如何进行股骨干骨折的分类及分型?
　　思路　股骨干骨折多为高能量损伤,常合并系统损伤。目前治疗股骨干骨折的方法多样,我们需要对骨折的部位和类型,骨折粉碎的程度,患者的年龄等有一定的了解。该患者根据上述资料可诊断为左股骨干骨折。

知识点 4

股骨干骨折的分类(表2-8) (图2-12)

表2-8　股骨干骨折分类

分型	分型要点
股骨干上1/3骨折	骨折近端因受髂腰肌、臀中肌、臀小肌,以及其他外旋肌群的牵拉而产生屈曲、外展、外旋移位;骨折远端由于内收肌群作用则向后、向上、向内移位
股骨干中1/3骨折	两骨折段除有重叠畸形外,移位方向依暴力而定,但多数骨折近端呈外展、屈曲倾向,远端因内收肌的作用,其下端向内上方移位。无重叠畸形的骨折,因受内收肌收缩的影响有向外成角的倾向
股骨干下1/3骨折	因膝后方关节囊及腓肠肌的牵拉,骨折远端往往向后移位。严重者,骨折端有损伤腘动、静脉及坐骨神经的危险,而骨折近端内收向前移位

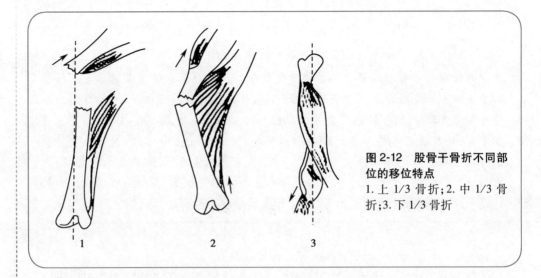

图 2-12　股骨干骨折不同部位的移位特点
1. 上 1/3 骨折；2. 中 1/3 骨折；3. 下 1/3 骨折

问题四　根据诊断,该患者的具体治疗方案如何制订?

思路　患者为高能量损伤,应注意患者全身情况,积极防治外伤性休克,重视对骨折的急救处理。现场严禁脱鞋、脱裤或做不必要的检查,应用简单而有效的方法给予临时固定,急速送往医院。

 知识点 5

股骨干骨折的治疗原则

股骨干骨折的治疗采用非手术疗法,多能获得良好的效果。但因大腿的解剖特点是肌肉丰厚、拉力较强,骨折移位的倾向力大,在采用手法复位、夹板固定的同时需配合持续牵引治疗。必要时还需切开复位内固定。

 知识点 6

保 守 治 疗

（1）手法整复方法

患者取仰卧位,一位助手固定骨盆,另一位助手用双手握小腿上段,顺势拔伸,并徐徐将患肢屈髋 90°,屈膝 90°,沿股骨纵轴方向用力牵引,矫正重叠移位后,再按骨折不同部位分别采用下列手法。

1) 上 1/3 骨折:将患肢外展,并略加外旋,然后由助手握近端向后挤按,术者握住远端由后向前端提。

2) 中 1/3 骨折:将患肢外展,同时以双手自断端的外侧向内挤压,然后以双手在断端前后、内外夹挤。

3) 下 1/3 骨折:在维持牵引下,使膝关节徐徐屈曲,并以紧挤在腘窝内的两手作为支点,将骨折远端向近端推迫。

若股骨干骨折重叠移位较多,手法牵引未能完全矫正时,可用反折手法矫正。

若斜行、螺旋骨折背向移位，可用回旋手法矫正，往往断端间的软组织嵌顿也随之解脱。若有侧方移位可用两手掌指合抱或两前臂相对挤压，施行端提捺正手法。粉碎性骨折可用四面挤压手法，使碎片互相接近。

4）牵引复位：对于成年人或较大年龄儿童的股骨干骨折，特别是对粉碎骨折、斜行骨折或螺旋骨折，多采用较大重量的骨骼短期牵引逐渐复位，只要牵引方向和牵引重量合适，往往能得到良好的对位。3~5天后X线片显示骨折畸形已纠正，可逐步减轻牵引重量。粉碎骨折因愈合较慢，牵引时间可适当延长。

骨折复位后，在维持牵引下，根据上、中、下1/3骨折不同部位放置压垫，上1/3骨折放在近端的前方和外侧，中1/3骨折放在断端的外侧和前方，下1/3骨折放在近端的前方（图2-13），再放置夹板，内侧板由腹股沟至股骨内髁，外侧板由股骨大转子至股骨外髁，前侧板由腹股沟至髌骨上缘，后侧板由臀横纹至腘窝上缘，然后用四条布带捆扎固定。

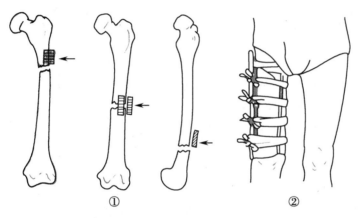

图2-13　股骨干骨折夹板固定加垫法
①压垫放置；②夹板固定

（2）固定，持续牵引：由于大腿部肌肉丰厚，肌力强大，加之下肢杠杆力量强，对骨折施行手法复位夹板固定术后，仍有可能使已复位的骨折端发生成角，甚至侧方移位。因此，还应按照患者的年龄、性别、肌力的强弱，分别采用持续皮肤牵引或骨牵引，才能维持复位后的良好位置。

（3）中药治疗：按骨折治疗的三期辨证用药。（表2-9）

表2-9　中药治疗

损伤分期	治法	方药
损伤初期	活血化瘀	活血止痛汤
损伤中期	接骨续损，和营止痛	续骨活血汤
损伤后期	补养气血，强壮筋骨	四物汤合左归丸

（4）练功：年龄较大的儿童、成人患者的练功活动应从复位后第2天起，开始练习股四头肌舒缩及踝关节、跖趾关节屈伸活动。从第3周开始，直坐床上练习抬臀，用健足蹬床，两手扶床使身体离开床面，以达到使髋、膝关节开始活动的

目的。从第 5 周开始,两手拉吊杆,健足踩在床上支撑,收腹、抬臀,臀部完全离开床面,使身体、大腿与小腿成一水平线,以加大髋、膝关节活动范围。经拍片或透视,骨折端无变位,可从第 7 周开始扶床架练习站立活动。

解除牵引后,对上 1/3 骨折加用外展夹板,以防止内收成角,在床上活动 1 周,即可扶双拐下地做患肢不负重的步行锻炼。当骨折端有连续性骨痂时,患肢可循序渐进地增加负重。经观察证实骨折端稳定,可改用单拐。1~2 周后可弃拐行走,这时再拍 X 线片检查,若骨折端无变化,且愈合较好,方可解除夹板固定。

知识点 7

手 术 治 疗

一般股骨干骨折经过非手术治疗都能获得满意的效果。但有以下情况者,可考虑手术切开复位内固定。然手术治疗存在发生感染、骨痂生长慢、股四头肌粘连、骨折愈合时间偏长的缺点,必须严格掌握手术适应证。

(1) 手术适应证

1) 严重开放性骨折早期就诊者。

2) 合并神经血管损伤,需手术探查及修复者。

3) 多发性损伤,为了减少治疗中的矛盾,便于治疗者。

4) 骨折断端间嵌夹有软组织者。

5) 牵引失败者。

6) 骨折畸形愈合或不愈合者。

(2) 手术方法

1) 常用的手术方法有接骨板固定和髓内针固定两大类,上、中 1/3 骨折多采用髓内针固定,下 1/3 骨折多采用接骨板(DCS)或者解剖锁定钛板固定。

2) 股骨干骨折畸形愈合,成角大于 10°~15°、旋转大于 30°、重叠在 2~3cm 以上者,若骨折在 3 个月以内,愈合未坚固,患者体质较好,可在充分麻醉下,重新折骨后给予外固定;若骨折已超过 3 个月,愈合坚强,手法折骨有困难者,应切开复位内固定。

3) 对迟缓愈合者,应着重改进外固定装置,延长固定时间,给骨折处按摩、卡挤和纵向压力刺激以促进骨折愈合;骨折不愈合者,应施行手术内固定和植骨术治疗。

知识点 8

股骨干骨折术后不愈合是临床中所面临的一个棘手问题,其发病的影响因素及干预方法尚存在争论。一般认为以不充分的骨折稳定性(包括术后早期负重行走),不充足的血流供应,骨折碎块的丢失,或者术后存在感染等诸多情况是骨折不愈合的主要原因。

问题五 对该患者日常调护的注意事项有哪些?

思路 功能复位后,患者应卧床休息,置下肢伸直中立位,避免过度屈曲髋关节,同时以股四头肌收缩、小腿功能锻炼为主。

 知识点 9

预防与调护

骨折持续牵引时,要注意牵引重量的调整,牵引力线的方向,夹板、压垫位置及扎带的松紧度。患肢放置在牵引架上,要注意股四头肌和踝、趾关节的功能锻炼,并防止皮肤发生褥疮。

【临证要点】

大腿的解剖特点是肌肉丰厚,拉力较强,骨折移位的倾向力大,在采用手法复位夹板固定的同时需配合持续牵引治疗。

【诊疗流程】

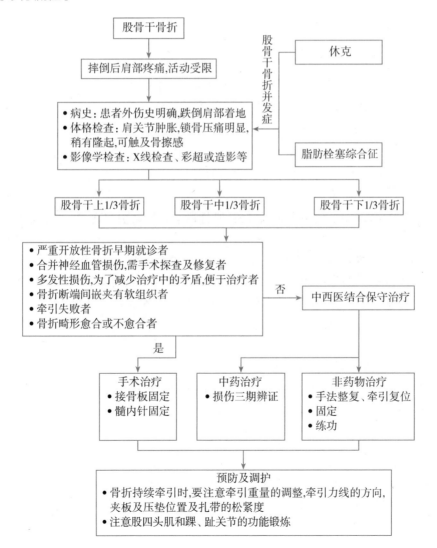

扫一扫,
测一测

? 复习思考题

1. 简述股骨干骨折的辨证诊断要点。
2. 简述股骨干骨折复位后夹板固定中压垫的放置位置。
3. 简述股骨干骨折的常用治疗方法。
4. 股骨干上、中、下 1/3 骨折断端移位机制是什么?
5. 如何选择治疗股骨干骨折的牵引方法?

(曹玉净 柏立群)

PPT 课件

第二节 膝、小腿部损伤

一、股骨髁上骨折

培训目标

1. 掌握股骨髁上骨折的病因病理、诊断要点、手法整复及固定方法。
2. 了解股骨髁上骨折手术的适应证及手术治疗方法。

《医宗金鉴》记载,股骨髁上骨折属于髀骨骨折,现指发生于股骨远端自股骨腓肠肌起点上 2~4cm 范围内的且未累及关节面的骨折,占全身骨折的 0.4%,多见于青壮年,男性多于女性。股骨髁周围有关节囊、韧带、肌肉及肌腱附着,骨折块受这些组织的牵拉不易复位,即使复位后也难以维持,股骨远端骨折易引起血管、神经损伤。

【典型案例】

患者男,22 岁。因"骑电动车摔倒后左膝、左大腿疼痛,肿胀、活动受限 1 小时"为主诉入院。查体:左大腿下段及膝部肿胀,大腿下段畸形,压痛明显,并可触及骨擦感,左下肢不敢活动,被动活动时疼痛加重。舌质暗红有瘀斑,苔薄白,脉沉弦细。

问题一 根据患者的受伤特点,如何进行初步诊断?

思路 患者外伤史明确,骑车摔倒,伤后患侧大腿及膝关节疼痛,肿胀活动明显受限,并触及骨擦感,可初步诊断为左股骨髁上骨折。

知识点 1

股骨髁上骨折的诊断要点

(1) 病史:青壮年患者多见,多遭受强大暴力,如车祸、扭转、高处坠落伤等。
(2) 临床表现

1）骨折局部症状：主要为膝部肿胀明显，股骨髁间或内外髁部位压痛；传导叩痛亦较明显。

2）膝关节功能障碍：稍许活动即可引起剧痛，因此，其关节功能受限程度更为明显。

3）若局部出现较大血肿，且胫后动脉、足背动脉搏动减弱或消失时，应考虑腘动脉损伤的可能。如伴有小腿后 1/3、足背外侧 1/3 及足底皮肤感觉减弱或消失时，应考虑胫神经损伤的可能性。

（3）影像学检查：X 线检查可显示骨折的部位、类型及移位情况。一般需行 CT+三维重建了解骨折的细节情况，便于术前评估、手术方案的设计及术中复位。

问题二　股骨髁上骨折有哪些分型？表现有什么不同？

思路　为进一步明确诊断，指导治疗，应对患者进行 X 线检查，必要时可进行 CT 扫描以确定骨折类型、移位情况。

知识点 2

股骨髁上骨折分型

股骨髁上骨折一般分屈曲型和伸直型，屈曲型多见。二者骨折线的方向不同，移位及并发症不同。（表 2-10）

表 2-10　股骨髁上骨折分型

分型	分型要点
屈曲型	远折端向后移位，骨折呈横形，或自后上斜向前下方的斜形。骨折远端在腓肠肌的牵拉和关节囊的紧缩下向后移位。骨折的尖端容易压迫或损伤腘动脉、静脉和神经
伸直型	骨折远端向前移位，骨折线从前上斜向后下

问题三　根据诊断，该患者的具体治疗方案如何制订？

思路　采用手法复位、牵引、石膏或夹板固定。不强求解剖复位。股骨前后方向或内外 7° 以内的成角，长度短缩小于 2cm，对患肢功能影响较小。固定期间进行药物治疗及功能锻炼，后期积极进行康复训练。

知识点 3

保守治疗

（1）手法整复：以屈曲型为例，说明复位手法。采用屈膝拔伸法整复。患者仰卧，两膝关节屈曲 90°，悬垂于手术台一端，患膝下方垫一沙袋。用固定带或宽布固定在手术台上。助手双手抱住患肢踝部,顺势拔伸牵引。术者双手抱住小腿上端靠近腘窝部,将远折端向前提托,以纠正重叠及向后成角移位。然后两手相对挤压,纠正残余的前后及侧方移位,力求复位。

(2) 固定

1) 石膏:对青枝骨折或无移位的骨折,应将膝关节内的积血抽吸干净,然后用夹板或石膏固定。

2) 夹板:无移位骨折可采用超膝关节夹板固定。

3) 牵引:夹板结合骨牵引对于移位骨折的固定效果较好。有移位的屈曲型骨折可采用股骨髁部的骨牵引,伸直型骨折则采用胫骨结节牵引(图2-14a/b)。

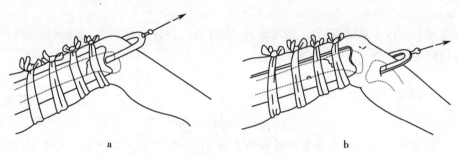

图 2-14 股骨髁上骨折骨牵引
(a. 股骨髁部牵引 b. 胫骨结节牵引)

(3) 药物:根据骨折愈合过程,分为三期辨证治疗。(表2-11)

表2-11 中药治疗

损伤分期	治法	方药
骨折早期	活血祛瘀,消肿止痛,行气消瘀	桃红四物汤、复原活血汤加利水消肿药等
骨折中期	和营止痛,接骨续筋,舒筋活络	续骨活血汤、新伤续断汤等
骨折后期	调养气血,健脾益胃,补益肝肾	八珍汤等

(4) 练功:固定期间,应鼓励患者早期在床上进行足趾的主动活动及小腿三头肌、股四头肌舒缩锻炼。然后进行下肢伸直抬高的训练和膝关节循序渐进的屈伸活动锻炼。以后可扶双拐做不负重步行锻炼,待X线片证实骨折愈合后方可逐步负重。

知识点 4

手 术 治 疗

（1）**手术指征**：①有移位的关节内骨折；②开放性骨折需清创治疗；③伴有血管神经损伤；④同侧胫骨干骨折，形成"漂浮膝"；⑤双侧股骨骨折，不能耐受长期卧床牵引治疗；⑥多发伤患者，早期骨折的稳定有利于多发伤的恢复及严重并发症的防治。

（2）**手术方式的选择**

1）钉板系统内固定：一般用锁定钢板，可对股骨髁部形成支持。术中最重要的是对关节面的解剖复位，重建膝关节及髌股关节，恢复其正常的活动轨迹。

2）内系统内固定术：较钉板系统内固定而言更加符合生物力学性能，固定效能更佳。若行闭合复位对断端血运破坏较小，骨折愈合率较高。

问题四 对本案患者日常调护的注意事项有哪些?

思路 该患者复位固定后应观察对位对线，牵引力线，患肢血液循环，随时调整外固定松紧度，牵引的力线。骨折固定早期应避免膝关节屈伸活动，固定稳妥的情况下可以进行功能锻炼。

 知识点 5

预防与调护

要早期进行患肢股四头肌的收缩活动及踝关节和足趾关节的屈伸活动，然后逐步加强膝关节的主动及被动活动锻炼。术后 1 个月、3 个月、半年摄 X 线片复查，骨折愈合后可弃拐行走。一般骨折愈合一年即可取出内固定，根据复查情况决定拆除内固定的具体时间。

【临证要点】

对于多发伤患者，尤其应注意早期骨折断端的稳定，利于多发伤的恢复和预防严重并发症。

【诊疗流程】

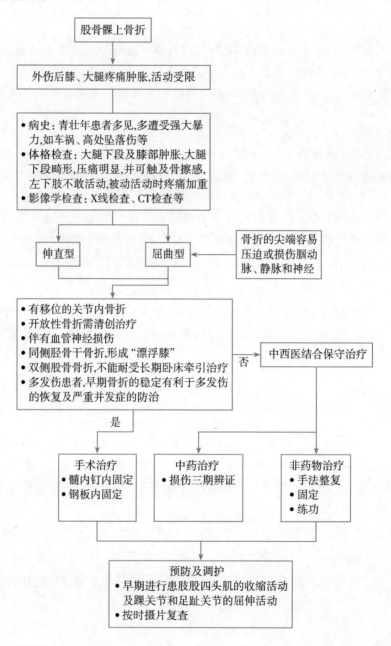

股骨髁上骨折

↓

外伤后膝、大腿疼痛肿胀,活动受限

↓

- 病史:青壮年患者多见,多遭受强大暴力,如车祸、高处坠落伤等
- 体格检查:大腿下段及膝部肿胀,大腿下段畸形,压痛明显,并可触及骨擦感,左下肢不敢活动,被动活动时疼痛加重
- 影像学检查:X线检查、CT检查等

伸直型 / 屈曲型 ← 骨折的尖端容易压迫或损伤腘动脉、静脉和神经

↓

- 有移位的关节内骨折
- 开放性骨折需清创治疗
- 伴有血管神经损伤
- 同侧胫骨干骨折,形成"漂浮膝"
- 双侧股骨骨折,不能耐受长期卧床牵引治疗
- 多发伤患者,早期骨折的稳定有利于多发伤的恢复及严重并发症的防治

否 → 中西医结合保守治疗

是 ↓

手术治疗
- 髓内钉内固定
- 钢板内固定

中药治疗
- 损伤三期辨证

非药物治疗
- 手法整复
- 固定
- 练功

↓

预防及调护
- 早期进行患肢股四头肌的收缩活动及踝关节和足趾关节的屈伸活动
- 按时摄片复查

扫一扫,
测一测

❓ 复习思考题

1. 股骨髁上骨折的临床表现有哪些?
2. 股骨髁上骨折如何分型?
3. 请简述股骨髁上骨折屈曲型复位手法。
4. 请简述股骨髁上骨折外固定方法如何选择。
5. 请简述股骨髁上骨折的手术适应证。

二、髌骨骨折

PPT 课件
02章02节02

 培训目标

1. 掌握髌骨骨折的病因病理、诊断要点、手法整复及固定方法。
2. 了解髌骨骨折的手术治疗方法。

髌骨是人体最大的籽骨,是膝关节的一个重要组成部分。位于膝关节前方,呈三角形,底边在上而尖端在下,发生于此部位的骨折称髌骨骨折,占全部骨折损伤的10%。大部分髌骨骨折由直接暴力及间接暴力联合所致。髌骨后面是完整的关节面,其内外侧分别与股骨内外侧髁前面形成髌股关节。在治疗中应尽量使关节面恢复平整,减少髌股关节创伤性关节炎的发生。

【典型案例】

患者女,49 岁。因"跌伤致左膝部肿痛、活动受限 2 小时"入院。查体:左膝皮肤完好,未见破损,局部肿胀,瘀斑,左膝明显压痛,可触及骨擦感,浮髌试验阳性,左膝关节活动障碍,左下肢肢端血供、皮肤感觉及各趾活动可。舌质暗红有瘀斑,苔薄白,脉沉弦细。

问题一 根据患者的受伤特点,如何进行初步诊断?

思路 患者外伤史明确,跌倒后左膝触地,伤后患侧膝关节疼痛,活动明显受限,局部肿胀,瘀斑,左膝明显压痛,可触及骨擦感,浮髌试验阳性,可初步诊断为髌骨骨折。

 知识点 1

髌骨骨折的临床表现

(1) 病史:有明显的外伤史,膝关节伸直活动、站立、行走障碍。

(2) 体征:骨折后关节内大量积血,髌前皮下瘀血、肿胀,严重者皮肤可发生水疱。有移位的骨折,可触及骨折线间隙,活动功能受限。

问题二 若想进一步明确诊断,应进行哪些检查?

思路 为进一步明确诊断,应对患者左腕关节处进行 X 线检查,必要时可进行 CT 扫描以确定骨折情况。

知识点2

临床常用辅助检查

（1）X线检查：X线检查可显示骨折的部位、类型及移位情况。必要时行CT检查，对可疑髌骨纵行或边缘骨折，需拍摄轴位片证实。

（2）CT扫描：除上述X线表现外，能够更加准确地显示关节内骨块及位移程度。

问题三　如何对患者进行髌骨骨折的分类及分型？如何进行鉴别？

思路　该病例中患者外伤史明确，查体见患侧膝关节疼痛，活动明显受限，局部肿胀，瘀斑，左膝明显压痛，可触及骨擦感，浮髌试验阳性，影像学检查提示左侧髌骨的完整性和连续性中断。据上述资料，可诊断为左髌骨骨折。鉴别诊断有时候需要对比观察对侧膝关节的X线片，便于将急性髌骨骨折与二分髌骨相鉴别。

知识点3

髌骨骨折分型

髌骨位于膝前皮下，易受到直接暴力损伤，如膝部撞在汽车的仪表上或摔倒时膝部着地，这些易导致粉碎性或位移性骨折；间接损伤常由膝关节屈曲位股四头肌强烈收缩所致，一般为横行骨折。根据受伤机制不同，可分为7种类型的骨折。（表2-12）

表2-12　髌骨骨折分型

分型	分型要点
无移位骨折	骨折发生后没有明显的移位现象，即骨折移位距离在3mm以下、髌骨关节面移位在2mm以下，或者虽然存在移位但是骨折处于髌骨下极位置，未涉及关节面
横断骨折	骨折为两块，可呈现横形、纵形或斜形，位于中部位置，位移距离较大
下部或下极骨折	发生于髌骨下部或下极的骨折，骨折块多
无移位的粉碎性骨折	粉碎性骨折，但无明显移位现象
移位的粉碎性骨折	粉碎性骨折且发生移位，距离在5mm以上
垂直骨折	骨折为2块，呈纵形，位于髌骨体中部，移位距离≥5mm，髌骨关节面移位≥2mm
骨软骨骨折	髌骨的软骨骨折

知识点 4

鉴 别 诊 断

髌骨骨折应注意与二分髌骨鉴别。二分髌骨多位于髌骨外上极,位于下缘或外缘者少见。副髌骨与主髌骨之间的间隙较整齐,边缘硬化而不锐利,临床上局部无压痛。

问题四 根据诊断,该患者的具体治疗方案如何制订?

思路

（1）根据患者查体及 X 线片表现考虑,明确诊断后,根据实际情况进行手法整复。

（2）固定:此法适用于无移位髌骨骨折,不需手法复位,抽出关节内积血后包扎。用长腿石膏托固定患肢于伸直位 3~4 周,在此期间练习股四头肌收缩,去除石膏后练习膝关节屈伸活动。

（3）中药治疗:中药内服参照骨折三期辨证用药原则。

（4）练功:固定期间积极进行功能锻炼。

 知识点 5

保 守 治 疗

（1）整复方法:根据骨折类型采用合适的手法进行整复。

患者平卧,患肢置伸直位,先清洗局部皮肤,在无菌操作下抽吸关节腔及骨折断端血肿后,并局麻。术者以一手拇指及食、中指先捏挤远端下缘向上推,并固定;另一手拇指及食、中指捏挤近端上缘的内外两角,向下推挤,使骨折近端向远端对位。

（2）固定:对于无位移骨折,可采用抱膝圈固定置膝关节于 10° 屈膝位。用粗铅丝做一比髌骨略大的圆圈,铅丝外缠以较厚的纱布绷带,并扎上四条布带,将整复后骨折固定,屈膝 10°,再用抱膝圈固定,同时用长 60cm、宽 10cm 的木制托板置于膝后,腘窝部垫一小棉垫,抱膝圈四周用布带捆扎在托板上,一般固定 4 周左右。（图 2-15）

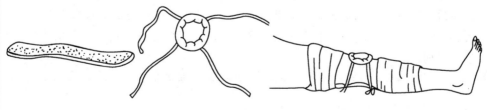

图 2-15 抱膝圈外固定法

（3）中药治疗:参照骨折三期辨证论治。（表2-13）

表 2-13 中药治疗

损伤分期	治法	方药
损伤初期	活血祛瘀,消肿止痛	桃红四物汤、复原活血汤加利水消肿药等
损伤中期	和营生新,接骨续筋	续骨活血汤、新伤续断汤等
损伤后期	调养气血,补益肝肾	八珍汤等

（4）练功:在固定期间应逐步加强股四头肌舒缩活动,解除固定后,可配合中药外洗法逐步进行膝关节的屈伸锻炼。

 知识点 6

手 术 治 疗

（1）手术适应证:当发生关节内骨折,台阶超过 2mm 或伸膝装置完整性破坏时,需要手术治疗。当骨折伴关节面塌陷或骨折间隙大于 2mm 时也需要进行手术。

（2）手术方式:对骨折移位明显,手法整复失败,或骨折端有软组织嵌入,或多块骨折,可考虑行切开复位,钢丝张力带、螺钉或镍钛记忆合金髌骨爪等内固定。对于严重的粉碎性骨折,难以复位者,可根据患者的具体情况做髌骨部分切除术或切除术。

问题五 对本案患者日常调护的注意事项有哪些?

思路 注意调整长腿石膏托的松紧度避免影响血运,固定期间练习股四头肌收缩,去除石膏后练习膝关节屈伸活动。

知识点 7

预防与调护

早期进行患肢股四头肌的收缩活动及踝关节和足趾关节的屈伸活动,然后逐步进行膝关节的主动及被动活动锻炼,主要恢复屈膝功能。术后 1 个月、3 个月、半年摄 X 线片复查,骨折愈合后可弃拐行走。根据复查情况决定拆除内固定装置时间。

【临证要点】

1. 临床诊断时应注意髌骨骨折分型。

2. 髌骨骨折的预防与调护尤为关键,早期应进行股四头肌、踝关节、足趾关节的功能锻炼。

【诊疗流程】

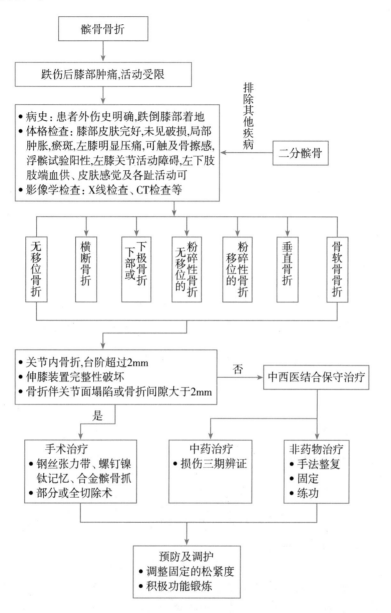

复习思考题

1. 简述髌骨的作用。
2. 试述髌骨骨折的原因及各自的骨折特点。
3. 请简述髌骨骨折的分型。
4. 试述髌骨骨折的诊断方法。
5. 简述髌骨骨折的治疗原则。

三、胫骨平台骨折

　培训目标

1. 掌握胫骨平台骨折的病因病理、诊断要点、手法整复及固定方法。
2. 了解胫骨平台骨折的手术治疗方法。

胫骨平台骨折是膝关节创伤中最常见的骨折之一,膝关节遭受内、外翻暴力的撞击,或坠落造成的压缩暴力等均可导致胫骨髁骨折。由于胫骨平台骨折是典型的关节内骨折,其处理与预后将对膝关节功能产生很大的影响。同时,胫骨平台骨折常伴有关节软骨、膝关节韧带或半月板损伤。遗漏诊断和处理不当都可能造成膝关节畸形、力线或稳定问题,导致关节功能的障碍。

【典型案例】

患者女,66岁。因"高处坠落右膝着地致右膝部疼痛、活动受限1小时"为主诉入院。查体:无法站立行走,右膝关节肿胀,见皮下青紫,膝前外侧见约6.0cm×4.0cm皮肤擦伤,压痛明显,皮肤温度不高,右膝关节主动伸屈活动受限,被动活动疼痛明显。浮髌试验阳性。舌质暗红有瘀斑,苔薄白,脉沉弦细。辅助检查:右膝关节X线片示右胫骨平台骨折。

问题一　根据患者的受伤特点,如何进行初步诊断?

思路　患者外伤史明确,跌倒后右膝着地,伤后患侧膝关节肿胀疼痛,皮下青紫,皮肤擦伤,压痛明显,活动明显受限,可初步诊断为胫骨平台骨折。

知识点1

胫骨平台骨折的临床表现

（1）病史:有明显的外伤史。

（2）症状:患者伤后出现膝部疼痛,膝关节肿胀和下肢不能负重等症状。

（3）体征:胫骨近端和膝关节局部触痛,出现反常活动,偶尔可触及骨擦音和骨擦感,骨折移位严重时可触及骨折断端。膝关节主动、被动活动受限。

问题二　若想进一步明确诊断,应进行哪些检查?

思路　为进一步明确诊断,应对患者右膝关节处进行CT三维重建,必要时可进行MRI平扫以确定骨折情况。

知识点 2

临床常用辅助检查

（1）X 线：正侧位 X 线平片可以诊断骨折。如需进一步明确移位的情况，可以行斜位 X 线片检查。

（2）CT 三维重建：除上述 X 线表现外，CT 三维重建能够更加准确地显示关节内骨块及位移程度。

（3）MRI：MRI 可以清楚地显示损伤的半月板、韧带、关节软骨及周围软组织等改变，能够显示骨挫伤，并能判断病变的严重程度。

问题三 如何进行胫骨平台骨折的分类及分型？需与何病进行鉴别？

思路 该病例中患者外伤史明确，查体及影像学检查示右胫骨平台骨折。据上述资料，可诊断为右侧胫骨平台骨折。胫骨平台骨折分型较多，临床应用最广泛的分型为 Schatzker 分型。

胫骨平台骨折应与髌骨骨折、半月板损伤等进行鉴别诊断；X 线和 CT 检查可进一步区分骨折类型和移位情况等。同时还应注意观察有无胫骨关节脱位。

 知识点 3

胫骨平台骨折 Schatzker 分型

分型	分型要点
Ⅰ型骨折	Ⅰ型骨折—单纯劈裂骨折：典型的楔形非粉碎性骨折块向外下劈裂移位。此型骨折常见于无骨质疏松的年轻患者
Ⅱ型骨折	Ⅱ型骨折—劈裂合并压缩骨折：侧方楔形骨块劈裂分离合关节面向下压缩陷入干骺端。此型骨折常见于老年患者
Ⅲ型骨折	Ⅲ型—单纯中央压缩性骨折：单纯关节面压缩陷入平台，外侧皮质完整，易发生于骨质疏松患者
Ⅳ型骨折	Ⅳ型—内侧髁骨折：此型骨折可以使单纯的内侧髁楔形劈裂、粉碎或压缩骨折，常累及胫骨棘
Ⅴ型骨折	Ⅴ型骨折—双髁骨折：两侧胫骨平台劈裂。其特点是干骺端和骨干仍保持其连续性。
Ⅵ型骨折	Ⅵ型骨折—伴有干骺端和骨干分离的平台骨折：除单髁或双髁及关节面骨折外，还存在胫骨近端横行或斜行骨折

知识点 4

鉴 别 诊 断

疾病名称	诊断要点
髌骨骨折	胫骨平台骨折暴力强大,压痛点在胫骨髁部,X 线片显示胫骨髁部骨折;髌骨骨折髌骨部压痛、裂隙,膝不能伸直,X 线片示髌骨骨折
半月板损伤	胫骨平台骨折压痛点在胫骨髁部,X 线片显示胫骨髁部骨折;半月板损伤关节线压痛,绞锁,麦氏征阳性,MRI 有助于鉴别诊断

问题四　根据诊断,该患者的具体治疗方案如何制订?

思路　患者骨折无明显移位,且年龄较大,对于膝关节活动要求较低,可以选择非手术治疗,如骨折伴有膝关节不稳、韧带损伤、明显的关节脱位或并发骨筋膜室综合征,应考虑手术治疗。同时应注意固定、药物治疗与功能锻炼,后期积极进行康复训练。

知识点 5

保 守 治 疗

（1）手法复位:麻醉后抽取膝关节内积血,行胫骨下端或跟骨牵引,待胫骨长度恢复后,术者用抱髁挤按手法,两手掌放在胫骨内外侧髁处向中线挤压,使之复位。（图 2-16）

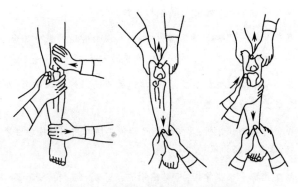

图 2-16　胫骨外侧髁骨折手法复位

（2）固定:骨折无移位和轻度移位(移位小于 1cm),采用超关节小夹板固定或石膏托外固定法。4~6 周去除石膏外固定,鼓励患者积极地进行膝关节功能锻炼。半年后 X 线片复查,达到骨折愈合标准后,下地负重行走。

（3）药物:骨折三期辨证施治。早期,重用活血祛瘀消肿的药物外敷;中期服用接骨续筋通利关节的药物;后期用中草药熏洗配合膝关节功能锻炼。

（4）练功：在固定期间应逐步加强股四头肌舒缩活动，解除固定后，应逐步进行膝关节的屈伸锻炼。

 知识点 6

手 术 治 疗

移位严重且关节面有塌陷的骨折，若手法无法复位或复位效果不佳者，建议切开复位内固定。若合并韧带断裂，建议早期做韧带修补术或晚期做重建术；Ⅰ型移位明显者，应切开复位，松质骨螺钉内固定；Ⅱ型及Ⅲ型撬起塌陷的骨块并植骨，恢复关节面平滑，松质骨螺钉或外侧支撑钢板内固定；Ⅳ型伴有交叉韧带损伤者，恢复平台的平整，内固定及交叉韧带张力，或重建交叉韧带；Ⅴ型应用松质骨螺钉或钢板内固定。Ⅵ型采用外侧髁钢板或 T 形钢板固定。

问题五 对本案患者日常调护的注意事项有哪些？

思路 胫骨平台骨折属于关节内骨折，既不易整复又难以固定，因此应在早期进行功能锻炼，晚期负重，以免发生膝关节僵硬及晚期退行性病变。

 知识点 7

预防与调护

早期进行患肢股四头肌的收缩活动及踝关节和足趾关节的屈伸活动，然后逐步加强膝关节的主动及被动活动锻炼。术后 1 个月、3 个月、半年摄 X 线片复查，骨折愈合后可弃拐行走。在骨折愈合前避免过早负重行走，以免发生关节面塌陷。

【临证要点】
胫骨平台骨折在确诊时应充分考虑三维 CT 或 MRI 情况，以免误诊或漏诊。

【诊疗流程】

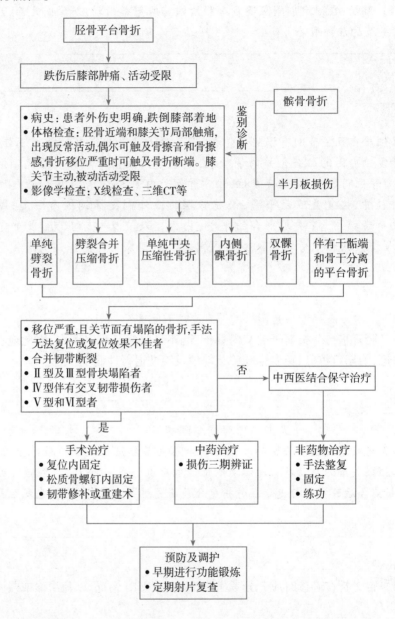

复习思考题

1. 试述胫骨平台骨折的诊断。

2. 胫骨平台骨折的分类?

3. 试述胫骨平台骨折对膝关节功能造成的损害。

4. 胫骨平台骨折的鉴别诊断?

5. 胫骨平台骨折的治疗目的?

四、膝关节侧副韧带损伤

PPT 课件

 培训目标

1. 掌握膝关节侧副韧带损伤的病因病理、诊断要点、手法整复及固定方法。
2. 了解膝关节侧副韧带损伤的手术治疗方法。

膝关节的关节囊松弛薄弱,关节的稳定性主要依靠韧带和肌肉。在膝部外伤后,引起侧方韧带损伤,关节不稳定及疼痛者称为膝部侧副韧带损伤。

【典型案例】

患者男,32 岁,因"滑雪不幸扭伤致膝关节内侧疼痛 1 周"为主诉入院。查体:膝关节内侧肿胀,局部压痛,患者不敢活动膝部,膝关节处于强迫体位,内侧方应力试验阳性。舌质暗红有瘀斑,苔薄白,脉沉弦。

问题一 根据患者的受伤特点,如何进行初步诊断?

思路 患者外伤史明确,1 周前滑雪不幸扭伤,致左膝关节内侧疼痛、肿胀和压痛明显,患膝处于强迫体位,内侧方应力试验为阳性,可初步诊断为膝关节内侧副韧带损伤。

知识点 1

膝关节侧副韧带损伤的临床表现

(1)症状:膝部有明确的侧方暴力打击或重物压迫史,以青少年多见,男性多于女性,运动员最为多见。受伤后,膝关节疼痛,以侧方痛为主,活动受限,跛行。

(2)体征

1)膝内侧副韧带损伤:受伤时膝内侧可突然有一响声,继而发生剧烈疼痛,膝呈轻度屈曲位,被动伸直则有抵抗感和疼痛。膝内侧副韧带处压痛、肿胀。内膝侧方应力试验阳性。

2)膝外侧副韧带损伤:伤后膝关节外侧疼痛、肿胀及皮下瘀血。膝外侧局限性固定压痛,腓骨小头附近最明显。膝内翻应力试验阳性。

问题二 若想进一步明确诊断,应进行哪些检查?

思路 为进一步明确诊断,应对患者左膝关节行应力位 X 线检查和患膝关节 MRI 以明确韧带结构损伤情况。

知识点 2

临床常用辅助检查

X 线检查:在内、外翻应力下摄片,可发现侧副韧带损伤侧关节间隙增宽,有助于诊断,并可发现有无骨折。

MRI 检查:可见侧副韧带局部信号明显改变,信号不连续或中断。

问题三 需与何病进行鉴别?

思路 该病例中患者外伤史明确,查体见左膝关节肿胀,内侧压痛明显,内侧方应力试验阳性,患膝关节处于强迫体位,影像学检查应力位 X 线片提示膝关节内侧间隙增宽,MRI 提示内侧副韧带局部信号明显改变,信号不连续。据上述资料,可诊断为左膝内侧副韧带部分损伤。在临诊过程中,需注意与创伤性膝关节血肿、创伤性滑膜炎相鉴别。

 知识点 3

鉴 别 诊 断

疾病名称	诊断要点
创伤性膝关节血肿	伤后即刻发生关节内积血,但无关节不稳定,侧副韧带分离试验阴性
创伤性滑膜炎	伤后几个小时后发生关节积液,疼痛程度较轻,无关节失稳征象

问题四 根据诊断,该患者的具体治疗方案如何制订?

思路

(1) 手法治疗:明确诊断后,采取摩法、推法、揉法、擦法等手法活血止痛、防止关节粘连。

(2) 固定:石膏或超膝夹板固定,以屈曲 10°~15° 为宜,固定 4~6 周。

(3) 中药治疗:急性期内服桃红四物汤,外敷活血散。

(4) 练功:固定后积极进行股四头肌锻炼。

 知识点 4

侧副韧带损伤的治疗原则

恢复韧带的正常结构,恢复膝关节功能。侧副韧带损伤或不完全断裂者以手法治疗,牵引即可获愈;完全断裂者要手术修复。

知识点 5

保 守 治 疗

（1）手法治疗：应选用梁丘、血海、曲泉、阴谷、足三里、上巨虚、阴陵泉、三阴交等穴位，采取摩法、推法、点法、揉法、擦法、摇法等手法进行治疗。新鲜损伤、肿痛明显者手法宜轻；1~2 周后随着肿胀的消退，手法可逐渐加重。并可使用摇法，以防关节粘连。

（2）固定：对于膝关节损伤严重，侧副韧带不完全断裂，关节失稳者，应给予石膏或超膝夹板固定，以屈曲 10°~15° 为宜，对于侧副韧带完全断裂，如没有手术条件者，可在屈膝 45° 位石膏固定，3 周后去除固定。若膝关节肿胀明显可先将膝关节内血肿抽吸干净，用弹力绷带包扎，再以石膏托固定膝关节在屈膝 45° 位 3 周左右。

（3）药物

1）内服药物：急性损伤内服桃红四物汤或舒筋活血汤，后期可服健步虎潜丸或补肾壮筋汤。（表 2-14）

表 2-14　中药治疗

损伤分期	治法	方药
急性期	活血祛瘀，消肿止痛	桃红四物汤、舒筋活血汤等
后期	补益肝肾，养血续筋	健步虎潜丸、补肾壮筋汤等

2）外用药物：急性损伤外敷活血散，局部红热较明显者可敷金黄散。后期可用四肢损伤洗方或海桐皮汤熏洗患处。

（4）练功：解除固定后进行膝关节屈伸锻炼。损伤轻者在第 2 或第 3 日后鼓励患者做股四头肌的功能锻炼，以防止肌肉萎缩和软组织粘连。膝关节的功能锻炼对于清除关节积液有好处。主要练习股四头肌，增加肌力，保持关节稳定；早期做股四头肌收缩锻炼，渐渐练习直腿平举活动，平举时间逐渐增加，肌肉力量也逐渐增强。

知识点 6

手 术 治 疗

手术治疗对于侧副韧带完全断裂，以及韧带断裂合并半月板、前交叉韧带损伤者应实行手术修复。根据情况可行韧带修补、重建等术式。

问题五　对本案患者日常调护的注意事项有哪些？

思路　该患者固定后应观察下肢血液循环，随时调整石膏或夹板松紧度，并积极进行功能锻炼。

知识点 7

预防与调护

伤后应立即采取有效的固定方法（如膝关节活动支具），限制患侧膝关节内、外翻动作。后期积极进行功能屈伸锻炼。

【临证要点】

膝关节侧副韧带损伤的应注意与创伤性膝关节血肿、创伤性滑膜炎等相鉴别。

【诊疗流程】

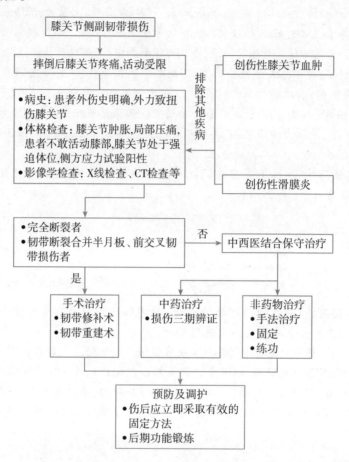

? 复习思考题

1. 膝关节侧副韧带损伤诊断要点是什么？

2. 什么是膝关节损伤三联征？

3. 简述膝关节内侧副韧带的解剖结构及作用。

4. 简述膝关节外侧副韧带的解剖结构及作用。

5. 简述膝关节侧副韧带损伤的理筋手法。

五、膝关节交叉韧带损伤

培训目标

1. 掌握膝关节交叉韧带损伤的病因病理、诊断要点、手法整复及固定方法。

2. 了解膝关节交叉韧带损伤的手术治疗方法。

交叉韧带位于膝关节之中,有前后两条、交叉如十字,常称为十字韧带。前交叉韧带起于股骨髁间窝的外后部,向前止于胫骨髁间隆突的前部,能限制胫骨向前移位。后交叉韧带起于股骨髁间窝的内前部,向后外止于胫骨髁间隆突的后部,能限制胫骨向后移位。因此,交叉韧带对稳定膝关节起着重要作用。膝交叉韧带损伤多由暴力致伤,多伴有侧副韧带损伤及半月板的损伤。

【典型案例】

患者男,22 岁。因"扭伤致左膝肿痛 3 天"为主诉入院。查体:左膝关节肿胀,关节屈伸活动稍受限,因疼痛无法行麦氏(McMurry)征及抽屉试验,Lachman 试验阳性。舌质暗红有瘀斑,苔薄白,脉沉弦细。

问题一 根据患者的受伤特点,如何进行初步诊断?

思路 患者外伤史明确,运动时扭伤膝关节,伤后患侧膝关节疼痛,活动明显受限,并且 Lachman 试验阳性,可初步诊断为交叉韧带损伤。

📋 **知识点 1**

交叉韧带损伤的临床表现

(1)病史:多有明显的外伤史。

(2)症状:早期膝关节明显肿胀、疼痛,被动活动时疼痛加剧,中后期疼痛不明显,主要表现为关节不稳。

(3)体征:抽屉试验阳性、Lachman 试验阳性。

问题二 若想进一步明确诊断,应进行哪些检查?

思路 为进一步明确诊断,应对患者左膝关节行 X 线、CT、MRI 检查,必要时行膝关节造影、关节镜检查,以确定诊断。

📋 **知识点 2**

临床常用辅助检查

(1)X 线检查:X 线摄片有时可见胫骨隆突撕脱骨片。

(2)MRI 检查:能发现韧带的不连续、异常走向、信号密度的异常、韧带的缺失等。

问题三 根据诊断,该患者的具体治疗方案如何制订?

思路

(1)急性期控制出血及水肿。

(2)固定:用石膏或支具固定,早期行等长肌力训练,随着肌力的康复可行等张肌力训练,抗阻练习等。

(3)中药治疗:中药内服参照骨折三期辨证用药原则。

（4）练功：固定期间积极进行功能锻炼。

知识点 3

急性期治疗原则

急性期控制出血及水肿，采用 RICE 原则：Rest（休息）、Ice（局部冰敷）、Compression（加压包扎）、Elevation（抬高患肢）。

知识点 4

保守治疗

（1）理筋手法：适用于损伤后期，以膝部和股四头肌做按摩推拿，并帮助膝关节做屈伸锻炼，改善膝关节屈伸功能活动度。

（2）固定：没有完全断裂的交叉韧带损伤，抽尽血肿后将患膝固定于屈膝 20°~30°位 6 周，使韧带处于松弛状态，以便修复重建。

（3）中药治疗（表 2-15）

表 2-15　中药治疗

损伤分期	治法	方药
损伤初期	活血祛瘀，消肿止痛	桃红四物汤、消瘀止痛膏等
损伤中期	和营生新，续筋接骨	续骨活血汤、新伤续断汤等
损伤后期	调养气血，补益肝肾	内服健步虎潜丸，熨风散热敷，四肢外洗方

（4）练功：膝关节制动期间进行股四头肌舒缩锻炼，防止肌肉萎缩。接触固定后，可练习膝关节屈曲，并逐步练习扶拐行走。

知识点 5

交叉韧带损伤的手术治疗

（1）前交叉韧带损伤：有关节不稳定的症状，多采取前交叉韧带重建术手术治疗。目前多采用自体腘绳肌肌腱重建前交叉韧带，重建方式可分为单束或双束重建。

（2）后交叉韧带损伤：经过股四头肌康复训练后仍有后交叉韧带损伤不稳症状，则需要行重建手术。对于单纯性后交叉韧带损伤，如果胫骨向后不稳，移动度大于 10~15mm，应该行关节镜下后交叉韧带重建术。如果 MRI 发现后交叉韧带损伤合并有半月板损伤或其他损伤，应进行手术治疗。合并有后外侧复合体损伤时，应同时重建后外侧复合体，否则很容易导致交叉韧带重建手术失败。后交叉韧带手术较前交叉韧带手术困难，结果更难预料。

问题四 对本案患者日常调护的注意事项有哪些?

思路 急性期应控制出血及水肿,注意固定的松紧度,后期积极进行功能锻炼。

知识点 6

预防与调护

伤后膝关节不稳时,可佩戴护膝保护,以增加膝关节的稳定性。

【临证要点】

在临床诊断交叉韧带损伤时,有时难以进行体格检查,需谨慎观察影像学诊断结果以辅助诊断。

【诊疗流程】

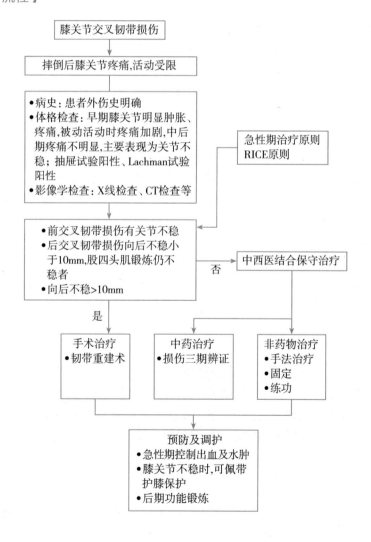

复习思考题

1. 膝关节交叉韧带损伤的诊断依据是什么?
2. 试述抽屉试验的检查及结果判定方法。
3. 试述膝交叉韧带的起止点及其作用。
4. 简述膝关节交叉韧带损伤的分型。
5. 简述膝关节交叉韧带损伤的中医辨证及用药。

六、膝关节半月板损伤

培训目标

1. 掌握膝关节半月板损伤的病因病理、诊断要点。
2. 了解膝关节半月板损伤手术适应证及手术治疗方法。

膝关节半月板损伤是膝关节运动损伤的常见病之一。半月板是位于股骨髁及胫骨平台之间的半月状纤维软骨。半月板大致可分为前角、体部和后角。内侧膝关节半月板呈"C"形,外侧半月板近似"O"形。半月板的功能主要是承载并转移负荷。其楔形结构弥补了股骨髁与胫骨平台平面的不一致性,增大了接触面积,能有效地分散负荷,有利于缓冲、吸收震荡,减少摩擦,保护关节软骨,并具有润滑关节,参与协调膝关节运动,维持膝关节稳定的作用。由于半月板属纤维软骨组织,无血液循环,仅靠关节滑液获得营养,故损伤后修复能力极差,除了边缘损伤部分可获愈合外,一般不易愈合。

【典型案例】

患者男性,27 岁,右膝关节因扭伤后出现反复绞锁及屈伸功能障碍 1 个月余。

查体:右膝关节高度肿胀,右膝关节前方压痛阳性,浮髌试验阳性,内侧 McMurray 试验阳性,侧方应力试验阴性,抽屉试验阴性。

问题一 根据患者的临床症状,如何进行初步诊断?

思路 膝关节外伤后损伤常见的疾病为半月板损伤、韧带损伤、撕脱骨折等。该患者扭伤后出现反复绞锁及屈伸功能障碍,且伴有膝关节疼痛肿胀,查体见内侧 McMurray 试验阳性等。根据上述临床资料,可初步诊断为右侧膝关节半月板损伤。

知识点 1

半月板损伤的临床表现

(1)病史:多有明显的外伤史。

(2)症状

1）关节疼痛：膝关节在某一体位时发生疼痛，当改变体位后，部分患者疼痛可消失。

2）关节肿胀：多见于急性损伤阶段。

3）关节绞锁、弹响：多发生于步履过程中。破裂移位的半月板游离于关节间隙中，妨碍了膝关节的正常活动。

4）肌肉萎缩和乏力：以股四头肌为主。

5）关节不稳定感：当走路时，常有一种膝关节不稳定的感觉，尤其是走高低不平的道路，或上下楼梯台阶时为甚。

（3）体征：以下为部分体格检查与相对应的半月板损伤部位。

1）挤压研磨试验（Apley）：患者俯卧位，患膝屈曲90°，检查者在足踝部用力下压并做旋转研磨，在某一体位有痛感即为阳性。

2）回旋挤压试验（McMurray 试验）：患者仰卧，充分屈髋屈膝，检查者一手握住足部，一手置于膝部，先使小腿内旋内收，然后外展伸直，再使小腿外旋外展，然后内收伸直，如有疼痛或弹响者为阳性。患者大多数为阳性。

问题二 若想进一步明确诊断，应进行哪些检查？

思路 根据患者临床症状与体征，初步判断为半月板损伤，为进一步明确诊断，进行 X 线、MRI 等影像学检查。必要时可行关节镜检查。

知识点2

影像学表现

（1）X 线检查：对于半月板损伤提供的信息有限。半月板损伤时患膝可变窄；对于盘状半月板损伤，膝关节间隙多增大。通过 X 线片还可排除其他疾病。

（2）MRI 检查：膝关节半月板损伤的常用检查，是对半月板损伤最敏感的影像学检查。有报道 MRI 对半月板疾病的诊断准确率高达 90% 以上。其结果对于治疗方法的选择也有重要意义。MRI 除了能够较好地显示半月板，亦能清楚地显示关节囊、前后交叉韧带、内外侧副韧带及关节软骨等结构的病变。

（3）关节镜检查：关节镜检查可以明确诊断，属于有创检查，是半月板损伤的金标准，可以发现一些 MRI 不能显影的损伤，并在明确诊断同时可给予相应的治疗。

问题三 如何进行膝关节半月板损伤的分类及分型？

思路 根据上述资料，该患者可诊断为右侧膝关节半月板损伤（Ⅱ度）。临床上对于半月板损伤的诊断常首选 MRI，其结果对于治疗方法的选择也具有重要的意义。半月板在 MRI 上的异常信号分为 3 度。

知识点 3

半月板损伤的分类

分度	MRI 表现
0 度	半月板均匀一致的低信号
Ⅰ度	半月板内有散在点状信号影
Ⅱ度	半月板内有线状高信号影,但没有累及半月板边缘
Ⅲ度	线状高信号影,贯穿半月板边缘,表明半月板在结构上已丧失完整性

问题四　根据诊断,如何制订患者具体治疗方案?

思路　以手法治疗为主,配合药物、固定和练功治疗,必要时手术治疗。

知识点 4

保 守 治 疗

(1) 理筋手法:急性损伤期,可做一次被动的屈伸活动。嘱患者仰卧,放松患肢,术者一手捏住膝部,拇指轻轻揉按痛点,另一手握住踝部,徐徐屈伸膝关节,然后伸直患膝,可使局部疼痛减轻。慢性损伤期每日在患膝上下以揉、搓手法按摩1~2次,每次15分钟,以局部温热舒适为宜。常用穴位及部位:伏兔、血海、膝眼、阳陵泉、委中等穴,股四头肌、小腿近端外侧。可每日做1次局部按摩。常用手法:指揉法、掌根按揉法、拿法、擦法、热敷法,以及适量的关节被动屈伸运动。

(2) 固定:对半月板边缘撕裂者,应用长腿石膏或膝关节固定器固定伸膝位4~6周。当患者恢复对石膏(或固定器)内肢体的主动控制时,允许患者扶拐杖负重,多能治愈。

(3) 中药治疗(表2-16)

表2-16　中药治疗

损伤分期	治法	方药
急性损伤期	消肿止痛	桃红四物汤加牛膝、防风,或舒筋活血汤
陈旧性损伤	养血活血,舒筋活络	健步虎潜丸或补肾壮筋汤、大活络丸等

(4) 练功:肿痛稍减后,应进行股四头肌舒缩锻炼,以防止肌肉萎缩。解除固定后,除加强股四头肌锻炼外,还可练习膝关节的屈伸活动和步行锻炼。

知识点 5

手术治疗

半月板作为膝关节内具有重要功能的结构,在病变或损伤后,其结构完整性及功能状态受较大影响,对于通过非手术治疗效果不佳者,可选择行膝关节半月板切除术。关节镜技术在膝关节的运用为半月板损伤提供了较好的方法。

(1)手术指征:①持续疼痛和绞锁的病史;②体检证实有关节局限性压痛,关节活动度减少和半月板检查的特殊试验阳性;③排除其他疼痛的原因,膝关节半月板急性损伤迁延、未得到有效治疗的患者以及慢性损伤患者,如果临床检查存在半月板撕裂的症状和体征,同样应进行膝关节镜的手术治疗。

(2)手术方式:目前半月板损伤的手术治疗可采用半月板撕裂部分切除术或半月板缝合修复术。半月板修复术必须保证膝关节的稳定性,一旦出现不稳定现象,修复好的半月板可能再次破裂。故合并有韧带损伤时,应同时治疗恢复膝关节稳定性。

问题五 该患者日常调护注意事项有哪些?

思路 损伤早期应及时治疗,严格固定,严禁患肢负重及行走。患肢抬高,以利消肿。

 知识点 6

预防与调护

一旦出现半月板损伤,应减少患肢负重,避免膝关节骤然扭转、伸屈。若施行手术治疗,术后1周开始股四头肌舒缩锻炼,术后2~3周如无关节积液,可下地步行锻炼。若出现积液则应立即停止下地活动,配合理疗及中药治疗等。

【临证要点】
1. 通过膝半月板损伤的临床表现与中医辨证确定治疗方案。
2. 学会运用影像学资料及查体等辅助,帮助诊疗。

【诊疗流程】

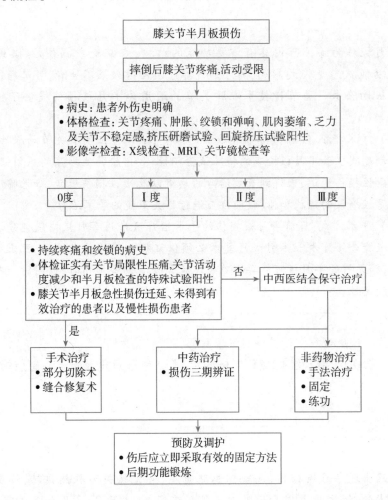

扫一扫，
测一测

复习思考题

1. 简述膝关节半月板损伤的临床表现。
2. 简述膝关节半月板损伤的 MRI 分级。
3. 简述膝关节半月板损伤的中药辨证及用药。
4. 简述膝关节半月板撕裂的分型。
5. 膝关节半月板损伤的愈后调护该注意什么？

七、膝关节创伤性滑膜炎

 培训目标

1. 掌握膝关节创伤性滑膜炎的病因病理、诊断要点及固定方法。
2. 了解膝关节创伤性滑膜炎手术适应证。

　　膝关节创伤性滑膜炎是指膝关节受外伤刺激,引起滑膜充血、渗出,形成关节积液的一种滑膜无菌性反应。膝关节滑膜面积广泛。构成多个滑囊,并有滑液分泌以滑利关节。正常状态下各滑囊无明显积液,但在外伤、炎症、风湿等各种病理情况下,可形成滑膜炎,产生积液。临床上分急性创伤性和慢性劳损性炎症两种。

【典型案例】

　　患者女,42岁。因"右膝关节外伤后反复肿痛1个月"为主诉入院。查体:右膝部肿胀,跛行步态,右膝股四头肌轻度萎缩,右膝活动受限,活动度100°~5°,局部皮肤无发红、无破溃,皮温稍高,关节内测压痛,浮髌试验阳性,回旋挤压试验、侧方应力试验及抽屉试验阴性,舌淡红,苔薄白,脉沉细。

问题一　根据患者的上述病史,如何进行初步诊断?

　　思路　患者为中年女性,右膝关节反复肿痛、跛行,有明确外伤史,查体见右膝部肿胀,跛行步态,右膝股四头肌轻度萎缩,右膝活动受限,活动度100°~5°,局部皮肤无发红、无破溃,皮温稍高,关节内测压痛,浮髌试验阳性,回旋挤压试验、侧方应力试验及抽屉试验阴性等临床资料。根据上述临床资料可初步诊断为膝关节创伤性滑膜炎。

📑 知识点1

临 床 表 现

　　(1) 急性滑膜炎:有明确的外伤史,可见关节肿胀、疼痛、屈伸功能受到限制等症状。皮温可增高,膝部肿胀出现在髌骨周围,浮髌试验阳性,如行关节穿刺,可抽出血性液体。膝关节创伤性滑膜炎可以单独发病,但更多并发于膝部其他损伤,如膝关节脱位、髌骨骨折及周围韧带断裂等。

　　(2) 慢性滑膜炎:较多见,可见肿胀持续不退,休息后缓解,过劳后加重,可无明显疼痛,但肿胀不适,皮温可正常,股四头肌可轻度萎缩,病程久则滑膜壁增厚,摸之可有柔韧感。对于积液多,浮髌感明显者,可在无菌操作下,抽出关节淡黄色清亮的渗出液。

问题二　为进一步明确诊断,还需完善何种检查?

　　思路　为进一步明确诊断,应对患者右膝关节处进行CT三维重建,必要时可进行MRI平扫以确定骨折情况。

📑 知识点2

辅 助 检 查

　　(1) 关节穿刺及关节液检查:关节液的性状能直接反映关节内病变的性质。各种关节炎的关节液性状区别较大。同时关节液的检查结果也有显著区别。创伤性关节炎患者的关节液多呈淡黄色透明状。

　　(2) 血液学检查:血液学检查能对检查起到辅助作用。常见的检查项目包括血常规、红细胞沉降率、C反应蛋白等,有助于鉴别诊断。

（3）影像学检查

1）X 线片：对于骨关节疾病的患者 X 线片是基本的辅助检查，X 线片可对膝关节整体的力线、骨质、软组织情况进行评估，可排除骨折等。

2）CT：CT 对骨质破坏显示清楚，可用于有骨折破坏的关节疾病。

3）MRI：MRI 能够显示膝关节内外各种结构，并对其损伤及炎症反应情况做出较为准确的反映，可显示半月板、韧带、关节囊、关节软骨、关节内积液及关节外软组织等。

（4）关节镜检查：关节镜可在直视下对关节进行观察，同时可取病理活检，进一步明确诊断。在明确诊断的同时，还可进行相应的外科治疗。

问题三　如何进行膝关节创伤性滑膜炎的分期？需与何病进行鉴别？

思路　本病例外伤史明确，病程较久，治疗后疼痛、肿胀反复，股四头肌轻度萎缩，活动受限明显存在，由急性转为慢性。

知识点 3

膝关节创伤性滑膜炎分类

分类	诊断要点
急性创伤性	其主要由于外力打击、扭伤、关节附近骨折或手术创伤等，使滑膜受伤充血，产生大量积液，滑膜损伤破裂则大量血液渗出，积液渗血可增加关节内压力。由于关节内酸性代谢产物的堆积，可使碱性关节液变成酸性。如不及时清除积液及积血，则关节滑膜在长期慢性刺激和炎性反应下逐渐增厚、纤维化，并引起关节粘连，影响关节活动功能。多发于爱好运动的青年人，以关节腔内积血为主
慢性劳损性	其主要由于慢性积累性损伤导致滑膜产生炎症渗出、关节积液。也可由急性创伤性滑膜炎失治转而成。多发于中老年人，身体肥胖者或膝关节过度负重的人，以渗出为主

知识点 4

鉴别诊断

疾病名称	诊断要点
感染性滑膜炎	多有寒战、高热等全身症状，以及局部红肿热痛，关节穿刺，关节液浑浊，呈白色或黄绿色。关节液细菌培养可呈阳性
痛风性滑膜炎	常于夜间突然发病，多发于跖趾关节，反复发作。痛风石形成，实验室检查血尿酸增高，红细胞沉降率可增快
类风湿滑膜炎	早期多呈关节游走性疼痛，晨僵，多发性关节病变。晚期关节僵硬、畸形。实验室检查红细胞沉降率可增快，类风湿因子阳性等
骨关节炎	多为关节软骨的退行性变，关节周围继发骨质增生，疼痛、畸形、功能障碍较为显著，影像学检查能够明确诊断

问题四　根据诊断,该患者的具体治疗方案如何制订?

思路　明确诊断后,可采取手法治疗、针刺治疗、关节穿刺及药物等治疗方法。急性期患者应固定以缓解症状,后期应积极进行康复训练。

知识点 5

保 守 治 疗

(1) 手法治疗:急性期应将膝关节伸屈一次。先伸直膝关节,然后充分屈曲,在自然伸直状态,可使局部血肿消散,疼痛减轻。慢性期可在肿胀处及其周围做按压、按摩、拿捏等手法,以疏通气血,温煦筋脉,消散肿胀。

(2) 针刺治疗:选取髀关、伏兔、膝眼、足三里、三阴交、阴陵泉、阳陵泉、委中、丰隆、解溪等穴位为主进行辨证论治。

(3) 关节穿刺:在局部麻醉和严格无菌操作下,于髌骨外缘行关节穿刺。穿刺针达到髌骨后侧,抽净积液和积血,并注入泼尼松龙 12.5~25mg,加 5% 利多卡因 3~5ml。穿刺点用消毒纱布覆盖,再用弹力绷带加压包扎,以促进消肿和炎症的吸收,防止纤维化及粘连。若积液反复发生,可重复穿刺数次。

(4) 药物治疗:根据辨证论治的原则,急性期滑膜损伤,瘀血积滞,治宜消瘀生新为主,内服桃红四物汤加三七粉,外敷消瘀止痛膏。慢性期水湿稽留,肌筋弛弱,治宜祛风燥湿,强壮肌筋,内服羌活胜湿汤或健步虎潜丸,外贴代温灸膏等。中药熏洗热敷有较好疗效,如四肢损伤洗方,海桐皮熏洗患处。

(5) 固定方法:急性期应将膝关节固定于伸直位 2 周制动,卧床休息,抬高患肢,并禁止负重,以减轻症状。

(6) 练功:早期应卧床休息,抬高患肢,并避免负重;膝关节制动期间进行股四头肌舒缩锻炼,防止肌肉萎缩。后期加强膝关节的伸屈锻炼。

知识点 6

手 术 治 疗

正规非手术治疗超过 2 个月以上不能有效控制关节积液,应采取手术治疗。手术治疗主要包括关节镜下镜检+活检+病损清除术。

问题五　对本案患者日常调护的注意事项有哪些?

思路　本患者应适当进行股四头肌的肌力锻炼,加强肌力,同时适当行关节屈伸锻炼,避免关节粘连,防寒保暖,避免风寒湿邪侵袭或湿热流注关节。

知识点 7

预防与调护

急性期应卧床休息,及时正确地治疗,以免转为慢性滑膜炎。慢性期,关节内积液较多者,亦应卧床休息,使用护具减少活动,以利于炎症的吸收、肿胀的消退,平时注意膝关节的保暖,勿受风寒,勿劳累。

【临证要点】

1. 根据相关临床症状、体征及辅助检查,明确诊断,与其他类型的滑膜炎鉴别。
2. 保守治疗时应注意在急性期时将患肢固定于伸直位。

【诊疗流程】

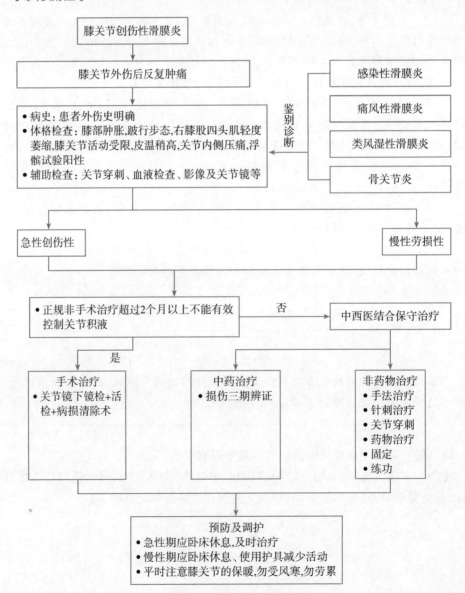

膝关节创伤性滑膜炎

膝关节外伤后反复肿痛

- 病史:患者外伤史明确
- 体格检查:膝部肿胀,跛行步态,右膝股四头肌轻度萎缩,膝关节活动受限,皮温稍高,关节内侧压痛,浮髌试验阳性
- 辅助检查:关节穿刺、血液检查、影像及关节镜等

鉴别诊断
- 感染性滑膜炎
- 痛风性滑膜炎
- 类风湿性滑膜炎
- 骨关节炎

急性创伤性 ——— 慢性劳损性

- 正规非手术治疗超过2个月以上不能有效控制关节积液 —— 否 —— 中西医结合保守治疗

是

手术治疗
- 关节镜下镜检+活检+病损清除术

中药治疗
- 损伤三期辨证

非药物治疗
- 手法治疗
- 针刺治疗
- 关节穿刺
- 药物治疗
- 固定
- 练功

预防及调护
- 急性期应卧床休息,及时治疗
- 慢性期应卧床休息、使用护具减少活动
- 平时注意膝关节的保暖,勿受风寒,勿劳累

❓ 复习思考题

1. 简述创伤性滑膜炎的分期。
2. 简述创伤性滑膜炎需要与哪些疾病进行鉴别及鉴别要点。
3. 创伤性滑膜炎治疗方式有哪些?
4. 创伤性滑膜炎的中药治疗原则是什么?
5. 创伤性滑膜炎预防调护有哪些?

扫一扫,
测一测

八、胫腓骨干骨折

PPT 课件

📖 培训目标

1. 掌握胫腓骨干骨折的病因病理、诊断要点、手法整复及固定方法。
2. 了解胫腓骨干骨折手术适应证及手术治疗方法。

胫、腓骨干骨折很常见,各种年龄均可发病,尤以 10 岁以下儿童或青壮年为多,儿童多为青枝骨折或无移位骨折。其中又以胫腓骨干双骨折为多,胫骨干骨折次之,腓骨干骨折少见。胫骨干中上段横截面呈三棱形,有前、内、外三棱将胫骨干分成内、外、后三面,胫骨嵴前突并向外弯曲,形成胫骨的生理弧度,其上端为胫骨结节。胫骨干下1/3 处,横断面变成四方形。该骨中下 1/3 交界处比较细弱,为骨折的好发部位。胫骨下端骨折位于皮下,容易发生开放性骨折。

【典型案例】

患者男,32 岁,摔伤后致右小腿疼痛肿胀 3 小时就诊。入院症见:右小腿疼痛肿胀,伴反常活动,骨擦感明显,未见明显骨外露,足背动脉搏动可扪及,足部感觉、运动未见明显异常,足趾被动牵拉试验阴性。

问题一　根据患者的受伤特点,如何进行初步诊断?

思路　患者外伤史明确,跌倒后右小腿疼痛伴肿胀,活动明显受限,骨擦感明显,可初步诊断为胫腓骨骨折。

📋 知识点 1

胫腓骨干骨折的临床表现

有明显的外伤史,伤后患肢肿胀、疼痛、功能障碍,出现重叠、成角或旋转畸形,可扪及骨擦感和异常活动,纵轴叩击痛阳性,严重者可有肢体短缩、成角及足外翻畸形。胫骨上 1/3 骨折者,检查时应注意胭动脉的损伤。腓骨上端骨折时要注意腓总神经的损伤。小儿青枝骨折或裂纹骨折,临床症状可能很轻,但患者拒绝站立和行走,局部有轻微肿胀及压痛。

笔记

问题二 若想进一步明确诊断,应进行哪些检查?

思路 为进一步明确诊断,应对患者下肢进行 X 线检查,必要时可进行 CT 扫描以确定骨折情况。

知识点 2

影像学检查

(1) X 线检查:大多数胫腓骨干骨折可通过标准的正侧位片进行准确评估。

(2) CT 检查:除上述 X 线表现外,能够更加准确地显示关节内骨块及位移程度,特别是平片上难以显示的中央压缩骨块。

注意:正、侧位 X 线片检查,明确诊断骨折的部位、类型和移位情况。胫骨上 1/3 骨折者,检查时应注意腘动脉的损伤。腓骨上端骨折时要注意腓总神经的损伤。

问题三 如何进行胫腓骨干骨折的分类及分型?

思路 该病例中患者外伤史明确,查体右下肢肿胀,压痛明显,骨擦感明显,活动时疼痛加重,影像学检查提示右下肢胫腓骨的完整性和连续性中断。据上述资料,可诊断为右侧胫腓骨干骨折。

知识点 3

胫腓骨干骨折的分类

目前针对胫腓骨干骨折被广泛接受的分类法是 AO/ASIF 分类法,该分类先对骨折部位用数字表示,胫骨干骨折的代码是 42,根据骨折形态和粉碎情况,胫骨干骨折分为三类。(表 2-17)

表 2-17 胫腓骨干骨折的分类

分型	分型要点
A 型骨折	为简单骨折,只存在一条骨折线,无粉碎 A_1 型为螺旋形骨折 A_2 型为斜形骨折 A_3 型为横断骨折
B 型骨折	为粉碎性骨折,根据暴力类型和蝶形骨块分成 B_1 型为螺旋暴力所致 B_2 型为折弯暴力所致 B_3 型为蝶形骨折块,折成多块碎骨块
C 型骨折	为高度粉碎性骨折,骨折成三块以上,包括多节段骨折 C_1 型为螺旋暴力所致 C_2 型为多节段骨折 C_3 型为不规则型

问题四 根据诊断,该患者的具体治疗方案如何制订?

思路 明确诊断后,根据实际情况进行手法整复,整复成功后使用夹板固定,注意保护内外踝及腓骨小头处皮肤,防止褥疮和神经损伤。参照损伤三期辨证论治使用中药治疗。固定期间积极进行功能锻炼。

知识点 4

胫腓骨干骨折的治疗原则

胫腓骨干骨折的治疗原则主要是恢复小腿的长度和负重功能。因此,应重点处理胫骨骨折。对骨折端的成角和旋转移位,应予以完全纠正。除儿童病例外,虽可不必强调恢复患肢与对侧等长,但成年病例仍应该注意使患肢缩短小于1cm,畸形弧度小于10°。无移位骨折只需用夹板固定,直至骨折愈合;有移位的稳定性骨折(如横断骨折),可用手法整复,夹板固定;不稳定性骨折(如粉碎性骨折、斜形骨折),可用手法整复,夹板固定,配合跟骨牵引。开放性骨折应彻底清创,尽快闭合伤口,将开放性骨折变为闭合性骨折。

知识点 5

保 守 治 疗

(1)整复方法:患者平卧,膝关节屈曲呈150°~160°,一位助手用肘关节套住患者腘窝部,另一位助手握住足部,沿胫骨长轴做对抗牵引3~5分钟,矫正重叠及成角畸形。若近端向前内移位,则术者两手环抱小腿远端并向前端提,一位助手将近端向后按压,使之对位。如仍有左右侧移位,可同时推挤近端向外,拉远端向内,一般即可复位。螺旋形、斜形骨折时,远端易向外移位,术者可用拇指置于胫、腓骨间隙,将远端向内侧推挤,其余四指置于近端的内侧,向外用力提拉,并嘱助手将远端稍稍内旋,可使完全对位。然后,在维持牵引下,术者两手握住骨折处,嘱助手徐徐摇摆骨折远端,使骨折端紧密相插。最后以拇指和食指沿胫骨前嵴及内侧面来回触摸骨折部,检查对位对线情况。(图2-17)

(2)固定

1)夹板固定:根据骨折断端复位前移位的方向及其倾向性而放置适当的压力垫。上1/3部骨折时,膝关节置于屈曲40°~80°位,夹板下达内、外踝上4cm,内、外侧板上端超过膝关节10cm,胫骨前嵴两侧放置两块前侧板,外前侧板正压在分骨垫上;两块前侧板上端平胫骨内、外两侧髁,后侧板的上端超过腘窝部,在股骨下端做超膝关节固定。中1/3部骨折时,外侧板下平外踝,上达胫骨外侧髁上缘;内侧板下平内踝,上达胫骨内侧髁上缘;后侧板下端抵于跟骨结节上缘,上达腘窝下2cm,以不妨碍膝关节屈曲90°为宜;两前侧板下达踝上,上平胫骨结节。下1/3部骨折时,内、外侧板上达胫骨内、外侧髁平面,下平齐足底,后侧板上达腘窝下2cm,下抵跟骨结节上缘,两前侧板与中1/3部骨折相同。将夹板按

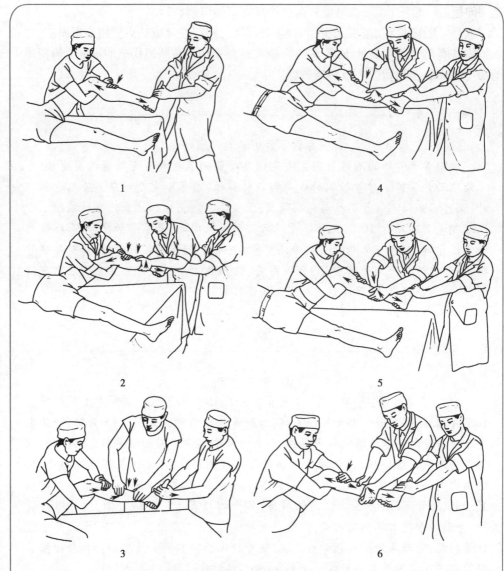

图 2-17 胫腓骨干骨折的复位方法

部位放好后,用布带先捆中间两道,后捆两端。下 1/3 部骨折的内、外侧板在足跟下方做超踝关节捆扎固定;上 1/3 部骨折,内、外侧板在股骨下端做超膝关节捆扎固定,腓骨小头处应以棉垫保护,避免夹板压迫腓总神经而引起损伤。需配合跟骨牵引者,穿钢针时,跟骨外侧要比内侧高 1cm(相当于 15°斜角),牵引时足跟则轻度内翻,可恢复小腿的生理弧度,骨折对位更稳定。牵引重量一般 3～5kg,牵引后 48 小时内摄 X 线片检查骨折对位情况。如果患肢严重肿胀或有大量水疱,则不宜采用夹板固定,以免造成褥疮、感染,暂时单用跟骨牵引,待消肿后再上夹板固定。运用夹板固定时,要注意抬高患肢,下肢在中立位置,膝关节屈曲呈 20°～30°,每天注意调整布带的松紧度,检查夹板、纸垫有无移位,若骨折

对位良好,则4~6周后摄X线片复查,如有骨痂生长,则可解除牵引,单用夹板固定,直至骨折愈合。(图2-18)

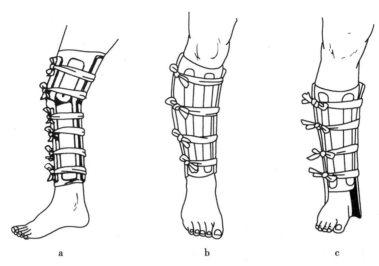

图2-18 胫腓骨干骨折夹板固定
a.上1/3骨折;b.中1/3骨折;c.下1/3骨折

2) 外固定器固定:外固定器固定治疗胫、腓骨骨折,亦有很好的治疗效果,其原理是在骨折的远、近端部位穿入钢针,根据骨折移位方向的不同,通过固定在骨上钢针的调节使移位的骨折端复位,然后将万向关节及延长调节装置的锁钮旋紧,使已复位的骨折端稳定,患者可早期下地行走。

(3) 中药治疗:按骨折三期辨证施治。(表2-18)

表2-18 中药治疗

损伤分期	治法	方药
损伤初期	活血祛瘀,消肿止痛	桃红四物汤、复原活血汤加利尿消肿药等
损伤中期	和营生新,接骨续筋	续骨活血汤、新伤续断汤等
损伤后期	调养气血,补益肝肾	八珍汤等

胫骨中、下1/3骨折后期,内治法应着重补气血、益肝肾、壮筋骨。陈旧骨折实行手法折骨或切开复位、植骨术后,亦应及早使用补法。

(4) 练功:整复固定后,即做踝、足部关节屈伸活动及股四头肌锻炼。跟骨牵引者,还可用健腿和两手支持体重抬起臀部。稳定性骨折从第2周开始进行抬腿及屈膝关节活动,在第4周开始扶双拐做不负重步行锻炼。不稳定性骨折,解除牵引后仍需在床上继续功能锻炼5~7天,才可扶双拐做不负重步行锻炼。此时患肢虽不负重,但足底要放平,不要用足尖着地,以免致远折端受力引起骨折旋转或成角移位。锻炼后骨折部仍无疼痛,自觉有力,即可改用单拐逐渐负重锻炼。在3~5周内为了维持小腿的生理弧度和避免骨折端向前成角,在床上休息时,可用两枕法。若解除跟骨牵引后,胫骨有轻度向内成角者,可令患者屈膝90°、髋屈曲外旋,将患足放于健肢的小腿上,呈盘腿姿势,利用肢体本身的重力来恢复胫骨的生理弧度。8~10周后根据X线片及临床检查,达到临床愈合标准即可去除外固定。

知识点6

手 术 治 疗

　　不稳定的胫腓骨干双骨折,若手法复位失败,则建议切开复位内固定。术中应尽量保护骨膜,不要剥离过大。手术方式可分为钢板螺钉系统和髓内钉系统,因髓内钉系统具有较好的固定效能,在骨干部位的骨折尽可能选择髓内钉固定。

　　开放性骨折损伤时间短,切口污染轻,骨折类型简单,建议行急诊钢板内固定术,污染较重,复杂骨折,一般行清创缝合后可用外固定支架固定,待软组织条件好后可改行内固定。

　　问题五　本案患者日常调护的注意事项有哪些?

　　思路　对该患者复位固定后应观察下肢血液循环,随时调整夹板松紧度,积极进行功能锻炼。

知识点7

日常调护注意事项

　　采用夹板固定时,要注意松紧度适当,既要防止消肿后外固定松动而致骨折重新移位,也要防止夹敷过紧而妨碍患肢血运或造成褥疮。

　　早期进行患肢股四头肌的收缩活动及踝关节和足趾关节的屈伸活动,然后逐步加强膝关节的主动及被动活动锻炼。逐步开始双拐患肢不负重行走,术后1个月、3个月、半年摄X线片复查,待骨折愈合后可弃拐行走。根据复查结果决定内固定装置拆除的时间,一般为1.5~2年。

【临证要点】

1. 胫、腓骨干骨折的治疗原则主要是恢复小腿的长度和负重功能。
2. 应注意胫骨下1/3骨折有可能造成筋膜间室综合征、骨不连等并发症。

【诊疗流程】

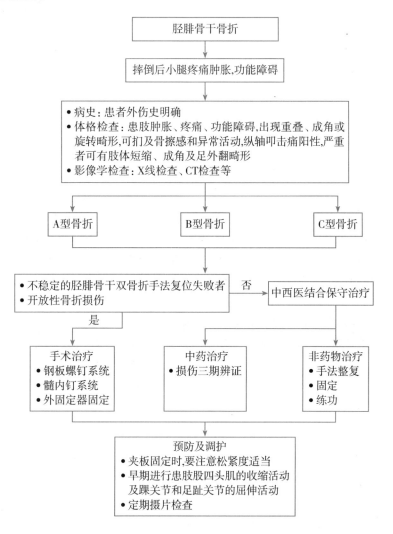

胫腓骨干骨折

摔倒后小腿疼痛肿胀,功能障碍

- 病史:患者外伤史明确
- 体格检查:患肢肿胀、疼痛、功能障碍,出现重叠、成角或旋转畸形,可扪及骨擦感和异常活动,纵轴叩击痛阳性;严重者可有肢体短缩、成角及足外翻畸形
- 影像学检查:X线检查、CT检查等

A型骨折   B型骨折   C型骨折

- 不稳定的胫腓骨干双骨折手法复位失败者
- 开放性骨折损伤

否 → 中西医结合保守治疗

是

手术治疗
- 钢板螺钉系统
- 髓内钉系统
- 外固定器固定

中药治疗
- 损伤三期辨证

非药物治疗
- 手法整复
- 固定
- 练功

预防及调护
- 夹板固定时,要注意松紧度适当
- 早期进行患肢股四头肌的收缩活动及踝关节和足趾关节的屈伸活动
- 定期摄片检查

复习思考题

1. 简述胫腓骨干骨折的临床表现。
2. 简述胫腓骨干骨折的治疗。
3. 简述胫腓骨干骨折中医辨证用药分期。
4. 胫腓骨干骨折的分型是什么?
5. 胫腓骨干骨折的调护注意事项是什么?

（田向东　柏立群）

第三节　踝、足部损伤

一、踝关节扭伤

【培训目标】

1. 掌握踝关节扭伤的病因病理、诊断要点、手法整复及固定方法。
2. 了解踝关节扭伤手术适应证及手术治疗方法。

　　踝关节扭伤在日常生活中极为常见,任何年龄均可发生,其中以青壮年居多。踝关节扭伤一般因突然受到猛烈的内翻或外翻暴力所致,如行走或跑步时踏在不平整的地面上,上下楼梯时不慎失足踩空,或在运动、锻炼中不慎跌倒等。根据踝关节周围韧带的解剖特点,在日常生活中外侧韧带损伤者较多见。

【典型案例】

　　患者男,18 岁。因"打篮球时扭伤致左踝肿痛伴活动受限 4 小时"入院。查体:左踝关节肿胀,外侧前下方肿痛明显,并可见青紫、瘀斑。患者跛行步态,患足不敢负重,活动时疼痛加重。内翻应力试验阳性。舌质暗红,苔薄白,脉弦细。

　　问题一　根据患者的受伤特点,如何进行初步诊断?

　　思路　患者打篮球时扭伤左踝,外伤史明确,伤后左踝外侧前下方肿痛明显,并可见青紫、瘀斑,活动明显受限,内翻应力试验阳性。可初步诊断为踝关节损伤。

知识点 1

踝关节损伤的临床表现

（1）病史:有明显的外伤病史。

（2）症状:踝关节肿胀、疼痛,皮下瘀斑,跛行明显。

（3）体征:伤后踝部疼痛、肿胀、功能障碍。轻者仅局部肿胀,肿者可累及整个关节,有明显的青紫、瘀斑,跛行步态,患足不敢负重,活动时疼痛加重。内翻位损伤时,外踝前下方肿痛明显,将足内翻时,外踝前下方疼痛;外翻位损伤时,内踝前下方肿痛明显,将足外翻时,内踝前下方疼痛剧烈。严重损伤时常合并踝部骨折、脱位。

　　问题二　若想进一步明确诊断,应进行哪些检查?

　　思路　为进一步明确诊断,应对患者左踝关节处进行 X 线检查有助于排除骨折,应力位 X 线有助于间接判断踝关节韧带损伤,但往往因加剧患者症状或加重损伤而在急性期难以实现。当扭伤严重怀疑有关节软骨损伤时可行 CT 或 MRI 检查,以除外骨软骨损伤。

知识点 2

临床常用辅助检查

（1）X 线检查：踝关节正侧位片有助于排除骨折。应力位 X 线片有助于间接判断踝关节韧带损伤，但往往因加剧患者症状或加重损伤而在急性期难以实现。

（2）MRI 检查：当扭伤严重怀疑有关节软骨损伤时可行 CT 或 MRI 检查，以排除骨软骨损伤。

问题三 如何进行踝关节扭伤的分类及分型？需与何病进行鉴别？

思路 该病例中患者踝部扭伤史明确，查体见受累部位出现典型的疼痛、肿胀、瘀斑表现。触诊可有明确的压痛点。内翻应力试验阳性提示合并外侧跟腓韧带损伤，外翻应力损伤提示内侧三角韧带损伤。影像学检查排除骨折，可见到韧带或软骨损伤。据上述资料，可诊断为左侧踝关节扭伤。

知识点 3

踝关节扭伤的分型

踝关节扭伤常因直接暴力或间接暴力引起，以青壮年发病最多见，多为活动时踝关节不慎受到猛烈的内翻或外翻的力量所致。根据受伤时踝关节处在内翻位还是外翻位，可分为两种类型。（表 2-19）

表 2-19 踝关节扭伤分型

分型	分型要点
外侧韧带损伤	由足部强力内翻引起。由于内侧的三角韧带较外侧的副韧带强大，内翻的肌肉力量大于外翻肌肉力量，故此种损伤较多见。其中外侧韧带部分断裂多见，临床表现为踝外侧疼痛、肿胀、走路跛行；有时可见皮下瘀血；外侧韧带部位有压痛；使足内翻时，引起外侧韧带部位疼痛加剧。外侧韧带完全断裂较少见，局部症状更明显。由于失去外侧韧带的控制，可出现异常内翻活动度。有时外踝有小片骨质连同韧带撕脱，叫撕脱骨折。内翻位摄片时，胫距关节面的倾斜度远远超过 5°～10° 的正常范围，伤侧关节间隙增宽
内侧韧带损伤	由足部强力外翻引起，发生较少。其临床表现与外侧韧带损伤相似，但位置和方向相反。表现为内侧韧带部位疼痛、肿胀、压痛、足外翻时，引起内侧韧带部位疼痛，也可有撕脱骨折

知识点 4

目前有学者根据踝关节更加具体的运动体位,将踝关节损伤分为了5种类型,称为 Lauge-Hansen 分型,将踝关节损伤具体分为旋后-内收型(SA)、旋后-外旋型(SE)、旋前-外展型(PA)、旋前-外旋型(PE)和垂直压缩型(VA)5个类型。其最早报道于1950年,现在依然指导着我们的临床实践,目的是更好地指导临床诊断和治疗,有利于复位和评估韧带损伤情况。

 知识点 5

鉴 别 诊 断

临诊时,需注意鉴别踝关节扭伤与踝部骨折。严重的踝关节扭伤时常合并踝部骨折,X线检查有助于排除骨折。

问题四　根据诊断,该患者的具体治疗方案如何制订?

思路　明确诊断后,排除骨折,损伤程度不严重者,根据实际情况进行理筋手法整复。手法整复成功后将踝关节固定在受伤韧带松弛的体位,如踝关节内翻损伤外踝韧带,则将踝关节固定于外翻位。中药内服参照损伤三期辨证用药原则。固定期间及后期积极进行功能锻炼。

知识点 6

保 守 治 疗

(1) 理筋手法:对单纯的韧带扭伤或韧带部分断裂者,可进行理筋治疗。瘀血严重者,手法不应过重。损伤初期以摇法、弹拨、捋顺、按等手法。以外侧副韧带为例:患者侧卧位,患侧在上,助手双手握住患者小腿远端固定,术者两手相对,握住足部轻轻牵引,摇动踝关节,轻轻用力将足部跖屈内翻,牵引用力下将足背伸、外翻,同时一手拇指在韧带损伤部位捋顺。而后患者正坐位,术者一手由外侧握住患足足跟,拇指压在韧带损伤处,另一手握住足跖部,做踝关节摇法,在牵引力量下将踝关节跖屈、背伸,同时按在韧带损伤部位的拇指用按法。若内踝韧带损伤,治疗方法同上所述,只将内、外翻方向相反即可。

(2) 固定:韧带完全断裂用石膏管型固定6周后解除外固定下地活动,韧带不完全断裂,可用"8"字绷带固定,位置同上,时间一般为2~3周,外翻损伤内踝韧带,固定方法同前所述,踝关节固定于内翻位。

(3) 中药:按照损伤三期辨证论治。(表2-20)

(4) 练功:外固定之后,应尽早进行跖趾关节屈伸活动,肿胀消退后,指导患者做踝关节内、外翻的功能活动,以防止韧带粘连,增强韧带的力量。

表 2-20 中药治疗

损伤分期	治法	方药
损伤初期	活血祛瘀,消肿止痛	桃红四物汤、复原活血汤加利尿消肿药等
损伤中期	和营生新,接骨续筋	续骨活血汤、新伤续断汤等
损伤后期	调养气血,补益肝肾	八珍汤等

 知识点 7

踝关节扭伤的手术治疗

（1）手术适应证:陈旧性损伤韧带断裂、反复损伤韧带松弛、踝关节不稳定者,或者功能明显障碍者可手术治疗。

（2）手术方式:对于反复损伤韧带松弛、踝关节不稳定者,宜采用自体肌腱转移或异体肌腱移植修复重建踝稳定性,以保护踝关节。后期由于慢性不稳定,可致踝关节脱位,关节软骨退变致骨关节炎,患者疼痛,可在关节内注射药物如玻璃酸钠等,或采用关节融合术或关节置换术治疗。

问题五 对本案患者日常调护的注意事项有哪些?

思路 该患者理筋固定期间避免患者踝关节的过度活动及负重,治疗后应积极进行功能锻炼。

知识点 8

预防与调护

预防措施包括下肢柔韧性,平衡能力、本体感觉和肌肉力量的练习,以增强稳定性和灵敏度。同时,运动前要做好充分的热身准备活动,运动时可佩戴护具限制关节的过度活动。踝关节不稳者平日行走于不平路面或参加运动时可穿高帮鞋,以提供踝关节的保护支持。

知识点 9

应重视踝关节扭伤

我们往往没有对踝关节扭伤引起足够的重视,但事实是,严重损伤可使韧带断裂,骨折撕脱,治疗不当可后遗关节不稳定,容易反复扭伤,久之,可继发关节粘连或创伤性关节炎,造成功能障碍,因此对其治疗应像骨折一样重视。

【临证要点】

1. 应掌握踝关节的解剖结构及侧副韧带的意义,以帮助医生在临床中更好地进行诊断。

2. 医生应对石膏固定等关节制动干预措施在踝关节扭伤中的作用引起足够的认识。

【诊疗流程】

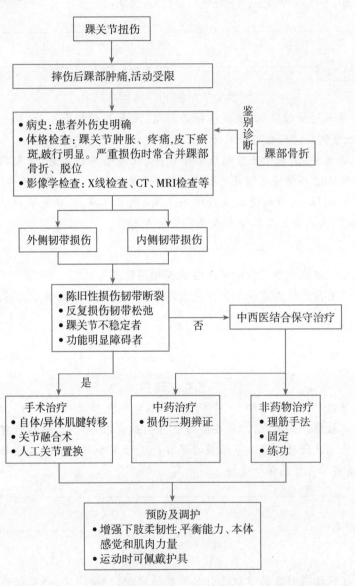

复习思考题

1. 简述踝关节周围韧带。

2. 简述踝关节扭伤的固定方法。

3. 简述踝关节扭伤的中药分期治法及方药。

扫一扫,
测一测

4. 简述踝关节扭伤的手术适应证。

5. 何为创伤性关节炎?

二、踝关节骨折

PPT 课件

02章02节02

 培训目标

1. 掌握踝关节骨折的病因病理、诊断要点、手法整复及固定方法。
2. 了解踝关节骨折手术适应证及手术治疗方法。

踝关节骨折是临床常见的关节内骨折,在下肢骨折中发生率仅次于股骨远端骨折,占所有骨折的 9% 左右,多见于青壮年,男性多于女性。踝关节骨折大多由于旋转暴力所致,多伴有踝关节周围韧带损伤,有时表现为腓骨高位骨折,容易漏诊,应当引起重视。踝穴由内、外、后三踝构成,距骨位于踝穴内,距骨体前宽后窄。踝关节做背伸运动时,距骨体宽部进入踝穴,此时踝关节稳定,不容易发生韧带损伤,常常发生踝关节骨折;踝关节处于跖屈位时,关节不稳定,下胫腓韧带松弛,容易发生关节周围韧带损伤。

【典型案例】

患者男,42 岁。因"下楼梯扭伤致右踝部肿痛,活动受限 2 小时"入院。查体:右踝关节周围肿胀,内踝及外踝均有明显肿胀,外踝部皮下瘀青,无张力性水疱,压痛明显,并可触及骨擦感,右踝关节主动及被动活动受限。舌质暗红有瘀斑,苔薄白,脉沉弦细。

问题一 根据患者的受伤特点,如何进行初步诊断?

思路 患者下楼梯时扭伤,踝部外伤史明确,伤后患侧踝关节肿胀疼痛,活动明显受限,并触及外踝部位明显骨擦感,可初步诊断为踝关节骨折。

 知识点 1

踝关节骨折的临床表现

(1) 病史:有明显的踝部外伤史。

(2) 症状:损伤后,踝部剧烈疼痛,肿胀明显,踝关节主动活动障碍。

(3) 体征:踝部压痛,肿胀明显,踝关节被动活动障碍,可扪及骨擦音及移位的骨折块,可见足内翻或外翻畸形。

问题二 若想进一步明确诊断,应进行哪些检查?

思路 为进一步明确诊断,应对患者右踝关节处进行 X 线检查,进行踝关节 CT 扫描及三维重建以确定骨折的具体情况。

知识点2

临床常用辅助检查

（1）X线检查：大部分踝关节骨折可通过标准的正侧位片进行准确评估。必要时需要拍摄踝穴位、应力位等特殊体位X线片。踝穴位X线片拍摄时，保持胫骨远端不动，脚尖至足跟内旋15°，此时，整个踝关节间隙完整显示。当体格检查发现小腿上段有压痛，或踝关节X线摄片未发现外踝骨折，但是内侧关节间隙增宽时，应摄小腿全长X线片，以免漏诊腓骨近端骨折。

（2）CT扫描：除上述X线表现外，能够进一步明确关节内骨块及移位程度，特别是平片上难以显示的关节面中央压缩骨块。横断位显示胫腓骨远端的关系及后踝骨折，矢状位显示后踝骨折块的大小和累及关节面的情况，冠状位显示下胫腓关节内有无碎骨片嵌入。

问题三　如何进行踝关节骨折的分型？

思路　该患者诊断为踝关节骨折，其临床最常用的分型为Lauge-Hansen分型。这种分类方法能提供骨折稳定性的信息，对骨折治疗方案的选择有较强的指导意义。

知识点3

踝关节骨折Lauge-Hansen分型

分型	分型要点
外旋型骨折	暴力作用使足过度外展、外旋，或小腿强力内旋，形成足的外展、外旋，可发生此型骨折。Ⅰ度：腓骨下方螺旋形或斜形骨折。多发生于下胫腓联合以上平面（外踝上方5~6cm），为单踝骨折。Ⅱ度：Ⅰ度骨折合并有内踝中部撕脱骨折。若内踝无骨折，则伴有内侧韧带断裂，距骨向外侧轻度移位，为双踝骨折。Ⅲ度：暴力继续作用，当距骨向外旋转移位时，胫骨后缘受到撞击致骨折，造成内、外、后三踝骨折并距骨向外后移位
外翻型骨折	暴力作用时，足底内侧缘着地，使踝关节强力外翻所致的骨折。Ⅰ度：暴力作用于坚韧的内侧韧带使内踝撕脱骨折。骨折线为横断形或斜形，与胫骨下关节面相平，移位不明显，为单踝骨折。Ⅱ度：双踝骨折，内踝横形骨折，外踝在下胫腓联合上方或下方平面发生横形或斜形骨折。如内踝骨折同时胫腓下韧带断裂，可以发生下胫腓联合分离，距骨向外移位，可造成腓骨下1/3骨折，同时伴有三角韧带撕裂，下胫腓联合完全分离，称为Dupuytren骨折。Ⅲ度：距骨撞击后踝关节面致后踝骨折，造成三踝骨折并距骨向外后移位

续表

分型	分型要点
内翻(内收)骨折	暴力作用致足强烈内翻。Ⅰ度:外踝尖端被撕脱横断骨折,甚至整个外踝齐关节面横行骨折,较为少见,因外侧韧带不够坚强,常发生韧带断裂,而不是骨折。足内翻时由于距骨强力撞击内踝,内踝发生斜行骨折。Ⅱ度:如暴力增大,内踝部挤压,外踝部受到牵拉,同时发生内踝、外踝骨折,为双踝骨折。同时合并距骨向内移位或合并外侧副韧带及下胫腓联合韧带撕裂。Ⅲ度:暴力强大,在双踝骨折基础上,也可见胫骨下关节面后缘骨折(后踝骨折),为三踝骨折合并距骨内后脱位
纵向挤压骨折	高处下坠,足底着地,可以引起踝关节纵向挤压骨折,胫骨下端包括关节面在内,发生粉碎性骨折或T形、Y形骨折
侧方挤压骨折	内、外踝受到挤压暴力,暴力直接作用于骨折部位,骨折多为粉碎型骨折,横断型骨折次之,以双踝骨折为多见,骨折块移位不显著,常合并皮肤穿破伤

问题四 根据诊断,该患者的具体治疗方案如何制订?

思路

(1) 手法整复:明确诊断后,患者骨折移位不明显,后踝骨折未超过胫骨远端关节面矢状径1/3,根据实际情况进行手法整复。

(2) 固定:使用双塑形弹力小夹板固定于外翻位、踝关节屈曲90°,保持固定4~6周。

(3) 中药治疗:中药内服参照骨折伤科三期辨证用药原则。

(4) 练功:固定期间积极进行功能锻炼。

知识点4

保守治疗

(1) 整复方法:根据骨折类型选用合适的手法进行整复。复位时,术者在牵引下逆暴力损伤机制内翻或外翻踝关节,并用拇指推挤外踝或内踝,纠正侧方移位,如伴有后踝骨折,则将踝关节背伸,以拇、食指向前推挤后踝,使骨折获得复位。

(2) 固定

1) 石膏固定:于踝关节内、外两侧,放置压垫,用管形石膏或石膏托固定踝关节于与损伤机制相反的外翻或内翻及背伸90°位,6~8周后去除石膏外固定,练习踝关节功能。

2) 双塑形弹力小夹板固定:骨折复位满意后,维持牵引,敷药,在内、外踝上方各放一塔形垫,内、外踝下方各放一梯形垫,防止骨突处受压,再用五块夹板予以固定,其中内、外两侧夹板用铁丝塑形成T形,加强塑形和固定力度,内、外两侧长度上超小腿上 1/3。下平足跟,前侧夹板上起胫骨结节,下至踝关节上方。根据骨折情况将内翻骨折固定在外翻位,外翻骨折固定在内翻位,加用踝关节活动夹板将其固定于踝关节 90°位 4~6 周。

(3) 中药治疗(表 2-21)

表 2-21　中药治疗

损伤分期	治法	方药
损伤初期	活血祛瘀,消肿止痛	桃红四物汤、复原活血汤加利尿消肿药等
损伤中期	和营生新,接骨续筋	续骨活血汤、新伤续断汤等
损伤后期	调养气血,补益肝肾	八珍汤等

(4) 练功:骨折整复固定后,鼓励患者活动足趾,做一定背伸位的踝关节活动,双踝骨折患者从第 2 周起可以加大踝关节的屈伸活动范围,并辅以被动活动。4 周后即可解除外固定,逐步负重行走。

知识点 5

踝关节骨折的手术治疗

(1) 手术适应证:手法整复失败者;骨折不稳定,如前踝或后踝骨折端大于1/4,且距骨有脱位者关节内有游离骨片者;开放性骨折,清创后可同时做内固定;陈旧性骨折。

(2) 手术方式

1) 内踝撕脱骨折:如骨折间隙较大,多伴有软组织嵌入,手术清除嵌入骨折间隙的软组织,用螺钉固定即可。如果螺钉固定达不到固定要求,可使用克氏针、钢丝行张力带固定。

2) 外踝骨折:横断骨折,可用螺钉固定。如果腓骨骨折线高于下胫腓联合平面,骨折面呈斜形者,必须注意不使骨折端发生重叠缩短导致外踝上移,应当采用钢板或加压钢板固定。

3) 后踝骨折:涉及胫骨下端关节面的 1/4 或 1/3 的后踝骨折,一般用螺钉固定。

4) 下胫腓联合分离:用加压螺钉或螺栓进行下胫腓联合固定。

问题五　对本案患者日常调护的注意事项有哪些?

思路　骨折手法整复固定后,早期卧床休息、抬高患肢,以促进血液回流,减轻瘀肿,同时常规检查外固定松紧度。踝部肿胀一般于固定 4~6 天逐渐消退,此时应及时缩紧固定,以免扎带松脱,使骨折移位。

知识点 6

预防与调护

踝部骨折为关节内骨折。解剖复位者,预后良好;若骨折移位明显,关节面严重损伤,可继发创伤性关节炎;内踝中部骨折可有内侧韧带嵌入,手法整复时应重视,以防止骨折迟缓愈合或不愈合。踝部骨折,夹板固定易松动,固定期间应随时观察调整,确保固定安全有效,并防止踝关节发生内、外翻畸形。

【临证要点】

踝关节骨折诊断时,应尤其注意下胫腓关节内有无碎骨片嵌入。

【诊疗流程】

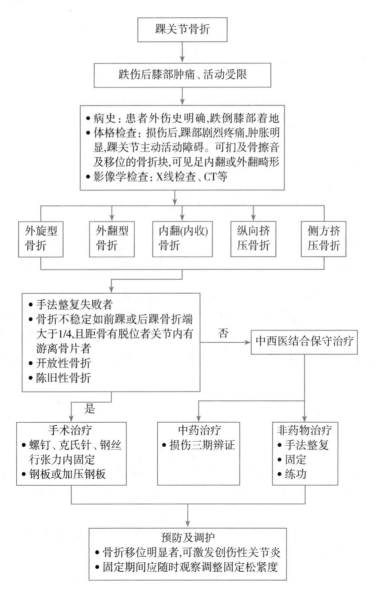

复习思考题

1. 简述踝关节骨折的临床表现。
2. 踝关节骨折常用影像学检查有哪些?
3. 简述踝关节骨折常用固定方法。
4. 简述踝关节骨折手术适应证。
5. 何为 Dupuytren 骨折?

扫一扫,
测一测

PPT 课件

三、距骨骨折

 培训目标

1. 掌握距骨骨折的病因病理、诊断要点、手法整复及固定方法。
2. 了解距骨骨折手术适应证及手术治疗方法。

距骨骨折较少见,约占全身骨折的 0.15%,并发症却很多,如骨折延迟愈合或不愈合、缺血性骨坏死、创伤性关节炎和开放性骨折并发骨髓炎等。这跟距骨血液供应特点、关节面多、承受重量和活动量较大有关。

【典型案例】

患者女,42 岁。因"高处坠落伤致右踝关节肿痛活动受限 2 小时"入院。查体:右踝部畸形,内踝及外踝均有明显肿胀及皮下瘀青,足背外侧可见多个张力性水疱,压痛明显,并可在踝前触及骨折块及骨擦感,踝关节活动受限。舌质暗红有瘀斑,苔薄白,脉沉弦细。

问题一　根据患者的受伤特点,如何进行初步诊断?

思路　患者从高处坠落摔伤,踝部外伤史明确,伤后患侧踝关节肿胀疼痛,出现畸形,内踝及外踝均有明显肿胀及皮下瘀青,足背外侧可见多个张力性水疱,压痛明显,并可在踝前触及骨折块及骨擦感,踝关节活动受限。根据上述临床资料可初步诊断为距骨骨折。

 知识点 1

距骨骨折的临床表现

(1) 病史:有明确外伤史,高处坠下,用足背踢击等。

(2) 症状:损伤后踝关节和足部剧痛、肿胀明显、踝关节屈伸功能障碍,不能站立行走。

(3) 体征:踝关节周围压痛,可扪及骨擦音或异常活动,踝关节负重或屈伸等功能障碍。

笔记

问题二 若想进一步明确诊断,应进行哪些检查?

思路 为进一步明确诊断,应对患者右踝关节处进行 X 线检查,必要时可进行 CT 扫描以确定骨折情况。

知识点 2

临床常用辅助检查

(1) X 线检查:大部分距骨骨折可通过标准的踝关节正侧位片进行准确评估。拍摄时,踝关节投照的重点是胫骨远端不动,足跟致脚尖内旋 15°,中心线以踝关节上 1cm 为射线中心,此时踝关节显露的解剖是以外踝与内踝并不与胫骨重叠,前与后踝骨性组织重叠,此时较完整地显示踝关节相邻的解剖关系,关节间隙显示清晰。

(2) CT 扫描:除上述 X 线表现外,能够更加准确地显示关节内骨块及位移程度,特别是平片上难以显示的中央压缩骨块。

问题三 如何进行距骨骨折的分类及分型? 需与何病进行鉴别?

思路 1 该病例中患者外伤史明确,据上述资料可诊断为距骨骨折。距骨骨折的分型指导着治疗方法,一般临床分为三种类型。踝关节骨折与跟骨骨折为临床常见的鉴别诊断。

知识点 3

距骨骨折常因高处坠下或踝背伸外翻暴力所致,根据受伤机制不同,可分为三种类型的骨折。(表 2-22)

表 2-22 距骨骨折分型

分型	分型要点
距骨颈骨折	发生于踝关节受背伸外翻暴力使胫骨远端的前缘插入距骨颈体之间,将距骨劈成前后两端,尤以颈部骨折多见
合并距下关节脱位	发生于造成距骨颈骨折暴力的继续作用,引起合并胫距关节脱位、跟骨、距骨头连同足向前上方移位
合并距骨体后脱位	暴力消失时,因跟腱与周围肌腱的弹性,足向后回缩,跟骨的载距突常钩住距骨体下面之内侧结节,而使整个骨折的距骨体随之向后移位,脱位于胫骨踝穴之后方,甚至还合并内踝骨折

思路 2 根据受伤史、临床症状、体征和影像学检查,应与踝关节骨折和跟骨骨折进行鉴别诊断;X 线和 CT 检查可进一步区分骨折类型、移位情况等。

知识点 4

鉴 别 诊 断

疾病名称	诊断要点
踝关节骨折	踝关节局部瘀肿、疼痛和压痛,功能障碍,可闻及骨擦音。外翻骨折多呈外翻畸形,内翻骨折多呈内翻畸形。X 线可显示骨折脱位程度和损伤类型
跟骨骨折	有外伤史,伤后跟部肿胀、瘀斑、疼痛、压痛明显,足跟部横径增宽,严重者足弓变平。跟骨 X 线侧位、轴位片可明确骨折类型、程度和移位方向。轴位片还能显示距骨下关节和载距突

问题四　根据诊断,该患者的具体治疗方案如何制订?

思路

（1）手法整复:明确诊断后,无移位的距骨颈骨折、距骨体骨折、距骨后突骨折,根据实际情况进行手法整复。

（2）固定:使用夹板超踝关节夹板固定,或用足部托板或石膏固定。

（3）中药治疗:中药内服参照骨折三期辨证用药原则。

（4）练功:固定期间积极进行功能锻炼。

 知识点 5

保 守 治 疗

（1）整复方法

根据骨折类型采用适合的手法进行整复。

1）距骨颈骨折移位:患者体位取仰卧位,屈髋、屈膝 90°。助手双手把持小腿,术者一手握住胫骨下端后侧往前推,另一手握住前足,先将前足轻度外翻,之后强力跖屈,再向后推,使距骨颈骨折面向后和距骨体骨折面会合。

2）距骨颈骨折合并距下关节脱位:患者体位取仰卧位,将患足伸出床头外,在小腿下段后侧垫一枕头。术者握住患足踝部,使关节处于跖屈 15° 左右位置上,向小腿纵轴拔伸,再将前足向后向上推,并轻度摇晃和内外旋转。术者两拇指按在踝前方压推挤距骨前段,使前段距骨断面与后段距骨断面对合。距下关节随之亦复位,并使距骨两断面之间相互嵌插。迅速背伸,即将远端向背侧推挤,使近端向掌侧按压,再尺偏,骨折即可复位。

3）距骨颈骨折合并距骨体后脱位:患者体位取仰卧位,助手将患侧踝关节置于背伸位加外翻位,往下拔伸,加大踝后侧和内侧的关节间隙。术者摸清向后内脱位的距骨体,两拇指将该骨折块向前外方按捺推顶,与此同时,助手将踝关节做小幅度的摇晃伸屈活动,使距骨体进入踝穴后,再将踝关节跖屈,将前足往后推送,使距下关节复位,使距骨的两断端紧密吻合。

（2）固定：对于距骨颈骨折可超踝关节夹板固定，或石膏托中立位固定6~8周；临床少见的距骨后唇骨折伴有距骨前脱位，应固定在功能位4~6周。

（3）中药治疗：按照骨折三期辨证论治。（表2-23）

表2-23　中药治疗

损伤分期	治法	方药
损伤初期	活血祛瘀，消肿止痛	桃红四物汤、复原活血汤加利尿消肿药等
损伤中期	和营生新，接骨续筋	续骨活血汤、新伤续断汤等
损伤后期	调养气血，补益肝肾	八珍汤等

（4）练功：距骨骨折固定后，应做足趾及膝关节屈伸锻炼。解除外固定前2~3周，可开始扶双拐逐渐负重行走。解除固定后应鼓励患者进行踝关节屈伸及内翻、外翻活动。

知识点 6

手 术 治 疗

距骨颈骨折手法复位不理想可切开复位，可用克氏针或加压螺钉固定；距骨体骨折有移位者常需开放复位，用螺丝钉做牢靠的内固定。距骨体缺血性坏死、距骨粉碎性骨折、距骨体陈旧性脱位或并发踝关节严重创伤性关节炎者，应行胫距、距跟融合术。

知识点 7

预防与调护

骨折手法整复固定后，早期活动还需防止足下垂，与此同时，2~4天检查一次固定情况，密切观察有无骨折再移位，必要时进行X线检查，踝关节不可过早跖屈。

【临证要点】

1. 当高度怀疑距骨骨折而X线片显示不清晰时，应定期复查X线片，必要时进行MRI检查。

2. 由于距骨的血液供应较差，发生距骨骨折后宜出现骨坏死的表现。

【诊疗流程】

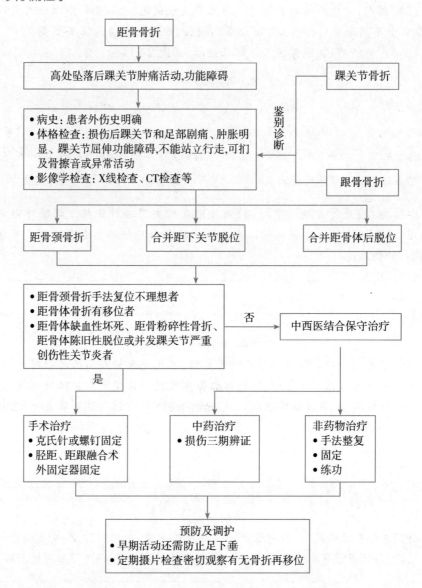

❓ 复习思考题

1. 距骨骨折的常见并发症有哪些?
2. 距骨骨折的临床表现是什么?
3. 简述距骨骨折与跟骨骨折的鉴别诊断。
4. 简述距骨骨折的手术适应证。

四、跟骨骨折

PPT 课件
02章03节04

 培训目标

1. 掌握跟骨骨折的病因病理、诊断要点、手法整复及固定方法。
2. 了解跟骨骨折手术适应证及手术治疗方法。

跟骨骨折在跗骨骨折中最常见。其占全身骨折发生率的 1.51%,占跗骨骨折的 60%,60%~70% 为关节内骨折,而 10%~20% 发生在双侧,男性约占 75%。

跟骨是最大的跗骨,前窄后宽,跟骨上面有三个关节面,然而这些关节面与距骨底面的各个关节面形成关节。跟骨内侧方有一隆起,名载距突,支持距骨颈,也就是跟舟韧带的附着处。足底负重是在跟骨,第一跖骨头与第五跖骨头三点组成的距面上。跟骨与距骨组成足内侧纵弓,跟骨和骰骨组成外侧纵弓,跟骨成为两侧纵弓的共同后力臂,负担着 60% 的重量。跟骨结节在跟腱附着处,腓肠肌、比目鱼肌的收缩,可做强有力的跖屈动作。跟骨结节上缘和跟距关节面成 30°~45° 的结节关节角,成为跟距关节的一个重要标志。

【典型案例】

患者男,64 岁。因"高处摔伤致右足跟部肿胀疼痛,活动受限 3 小时"入院。查体:右足跟肿胀,压痛明显,局部皮下瘀青,右足跟部内外侧局部处压痛(+),足跟叩击痛(+),右踝关节主动活动受限。右足背动脉搏动正常。舌质暗红有瘀斑,苔薄白,脉沉弦细。

问题一 根据患者的受伤特点,如何进行初步诊断?

思路 患者外伤史明确,从高处摔伤,摔倒后足跟着地,伤后患侧足跟部疼痛,活动明显受限,并足跟叩击痛呈阳性,可初步诊断为跟骨骨折。

 知识点 1

跟骨骨折的临床表现

(1) 病史:有明显的外伤病史。

(2) 症状:伤后足跟部疼痛、肿胀,局部有皮下瘀斑,压痛明显,患侧足跟不敢触地,足跟部横径增宽而扁畸形,严重者足弓变平。

(3) 体征:受伤严重者出现足跟部宽而扁畸形,外踝骨性标志变小,或足弓塌陷变平及外翻畸形。

问题二 若想进一步明确诊断,应进行哪些辅助检查?

思路 为进一步明确诊断,应对患者右踝关节处进行 X 线检查,必要时可进行 X 线轴位片以确定骨折情况。

知识点 2

临床常用辅助检查

X 线检查:大多数跟骨骨折可以通过标准的跟骨侧、轴位片来明确骨折类型、程度和移位方向。轴位片还可以显示距下关节和载距突的情况,必要时与健侧进行对比。此外,跟骨属于松质骨,压缩后常无清晰的骨折线,有时不容易分辨,常需依据骨的外形改变、结节关节角测量来分析和评估骨折的严重程度。

问题三 如何进行跟骨骨折的分类?

思路 该病例中患者外伤史明确,据上述临床资料可诊断为右侧跟骨骨折。跟骨骨折分类中,根据跟骨骨折线在侧、轴位 X 线片上的表现,分为不波及跟距关节面骨折和波及跟距关节面骨折两种类型。其中前者预后较好,后者预后较差。

 知识点 3

跟骨骨折分型

分型	分型要点
不波及跟距关节面骨折	跟骨结节纵形骨折:多为高处跌下时,足跟外翻位结节底部着地,结节的内侧隆起部受剪切外力所致 跟骨结节水平(鸟嘴形)骨折:为跟腱牵拉撕脱所致 跟骨载距突骨折:为足内翻位时,载距突受到距骨内下方冲击而引起 跟骨前端骨折:为前足强烈内收加上跖屈
波及跟距关节面骨折	外侧塌陷骨折:高处坠下,跟骨着地,重力下压,地面反作用力上冲,导致跟骨体骨折。骨折线方向向上,进入关节。因重力压缩作用使外侧关节面塌陷,跟骨中央骨质被压缩 全部塌陷骨折:跟骨体及关节面完全粉碎下陷,甚至波及跟骰关节

问题四 根据诊断,该患者的具体治疗方案如何制订?

思路

(1) 手法复位与固定:根据不同部位、不同方向的移位骨折,运用相应的手法整复。

(2) 钢针撬拨复位:适用于跟骨压缩性骨折,跟距关节面塌陷尚完整者。

(3) 功能锻炼:固定期间积极进行功能锻炼。

(4) 药物治疗:中药内服参照骨折伤科三期辨证用药原则。

知识点 4

保守治疗

（1）整复方法：根据骨折类型采用适合的手法进行整复。

1）不波及跟距关节的骨折：术前准备，患者体位均同跟骨结节部骨折。一位助手拔伸患足部，使之极度跖屈位，术者两手掌根部相对，置于跟部内、外侧，用力扣住骨折块上端，向中心挤按并且向下推挤，同时助手用两拇指按捺患足底中部，骨折常可复位。复位手法如图2-19。

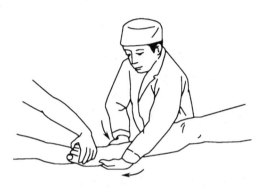

图2-19 不波及跟距关节的骨折手法复位

2）波及跟距关节的骨折：波及跟距关节面的骨折，处理方式一般与接近跟距关节面的骨折相同。关节面有塌陷，粉碎者，如为老人，或移位不多，可以不做复位，仅抬高患肢1~2周。用中药外敷患处，5~6周后逐渐负重。对于关节面有塌陷，粉碎而移位者，可用手掌叩击足跟，尽量摇晃足跟的同时，顺带用力向下，先恢复结节关节角，或者先纠正跟骨体增宽，再纠正结节关节角，从而做到力所能及。复位手法如对于关节面塌陷严重而关节面粉碎者，最好采用手术治疗。

（2）固定

1）无移位骨折：一般不予以固定，载距突骨折及跟骨前端骨折仅用石膏托固定患足于中立位4~6周即可。对于跟骨结节关节角有影响的骨折，临床上一般采用石膏管型连针固定，但亦可用夹板或用木制鞋底板纸壳固定。固定方法一般为将踝关节置于跖屈位3~4周后，改为中立位继续固定4~5周。

2）跟骨结节牵引：适用于跟骨结节骨骺分离，骨折片明显上移，或跟骨体冠状位骨折，后骨折段向上移位者。牵引时间3~4周，并早期进行功能锻炼。

（3）功能锻炼：复位固定后，即可做膝关节及足趾的屈伸活动，在固定期内可扶拐不负重行走，从而锻炼足部功能。但波及关节面塌陷粉碎明显移位，2周之后下地做不负重活动，6~8周以后逐渐负重，通过关节活动自行模造作用，从而恢复部分关节功能。

（4）中药治疗：按骨折三期辨证用药原则治疗。（表2-24）

表 2-24 中药治疗

损伤分期	治法	方药
损伤初期	活血祛瘀，消肿止痛	桃红四物汤加牛膝、茯苓等
损伤中期	和营生新，接骨续筋	续骨活血汤、新伤续断汤等
损伤后期	调养气血，补益肝肾	八珍汤等

 知识点 5

手术治疗

(1) 手术适应证：手法整复失败者；骨折移位在 2mm 以上的关节内骨折和需要重建关节者。手术治疗应尽可能达到解剖复位，复位时首先考虑结节关节角和跟骨体高度及宽度的恢复，其次恢复距下关节面和跟骨轴的正常位置。

(2) 手术方式

1) 钢针撬拨复位：适用于手法复位难成功者，跟骨压缩性骨折，跟距关节面塌陷尚完整者。

2) 跟骨结节横行骨折，骨折块大、移位严重者，可施予钢丝或螺钉内固定。跟骨结节纵行骨折，骨折移位明显，可行克氏针内固定。跟骨陈旧性骨折或手法失败，后遗跟距关节创伤性关节炎，症状严重者，可行跟距关节或三关节融合术。

问题五　对本案患者日常调护的注意事项有哪些？

思路　该患者复位固定后应观察足部血液循环，随时调整夹板松紧度；注意将患肢脚下垫一枕头，以达促进血液循环消肿目的；骨折固定期间应避免踝关节背伸活动，并积极进行功能锻炼。

 知识点 6

预防与调护

骨折整复固定后，早期主动活动足趾与小腿肌肉，拆除固定后，循序渐进增加活动量。波及跟距关节者，外固定拆除早期不可做过量的足背伸活动，后期以锻炼时无锐痛、活动后无不适为度。

【临证要点】
较为隐匿的跟骨骨折应注意与健侧进行对比以进行诊断。

【诊疗流程】

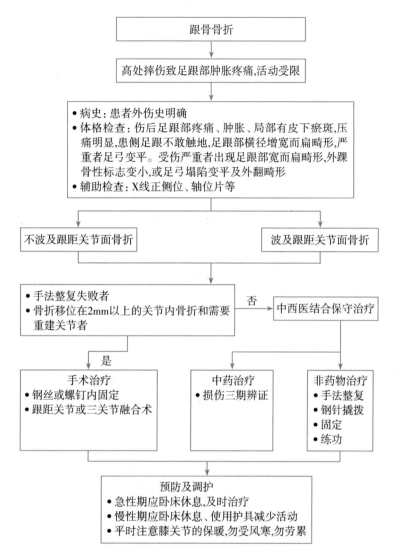

跟骨骨折

高处摔伤致足跟部肿胀疼痛,活动受限

- 病史:患者外伤史明确
- 体格检查:伤后足跟部疼痛、肿胀、局部有皮下瘀斑,压痛明显,患侧足跟不敢触地,足跟部横径增宽而扁畸形,严重者足弓变平。受伤严重者出现足部宽而扁畸形,外踝骨性标志变小,或足弓塌陷变平及外翻畸形
- 辅助检查:X线正侧位、轴位片等

不波及跟距关节面骨折　　波及跟距关节面骨折

- 手法整复失败者
- 骨折移位在2mm以上的关节内骨折和需要重建关节者

否 → 中西医结合保守治疗

是

手术治疗
- 钢丝或螺钉内固定
- 跟距关节或三关节融合术

中药治疗
- 损伤三期辨证

非药物治疗
- 手法整复
- 钢针撬拨
- 固定
- 练功

预防及调护
- 急性期应卧床休息,及时治疗
- 慢性期应卧床休息、使用护具减少活动
- 平时注意膝关节的保暖,勿受风寒,勿劳累

扫一扫,
测一测

? 复习思考题

1. 简述跟骨骨折的临床表现。
2. 如何进行跟骨骨折的分类?
3. 简述跟骨骨折的功能锻炼指导。
4. 简述跟骨骨折的手术适应证。

五、跖跗关节脱位

培训目标

1. 掌握跖跗关节脱位的病因病理、诊断要点、手法整复及固定方法。
2. 了解跖跗关节脱位手术治疗方法。

　　跖跗关节由楔骨和骰骨及 5 个跖骨构成,亦称为 Lisfranc 关节。第二跖骨基底通过韧带与第一楔骨相连。3 个楔骨围成一个开口向前的马蹄样凹槽,第二跖骨基底嵌入这个凹槽中,这种结构对跖跗关节的稳定有重要意义。跖跗关节的跖侧有许多软组织覆盖,在结构上相对稳固,而跖跗关节背侧仅仅只有韧带与关节囊覆盖,在结构上相对薄弱。如果在足纵轴上施加压力,即可使足向背侧弯屈,在压力不断增大时,相对薄弱的跖跗关节背侧部则可破裂,从而使跖跗关节脱位。因为跖跗关节面是由前内向后外侧倾斜排列,所以跖跗关节脱位之后,除第一跖骨外,远端全部向背外侧移位,很少有向内侧移位者。

【典型案例】

　　患者男,34 岁。因"重物压砸右足,活动受限 3 小时"入院。查体:右足背肿胀,压痛明显,足弓塌陷扁平,足部变宽,右足背伸及跖伸活动时疼痛加重。右足末梢血运正常,皮温正常,可扪及足背动脉搏动。舌质暗红有瘀斑,苔薄白,脉弦。

　　问题一　通过病例中的信息,可疑诊断是什么,依据有哪些?

　　思路　患者外伤史明确,重物压砸右足,伤后患侧足背疼痛,活动明显受限,可见足弓塌陷,足部变宽,可初步诊断为跖跗关节脱位,明确诊断还需进一步的影像学检查。

知识点 1

跖跗关节脱位的临床表现

　　(1) 病史:有明显的外伤病史。

　　(2) 症状:前足或足背部疼痛、肿胀、不能负重。

　　(3) 体征:足部按压痛明显,功能障碍。足部畸形呈弹性固定。分离性脱位者,足呈外旋、外展畸形,足宽度增大,足弓塌陷。常可在足内侧或外侧触及突出的骨端。开放性骨折脱位者软组织损伤严重,可有骨端外漏或骨擦音。有血管损伤时,前足变冷、苍白,甚至部分缺血坏死。

　　问题二　若想进一步明确诊断,应进行哪些检查?

　　思路　为进一步明确诊断,应选择 X 线检查以明确骨折情况,必要时可选择 CT 扫描。

知识点 2

临床常用影像学检查

（1）X 线检查：足部正、侧位 X 线摄片检查，可明确脱位类型、跖骨移位方向及是否伴有骨折。

（2）CT 扫描：除上述 X 线表现外，CT 扫描能够更加准确地显示关节内骨块及位移程度。CT 对于隐匿型跗跖关节损伤的诊断具有重要价值。

问题三　该患者应如何进行明确诊断？

　　思路　该病例中进行诊断应根据患者外伤史、临床症状、查体及影像学表现进行明确诊断。根据上述资料，可诊断为右足跗跖关节脱位。

知识点 3

　　根据患者的外伤史、症状、体征和辅助检查，可以确诊。软组织损伤严重者，诊断时应注意足背动脉血液循环是否正常。轻度脱位，特别是合并有跖骨骨折者，应仔细阅片，防止只注意骨折而漏诊跗跖关节脱位。

问题四　根据诊断，该患者的具体治疗方案如何制订？

　　思路

（1）手法整复：确定诊断，依据患者病情实施手法整复。

（2）固定方法：使用硬纸壳、石膏夹或石膏托固定，保持固定 4~6 周。

（3）中药治疗：中药内服参照骨折三期辨证用药原则。

（4）练功活动：固定期间积极进行功能锻炼。

知识点 4

保 守 治 疗

（1）手法复位：应尽早在麻醉下行手法复位。在严重的反应性水肿尚未发生前复位较容易，也可预防血液循环障碍。复位手法：双手分别握住患肢前足及跟部，给予持续牵引。根据影像学检查上跖骨移位的方向，做与之相反方向的推压，如仅为单纯的第一跖骨向背侧脱出，在持续牵引状态下，术者用拇指推压跖骨基底部即可复位。如为全部跖骨向内移位者，则应向外侧推压；向外侧移位者，则应向内侧推压。

（2）固定方法：跗跖关节脱位整复后容易再脱位，因此，有效的外固定来维持关节的稳定性，是治疗的关键。可采用直角足底后腿托板，连脚固定踝关节背伸 90°中立位。足弓有塌陷者，足弓处放置足弓托，维持足弓生理位；在足背处或足两侧脱出跖骨头处加压力垫，然后足背部加一大小与足背相等的弧形纸板，用绷带加压将纸板连足底托板一齐包扎固定3~4周。

（3）中药治疗：按损伤三期辨证论治原则治疗。（表2-25）

表2-25　中药治疗

损伤分期	治法	方药
损伤初期	活血祛瘀，消肿止痛	活血疏肝汤
损伤中期	理气活血，调理脾胃	四物汤加川续断、茯苓等
损伤后期	补气血，养肝肾，壮筋骨，利关节	健步虎潜丸

（4）练功活动：去除固定后，加强踝部背伸、跖屈锻炼，可穿戴具有足弓垫的鞋具行走。

 知识点 5

手术治疗

对于手法整复多次仍未成功者或开放性脱位，可行手术切开复位，复位后用细钢针经第1、第5跖骨穿入第1楔骨及骰骨固定。如合并跖骨骨折，可同法行钢针内固定。陈旧性跖跗关节损伤多遗留后遗症（如足内侧明显骨性突起、前足关节僵硬并伴有疼痛症状、外翻平足畸形），可视情况行跖跗关节融合术、足内侧骨性突起切除术及足弓垫的应用。

问题五　对本案患者日常调护的注意事项有哪些？
思路　该患者复位固定后应进行功能训练，后期应进行康复训练。

知识点 6

预防与调护

固定期间，可进行足背伸、趾屈活动，但不宜做旋转及内、外翻活动。解除外固定后，可逐步练习不负重行走。8周后，可穿有纵弓垫的鞋负重行走锻炼。

跖跗关节脱位复位后多不稳定，须经常检查复位和固定情况，以免松动造成再脱位。

【临证要点】

跖跗关节脱位诊断时，应注意CT对于隐匿型跖跗关节损伤的诊断具有重要价值。

【诊疗流程】

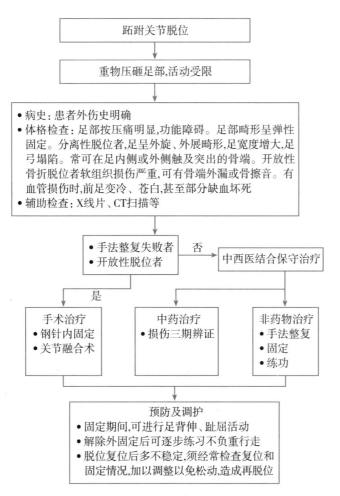

 复习思考题

1. Lisfranc 关节的组成有哪些?
2. 简述跖跗关节脱位中药分期治法及方药。

六、跖骨骨折

培训目标

1. 掌握跖骨骨折的病因病理、诊断要点、手法整复及固定方法。
2. 了解跖骨骨折手术适应证及手术治疗方法。

跖骨共 5 块,由内侧向外侧分别为第 1~5 跖骨,每 1 跖骨近端为底,中间为体,远端为头。第 1 跖骨头与第 5 跖骨头是构成足内外侧纵弓前方的支重点,与后方足跟形成足部主要的 3 个负重点。临床上跖骨骨折多由直接暴力,如重物打击或车轮碾压引起,第 2~4 跖骨多见,可多根跖骨同时骨折,多见于跖骨干;间接暴力如扭伤可引起第 5 跖骨基底部撕脱骨折,长途跋涉或行军亦可引起跖骨颈疲劳骨折。

【典型案例】

患者男,18 岁,因"重物砸伤右足背致疼痛、活动受限 3 小时"为主诉入院。查体:右足背肿胀,活动受限,压痛明显,可触及右足第 2、第 3、第 4 跖骨体骨擦感。舌质暗红有瘀斑,苔薄白,脉弦涩。

问题一 根据患者受伤特点,如何进行初步诊断?

思路 患者外伤史明显,重物砸伤右足背,伤后右足背肿胀,活动受限,压痛明显,可触及右足第 2、第 3、第 4 跖骨体骨擦感,可初步诊断为右足第 2、3、4 跖骨骨折。

 知识点 1

临 床 表 现

(1)病史:有明显的外伤史。

(2)症状:伤后足背部疼痛、肿胀,站立或行走功能障碍。

(3)体征:足背部压痛、纵向叩击痛,可扪及骨擦音或异常活动,移位骨折有足部畸形。

问题二 若想进一步明确诊断,应进行哪些检查?

思路 影像学检查是诊断骨折的有效辅助检查,应对患者行右前半足正、斜位 X 线片,X 线早期检查可能为阴性,必要时行 CT 扫描以确定。

 知识点 2

临床常用辅助检查

(1)X 线检查:大多数由直接暴力所致的跖骨体骨折可通过标准的正斜位片进行准确评估,可见明显骨折线,如发生在跖骨颈,骨折线可能显示不清。

(2)CT 扫描:CT 除 X 线表现外,可清晰地显示跖骨骨折情况及移位情况,有些移位不明显的跖骨骨折 X 线检查早期可能为阴性,可结合症状、体征进一步做 CT 以明确诊断。

问题三 跖骨骨折如何分型? 该病的鉴别诊断是什么?

思路 该患者有明确重物砸伤史,伤口右足背部疼痛、肿胀,可触及第 2、第 3、第 4 跖骨体骨擦感,X 线片可见第 2、第 3、第 4 跖骨连续性中断、移位。跖骨骨折分型指导具体的临床治疗。

知识点 3

跖骨骨折分型

分型	分型要点
跖骨干骨折	多由重物压伤足背导致,临床多见开放性、多发性,有时可并发跖跗关节脱位。由于足部皮肤血供较差,容易引起伤口边缘坏死或感染
第5跖骨基底部撕脱骨折	因足内翻扭伤是附着于其上的腓骨短肌及腓骨第三肌猛烈收缩所致,一般骨折片移位不严重
跖骨颈疲劳骨折	好发于长途行军的战士,故又称为行军骨折,多发于第2、3跖骨颈部,尤其以第2跖骨颈发病率为高。由于肌肉过度疲劳,足弓下陷,第2、3跖骨头负重增加,超过骨皮质和骨小梁的负担能力,即逐渐发生骨折。一般骨折不完全断离,同时骨膜产生新骨,临床表现最初为前足痛,劳累后加剧,休息后减轻,2~3周后再局部可摸到有骨隆凸

知识点 4

鉴 别 诊 断

趾骨骨折多因重物砸伤或踢碰硬物所致。临床表现常合并有皮肤或甲床的损伤。根据影像学表现可明确诊断。

问题四　根据诊断,该患者的具体治疗方案如何制订?

思路

(1) 手法整复:根据骨折移位情况进行手法复位,纠正重叠及成角畸形。

(2) 固定:手法整复后将分骨垫放置于背侧跖骨间隙之间,上方以压力垫加压包扎于足托板上,应用小腿石膏托外固定4~6周。

(3) 中药治疗:中药内服参照骨折伤科三期辨证用药原则,亦可局部应用药物熏洗。

(4) 固定后开始积极行走锻炼。

知识点 5

保 守 治 疗

(1) 整复手法:根据骨折分型选用合适的手法进行整复。

1) 对有移位的跖骨干骨折、骨折脱位、多发性骨折:可在适当麻醉下,先牵引骨折部位对应的足趾,矫正其重叠及成角畸形,以另一手的拇指从足底部推压断端,使其复位。如有残留的侧方移位,则继续在牵引下,从跖骨之间以拇指和食指用夹挤分骨法使其复位,最后将分骨垫放置于背侧跖骨间隙之间,上方以压力垫加压包扎于足托板上。跖骨骨折上下重叠移位或向足底突起成角时必须纠正,否则妨碍将来足的行走功能,而侧方移位则对功能影响较少(图2-20)。

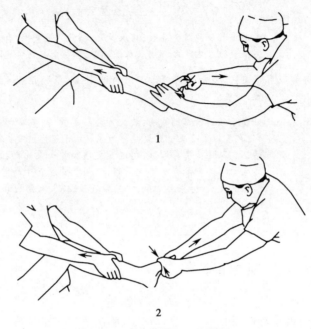

图 2-20　跖骨骨折手法整复
1. 矫正重叠及侧向成角;2. 矫正侧方移位

　　2) 第5跖骨基底骨折、行军骨折或无移位的跖骨干骨折:可局部敷药,外用夹板或胶布固定6周,以后应用药物熏洗并开始行走锻炼。

　　(2) 固定:将分骨垫放置于背侧跖骨间隙之间,上方以压力垫加压包扎于足托板上,应用小腿石膏托外固定4~6周。

　　(3) 中药治疗:按骨折三期辨证论治用药原则治疗。(表2-26)

表 2-26　中药治疗

损伤分组	治法	方药
损伤初期	活血祛瘀,消肿止痛	桃红四物汤、复原活血汤等
损伤中期	和营生新,接骨续伤	续骨活血汤、新伤续断汤等
损伤晚期	调养气血,补益肝肾	八珍汤等

　　(4) 练功:骨折固定后,即可锻炼趾间关节、跖趾关节和踝关节的屈伸活动。约2周后练习扶双拐不负重行走活动。解除固定后,逐步练习下地负重行走,以恢复足的负重与行走功能。

知识点 6

手 术 治 疗

（1）手术适应证：开放性骨折，骨折严重且不稳定，或多个跖骨同时骨折，或闭合性骨折在手法复位失败后，可采取开放复位内固定。

（2）手术方式：跖骨骨折开放复位内固定术。以跖骨骨折部为中心做一背侧纵切口，沿皮肤切口线切开深筋膜和骨膜，做骨膜下剥离，显露出跖骨骨折的近侧段和远侧段。将两骨折段准确复位，复位后安装配套钢板螺钉，按层次缝合切口，术后石膏托固定4~6周。

问题五 对本案患者日常调护的注意事项有哪些?

思路 该患者理筋固定期间应避免跖趾关节的过度活动及负重，后期应积极进行康复锻炼。

知识点 7

预防与调护

跖骨与足纵弓和横弓关系密切，第1~5跖骨头部为足内、外侧纵弓前方的支重点，诊治跖骨骨折时，应恢复其正常解剖位置关系，避免影响足部的负重与行走功能。骨折固定后，早期不宜下地负重行走，若过早负重锻炼易影响骨折的愈合速度，甚至导致骨折畸形愈合。

【临证要点】

1. 跖骨的解剖结构及足弓的意义。

2. 跖骨骨折诊断时除明确直接暴力因素外，还应注意由间接暴力如扭伤可引起第5跖骨基底部撕脱骨折，长途跋涉或行军亦可引起跖骨颈疲劳骨折等。

【诊疗流程】

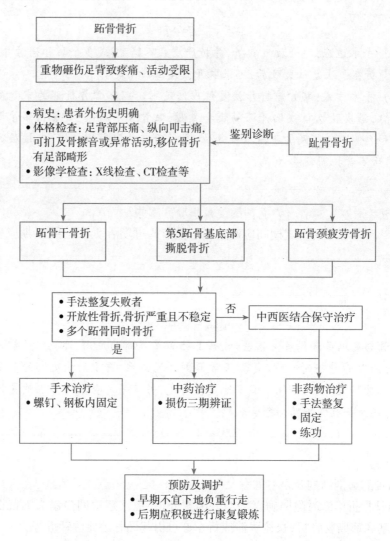

复习思考题

1. 何为行军骨折？

2. 跖骨骨折的临床表现有哪些？

3. 简述跖骨骨折手术适应证。

4. 如何选择跖骨骨折的手术方式？

（曾朝辉　柏立群）

第三章

头面躯干损伤

第一节　颞颌关节脱位

PPT 课件

03：01节PPT

 培训目标

1. 掌握颞颌关节脱位的诊断、手法整复及固定方法。
2. 熟悉颞颌关节脱位的病因病理及分类。
3. 了解颞颌关节脱位的手术治疗适应证。

颞颌关节脱位，又称下颌关节脱位，是指下颌骨髁状突滑出下颌窝，超过关节运动的正常活动范围，以致不能自行复回原位者。颞颌关节由下颌骨的髁状突、喙突和颞骨的下颌窝及关节结节构成。当颞颌关节大幅度运动或受外力作用，使髁状突过度移动，超出了关节的正常运动范围，而脱离下颌窝，滑至关节结节前方。此时可发生咬肌的反射性痉挛和颞下颌韧带的紧张，使髁状突上移而嵌顿在关节结节的前方，关节盘被夹在髁状突与关节结节之间致不能自行复位，此即颞颌关节前脱位。脱位后关节囊常被拉长，偶尔也可被撕裂。多发于老年人及体质虚弱者。

【典型案例】

患者男，56岁。因"打哈欠致口不能闭合伴言语不清30分钟"入院。查体：下颌骨下垂、前突，下列齿突出于上列齿之前，口张呈半开合状，不能闭合，语言不清，流涎不止，吞咽困难，咬肌痉挛呈块状突出，颧弓下方可触及高起的髁状突，耳屏前方有明显凹陷。舌淡红，苔薄白，脉弦。

问题一　根据患者的受伤特点，如何进行初步诊断？

思路　患者有过度张口史，口张呈半开合状，不能闭合，语言不清，流涎不止，吞咽困难，咬肌痉挛呈块状突出，颧弓下方可触及高起的髁状突，耳屏前方有明显凹陷，可初步诊断为颞颌关节脱位。

知识点 1

颞颌关节脱位的临床表现

（1）有过度张口、咬较硬食物或暴力打击等外伤史。

（2）颞颌部疼痛，患者常以手托下颌部就诊。

（3）功能障碍表现：语言不清、吞咽困难、流涎不止；口呈半开状、不能主动张合；口角㖞斜、咬肌痉挛，呈块状突出，面颊扁平。

（4）触诊：耳屏前可扣及下颌关节凹陷，颧弓下可触及下颌骨髁状突。

问题二　若想进一步明确诊断，应进行哪些检查？

思路　为进一步明确诊断，应对患者颞颌关节进行 X 线检查，必要时可进行 CT 扫描以确定脱位情况。

知识点 2

颞颌关节脱位的临床常用辅助检查

X 线检查：张口侧位可见下颌骨髁状突脱出下颌窝；颞下颌关节造影片可见关节囊或关节韧带松弛。

问题三　如何进行颞颌关节脱位的分类？需与何病进行鉴别？

思路　患者下颌骨下垂、前突，下列齿突出于上列齿之前，颧弓下方可触及高起的髁状突，耳屏前方有明显凹陷，故可诊断为双侧前脱位。

知识点 3

颞颌关节脱位的分类及临床表现

根据发病的时间、部位及不同的原因，分为新鲜性、陈旧性和习惯性脱位；单侧脱位和双侧脱位；前脱位和后脱位等。临床上多为前脱位，后脱位很少见。（表 3-1）

表 3-1　颞颌关节脱位分类

分型	分型要点
双侧前脱位	局部酸痛，口不能张合，言语不清，口流涎唾，下颌骨下垂，颏部前突（下齿列位于上齿列之前）。在双侧耳屏前方可触及下颌关节凹陷，颧弓下方可触及下颌髁状突
单侧前脱位	口角㖞斜，颏部也向前突出，下颌肌向健侧倾斜。在患侧颧弓下可触及下颌骨髁状突，在患侧耳屏前方可触及一凹陷

知识点 4

颞颌关节脱位的鉴别诊断

颞颌关节脱位需与下颌骨髁状突颈部骨折鉴别:两者都有下颌部功能障碍表现,但下颌骨髁颈骨折患者,髁突颈部有明显压痛,皮下血肿,X 线片检查可资鉴别。

问题四 根据诊断,该患者的具体治疗方案如何制订?
思路
(1) 手法整复:明确诊断后,根据双侧前脱位复位手法进行整复。
(2) 固定:复位后,采用四头带固定 1 周。
(3) 中药治疗:中药内服参照骨折三期辨证用药原则。
(4) 练功:固定期间积极进行功能锻炼。

知识点 5

颞颌关节脱位的非手术治疗

(1) 整复方法
1) 口腔内复位法:患者坐位,术者站在患者面前,双拇指无菌纱布包缠,然后伸入患者口腔内,置于两侧最后下臼齿上,其余手指在外面托住下颌体,两拇指将臼齿向下按压,待下颌骨移动时再向后推,余四指协调地将下颌骨向上、向前端送,听到滑入的响声,说明脱位已复入。对于单侧前脱位,健侧手可不用力(图 3-1)。

2) 口腔外复位法:术者站在患者前方,双手拇指分别置于下颌角前,其余四指托住下颌体,然后双手拇指由轻而重向下按压,余指同时用力将下颌向后方推送,听到滑入关节之响声,说明脱位已整复。此法适于年老齿落的习惯性脱位患者。

3) 软木复位法:对于陈旧性脱位,因其周围的软组织已有程度不同的纤维性变,用上述方法整复比较困难者,可用此法。在局部麻醉下将高 2cm 的软木块置于两侧下臼齿咬面上,然后上抬颏部,由于杠杆作用,可将髁状突向下方牵拉而滑入下颌窝内。

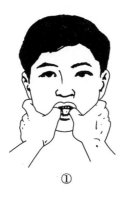 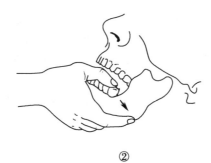

① ②

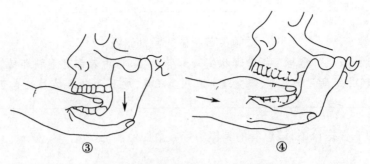

图3-1　颞颌关节脱位口腔内复位法

（2）固定：固定复位的位置，使拉长的关节囊得到良好的修复以防止发生再脱位。具体方法：复位成功后，托住额部，维持闭口位，用绷带兜住患者下颌部，使关节固定于张口度<1cm的位置上。一般固定时间为1～2周，习惯性脱位固定时间为2～3周。固定期间嘱患者不要过度张口，应进食软食或流食。

（3）中药治疗：早期用理气、活血、舒筋方剂，以促进气血运行、筋脉畅通，如复元活血汤等。中后期用补气养血、益肝肾、强筋骨的方剂，如壮筋养血汤、补肾壮筋汤等。（表3-2）

表3-2　中药治疗

损伤分期	治法	方药
损伤初期	理气，活血，舒筋	复元活血汤
损伤中后期	补气养血，益肝肾，强筋骨	壮筋养血汤、补肾壮筋汤

（4）硬化剂关节腔内注射法：习惯性脱位复位后可在局部麻醉下，于张口位分别向两侧关节囊注入5%鱼肝油酸钠0.5ml，经2～3次治疗，可使关节囊纤维化和收缩，限制关节活动，防止脱位。

 知识点6

颞颌关节脱位的手术治疗

（1）手术适应证：陈旧性脱位手法复位失败、复发性关节脱位、单纯限制下颌运动或注射硬化剂也不能达到防止再脱位的可行手术治疗。

（2）手术方式：陈旧性脱位手法复位失败后，可行切开复位或髁状突切除术。对于复发性关节脱位，单纯限制下颌运动或注射硬化剂也不能达到防止再脱位的目的时，可采用手术治疗，如关节结节增高术、关节囊紧缩术及关节结节凿平术等。

问题五　对本案患者日常调护的注意事项有哪些？

思路　固定期间嘱患者不要过度张口，应进食软食或流食，适当进行嚼肌锻炼，防止再次脱位。

📋 **知识点 7**

颞颌关节脱位的预防与调护

　　每天进行数次叩齿动作,锻炼嚼肌,增强肌张力,以加强下颌关节的稳定性。在固定期间,患者不宜用力张口、大声讲话,绷带捆扎不宜过紧,避免咬嚼硬食。本病多见于老年人,老年人注意不要大张口是预防本病的重要措施。

【临证要点】

1. 颞颌关节的正常解剖结构特点,如关节囊的前壁相对薄弱和松弛。
2. 脱位的诊断不难,关键要掌握整复脱位的方法。
3. 颞颌关节脱位整复后,一定要按要求固定。

【诊疗流程】

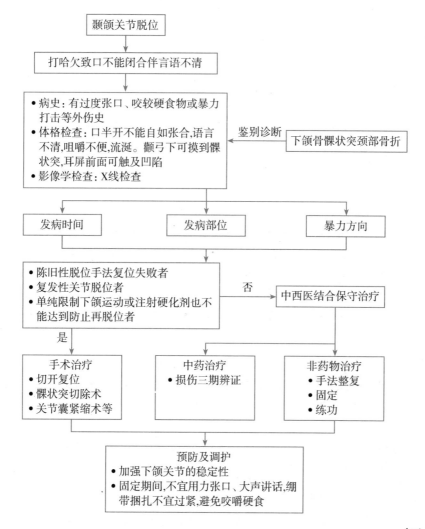

（孙绍裘）

复习思考题

1. 如何诊断颞颌关节脱位？
2. 请简述颞颌关节脱位口腔外复位法操作流程。
3. 请简述颞颌关节脱位复位后固定方法及注意事项。
4. 颞颌关节脱位的手术适应证有哪些？
5. 请简述颞颌关节脱位与下颌骨髁状突颈部骨折鉴别诊断。

第二节　颈椎骨折脱位

培训目标

1. 掌握颈椎骨折脱位的诊断要点、分类。
2. 掌握颈椎骨折脱位的搬运及固定方法。
3. 熟悉和了解颈椎骨折脱位的分型及手术治疗。

颈椎活动度大，稳定性较差，故各种形式的暴力均可引起颈椎骨折脱位。颈椎骨折脱位是脊柱损伤中较严重的一种，约占脊柱损伤的 3.8%，多属不稳定性骨折，多伴有脊髓神经损伤，好发于 $C_{1~2}$ 及 $C_{5~6}$。

【典型案例】

患者男，74 岁。因"摔伤致颈部疼痛，活动受限 2 天"入院。查体：颈椎生理曲度变直，活动受限，颈椎各棘突间及椎旁肌均有不同程度压痛，叩击痛未查，椎间孔侧方挤压试验阴性，臂丛牵引试验隐性，霍夫曼征隐性；双上肢皮肤感觉功能正常，双上肢肌力正常。膝跳反射正常，踝反射正常，双下肢皮肤感觉功能正常，温痛觉正常，肌力正常。舌淡红，苔薄白，脉沉弦细。CT 示：C_2 椎体向前滑脱并椎弓骨折。颈椎 MRI 示：C_2 椎双侧椎弓新鲜骨折，C_2 椎体向前滑脱，相应节段脊髓前缘受压变形。

问题一　根据患者的受伤特点，如何进行初步诊断？

思路　患者外伤史明确，伤后颈部疼痛，活动明显受限，并各棘突间及椎旁肌均有不同程度压痛，可初步诊断为颈部损伤（骨折？脱位？）。

知识点 1

颈椎骨折脱位的临床表现

（1）有明显的头或颈外伤史。

（2）颈项部疼痛，但肿胀可不明显；可见头部僵直偏歪、前屈僵硬、旋转或后凸畸形等活动障碍。

问题二 若想进一步明确诊断,应进行哪些检查?

思路 为进一步明确诊断,首先应对患者颈椎进行 X 线检查,还需行 CT 及 MRI 检查以确定骨折脱位及有无脊髓损伤情况。

 知识点 2

颈椎骨折脱位的临床常用辅助检查

(1) X 线检查:可明确损伤的部位、类型、程度及移位形式。常规拍摄正、侧及左右斜位片,寰枢椎骨折脱位需拍摄张口位,必要时尚需拍摄动力位片,以发现潜在的隐匿损伤。

(2) CT 扫描:可清楚地观察骨折移位方向、椎管形态和颈髓有无受压的征象,确定椎管内有无骨碎片,有利于估计颈髓损伤的平面及程度。

(3) MRI 检查:可从冠状面、矢状面及横断面上三维观察椎管内外病理解剖征象。损伤早期,可明确分辨出脊髓水肿或血肿范围和脊髓内出血;损伤晚期,通过 MRI 可观察到有无脊髓萎缩、外伤性空洞。

注意:诊断时除应注意骨折或脱位本身的表现外,尚应密切观察颅脑、脊髓等神经系统症状和体征。

问题三 如何进行颈椎骨折脱位的分型? 需与何病进行鉴别?

思路 该病例中患者外伤史明确,查体见颈椎生理曲度变直,活动受限,颈椎各棘突间及椎旁肌均有不同程度压痛,影像学检查提示 C_2 椎体向前滑脱并椎弓骨折。据上述资料,可诊断为 C_2 椎体向前滑脱并椎弓骨折。根据 MRI 和 CT 检查可进一步区分骨折类型、移位情况等。该患者属于上颈椎骨折脱位。

 知识点 3

颈椎骨折脱位的分型及临床表现

根据颈椎骨折脱位所发生的部位分为上颈椎(寰枢椎)骨折脱位和下颈椎($C_{3\sim7}$)骨折脱位。(表 3-3)

表 3-3 颈椎骨折脱位分类及临床表现

分型	分型要点
上颈椎(寰枢椎)骨折脱位	单纯寰椎骨折:颈部疼痛较局限、压痛明显;旋转及屈曲活动受限,旋转颈椎时,需以双手托住头部,以保持头部与躯干一致。寰枢椎半脱位及脱位:外伤造成者较少见,典型表现为头颈部倾斜。单侧向前移位,头部向健侧倾斜,伴有颈部疼痛和肌肉痉挛、枕大神经痛等。齿状突骨折并寰椎脱位:临床症状悬殊、轻重程度不一,典型患者多以双手托住头部惧怕转动,否则即加重疼痛。单纯无移位齿状突骨折,仅诉颈部疼痛、旋转受限,患者可自行就诊,故易被误诊;重症患者可因窒息而立即死亡

续表

分型	分型要点
下颈椎(C_{3~7})骨折脱位	主要包括单纯压缩性骨折、爆裂性骨折、双侧关节突脱位、单侧关节突关节脱位、颈椎前半脱位、颈椎骨折脱位及椎体前下缘撕脱骨折等。伤后颈部疼痛，屈伸和旋转活动困难。头颈部呈强迫性前倾畸形，颈部肌肉痉挛，压痛广泛，以损伤部位明显。合并脊髓损伤者则伴有不同程度的瘫痪或伴有神经根痛，损伤部位在 C₄ 以上者常合并呼吸窘迫。不同类型，影像学表现各异

 知识点 4

颈椎骨折脱位的鉴别诊断

疾病名称	诊断要点
颅脑损伤	颅脑损伤一般有意识障碍或生命体征的改变，再加上患者具体病史，结合相关检查及头颅 CT 或 MRI 可资鉴别

问题四　根据诊断，该患者的具体治疗方案如何制订？

　　思路　患者颈椎正常的解剖序列破坏，脊髓前缘受压变形，颈椎的稳定性差；建议行颈椎骨折脱位复位植骨融合内固定术，以重建颈椎的稳定性，恢复椎管容积，解除椎管压迫，为早期康复创造条件。

 知识点 5

颈椎骨折脱位的非手术治疗

　　(1) 现场救护与搬运：对颈椎损伤患者，要有专人托住头部并沿纵轴略加牵引，使之与躯体保持一致做平行移动，严禁将患者头颈部屈曲或旋转。转运过程中要观察呼吸道有无阻塞并及时排除，检查呼吸、心率和血压等变化(图3-2)。

　　(2) 牵引复位与固定：枕颌带牵引，适用于单纯性骨折无移位者，牵引悬重一般为 3~5kg。颅骨牵引是非手术治疗颈椎骨折脱位的重要措施。根据需要牵引悬重不同，初始重量为 5~15kg，牵引方向应根据损伤机制及骨折类型而定；复位后，即用 3~4kg 悬重维持牵引。头颈胸外固定支架或头颈胸石膏背心固定，能有效稳定复位后的位置，促进损伤的修复。牵引和固定的时间亦视损伤性质和类型而定。牵引时应注意保持呼吸道通畅，并观察神经功能情况。

　　(3) 中药治疗(表3-4)

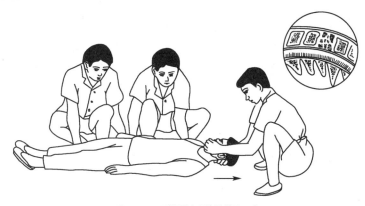

图 3-2 颈椎骨折脱位搬运法

表 3-4 中药治疗

损伤分期	治法	方药
损伤初期	活血逐瘀	羌活灵仙汤、桃核承气汤、大活络丸
损伤中期	活血和营,接骨续筋	接骨七厘散
损伤后期	补肾强骨	壮腰健肾汤

 知识点 6

颈椎骨折脱位的手术治疗

（1）手术适应证:出现不稳定性骨折脱位和(或)脊髓神经功能损害均应进行手术治疗。通过手术恢复颈椎正常的解剖序列,重建颈椎的稳定性,恢复椎管容积,解除椎管压迫,为早期康复创造条件;同时亦可减少卧床时间、护理工作量和并发症。

（2）手术方式:手术方案应根据损伤的机制、骨折类型、技术水平及设备条件等综合因素决定。常用的手术方式有后路或前路融合术、钢板或螺钉内固定术等。

问题五 对本案患者日常调护的注意事项有哪些?

思路 患者行颈椎手术后,注意术后护理,适当加强四肢功能锻炼,注意颈椎保护,切勿剧烈活动。患者年纪大,注意预防肺部感染、尿路感染等并发症。

 知识点 7

颈椎骨折脱位的预防与调护

日常生活中注意颈椎的保护,出现本病要及时治疗。在长期卧床的情况下,鼓励患者做以四肢为主的功能锻炼,防止褥疮、栓塞性静脉炎、坠积性肺炎及尿路感染等并发症的发生。骨折愈合拆除外固定后,要加强颈项部位的功能锻炼,并配合理疗、按摩、针灸等治疗,促进颈项背部肌肉功能的恢复。

【临证要点】

1. 颈椎解剖特点,如寰椎、枢椎、钩椎关节等。
2. 颈椎骨折脱位患者的现场救护和搬运,注意是否合并脊髓损伤。
3. 根据临床体征和影像学表现确定分型,从而选择治疗及固定方式。

【诊疗流程】

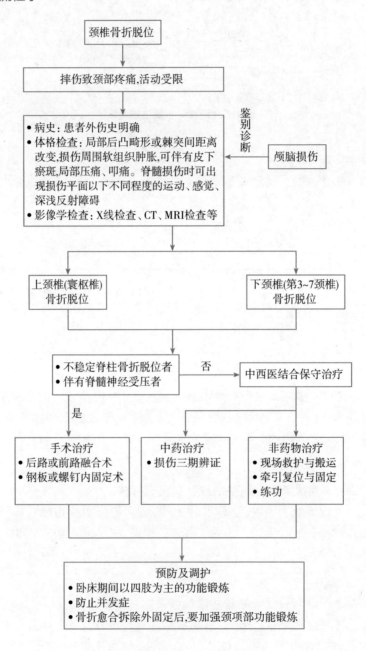

颈椎骨折脱位

摔伤致颈部疼痛,活动受限

鉴别诊断

- 病史:患者外伤史明确
- 体格检查:局部后凸畸形或棘突间距离改变,损伤周围软组织肿胀,可伴有皮下瘀斑,局部压痛、叩痛。脊髓损伤时可出现损伤平面以下不同程度的运动、感觉、深浅反射障碍
- 影像学检查:X线检查、CT、MRI检查等

颅脑损伤

上颈椎(寰枢椎)骨折脱位　　　下颈椎(第3~7颈椎)骨折脱位

- 不稳定脊柱骨折脱位者
- 伴有脊髓神经受压者　　否　　中西医结合保守治疗

是

手术治疗
- 后路或前路融合术
- 钢板或螺钉内固定术

中药治疗
- 损伤三期辨证

非药物治疗
- 现场救护与搬运
- 牵引复位与固定
- 练功

预防及调护
- 卧床期间以四肢为主的功能锻炼
- 防止并发症
- 骨折愈合拆除外固定后,要加强颈项部功能锻炼

（孙绍裘）

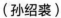

复习思考题

1. 请简述颈椎骨折脱位的临床分型。
2. 请简述下颈椎（$C_{3\sim7}$）骨折脱位的临床表现。
3. 请简述颈椎骨折脱位手术治疗后的注意事项。
4. 请简述颈椎损伤现场救护与搬运的注意事项。
5. 请简述齿状突骨折并寰椎脱位的典型临床表现。

第三节 肋骨骨折

培训目标

1. 掌握肋骨骨折的诊断要点及鉴别诊断。
2. 掌握肋骨骨折的固定方法及三期辨证用药。
3. 熟悉肋骨骨折的预防调护。

肋骨骨折在胸部创伤中最为常见，一般见于跌仆撞击等生活损伤。合并血气胸者多为车祸、塌方及战争等高能量创伤所致，此类患者往往出现不同程度的呼吸困难，危及生命，应及时按重伤救治。

【典型案例】

患者女，60岁，以"车祸致胸痛，说话、吸气不敢用力3小时"入院。患者3小时前行走时被摩托车撞伤背部，当时神志清楚，背部疼痛剧烈，不敢大声说话及咳嗽，伴胸闷气短。检查：右背下部青紫肿胀，压痛阳性，扪及骨擦感。舌暗红，苔薄白，脉沉细。

问题一 根据患者症状和受伤特点，如何进行初步诊断？

思路 患者有明显外伤史，被摩托车撞击后背，伤后背部剧痛，影响呼吸及说话，且能扪及骨擦感，可初步诊断为肋骨骨折。

知识点1

肋骨骨折的临床表现

（1）胸部外伤史：有交通事故、高处坠落、重物挤压或直接打击等胸部外伤史。当剧烈咳嗽、喷嚏后突然胸壁剧痛。

（2）疼痛和骨擦感：伤后局部疼痛，说话、喷嚏、咳嗽、深呼吸和躯干转动时疼痛加剧。检查可见局部有瘀斑，骨折处有剧烈压痛点，并可触及骨擦感（音）。两手分别置于胸骨和胸椎，前后挤压胸部，可引起骨折处剧烈疼痛，称为胸廓挤压征阳性。

（3）反常呼吸：多根多段肋骨骨折时，局部胸廓失去支持作用而会出现在吸气时胸廓下降，呼气时胸壁抬起，与正常呼吸相反，称反常呼吸。

（4）神经、血管及脏器损伤第1、2肋骨骨折多由强大暴力引起，应同时考虑其周围的锁骨下血管和臂丛神经损伤的可能性，而下部肋骨骨折，应注意有无肝、脾、肾脏损伤。

（5）常见并发症肋骨骨折的常见并发症是血气胸，对于老年患者常容易并发肺部感染，应提高警惕。

问题二 若想进一步明确诊断，应进行哪些检查？

思路 为进一步明确诊断，应对患者胸部进行 X 线检查，还可进行 CT 扫描以确定骨折情况。

 知识点 2

肋骨骨折的临床常用辅助检查

（1）X 线检查：胸部正侧位 X 线片可见骨折线；无移位骨折，早期 X 线可呈"阴性"，需待伤后 3~4 周，出现骨痂时，才能证实为骨折。

（2）CT 检查：对于早期无移位骨折及肋软骨骨折，X 线常难以发现，根据临床症状，可行胸部 CT 检查；可进一步了解骨折情况，合并气血胸患者的损伤部位、范围、积血容量及肺损伤，肺压缩的程度及纵隔气肿的范围。

（3）B 超检查：可以明确胸腔有无积血，积血的数量及部位。了解有无肝、脾或肾脏损伤。

问题三 本病需与何病进行鉴别？

思路 患者背部疼痛剧烈，不敢大声说话及咳嗽，说明背部损伤；伴胸闷气短，可判定为肋骨骨折合并肺挫伤可能，X 线及 CT 支持诊断。对于无移位的骨折需与胸壁软组织损伤相鉴别。

 知识点 3

肋骨骨折的鉴别诊断

疾病名称	诊断要点
胸壁损伤	典型的肋骨骨折诊断并不困难，结合患者的外伤病史及特有体征，通过影像学检查，尤其是 CT 三维重建技术的应用，可以有力地帮助临床医生进行诊断。由于肋骨的骨质较为单薄，骨折线比较细微，对于无移位型的肋骨骨折容易被忽略，应与胸壁损伤进行鉴别

问题四　根据诊断,该患者的具体治疗方案如何制订?

思路　首先根据临床检查确诊肋骨骨折属于单纯肋骨骨折,还是多根多段肋骨骨折。前者可予以手法复位、胶布固定或尼龙扣带及弹力绷带固定治疗;后者须根据病情选择是否固定、肋骨牵引或手术治疗。两种类型骨折都需预防肺部感染和中药活血化瘀治疗。对于合并肺挫伤的患者需要密切观察呼吸情况,必要时行胸腔闭式引流。

▤ 知识点 4

肋骨骨折的非手术治疗

单一肋骨骨折治疗重点在于止痛和预防肺部感染。多发肋骨骨折,移位明显,甚至造成反常呼吸时,需予复位与固定。

(1) 整复方法:患者正坐,助手在患者背后,将一膝顶住患者背部,双手握其肩,缓缓用力向后方拉开,使患者挺胸。医者一手扶健侧,一手按定患侧,用挤按手法将高凸部分按平。若患者身体虚弱时,可取仰卧位操作。

多根多段肋骨骨折造成浮动胸壁,出现反常呼吸时,采用肋骨牵引法,或者手术内固定。

(2) 固定

1) 胶布固定法:患者正坐,在贴胶布的皮肤上涂复方安息香酸酊,呼气时使胸围缩至最小,然后屏气,用宽 7~10cm 的长胶布,自健侧肩胛中线绕过骨折处紧贴到健侧锁骨中线,第 2 条盖在第 1 条的上缘,互相重叠 1/2,由后向前、由上至下地进行固定,直至将骨折区和上下邻近肋骨全部固定,固定时间 3~4 周(图 3-3)。若皮肤对胶布过敏或患有支气管哮喘、慢性支气管炎、肺气肿,或老人心肺储备能力有限者,本法不宜采用。

2) 尼龙扣带、肋骨固定带或弹力绷带固定法:适用于老年人、患肺部疾病或皮肤对胶布过敏者,固定时间 3~4 周。

(3) 药物治疗

中药按骨折三期辨证用药,初期应活血化瘀、理气止痛。伤气为主者,可选用理气止痛汤、柴胡疏肝散;伤血为主者,可选用复元活血汤、血府逐瘀汤、和营止痛汤;气血两伤者,可用顺气活血汤。中期宜补气养血、接骨续筋,可选用接骨紫金丹或接骨丹。后期宜化瘀和伤、行气止痛,可用三棱和伤汤;气血虚弱者用八珍汤。

西药治疗的重点在于止痛和预防肺部感染。鼓励患者深呼吸及咳嗽、排痰,必要时给予祛痰剂或雾化吸入治疗。

(4) 练功:骨折整复固定后,轻者可下地自由活动,重者需要卧床取半卧位,并锻炼腹式呼吸。有痰者,鼓励患者将痰咳出。4~8 周骨折愈合后患部仍有隐痛者,可行手法局部按摩,再做双肩回旋及双上肢轮流上举动作,以不加重疼痛为度。

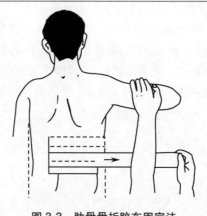

图 3-3　肋骨骨折胶布固定法

 知识点 5

肋骨骨折的手术治疗

（1）手术适应证：对于多发或多段肋骨骨折，移位明显；多发伤，疼痛明显；对于胸壁塌陷，出现反常呼吸者；多发肋骨骨折，移位明显，疼痛控制不佳者；多发伤，疼痛明显，体位、护理不便者。

（2）手术方式：根据骨折具体情况，可采用切开复位记忆合金接骨器内固定或重建接骨板手术内固定。

问题五　对本案患者日常调护的注意事项有哪些？

思路　固定期间嘱患者注意保暖，切勿受寒；注意排痰，咳嗽时注意用手掌轻按骨折，防止移位；半坐位休息，可下床适当活动，防止长期卧床导致的并发症。

 知识点 6

肋骨骨折的预防与调护

肋骨骨折患者因咳嗽无力，排痰困难，呼吸道分泌物潴留易引起肺部感染，要鼓励患者咳嗽排痰，正确使用排痰方法，早期下床活动，减少呼吸系统的并发症。术后病情稳定者，可协助其翻身拍背或取半坐卧位，有利于引流和痰液的排出。指导患者适时进行吹气球及腹式呼吸的功能锻炼，促进肺复张，减少肺部并发症的发生。

【临证要点】
1. 肋骨骨折早期临床表现较为严重，易于诊断。治疗的关键是预防处理并发症。
2. 早期固定及预防调护在肋骨骨折防治中意义重大。
3. 多发肋骨骨折合并血气胸患者，密切观察其生命体征，必要时尽快采用手术治疗。

【诊疗流程】

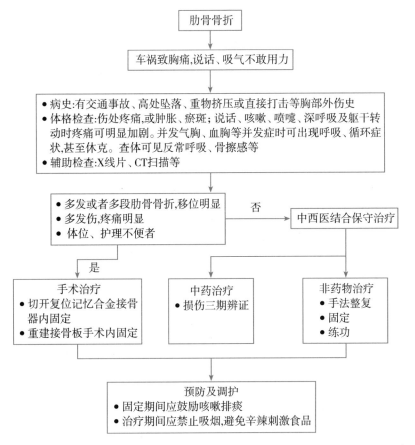

（杨利学）

 复习思考题

1. 为什么肋骨骨折患者多出现肺部感染？
2. 什么是反常呼吸？
3. 简述肋骨骨折胶布固定法的操作要点。
4. 简述肋骨骨折的整复手法？
5. 肋骨骨折整复后应如何练功？

第四节　急性腰扭伤

 培训目标

掌握急性腰扭伤的病因病理、诊断要点、手法整复及固定方法。

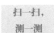

本病系指腰部筋膜、肌肉、韧带、椎间小关节、腰骶关节的急性损伤,多因突然遭受间接暴力所致,俗称闪腰、岔气。若处理不当,或治疗不及时,也可使症状长期延续,变成慢性。本病多发于青壮年和体力劳动者。

【典型案例】

患者男,42岁,晨起端水倾倒过程中突感腰部剧烈疼痛,不能伸直及转身,急来医院就诊。检查:腰4棘突右侧旁压痛(+),腹压增高时疼痛加重,腰部屈伸旋转活动均受限。舌质暗,苔薄白,脉弦。

问题一 根据患者的受伤特点,如何进行初步诊断?

思路 中年男性,晨起肌筋松弛,端水倾倒时由于突然扭转伤及腰部,病因明确,腰部有压痛,腰椎活动受限,咳嗽吸气时痛甚,可以初步诊断为急性腰扭伤。

 知识点1

急性腰扭伤的临床表现

(1) 腰部外伤史:患者多有行走滑倒、跑跳跌仆、闪扭身躯等明显腰部外伤史。有的患者主诉伤时可听到清脆的响声。

(2) 疼痛:伤后腰部即出现剧烈疼痛及压痛,其疼痛为持续性,深呼吸、咳嗽、打喷嚏等用力时均可使疼痛加剧。

(3) 活动受限:脊柱多呈强直位,腰部僵硬,腰肌紧张,不能挺直,仰俯转侧均感困难,严重者不能坐立、行走或卧床难起,有时伴下肢牵涉痛。

问题二 若想进一步明确诊断,应进行哪些检查?

思路 为进一步明确诊断,应对患者进行腰部X线检查。

 知识点2

影像学检查:X线摄片检查,主要显示腰椎生理前凸消失和肌性侧弯,不伴有其他改变。

问题三 临诊时需注意与哪些疾病鉴别?

思路 根据上述资料,可诊断为急性腰扭伤。临诊过程中,需注意与腰肌、筋膜损伤、韧带损伤、腰椎间盘突出症等相鉴别。

知识点 3

急性腰扭伤的鉴别诊断

疾病名称	诊断要点
棘上、棘间韧带损伤	棘上、棘间韧带损伤时,在脊柱屈曲受牵拉时疼痛加剧,压痛多在棘突或棘突间
髂腰韧带损伤	髂腰韧带损伤时,其压痛点在髂嵴部与第 5 腰椎间三角区,屈曲旋转脊柱时疼痛加剧
椎间小关节损伤	椎间小关节损伤时,腰部被动旋转活动受限并使疼痛加剧,脊柱可有侧弯,有的棘突可偏歪,棘突两侧较深处有压痛
腰椎间盘突出症	急性腰扭伤一般无下肢痛,但有时可出现下肢反射性疼痛。因此,直腿抬高试验阳性,但加强试验为阴性,不同于腰椎间盘突出症

问题四　根据诊断,该患者的具体治疗方案如何制订?

　　思路　诊断明确后,应积极采用手法治疗。整复方法视具体病理改变而选择,手法治疗往往可获得奇特之疗效。该患者可进行手法治疗,同时配合药物、固定和练功等治疗。

知识点 4

急性腰扭伤的保守治疗

　　(1) 手法治疗

　　1) 腰椎后伸复位法:患者俯卧位,术者用两手在脊柱两侧的骶棘肌,自上而下进行按揉、拿捏手法,以松解肌肉的紧张、痉挛;接着按压揉摩阿是穴、腰阳关、命门、肾俞、大肠俞、次髎等穴,以镇静止痛;最后术者用左手压住腰部痛点,用右手托住患侧大腿,同时用力做反方向扳动,并加以摇晃拔伸数次。如腰两侧俱痛者,可将两腿同时向背侧扳动。在整个手法过程中,痛点应作为施术重点区,急性期症状严重者可每日推拿 1 次,轻者隔日 1 次。

　　2) 脊柱旋转复位法:腰部扭伤理筋手法对椎间小关节错缝或滑膜嵌顿者,用坐位脊柱旋转复位法。患者端坐方凳上,两足分开与肩等宽。以右侧痛为例,助手面对患者,用两腿夹住患者左大腿,双手压住左大腿根部以维持固定患者的正坐姿势。术者坐或立于患者之后右侧,右手自患者右腋下伸向前,绕过颈后,手指夹在对侧肩颈部,左手拇指推按在偏右棘突的后下角。当右手臂使患者身体前屈 60°~90°,再向右旋转 45°,并加以后仰时,左拇指用力推按棘突向左,此时可感到指下椎体轻微错动,或可闻及复位的响声。最后使患者恢复正坐,术者用拇、食指自上而下理顺棘上韧带及腰肌。

3）斜扳法：坐位脊柱旋转法对患者不能坐位施术者，可用斜扳法。患者侧卧位，患侧在上，髋、膝关节屈曲，健侧在下，髋、膝关节伸直，腰部尽量放松。术者立于患者前侧或背侧，一手置于肩部，另一手置于臀部，两手相对用力，使上身和臀部做反向旋转，即肩部旋后，臀部旋前，活动到最大程度时，用力做一稳定推扳动作，此时往往可听到清脆的弹响声，腰痛一般可随之缓解。

（2）固定：损伤初期宜卧硬板床休息，或佩戴腰围固定，以减轻疼痛，缓解肌肉痉挛，防止进一步损伤。

（3）中药治疗（表3-5）

表3-5 中药治疗

损伤分期	治法	方药
损伤初期	活血化瘀，行气止痛	桃红四物汤、舒筋汤
损伤后期	舒筋活络，补益肝肾	内服补肾壮筋汤，外贴跌打风湿类膏药，亦可配合中药热熨或熏洗

（4）物理疗法：可采用超短波、磁疗、中药离子导入等，以减轻疼痛，促进恢复。

（5）练功：损伤后期宜做腰部前屈后伸、左右侧屈、左右回旋等各种功能锻炼，以促进气血循行，防止粘连，增强肌力。

问题五　对本案患者日常调护的注意事项有哪些？

思路　该患者伤后应及时诊治，注意休息与保暖，必要时可佩戴腰围。后期应进行适当的腰背部功能锻炼以防复发。

 知识点5

急性腰扭伤的预防与调护

急性腰扭伤强调以预防为主，劳动或运动前做好充分准备活动，应量力而行。平时要经常锻炼腰背肌，弯腰搬物姿势要正确。伤后应注意休息与腰部保暖，勿受风寒，佩戴腰围保护，并配合各种治疗。

【临证要点】

1. 急性腰扭伤根据病史诊断较易，中医手法治疗疗效显著。
2. 整复手法种类多，须因病理改变选择，术前做好准备工作，力争一次成功。

【诊疗流程】

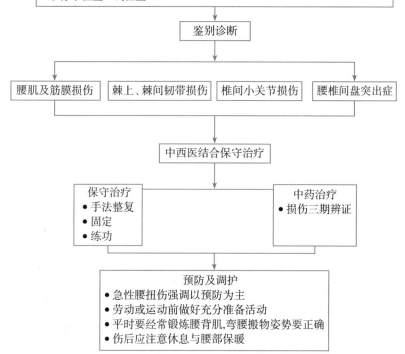

```
                        急性腰扭伤
                            │
              晨起端水倾倒过程中突感腰部剧烈疼痛,
                     不能伸直及转身
                            │
  ● 病史:患者多有行走滑倒、跑跳跌扑、闪扭身躯等明显腰部外伤史。有的
    患者主诉伤时可听到清脆的响声
  ● 体格检查:伤后腰部即出现剧烈疼痛及压痛,其疼痛为持续性,深呼吸、咳
    嗽、打喷嚏等用力时均可使疼痛加剧。脊柱多呈强直位,腰部僵硬,腰肌紧
    张,不能挺直,仰俯转侧均感困难,严重者不能坐立、行走或卧床难起,有时
    伴下肢牵涉痛
  ● 影像学检查:X线检查
                            │
                        鉴别诊断
        ┌──────────┬───────┴──────┬──────────┐
   腰肌及筋膜损伤  棘上、棘间韧带损伤  椎间小关节损伤  腰椎间盘突出症
        └──────────┴──────────────┴──────────┘
                            │
                    中西医结合保守治疗
        ┌───────────────────┴────────────────┐
   保守治疗                              中药治疗
   ● 手法整复                            ● 损伤三期辨证
   ● 固定
   ● 练功
        └───────────────────┬────────────────┘
                       预防及调护
        ● 急性腰扭伤强调以预防为主
        ● 劳动或运动前做好充分准备活动
        ● 平时要经常锻炼腰背肌,弯腰搬物姿势要正确
        ● 伤后应注意休息与腰部保暖
```

（杨利学）

 复习思考题

1. 什么是急性腰扭伤?
2. 简述急性腰扭伤的诊断。
3. 简述脊柱旋转复位法适应证及操作手法。
4. 简述斜扳法适应证及操作手法。
5. 简述急性腰扭伤与腰椎间盘突出症的鉴别诊断。

PPT 课件

第五节 胸腰椎骨折脱位

培训目标

1. 掌握胸腰椎骨折脱位的病因病理、诊断要点、手法整复及固定方法。
2. 了解胸腰椎骨折脱位手术适应证及手术治疗方法。

脊柱骨折与脱位是一种常见的损伤,常由强大暴力引起,其中以胸腰段脊柱骨折最为多见,易并发脊髓损伤。一般可分为屈曲型损伤、过伸型损伤、垂直压缩型损伤、侧屈型损伤、屈曲旋转型损伤、水平剪力型损伤等不同类型。

【典型案例】

患者,男,30岁,修剪树木时不慎从约2.5m高的树上坠落,臀部着地,即刻感到腰背部剧烈疼痛,不能活动。急被工友抬起送入医院。检查:神志清楚,痛苦貌,生命体征平稳,胸腰段脊柱后凸畸形,压痛明显,双侧腹股沟以下皮肤感觉减退,双下肢肌力Ⅰ级,提睾反射存在。舌暗红,苔薄,脉细数。

问题一 根据患者伤情及主要表现,初步诊断是什么?

思路 患者有高处坠落史,臀部着地,查体见胸腰段脊柱后凸畸形,压痛阳性,伴有双下肢活动障碍,应初步诊断为胸腰段脊柱骨折脱位。

 知识点 1

胸腰椎骨折脱位的临床表现

(1) 外伤史:任何由高处坠下、重物落砸、车祸撞击、坍塌事故等均有发生胸腰椎损伤的可能,应详细了解受伤机制、受伤时的姿势及搬运情况。

(2) 疼痛和功能障碍:伤后疼痛及活动障碍为主要症状。患者常不能站立,翻身困难,脊柱各个方向活动均受限。棘突压痛,或棘突后突,损伤脊髓神经时可伴有肢体运动、感觉及括约肌功能障碍。

(3) 肿胀和瘀斑:在骨折椎体局部可见皮肤瘀斑,可触及软组织肿胀,棘突排列紊乱。

(4) 脊髓损伤

1) 颈髓损伤:膈神经主要由颈4脊神经组成,颈4脊髓以上的损伤,患者表现为四肢瘫痪,膈肌、呼吸肌均瘫痪,呼吸困难,可因窒息而迅速死亡。颈5脊髓以下损伤,患者有腹式呼吸。若为脊髓横断,从锁骨以下的躯干和下肢完全瘫痪,感觉消失,而上肢有区域性感觉障碍和部分功能丧失,为四肢瘫痪。

2) 胸髓损伤:主要为躯干的下半部和双下肢呈痉挛性瘫痪,膝、踝反射亢进,二便失控。

3）腰髓损伤：腰 1 脊髓以上的损伤，下肢呈痉挛性瘫痪，膝、踝反射亢进，初时二便不通，久则形成反射性排尿。腰 2 脊髓以下的损伤，下肢呈迟缓性瘫痪。

4）骶髓损伤：足部部分功能障碍，下肢后侧及鞍区感觉消失，膀胱逼尿肌麻痹导致充盈性尿失禁、大便失控及性功能失常。

5）马尾损伤：马尾神经轻度损伤，如神经挫伤或神经鞘内断裂，则与周围神经一样，可以再生直至完全恢复。如果马尾神经完全切断，就不能自愈，则断面以下肢体的感觉、运动和反射均完全消失，出现迟缓性瘫痪。

问题二　若想进一步明确诊断，应进行哪些检查？

思路　为进一步明确诊断，应对患者进行腰椎 X 线检查，该患者存在脊髓损伤表现，应进行 CT、MRI 及电生理检查。

知识点 2

辅 助 检 查

（1）影像学检查：X 线检查对确定脊柱损伤的部位、类型和程度，以及在指导治疗方面具有极为重要的价值，是诊断脊柱损伤的首选方法；CT 扫描能清楚地显示椎体、椎骨附件和椎管等结构复杂的解剖关系和骨折移位情况；MRI 检查能非常明确地显示脊髓和椎旁软组织损伤情况，对于无明显压缩的椎体骨折有较高诊断价值。

（2）电生理检查：包括肌电图和体感诱发电位（SEP）检查等，能确定脊髓损伤的严重程度，帮助预测功能恢复情况，并对脊柱脊髓手术起到监护脊髓功能的作用。

问题三　胸腰椎骨折脱位应如何分型？脊髓损伤应如何分型？

思路　根据上述资料，该患者可诊断为胸腰段脊柱骨折脱位（伴脊髓损伤）。临床一般根据损伤后胸腰椎的稳定程度进行分型。脊髓损伤根据病情由轻到重及临床表现进行分型。

知识点 3

胸腰椎骨折脱位分型

分型	分型要点
稳定性骨折	骨折无进一步移位倾向者，如单纯椎体压缩性骨折且压缩程度小于原椎体高度的 1/2 者；单纯横突或棘突骨折；第 3 腰椎以上的椎弓峡部骨折
不稳定性骨折	损伤致脊柱的稳定性被破坏，周围韧带损伤严重，不妥善治疗有再移位趋势，容易造成脊髓神经损伤，如超过原椎体高度的 1/2 的椎体压缩性骨折，或后方韧带组合断裂者；合并后方韧带组合损伤、椎弓损伤或神经损伤的爆裂性骨折；骨折合并脱位；关节突跳跃；第 4 和第 5 腰椎的椎板、关节突骨折，椎弓峡部骨折及椎弓根骨折等

知识点 4

三 柱 学 说

　　Denis 于 1983 年在 Holdworth 二柱理论的基础上创立了三柱理论学说, 强调韧带对脊柱稳定的作用。1984 年 Ferguson 完善了 Denis 提出三柱分类概念, 认为椎体和椎间盘的前 2/3 属前柱, 后 1/3 属中柱, 这是目前比较一致公认的三柱分类概念, 凡中柱损伤者属于不稳定性骨折。(图 3-4)

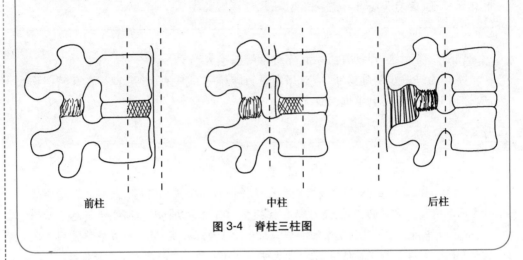

| 前柱 | 中柱 | 后柱 |

图 3-4　脊柱三柱图

知识点 5

脊髓损伤分型

分型	分型要点
脊髓震荡	脊髓神经细胞遭受强烈刺激而发生的超限抑制, 脊髓功能暂处于生理停滞状态, 随着致伤外力的消失, 神经功能得以完全恢复
脊髓不完全横断损伤	脊髓遭受严重损伤, 但未完全横断, 表现为损伤平面以下运动、感觉、括约肌和反射的不同程度的保留
脊髓完全性横断损伤	横断以下出现弛缓性瘫痪, 感觉、肌张力消失, 内脏和血管反射活动暂时丧失, 进入无反应状态, 称为脊髓休克

　　问题四　根据诊断, 该患者的具体治疗方案如何制订?

　　思路　胸腰椎骨折脱位后最严重的并发症即脊髓损伤。因此, 一切急救措施和方法都是围绕如何保护脊髓无继发性损伤而设计。该患者可进行的治疗措施包括急救、复位、固定及功能锻炼等方面。

知识点 6

胸腰椎骨折脱位的治疗原则

胸腰椎的骨折与脱位易合并其他部位的损伤,病情大多较为复杂。治疗前应进行综合评估,同时应注重合并症状的处理,对于危重患者做好相应的抢救工作。治疗包括急救、复位、固定及功能锻炼等方面。损伤治疗的目的是恢复胸腰椎的稳定,解除脊髓压迫,保护未受损的组织,促进患者早期功能恢复。

知识点 7

保 守 治 疗

(1) 急救处理:胸腰椎骨折和脱位的恰当急救处理,对患者的预后有重要意义。在急救现场的搬运过程中,应使脊柱保持平直,避免屈曲和扭转。可采用两人或数人在患者一侧,动作一致地平托头、胸、腰、臀、腿的平卧式搬运,或同时扶住患者肩部、腰、髋部的滚动方式,将患者移至担架上。搬运用的担架应为木板担架,切忌用被单提拉两端或一人抬肩、另一人抬腿的搬运法。错误的搬运法不但会增加患者的痛苦,还可使脊椎移位加重,损伤脊髓。由于导致脊髓损伤的暴力往往巨大,在急救时应特别注意颅脑和内脏损伤、休克等的诊断与处理。

(2) 整复方法

1) 垫枕腰背肌功能锻炼复位法:早期腰背肌肌肉锻炼可以促进血肿吸收,以骨折处为中心垫软枕高 5~10cm,致脊柱呈过伸位牵拉,复位椎体前侧压缩骨折,同时后侧关节突关节关系也得到恢复和改善。

2) 牵引过伸按压法:患者俯卧硬板床上,两手抓住床头,助手立于患者头侧,两手反持其腋窝处,一位助手立于足侧,双手握双踝,两位助手同时用力,逐渐进行牵引。至一定程度后,足侧助手逐渐将双下肢提起悬离床面,使脊柱得到充分牵引和后伸。当肌肉松弛、椎间隙及前纵韧带被拉开后,术者双手重叠,压于骨折后突部位,适当用力下压,借助前纵韧带的伸张力,将压缩之椎体拉开,复位骨折。

3) 二桌复位法:用高低不等的二桌,高低差为 25~30cm,平排在一起,将患者置于桌上,患者头部朝高桌,然后将高桌边逐渐移至上臂中额下处,将低桌渐移至大腿中段处,借助患者体重,使胸腰部悬空。此时术者可用手掌或另加一桌托住患者的腹部,慢慢下沉,以减轻疼痛,达到脊柱过伸的目的,2~5 分钟后,脊柱的胸腰部明显过伸,立即上一石膏背心或金属胸腰过伸支架固定。

(3) 固定:胸腰椎屈曲压缩性骨折患者,采取仰卧体位,病椎部垫枕,使病椎过伸位固定。若结合过伸位夹板支具等,能发挥复位和固定的双重作用。

(4) 中药治疗(表 3-6)

(5) 练功:腰背部肌肉的主动收缩可促进骨折复位,防止肌肉僵硬萎缩及慢性腰背疼痛,有助于胸腰椎稳定。功能锻炼应遵循的原则包括:第一,早期开始。在损伤复位固定完成后,即开始肢体肌肉、关节的主动和被动运动。第二,循序渐进,从易到难。第三,根据功能需要进行锻炼。第四,力量和耐力训练并重。

表3-6　中药治疗

损伤分期	治法	方药
损伤初期	行气活血,消肿止痛	复元活血汤、膈下逐瘀汤,外敷消瘀膏或消肿散
损伤中期	活血和营,接骨续筋	接骨紫金丹
损伤后期	补益肝肾,调养气血	六味地黄汤、八珍汤或壮腰健肾汤加减,外贴万应膏或狗皮膏

知识点 8

手 术 治 疗

　　对于骨折脱位移位明显,闭合复位失败,或骨折块突入椎管压迫脊髓者应选择手术切开复位。切开复位内固定能在直视下观察脊柱损伤的部位和程度,复位准确,可恢复椎管管径,解除脊髓压迫,重建脊柱稳定性,利于患者尽早康复训练,并且可减轻护理难度,预防并发症的发生(图3-5)。

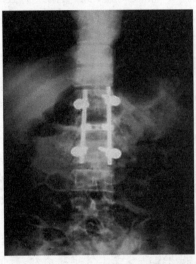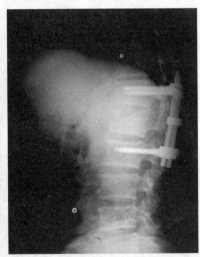

图3-5　椎弓根钉固定治疗胸腰椎骨折

　　问题五　对本案患者日常调护的注意事项有哪些?
　　思路　该患者复位固定后应注意休息,鼓励患者及早进行功能锻炼,避免褥疮等并发症的发生。

知识点 9

预防与调护
　　骨折整复固定后,应鼓励患者早期进行四肢及腰背肌锻炼。行石膏及支架固定者,应早期进行背伸及伸髋活动。病情严重者也不应绝对卧床,为防止褥疮,应在1~2小时内帮助患者翻身1次,同时进行按摩。一旦病情稳定,患者有力,即可开始练功活动。轻者8~12周可下地活动,但应避免弯腰动作,12周后即可进行脊柱的全面锻炼。

【临证要点】

1. 胸腰椎骨折脱位伤情危急,急救处理至关重要。

2. 合并脊髓损伤者应积极采取措施,早期解除脊髓压迫,必要时早期手术治疗。

3. 胸腰椎骨折脱位整复效果良好,若不能坚持保持脊柱伸直位或过伸位固定,则椎体高度易丢失。

4. 胸腰椎骨折脱位患者早期多出现腹胀、腹痛、大便秘结等症,三期辨证使用中药治疗,疗效显著。

【诊疗流程】

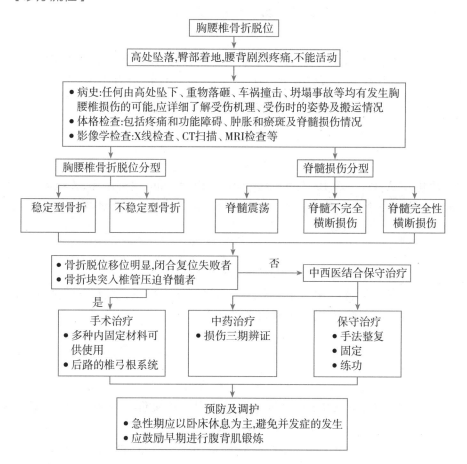

（杨利学）

扫一扫，
测一测

日扫一测

PPT 课件

03页06节PPT

 复习思考题

1. 简述胸腰椎骨折脱位整复后练功注意事项。
2. 简述胸腰椎骨折脱位分型。
3. 试述脊柱骨折脱位的急救处理。
4. 简述脊髓节段与其相应的椎骨平面的关系。
5. 试述脊髓损伤分型及其临床表现。

第六节　骨盆骨折

培训目标

1. 掌握骨盆骨折的病因病理、诊断要点、手法整复及固定方法。
2. 了解骨盆骨折手术适应证及手术治疗方法。

随着现代化工农业和高速交通的发展，高能量损伤引起的骨盆骨折的发生率迅速增高，而且往往是多发性损伤。骨盆骨折多由直接暴力撞击、挤压骨盆或从高处坠落冲撞所致。运动时肌肉突然猛烈收缩，亦可造成其起点处的骨盆撕脱骨折。

【典型案例】

患者女，58岁，因"车祸挤压致腹盆部剧痛伴胸闷、气短3小时"入院。查体：神志清楚，无发热，血压100/70mmHg，心率120次/min，腹部胀满，左髋部皮下瘀斑和皮肤擦伤，骨盆分离试验阳性，双足踝活动正常，伤后未解二便，舌质暗，苔薄，脉弦细。

问题一　根据患者的受伤特点，如何进行初步诊断？

思路　患者有车祸受伤史，下腹部及骨盆受到暴力挤压，剧痛，左髋部瘀斑，特殊检查骨盆分离试验阳性，可初步诊断为骨盆骨折。

 知识点1

骨盆骨折的临床表现

（1）外伤史：要详细了解受伤时间、受伤原因及受伤机制等。注意了解伤后二便情况，女性患者要询问月经史和是否妊娠等。

（2）全身状况：由于致伤暴力强大，可能同时有颅脑、胸部和腹部脏器损伤，出现意识障碍、呼吸困难、发绀、腹部疼痛、腹膜刺激症状等。骨盆骨折易造成大出血，导致失血性休克。

（3）疼痛和功能受限：局部疼痛，肿胀。多有髋关节活动受限。骨盆环骨折患者多不能站、坐，翻身困难。

（4）肿胀和瘀斑：骨盆局部疼痛肿胀、皮下瘀血和皮肤擦挫伤，均提示存在骨盆损伤的可能。会阴部的瘀斑常常是坐骨骨折的重要体征。

（5）特殊检查：骨盆分离挤压试验阳性，说明骨盆骨折，骨盆环完整性被破坏；"4"字试验阳性，说明骶髂关节损伤；直腿抬高试验阳性，对诊断骨盆骨折有很高的灵敏度；脐与两侧髂前上棘的距离不等长，较短的一侧多为骶髂关节错位上移；肛门指诊，指套上有血迹，直肠前方饱满、张力大，或可触及骨折端，说明存在直肠损伤；导尿检查，如导尿管无法插入及肛门指诊发现前列腺移位者，多为尿道完全断裂；阴道检查可发现阴道撕裂的部位和程度。

问题二　若想进一步明确诊断，应进行哪些检查？

思路　在患者全身情况稳定的前提下，可对患者下腹部、盆腔脏器进行物理检查及 X 线、超声检查，必要时可行 CT、MRI 检查，以明确骨盆骨折分型及盆腔脏器的损伤程度。

知识点 2

临床常用检查

（1）X 线检查：应拍摄骨盆前后位片，骨盆入口、出口位片，如合并第 5 腰椎横突骨折常提示骨盆垂直不稳定，骨盆坐骨棘撕脱骨折常提示骨盆存在旋转不稳定。

（2）CT 检查：可进一步确定骨折，观察骨盆环后方损伤情况和骨折的类型。

（3）B 超、MRI 检查：可以了解腹腔、盆腔脏器是否损伤，腹腔、盆腔积血、积液情况。

问题三　骨盆骨折应如何分型？鉴别诊断是什么？

思路　该患者考虑到暴力较大，伤后未解二便；心慌、气短，血压偏低，脉搏较快，应同时考虑骨盆骨折合并失血性休克与盆腔脏器如尿道损伤可能。临床上骨盆骨折有多种分类方法，如按盆弓断裂程度可将骨盆骨折分为三类，即骨盆边缘孤立性骨折、骨盆环单处骨折、骨盆环双处骨折（图 3-6）。

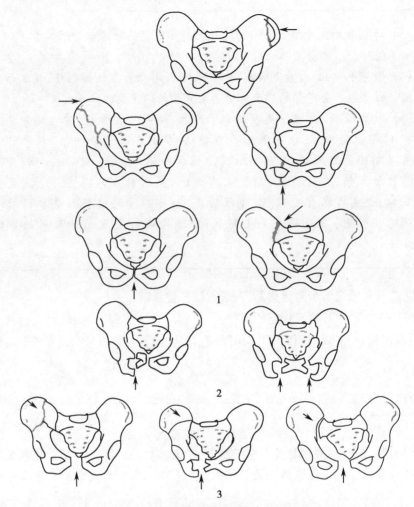

图 3-6　骨盆骨折的简单分类
1. 骨盆边缘孤立性骨折　2. 骨盆环单处骨折　3. 骨盆环双处骨折

📋 **知识点 3**

骨盆骨折分型

（1）骨盆边缘孤立性骨折。

（2）骨盆环单处骨折。

（3）骨盆环双处骨折。

📋 **知识点 4**

除简单分类方法外，目前比较常用的分类方法有：Young-Burges 分型、Tile 分型及 Letournel-Judet 分型。其中前两种分类方式在临床工作中更有协助诊疗的指导意义。

鉴 别 诊 断

　　骨盆骨折多为高能量的损伤所致,由于其致伤暴力强大,所以常常合并有颅脑、胸部和腹部脏器的损伤,病情较为复杂。根据受伤史、临床表现及影像学检查,该疾病的诊断较易,但不可忽略合并症状的诊断与鉴别诊断,以及处理方法。由于病情复杂,更应全面系统地进行综合诊查,充分评估患者的全身状况,防止漏诊。

　　问题四 根据诊断,该患者的具体治疗方案如何制订?

　　思路 患者诊断为骨盆骨折合并出血性休克及盆腔脏器损伤,病情危急,预防和救治休克为第一要务。一是,尽可能地减少内出血和外出血;二是稳定骨盆环,避免进一步出血;三是输血、输液补充血容量;四是必要时手术止血。这些都是必要的急救措施。同时还应及时处理盆腔脏器损伤,待病情稳定后再做骨折处理。

知识点 6

骨盆骨折的急救处理

　　骨盆骨折常伴有失血性休克和其他重要脏器及系统损伤,危及生命。因此,患者到达医院后常规行呼吸和循环系统评估,补充足够的血容量。尽快控制出血,外出血用敷料压迫止血,内出血可用抗休克裤压迫止血,若低血压经大量输血补液仍未好转或不能维持,可行急诊动脉造影。发现大出血部位应手术止血,或介入下行髂内动脉栓塞。撕裂的会阴与直肠应及时修补,或行横结肠造瘘术。对腹膜后血肿应密切观察,在进行腹腔手术时,注意切勿打开血肿。对不稳定的骨折应行暂时固定(骨盆外固定支架固定),以减少出血、稳定骨盆并缓解疼痛,待病情稳定后,再做骨折处理。

　　问题五 紧急处理后,应怎样治疗?

　　思路 该患者为骨折合并脏器损伤,可考虑手术复位。

知识点 7

保 守 治 疗

　　(1) 整复方法

　　1) 手法复位:对不影响骨盆环稳定的耻骨支、坐骨支和髂骨翼骨折需卧床2~3周,有移位尾骨骨折可用肛门内手法复位。骨盆环单处无移位骨折一般无须整复,卧床休息3~4周即可。骨盆环双处移位骨折根据骨折类型需区别对待,在采用手法时应慎重,可以采用骨牵引逐步复位法。

2）牵引复位：对垂直方向移位明显的骨盆骨折，需行股骨髁上骨牵引，若同时应用前方外固定架，可获得安全而充分的治疗。

（2）固定

1）外固定：前后压缩型骨折复位后，用多头带加压包扎或用骨盆帆布兜悬吊固定。

2）骨盆外固定器固定：外固定器品种多样，但均由针、针夹和连接棒三部分组成。外固定器固定（图3-7）简便易行，创伤极小，故在急诊期尤为适用，以稳定骨盆，减小骨盆腔，有利于控制出血，纠正休克。外固定器的主要并发症是针道感染，应注意消毒和保持敷料清洁。

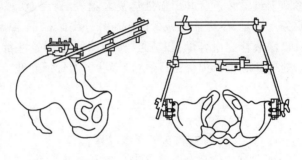

图3-7 骨盆外固定器固定

（3）中药治疗：非手术治疗的患者，若初期瘀肿不甚，可按骨折三期辨证施治。（表3-7）

表3-7 中药治疗

损伤分期	治法	方药
损伤初期	活血祛瘀，消肿止痛	活血汤或复元活血汤
损伤中后期	强筋壮骨，舒筋通络	内服选用舒筋汤、生血补髓汤或健步虎潜丸，外用海桐皮汤或骨科外洗一方煎水熏洗

骨盆周围有坚强的筋肉，骨折整复后不易发生移位，且骨盆为松质骨，血运丰富，容易愈合。未损伤骨盆后部负重弓者，伤后第1周练习下肢肌肉收缩及踝关节屈伸活动，伤后第2周练习髋关节与膝关节的屈伸活动，伤后第3周可扶拐下地站立活动。骨盆后弓损伤者，牵引期间应加强下肢肌肉舒缩和关节屈伸活动，解除固定后即可下床开始扶拐站立与步行锻炼。

知识点 8

手 术 治 疗

　　除撕脱性骨折外,骨盆环稳定的骨折(前后和侧方压缩型)不需内固定,而大多数不稳定的骨盆骨折(垂直压缩和混合型),可通过外固定和牵引得到充分而安全的治疗。虽然内固定可获得骨折的解剖复位,并能维持骨盆环的稳定性,但手术的干扰可使凝血块脱落而引发大出血,而骨盆后侧切口的骶臀部大面积皮肤坏死和固定螺钉误入骶孔造成的神经损伤等,也是不容忽视的严重并发症。前方内固定主要适用于开放型损伤耻骨联合分离>3cm,或侧方压缩型耻骨支骨折突向阴道,以及髋臼前柱骨折。可选择耻骨联合上方横弧形切口或髂腹股沟入路,以钢板或加压螺钉固定为宜。后方内固定主要适用于骶髂关节脱位和骶髂关节附近的髂骨骨折。用拉力螺钉或钢板固定骶髂关节,也可使用骶骨棒固定。

知识点 9

预防与调护

　　骨盆骨折患者,特别是严重骨盆骨折合并出血较多者,应尽量减少不必要的搬动,卧硬板床,以减少骨折端活动与出血,最好能早期对休克患者使用抗休克裤。对卧床患者要注意预防褥疮发生。

【临证要点】
1. 骨盆骨折多因强大暴力引起,并发症多且危重,急救处理是关键。
2. 骨盆周围肌肉丰厚,骨折块多不稳定,加之骨盆为环形结构,骨折复位不易。
3. 手术复位固定疗效可靠,但创伤大、出血多,应当慎重选择,经皮拉力螺钉固定、骨盆外固定器固定等微创方案优势明显。

【诊疗流程】

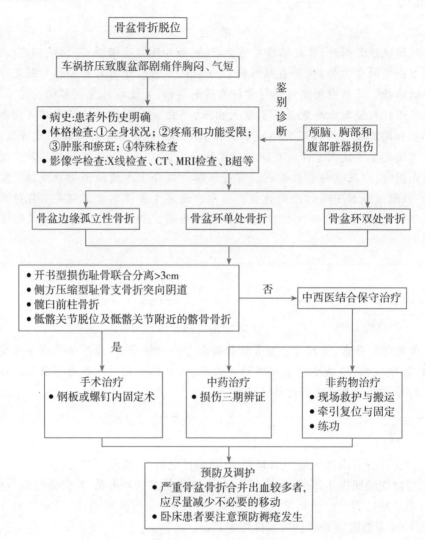

骨盆骨折脱位

车祸挤压致腹盆部剧痛伴胸闷、气短

鉴别诊断

- 病史:患者外伤史明确
- 体格检查:①全身状况;②疼痛和功能受限;③肿胀和瘀斑;④特殊检查
- 影像学检查:X线检查、CT、MRI检查、B超等

颅脑、胸部和腹部脏器损伤

骨盆边缘孤立性骨折　　骨盆环单处骨折　　骨盆环双处骨折

- 开书型损伤耻骨联合分离>3cm
- 侧方压缩型耻骨支骨折突向阴道
- 髋臼前柱骨折
- 骶髂关节脱位及骶髂关节附近的髂骨骨折

否 → 中西医结合保守治疗

是

手术治疗
- 钢板或螺钉内固定术

中药治疗
- 损伤三期辨证

非药物治疗
- 现场救护与搬运
- 牵引复位与固定
- 练功

预防及调护
- 严重骨盆骨折合并出血较多者,应尽量减少不必要的移动
- 卧床患者要注意预防褥疮发生

（杨利学）

扫一扫,测一测

扫一扫,测测

❓ 复习思考题

1. 简述骨盆骨折分型。

2. 简述骨盆骨折的急救处理。

3. 简述骨盆骨折牵引复位的适应证及注意事项。

4. 骨盆内固定手术的常见并发症有哪些?

5. 简述骨盆骨折整复后练功的注意事项。

第四章

损 伤 急 症

PPT 课件

04章01节PPT

第一节　创伤性休克

培训目标

> 1. 掌握创伤性休克的诊断标准、治疗原则。
> 2. 熟悉创伤性休克的临床表现。

休克是各种强烈致病因素作用于机体,使循环功能急剧减退,组织器官微循环灌流严重不足,以致重要生命器官功能、代谢严重障碍的全身危重病理过程。创伤性休克是指机体遭受到严重创伤的刺激和组织损害,通过"血管-神经"反射所引起的以微循环障碍为特征的急性循环功能不全,以及由此导致组织器官血流灌注不足、缺氧和内脏损害的综合征。休克多属中医"脱证"和"厥证"范畴。

【典型案例】

患者,男性,45 岁,因"车祸伤致右侧上腹部疼痛,头晕、乏力半小时"入院。查体:体温 35℃,心率 116 次/min,呼吸 24 次/min,血压 80/52mmHg,中心静脉压(CVP)1cmH$_2$O,血氧饱和度(SPO$_2$)91%。痛苦面容,面色苍白,表情淡漠。腹胀、全腹轻度压痛、反跳痛和肌紧张,以右上腹明显,有移动性浊音,肠鸣音减弱。辅助检查:腹腔穿刺抽出不凝固的血液。

问题一　根据患者的受伤特点及病史,如何进行初步诊断?

思路　患者有明确的外伤史,结合查体心率 116 次/min,呼吸 24 次/min,血压 80/52mmHg,中心静脉压 1cmH$_2$O、血氧饱和度 91%。面色苍白,表情淡漠,可初步诊断为失血性休克。患者全腹有压痛和反跳痛,以右上腹部明显,腹腔穿刺见不凝固血液,可初步诊断为肝破裂。

知识点 1

创伤性休克的临床表现

创伤性休克属于失血性休克的范畴。

（1）症状：有明确的外伤史。

（2）体征：组织器官微循环灌流严重不足，导致心率加快，血压下降，血氧饱和度降低。患者早期常常表现为兴奋、烦躁、焦虑或激动，随着病情发展，脑组织缺氧加重，常常表现为表情淡漠、意识模糊，至晚期则昏迷。失血性休克其临床特点为"5P"征，即皮肤苍白（pallor），冷汗（perspiration），神志淡漠（prostration），脉动搏微弱（pulselessness），呼吸急促（pulmonary deficiency）。

问题二 对患者应该监测哪些指标？

思路 患者在临床监测中应该观察如下指标：血常规、血氧饱和度、血流动力学、肾功能、呼吸功能、生化、微循环灌注等指标。根据上述资料，该患者可诊断为创伤性休克。

 知识点 2

指 标 观 测

（1）血流动力学

1）血压：血压是休克诊断及治疗中最重要的观察指标之一。休克早期，剧烈的血管收缩可使血压保持或接近正常，以后血压逐渐下降。收缩压<11.97kPa（90mmHg），脉压<2.66kPa（20mmHg）是休克存在的依据。血压回升，脉压增大，表示休克转好。

2）心电监测：目前最常用的非创伤性监测方法，休克患者主要表现为心率改变、ST-T 改变。

3）中心静脉压：对于需要长时间治疗的休克患者来说，中心静脉压测定非常重要。中心静脉压主要受血容量、静脉血管张力、右心排血能力、胸腔和心包内压力及静脉回心血量等因素的影响。中心静脉压正常值为 0.49~1.18kPa（5~12mmH$_2$O）。在低血压的情况下，中心静脉压<0.49kPa（5mmH$_2$O）时，表示血容量不足；>1.49kPa（15mmH$_2$O）则表示心功能不全、静脉血管过度收缩或肺循环阻力增加；>1.96kPa（20mmH$_2$O）时，提示充血性心力衰竭。

4）肺动脉楔压：肺动脉楔压有助于了解肺静脉、左心房和左心室舒张末期的压力，以此反映肺循环阻力的情况。肺动脉楔压正常值为 0.8~2kPa（6~15mmHg），增高表示肺循环阻力增高。当肺动脉楔压已升高，即使中心静脉压虽无增高，也应避免输液过多，以防引起肺水肿。

（2）肾功能监测：休克时，应动态监测尿量、尿比重、血肌酐、血尿素氮、血电解质等。尿量是反映肾灌注情况的指标，同时也反映其他器官灌注情况，也是反映临床补液及应用利尿、脱水药物是否有效的重要指标。休克时应留置导尿管，动态观察每小时尿量，抗休克时尿量应大于 20ml/h。尿量稳定在 30ml/h 以上时，表示休克已纠正。尿比重主要反映肾血流与肾小管功能，抗休克后血压正常，但尿量少且比重增加，表示仍存在肾血管收缩或血容量不足。

（3）呼吸功能监测：监测指标包括呼吸的频率、幅度、节律、动脉血气指标等。

（4）生化指标监测：休克时，应监测血常规、动脉血气分析、血电解质、血糖、丙酮酸、乳酸、血清转氨酶、氨等血液生化指标。

（5）微循环灌注监测：监测体温与肛温差、红细胞比容、甲皱微循环等。

问题三　根据诊断，该患者的治疗方案是什么？
思路
（1）尽早去除引起休克的原因。
（2）尽快恢复有效循环血量，将前负荷调整至最佳水平。
（3）纠正微循环障碍。
（4）增进心脏功能。
（5）恢复人体的正常代谢。

 知识点 3

创伤性休克的治疗原则

（1）处理原发病

1）如患者是开放性损伤，对创口予以止血和简单清洁包扎，以防再污染，对骨折要做初步固定，同时抗休克治疗。如患者内脏损伤导致，在伤员休克得到初步纠正后应及时手术探查止血。

2）适当给予镇痛镇静剂。

3）保持呼吸道通畅。

（2）补充血容量：早期液体复苏的原则和方法是早期、快速、足量扩容，这是抢救休克成功的关键。虽然失血性休克主要丢失的是血液，但是补充血容量时，并不需要全部补充血液，应该抓紧时机及时增加静脉回流。首先，可经静脉快速滴注平衡溶液和人工胶体液（如第三代的羟乙基淀粉）。其中，快速输入胶体液能更容易恢复血管内容量和维持血流动力学的稳定，同时能维持胶体渗透压，持续时间也较长。一般认为，维持血红蛋白浓度在 100g/L、红细胞比容在 30% 为好。若血红蛋白浓度大于 100g/L 可不必输血；低于 70g/L 可输浓缩红细胞；在 70~100g/L 时，可根据患者的代偿能力、一般情况和其他器官功能来决定是否输入红细胞；急性失血量超过总量的 30% 可输入全血。输入液体的量应根据病因、尿量和血流动力学进行评估，临床上常以血压结合中心静脉压测定指导补液。

（3）中医治疗:现在中医急诊常用独参汤、参附汤、四逆散、生脉散,均已制成注射剂用于抢救休克。

（4）其他治疗

1）纠正酸中毒,维持酸碱平衡。

2）应用血管活性药物。

3）维护心、肺、肾功能。

4）预防感染。

【临证要点】

1. 创伤性休克的早期诊断非常重要,及早的介入治疗能够挽救生命。

2. 创伤休克发生后应加强相关指标检测。

【诊疗流程】

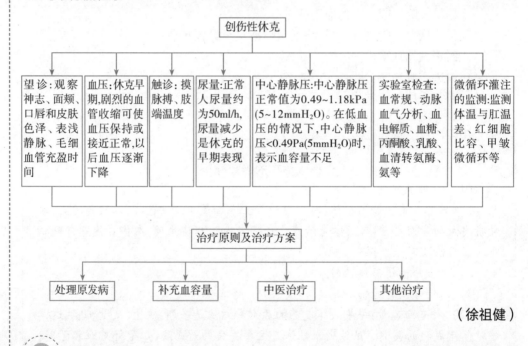

创伤性休克

| 望诊:观察神志、面颊、口唇和皮肤色泽、表浅静脉、毛细血管充盈时间 | 血压:休克早期,剧烈的血管收缩可使血压保持或接近正常,以后血压逐渐下降 | 触诊:摸脉搏、肢端温度 | 尿量:正常人尿量约为50ml/h,尿量减少是休克的早期表现 | 中心静脉压:中心静脉压正常值为0.49~1.18kPa(5~12mmH₂O)。在低血压的情况下,中心静脉压<0.49Pa(5mmH₂O)时,表示血容量不足 | 实验室检查:血常规、动脉血气分析、血电解质、血糖、丙酮酸、乳酸、血清转氨酶、氨等 | 微循环灌注的监测:监测体温与肛温差、红细胞比容、甲皱微循环等 |

治疗原则及治疗方案

处理原发病　　补充血容量　　中医治疗　　其他治疗

（徐祖健）

? 复习思考题

1. 休克的定义是什么?

2. 创伤性休克的临床表现有哪些?

3. 创伤性休克应该监测哪些指标?

4. 创伤性休克的治疗原则是什么?

第二节 周围血管损伤

PPT 课件

04章02节PPT

 培训目标

1. 掌握周围血管损伤的分类及诊断要点。
2. 熟悉周围血管损伤的治疗。

周围血管损伤是外科急诊常见的一种损伤,其常见机制包括锐性伤、钝性伤和医源性损伤。成年和儿童患者外周血管损伤多由穿刺伤导致,四肢骨折脱位、压砸伤等钝性伤造成的外周血管损伤仅占 5%～25%。外周动脉损伤中,常见的损伤部位是股动脉、腘动脉、肱动脉、胫前动脉和胫后动脉周围。血管损伤分为完全离断、部分破裂、血管壁挫伤、血管内膜撕裂、血管受压等,如果早期处理不当,常常可危及患者生命。

【典型案例】

患者男,25 岁,"被刀割伤左腕疼痛、活动性出血 10 分钟"入院。查体:患者左腕桡侧可见一长约 5cm 创口,创口内可见鲜红色血液呈喷射状涌出。

问题一 根据患者的受伤特点,如何进行初步诊断?

思路 根据受伤史及受伤部位表现,被刀割伤左腕疼痛、活动性出血 10 分钟,见左腕桡侧 5cm 伤口,呈鲜红色喷射状,可初步诊断为左桡动脉断裂。

 知识点 1

桡动脉断裂的临床表现

(1) 症状:有明确的外伤史。

(2) 体征:左腕桡侧切割伤口,活动性出血,呈鲜红色喷射状。

问题二 根据患者的受伤特点,应该采取什么样的现场急救措施?

思路 该患者桡动脉损伤诊断明确,根据具体情况可以采用桡动脉压迫包扎止血或止血带止血。

 知识点 2

临床常用止血方法

临床上常用的止血方法主要有局部压迫止血、动脉压迫止血和止血带止血三种手段。

(1) 局部压迫止血:方法是使用纱布、绷带、三角巾、急救包等对伤口进行加压包扎。如果在事故现场无上述材料,可以使用清洁的毛巾、衣物、围巾等覆盖伤口,包扎或用力压迫。也可采用加垫屈肢止血法进行止血。

（2）动脉压迫止血：对于局部压迫,仍然无法达到止血目的的伤者,可以采用动脉压迫止血的方法。即依靠压迫出血部位近端的大动脉,阻断出血部位的血液供应以达到止血目的。

（3）止血带止血：如果采用局部压迫止血无法达到目的,而压迫动脉不便于伤员的转运时,可以使用止血带进行止血。止血带止血一般适用于四肢血管损伤患者,上肢选取患者上臂中上 1/3 处,避免压迫桡神经,下肢应选取大腿的中下 1/3 处。先在上止血带的部位垫一层软布,如毛巾、口罩等以保护皮肤。救助者用左手拇指、食指和中指持止血带的头端,右手将橡皮管拉紧绕肢体一圈后压住头端,再绕肢体一圈后将右手持的尾端放入左手食指、中指之间,由食指、中指夹持尾端从两圈止血带下拉出一半,使之成为一个活结。为防止伤肢缺血坏死,每隔 40~60 分钟放松止血带 1~2 分钟。松带时动作要缓慢,同时需要指压伤口以减少出血。如果伤员全身状况差,伤口大,出血量多,可适当延长放松止血带的时间间隔。但是止血带使用的总时间不能超过 5 小时,否则远端肢体难以存活。

问题三　若想进一步明确诊断,应进行哪些检查?

思路　为进一步明确诊断,可对患者进行超声、血管造影等检查。

知识点 3

周围血管损伤的辅助检查

（1）超声多普勒

优点：费用低,操作方便,无创,对于动脉阻塞、动静脉瘘的诊断具有指导意义。

缺点：对于动脉压低于 10~20mmHg,应做动脉造影或血管 CT 造影。

（2）血管造影(CTA)

优点：对于 CTA 显示不清或创伤部位的手术切口不能直接探查可疑的损伤血管,能明确损伤部位和范围。

缺点：有创,费用昂贵。

（3）血管 CT 造影

优点：能显示血管损伤的部位及范围,对于动脉损伤的显示要优于静脉。

缺点：费用昂贵。

问题四　周围血管损伤的治疗方案是什么?

思路

1. 在现场对该患者应进行急救止血。

2. 找到引起血管损伤的原因,进行清创手术,对损伤的血管进行处置。

知识点 4

急救止血包括包扎止血、压迫动脉止血、止血带止血。

手术治疗包括血管伤的清创术、血管损伤的修复,血管修复。常见手术方式有血管结扎术、端端吻合术、端侧吻合术、侧面修补术、移植修补术。

需预防破伤风、伤口感染、伤口出血、血栓形成、血管痉挛等。

 知识点 5

晚期动脉伤及动脉伤后遗症的处理

晚期血管伤的后果为肢体缺血、假性动脉瘤及动静脉瘘。如对急性血管伤采取积极修复措施,则可以避免发生上述问题。

急性四肢主要动脉伤未经修复或修复失败,肢体未坏死但有缺血症状,原断裂动脉回缩,末端栓塞机化闭合。经一段时间由于侧支循环建立,肢体循环可能有所好转。动脉侧支循环建立一般较差,静脉侧支循环建立较快,晚期动脉伤肢体无缺血症状者,可不处理;如肢体有严重缺血症状,应考虑做静脉移植修复或架桥术。术中应严密注意不可损伤侧支循环,以免加剧症状,甚至引起肢体坏死。

由于血管外科的发展,对假性动脉瘤及动静脉瘘的处理,可采用早期切除,修复血管的方法。火器伤待伤口愈合,组织柔软即可手术,不必等待侧支循环建立。手术切除假性动脉瘤或动静脉瘘后做血管对端吻合或自体静脉移植修复。

【临证要点】

1. 周围血管损伤后应及时予以包扎止血,避免因大量出血导致创伤性休克。
2. 周围血管损伤应明确引起损伤的原因。

【诊疗流程】

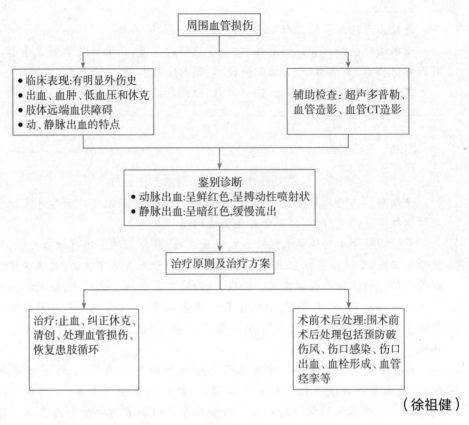

（徐祖健）

复习思考题

1. 周围血管损伤的常见病因是什么？
2. 临床常用止血方法有哪些？
3. 周围血管损伤的治疗措施？

第三节　周围神经损伤

培训目标

1. 掌握常见周围神经损伤的诊断要点。
2. 熟悉周围神经损伤的治疗原则、叩击试验(Tinel 征)的检查方法。

周围神经损伤主要由各种原因引起受该神经支配的区域出现感觉、运动和营养障碍。周围神经是指中枢神经(脑和脊髓)以外的神经。周围神经损伤是常见的外伤,可以单独发生,也可与其他组织损伤合并发生。周围神经损伤后,受该神经支配区的运动、感觉和营养均将发生障碍。临床上表现为肌肉瘫痪,皮肤萎缩,感觉减退或消失。常见损伤包括牵拉损伤,如产伤等引起的臂丛损伤;切割伤,如刀割伤、电锯伤、玻璃割伤等;压迫性损伤,如骨折脱位等造成的神经受压;火器伤,如枪弹伤和弹片伤;缺血性损伤,肢体缺血挛缩,神经亦受损;电烧伤及放射性烧伤;药物注射性损伤及其他医源性损伤。周围神经损伤在中医学中属于"伤筋""痿证"等范畴。

【典型案例】

患者男,30 岁,因"左上臂刀刺伤致出血、疼痛、腕部活动受限 4 小时"入院。查体:体温 36.8℃,心率 66 次/min,呼吸 18 次/min,血压 140/90mmHg,左上臂后外侧见一 3cm 刀口,边缘整齐,深达骨膜,渗血,无活动性出血,左腕关节不能背伸,桡动脉搏动可扪及。

问题一　根据患者的受伤特点,如何进行初步诊断?

思路　患者有明确的受伤史及受伤部位,左上臂后外侧见一 3cm 刀口,边缘整齐,深达骨膜,渗血,无活动性出血。左腕关节不能背伸,可初步诊断为左上臂桡神经损伤。

 知识点 1

桡神经损伤的临床表现

(1) 有明确的受伤史。

(2) 症状:疼痛、肿胀、功能障碍。

(3) 体征:①腕下垂,腕关节不能背伸;②拇指不能外展,拇指间关节不能伸直或过伸;③掌指关节不能伸直;④手背桡侧皮肤感觉减退或缺失;⑤高位损伤时肘关节不能伸直;⑥前臂外侧及上臂后侧的伸肌群及肱桡肌萎缩。

(4) 需与腋神经、肌皮神经损伤鉴别。

 知识点 2

常见周围神经损伤的体征

(1) 桡神经损伤:①腕下垂,腕关节不能背伸;②拇指不能外展,拇指间关节不能伸直或过伸;③掌指关节不能伸直;④手背桡侧皮肤感觉减退或缺失;⑤高位损伤时肘关节不能伸直;⑥前臂外侧及上臂后侧的伸肌群及肱桡肌萎缩。

(2) 正中神经损伤:①手握力减弱,拇指不能对指对掌;②拇、食指处于伸直位,不能屈曲,中指屈曲受限;③大鱼际肌及前臂屈肌萎缩,呈猿手畸形;④手掌桡侧半皮肤感觉缺失。

(3) 尺神经损伤:①拇指处于外展位,不能内收;②呈爪状畸形,环、小指最明显;③手尺侧半皮肤感觉缺失;④骨间肌,小鱼际肌萎缩;⑤手指内收、外展受限,夹纸试验阳性;⑥Forment 试验阳性,拇内收肌麻痹。

(4) 腋神经损伤:①肩关节不能外展;②肩三角肌麻痹和萎缩;③肩外侧感觉缺失。

(5) 皮神经损伤:①不能用肱二头肌屈肘,前臂不能旋后;②肱二头肌肌腱反射丧失,屈肌萎缩;③前臂桡侧感觉缺失。

(6) 腓总神经损伤:①足下垂,走路呈跨越步态;②踝关节不能背伸及外翻,足趾不能背伸;③小腿外侧及足背皮肤感觉减退或缺失;④胫前及小腿外侧肌肉萎缩。

(7) 胫神经损伤:①踝关节不能跖屈和内翻;②足趾不能跖屈;③足底及趾跖面皮肤感觉缺失;④小腿后侧肌肉萎缩;⑤跟腱反射丧失。

(8) 坐骨神经损伤:①膝以下受伤表现为腓总神经或胫后神经症状;②膝关节屈曲受限,股二头肌、半腱半膜肌无收缩功能;③髋关节后伸、外展受限;④小腿及臀部肌肉萎缩,臀皱襞下降。

问题二　对于本案例中患者的损伤程度应该如何分类?

思路　对于本案例中的患者按照损伤程度、性质分类,采用 Seddon 分类法可以归为神经断裂。

知识点 3

神经损伤的 Seddon 分类法

分型	分型要点
神经传导功能障碍	神经传导功能障碍为暂时性的生理性阻断,表现为暂时的感觉、运动丧失,神经纤维无结构改变。神经传导功能于数日至数周内自行恢复
神经轴索中断	轴索在髓鞘内断裂,神经鞘膜完整,远端神经纤维发生退行性改变,经过一段时间后神经可自行恢复
神经断裂	神经束或神经干完全断裂,或为瘢痕组织分隔,需通过手术缝接神经。缝合神经后可恢复功能或功能恢复不完全

问题三　根据本案例,进一步明确诊断,应进行哪些检查?

思路　为进一步明确诊断,应该行叩击试验(Tinel 征)和神经电生理检查。

知识点 4

神经损伤的检查

(1) 叩击试验(Tinel 征):局部按压或叩击神经干,局部出现针刺性疼痛,并有麻痛感向该神经支配区放射为阳性,表示为神经损伤部位。若从神经修复处向远端沿着神经干叩击,Tinel 征阳性则是神经恢复的表现。因此,Tinel 征对神经损伤诊断,功能恢复的评估有重要意义。

(2) 神经电生理检查:利用神经及肌肉的电生理特性,以电流刺激神经,记录其运动和感觉的反应波,或用针电极记录肌肉的电生理活动,对于判断神经损伤的部分和程度,以及帮助观察损伤的神经再生及功能恢复情况有重要价值。

问题四　根据现有诊断,该患者采用什么治疗方法?

思路

（1）明确诊断后应尽快采取清创、探查、修复等手术方法,同时预防破伤风和感染等。

（2）神经营养药等对症支持治疗。

（3）中药多选用活血化瘀、舒经通络、补益脾胃之药。除此之外,还可运用针灸、推拿等辅助治疗。

📋 知识点 5

（1）周围神经损伤后,原则上越早修复越好。锐器伤应争取一期修复。锐器伤如早期未修复,亦应争取二期修复。二期修复时间以伤口愈合后 3~4 周为宜。目前主要的手术治疗方法有神经松解术、神经吻合术、神经移植术、神经移位术和神经植入术。

（2）神经损伤合并肢体全部肌肉瘫痪,应将患肢固定于功能位。

（3）有针对性地进行手法治疗和功能锻炼,保持肌张力,防止肌肉萎缩、肌纤维化、关节僵硬或关节萎缩及关节畸形。

（4）周围神经损伤后,应该尽早使用神经营养药物,如维生素类。

（5）中药多选用活血化瘀、疏经通络、补益脾胃之药。除此之外,还可运用针灸、推拿等辅助治疗。

问题五　对于患者,应该怎么判断神经是否修复?

思路　神经的修复可采取叩击试验(Tinel 征)和神经电生理检查来评估。

📋 知识点 6

叩击试验(Tinel 征)和神经电生理检查,既是损伤的检查方法,也是经治疗后判断神经是否修复的检查方法。

【临证要点】

1. 根据临床表现特点明确损伤的神经。

2. 叩击试验(Tinel 征)和神经电生理检查是判断周围神经损伤修复的重要方法。

【诊疗流程】

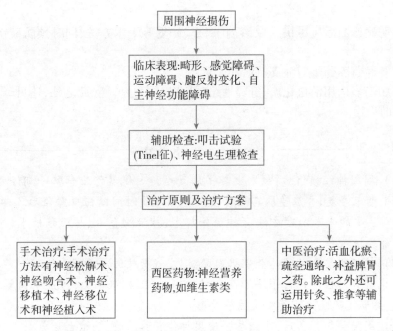

（徐祖健）

扫一扫，
测一测

扫一扫 测一测

PPT 课件

04章04节PPT

? 复习思考题

1. 常见周围神经损伤有哪些？
2. 周围神经损伤程度应该如何分类？

第四节　筋膜间隔综合征

🖥 培训目标

1. 掌握筋膜间隔综合征的诊断要点、辅助检查方法。
2. 了解筋膜间隔综合征手术适应证及手术治疗方法。

　　筋膜间隔综合征即由骨、骨间膜、肌间隔和深筋膜形成的筋膜间隔内的肌肉和神经因急性缺血而产生的一系列早期症状和体征,最常发生于前臂和小腿。
　　【典型案例】
　　患者男性,33 岁,因"重物砸伤右侧小腿致肿胀疼痛,活动受限 8 小时"入院。查体:患者右侧小腿肿胀、压痛,并呈进行性加剧,足部及小腿皮肤苍白,足背部浅感觉弱,足背动脉搏动弱,背伸及跖屈踝关节时小腿出现剧痛。右侧小腿 X 线片检查未发现骨折。舌质暗红有瘀斑,苔薄白,脉沉弦。

问题一　根据患者的受伤特点,如何进行初步诊断?

思路　患者外伤史明确,于8小时前被重物砸伤右侧小腿致肿胀疼痛,且呈进行性加剧。且右侧小腿X线片未见骨折,根据所述特征判断,可初步诊断为筋膜间隔综合征。

知识点 1

筋膜间隔综合征的临床表现

（1）症状:疼痛是主要的早期症状。疼痛剧烈,呈持续性、进行性加剧。

（2）体征:肿胀、压痛及肌肉被动牵拉诱发剧痛是本病的重要体征。常见缺血性肌挛缩的五个主要临床表现,可归纳为五"P"征:①由疼痛转为无痛(Painless);②苍白(Pallor);③感觉异常(Paresthesia);④肌肉瘫痪(Paralysis);⑤无脉搏(Pulselessness)。

知识点 2

筋膜间隔综合征的早期诊断的依据

筋膜间隔综合征的诊断应尽早。被动牵拉试验具有重要诊断意义。

（1）患肢受挤压史,普遍肿胀,伴有剧烈疼痛。

（2）筋膜间隙张力增高,压痛明显。

（3）肌肉活动障碍,小腿足趾背屈和跖屈障碍。

（4）筋膜间隙内的肌肉被动牵拉疼痛。

（5）通过间隙的神经干的功能障碍,且感觉障碍早于运动障碍。

知识点 3

被动牵拉试验

筋膜室高压在小腿胫前间隙时,被动牵拉足趾跖屈时引起疼痛,而在胫后深间隙,被动牵拉足趾背屈时引起疼痛;在前臂掌侧间隙,被动牵拉手指伸直时引起疼痛,大都不能完全伸直手指。

问题二　若想进一步明确诊断,应进行哪些检查?

思路　为进一步明确诊断,应进行测量筋膜间隙压力。

知识点 4

筋膜间隔内压力的测量

对明确诊断及手术指征有重要参考意义，正常人筋膜间室内压力为 0.106kPa 或 0~8mmHg，若>3.99kPa 或 30mmHg 应立即切开减压。

早期诊断筋膜间隔综合征主要依靠患者的进行性疼痛症状、肿胀、发生部位、筋膜间隔内压力的测量及临床医师经验进行综合判断。

知识点 5

筋膜间隔综合征的理化检查

筋膜间隔综合征的患者，体温可能升高，白细胞计数增加，红细胞沉降率也可能增快，但不一定说明患者有感染。筋膜间隔综合征为一种进展性疾病，刚发生时可能症状不明显，遇到可疑情况，应密切观察、反复检查，以便尽早确诊，并及时采取治疗措施。

问题三　根据诊断，该患者的具体治疗方案如何制订？

思路　筋膜间隔综合征应早预防，早诊断，早治疗。

（1）改善微循环水平。

（2）及早切开减压。

（3）预防感染及并发症。

知识点 6

筋膜间隔综合征的常见处理方法

（1）**非手术疗法**

适应证：适于伤后早期，肢体严重肿胀，剧烈疼痛，肢体远端牵扯痛，感觉障碍，脉搏搏动减弱或不能触及，微循环充盈时间正常或稍慢者。

常用方法：20%甘露醇 250ml 快速静脉滴注，中间用液体维持，2 小时后再用 20%甘露醇 250ml 快速滴注等。

同时可加运用中医中药协同治疗。瘀滞经络者，治宜活血化瘀、疏通经络，复元活血汤或圣愈汤加减；肝肾亏虚者，治宜补益肝肾，方选虎潜丸加减。

（2）**手术治疗**

手术指征：①肢体明显肿胀疼痛；②筋膜间隙张力大、压痛；③肌肉被动牵拉疼痛；④筋膜间隙测压在 30mmHg 以上。具有这些症状体征者，应立即手术切开。

手术方法：若非手术疗法 3~4 小时无效即应行切开减压术，防止肌肉和神经缺血坏死。切开要彻底，一般选择受累筋膜间隔的长轴，肿胀最严重且肌肉丰富的部位做纵形切口或 S 形切口,筋膜切口与皮肤切口一致或略大,肌膜也应切开。

切口范围:应切开每一个受累的筋膜间隔区,否则达不到减压的目的。

切开后的处理与注意事项:①尽量彻底清除坏死组织,消灭感染病灶。暂不缝合切口,以便更换敷料时密切观察组织的存活情况。如切口不大,可待其自行愈合或二期缝合;若创面较大,可植皮覆盖。②切口不可加压包扎,避免再度阻断血液循环。③切口创面可用凡士林纱布、生理盐水纱布或生肌敛腐之药如云南白药、拔毒生肌散换药。④严格无菌操作,预防破伤风与气性坏疽。⑤注意观察伤口分泌物的颜色,必要时可将分泌物送细菌培养和药敏试验,以便选用适合的抗生素。

防治感染及其他并发症:根据病情需要,选用适当的药物对症处理,防治其他并发症如酸中毒、高钾血症等。

问题四 筋膜间隔综合征的中晚期治疗措施及调护?

思路 该患者进行手术治疗后除应密切关注早期治疗外,中晚期的治疗与调护也很重要。

 知识点 7

筋膜间隔综合征的中晚期治疗与调护

(1)中期治疗:筋膜间隔综合征病例至伤后 3~4 周,肢体肿胀开始消退,疼痛消失,可视为中期,此时肌肉已坏死,神经干也已遭到损害,但挛缩畸形尚未出现,应尽快进行肌肉活动锻炼促进恢复,同时仔细检查受累神经的功能。如神经功能无进一步恢复者,应行手术探查,在手术显微镜下做神经松解,以期获得进一步功能恢复。

(2)晚期治疗:晚期治疗的目的是矫正畸形、恢复肌肉活动力量及恢复神经功能。一般采用松解术及肌腱延长术来恢复挛缩的肌肉组织,尽可能恢复患肢功能。

【临证要点】

1. 临床诊断中,筋膜间隔内压力的测量尤为重要。

2. 应重视筋膜间隔综合征中晚期的治疗与调护中,应注意神经干的恢复情况,必要时应进行手术探查或神经松解。

【诊疗流程】

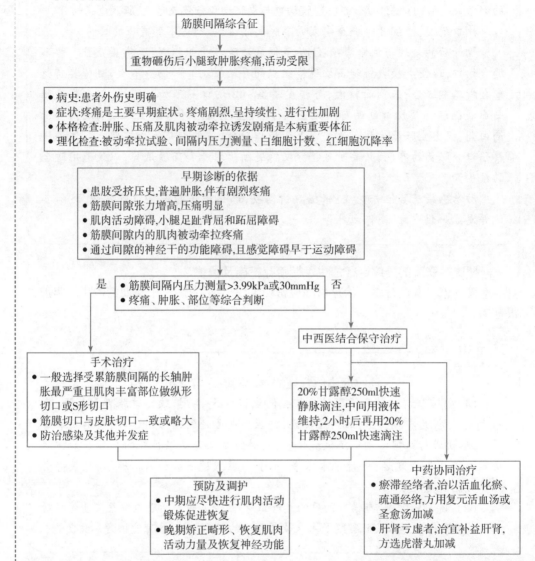

筋膜间隔综合征

重物砸伤后小腿致肿胀疼痛,活动受限

- 病史:患者外伤史明确
- 症状:疼痛是主要早期症状。疼痛剧烈,呈持续性、进行性加剧
- 体格检查:肿胀、压痛及肌肉被动牵拉诱发剧痛是本病重要体征
- 理化检查:被动牵拉试验、间隔内压力测量、白细胞计数、红细胞沉降率

早期诊断的依据
- 患肢受挤压史,普遍肿胀,伴有剧烈疼痛
- 筋膜间隙张力增高,压痛明显
- 肌肉活动障碍,小腿足趾背屈和跖屈障碍
- 筋膜间隙内的肌肉被动牵拉疼痛
- 通过间隙的神经干的功能障碍,且感觉障碍早于运动障碍

是 ← • 筋膜间隔内压力测量>3.99kPa或30mmHg
    • 疼痛、肿胀、部位等综合判断 → 否

中西医结合保守治疗

手术治疗
- 一般选择受累筋膜间隔的长轴肿胀最严重且肌肉丰富部位做纵形切口或S形切口
- 筋膜切口与皮肤切口一致或略大
- 防治感染及其他并发症

20%甘露醇250ml快速静脉滴注,中间用液体维持,2小时后再用20%甘露醇250ml快速滴注

预防及调护
- 中期应尽快进行肌肉活动锻炼促进恢复、
- 晚期矫正畸形、恢复肌肉活动力量及恢复神经功能

中药协同治疗
- 瘀滞经络者,治以活血化瘀、疏通经络,方用复元活血汤或圣愈汤加减
- 肝肾亏虚者,治宜补益肝肾,方选虎潜丸加减

（李振华　冷向阳）

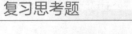 复习思考题

1. 何为筋膜间隔综合征?
2. 简述筋膜间隔综合征的中晚期治疗要点。

第五节 挤压综合征

PPT 课件

04章05节PPT

 培训目标

1. 掌握挤压综合征的病因病机、诊断要点及实验室检查。
2. 了解挤压综合征手术适应证。

挤压综合征是指肢体、臀部等肌肉丰富部位受到压砸或长时间重力压迫后,受压肌肉组织大量变性、坏死,出现以肌红蛋白尿、高钾血症和急性肾衰竭为特征的一种病理过程。

【典型案例】

患者男性,26 岁,因"房屋倒塌砸伤左侧大腿,大腿明显肿胀、剧烈疼痛 6 小时"急诊入院。查体:患者左侧大腿明显肿胀、剧烈疼痛,并呈进行性加剧,足部及小腿皮肤苍白,足背部浅感觉弱,足背动脉搏动弱。左侧大腿 X 线片检查未发现骨折。舌质暗红有瘀斑,苔薄白,脉沉弦。

问题一 根据患者的受伤特点,如何进行初步诊断?

思路 患者外伤史明确,于 6 小时房屋倒塌砸伤左侧大腿致明显肿胀及剧烈疼痛,且呈进行性加剧,左侧大腿 X 线片未见骨折。根据临床表现及查体,可初步诊断为挤压综合征。

 知识点 1

挤压综合征的临床表现

(1)病史:有严重的肢体挤压伤、压砸伤、四肢固定不恰当、止血带使用不当和筋膜间隔综合征处理失当等病史。

(2)临床表现

1)局部症状:创伤后肢体严重肿胀,呈进行性加重,伤肢坚硬,张力极大,并有水疱形成,皮肤逐渐发生如下变化:潮红—花斑状—暗褐色—坏死脱落,疼痛剧烈,感觉及运动障碍。

2)全身症状:①休克。②肌红蛋白尿,是挤压综合征的重要诊断依据之一,也是区别挤压综合征与急性肾衰竭的标志。③高钾血症,正常血钾为 3.5~5.5mmol/L,临床表现为心动过缓和心音减弱,易发生心律失常,但不发生心力衰竭;早期常有四肢及口周感觉麻木,极度疲乏、肌肉酸疼、肢体苍白、湿冷等症状。④酸中毒与氮质血症,如神志不清、呼吸深大、烦躁不安、口渴、恶心等。

问题二　若想进一步明确诊断,应进行哪些检查?

思路　为进一步明确诊断,应进行尿常规、谷草转氨酶、尿比重等指标的检查。

知识点 2

挤压综合征的实验室检查

（1）尿常规:尿液呈棕褐色或酱油色,内含肌红蛋白、色素颗粒等管型。

（2）尿比重:连续监测若<1.018,是急性肾衰竭的重要诊断标志。

（3）血液生化:严重的患者谷草转氨酶(AST)可高达 2 000U 以上,而肌酸磷酸激酶(CPK)可高达 500 000U 以上。

问题三　根据诊断,该患者的具体治疗方案如何制订?

思路　挤压综合征是骨伤科的危急重症,应早诊断,积极救治,早期切开减压和预防肾衰竭,应到急救处理、局部处理和全身治疗同时进行。凡重压超过 1 小时以上者,均应按挤压综合征处理,密切注意其变化,积极预防并发症。根据上述资料,该患者诊断为挤压综合征,应对左侧大腿筋膜间隔进行切开减压灌洗,并进行全身治疗。

知识点 3

治 疗 方 法

分现场急救处理、局部处理及全身治疗。

（1）现场急救处理:①医护人员迅速进入现场,尽早地解除重物对伤员的压迫,以避免或降低本病的发生率。②伤肢制动,以减少坏死组织分解产物的吸收与减轻疼痛。③伤肢冷敷,禁止按摩与热敷。④忌抬高伤肢。⑤有开放性伤口和活动性出血者应止血包扎,但避免使用加压包扎法和止血带。

（2）局部处理:主要是指对伤肢的处理。

1）一般处理:挤压肢体解压后均应暂时固定,减少活动,并严密观察有无筋膜间隔综合征发生。

2）切开减压:凡有明显病史,明显肿胀、剧烈疼痛或肌红蛋白尿阳性等,均应立即切开受累筋膜间隔,彻底减压,有坏死肌肉者一并切除。

3）伤肢灌洗。

（3）全身治疗:①饮用碱性饮料;②补充血容量;③利尿,解除肾血管痉挛;④抗感染,纠正水、电解质及酸碱平衡紊乱;⑤急性肾衰的治疗,应及早进行透析疗法。

知识点 4

截肢术指征

（1）肢体肌肉坏死，全身中毒反应明显，危及生命者。

（2）伤肢合并特异感染，危及生命者。

【临证要点】

1. 挤压综合征是骨科危急重症，应及早诊断与治疗。

2. 救治时应全方位考虑疾病特点，做到急救、局部和全身治疗并举。

【诊疗流程】

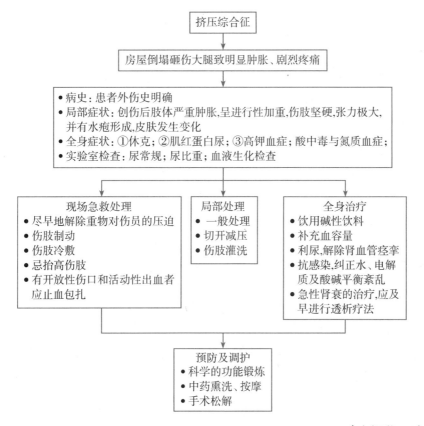

（李振华　冷向阳）

 复习思考题

1. 何为挤压综合征？

2. 挤压综合征与筋膜间隔综合征有何关联？

 扫一扫，测一测

笔记

第五章

内　伤

第一节　头　部　内　伤

培训目标

1. 掌握头部内伤的临床表现及诊断和治疗原则。
2. 掌握格拉斯哥昏迷评分(GCS)。
3. 熟悉头部内伤的手术指针和诊疗流程。

　　内伤是人体在外力作用下所造成的气血、经络、脏腑损伤而致机体功能紊乱的统称,与内科的七情劳倦、饮食内伤是不同的。头部内伤是指暴力作用于脑组织造成的损伤,根据硬脑膜是否开放分为开放性或闭合性颅脑损伤。开放性颅脑损伤又分为火器性和非火器性损伤。闭合性颅脑损伤包括脑震荡、脑挫裂伤、下丘脑损伤和弥漫性轴索损伤。暴力作用于脑组织的瞬间就造成的损伤称为原发性颅脑损伤,其常见致伤机制包括直接暴力导致的加速性损伤、减速性损伤、挤压伤,间接暴力导致的挥鞭样损伤、颅颈联合伤和创伤性窒息等。原发性颅脑损伤常常合并颅骨骨折、急性硬膜下血肿、硬膜外血肿等继发性颅脑损伤。

　　【典型案例】

　　患者男,38 岁。因"头部外伤后头痛 16 小时,伴恶心、呕吐 3 小时"入院。患者 16 小时前骑电瓶车不慎摔伤,头部受伤,伤后短暂意识障碍,约数分钟后逐渐转醒,无四肢活动受限,无肢体抽搐,无大小便失禁,未予以重视。3 小时前患者出现意识模糊,伴恶心、呕吐,为求进一步诊治来我院就诊。入院查体:体温 37.3℃,呼吸 20 次/min,心率 65 次/min,血压 148/98mmHg,谵妄,格拉斯哥昏迷评分(GCS)11 分。右侧额颞部头皮挫伤,可见皮下血肿,直径约 2cm,未见活动性出血。双侧瞳孔等大等圆,直径 3mm,对光反射灵敏,颈项无强直,屈髋屈膝试验阴性,四肢肌肉Ⅵ级。舌质暗红有瘀斑,苔薄白,脉弦。

问题一　根据患者的病史及查体,如何进行初步诊断?

思路　患者有明确的颅脑外伤史。伤后有短暂意识障碍,中间清醒后再次出现意识下降,伴头痛、恶心、呕吐等症状。初步诊断为颅脑损伤、颅内高压。

知识点 1

颅脑损伤患者,临床查体注意事项

颅脑损伤就诊的患者,查体要点包括3个方面:生命体征,神经系统相关体征,胸腹、脊柱及四肢是否合并损伤。神经系统查体要点:①意识:可使用 GCS 评分快速评估患者的意识状态;②判断是开放性还是闭合性颅脑损伤;③脑神经检查,对于意识障碍的患者,重点观察患者瞳孔大小、形态和对光反射;④四肢肌力、肌张力及患者的病理反射,对于意识障碍患者重点检查患者的病理反射。

知识点 2

格拉斯哥昏迷评分(GCS)

GCS 评分由 3 部分组成:

1. 睁眼:4-自发睁眼;3-语言吩咐睁眼;2-疼痛刺激睁眼;1-无睁眼。

2. 语言:5-正常交谈;4-言语错乱;3-只能说出(不适当)单词;2-只能发音;1-无发音。

3. 运动:6-按吩咐动作;5-对疼痛刺激定位反应;4-对疼痛刺激屈曲反应;3-异常屈曲(去皮层状态);2-异常伸展(去脑状态);1-无反应。

昏迷程度以三者分数相加来评估,将三类得分相加,即得到 GCS 评分(最低 3 分,最高 15 分)。选评判时的最好反应计分。注意运动评分,左、右侧可能不同,用较高的分数进行评分。正常人的昏迷指数是满分 15 分,昏迷程度越重者的昏迷指数越低。

轻度昏迷:13~14 分;中度昏迷:9~12 分;重度昏迷:3~8 分。低于 3 分:因插管、气管切开无法发声的重度昏迷者会有 2T 的评分。

问题二　为进一步明确诊断,对该患者应进行哪些检查?

思路　头颅 CT 是目前针对颅脑外伤患者最为简捷、准确的检查办法。头颅 MRI 耗时较长,不利于急性颅脑损伤患者的救治,而且 MRI 对急性出血的敏感性不及 CT。

病例补充

急诊颅脑 CT 提示右侧额叶、颞叶脑挫裂伤。见图 5-1。

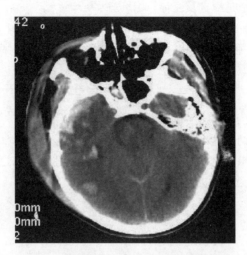

图 5-1　右侧额叶、颞叶脑挫裂伤 CT 表现

问题三　临诊时,需与何病进行鉴别?

思路　根据受伤史、临床症状、体征和影像学检查,临诊时应与颅内血肿、颅骨骨折等进行鉴别。

知识点 3

（1）脑挫裂伤

常见损伤后患者昏迷伴有颅内压增高与神经损伤的定位症状等为特征。

1）颅内压增高的症状:即意识、瞳孔、血压、脉搏、呼吸等方面的变化,当颅内压增高还在代偿期时,患者的意识和瞳孔无大的改变,只是血压逐渐上升等;当颅内压继续上升,进入瘫痪期,伤员意识丧失,瞳孔对光反应消失,血压逐步下降,接着患者自主呼吸停止,称为中枢衰竭危象。

2）神经损伤的定位症状:这类症状决定于脑损害的部位,因此比较复杂,但并不是每个伤员都出现。临床如出现这类症状,对诊断和判定脑损伤的部位是很有意义的。常见的定位症状有:①单瘫是对侧大脑半球额叶损害的结果。②偏瘫有三种情况:一是损害发生在对侧大脑半球的额叶,挫裂伤范围比较广泛。在这种情况下,偏瘫常为不完全的,且不伴有偏盲与偏身感觉障碍;二是损害发生在对侧大脑半球的深部内囊时,除了有较完全的偏瘫外,还有与偏瘫同侧的偏盲及偏身感觉障碍,称为三偏征;三是损害发生在一侧中脑的大脑脚处时,除有较完全的对侧偏瘫外,尚有同侧的动眼神经麻痹,表现为瞳孔散大,对光反应消失,眼球外斜,上睑下垂等。③抽搐是大脑皮质受到刺激的一种反应,可因凹陷骨片的直接刺激,或由于硬膜下血肿压迫所致。④感觉障碍见于大脑半球顶叶的损害,表现为对侧躯体的深、浅感觉均减退。⑤失语症是大脑半球额下回的后部损伤,常失去讲话能力,为运动性失语;大脑半球颞上回后部及顶叶的缘上回及角回损伤,常失去语言理解能力,为感觉性失语。

3）脑膜刺激征：主要表现为颈项强硬和屈髋屈膝试验阳性。

4）脑脊液变化：脑挫裂伤伤员的脑脊液常为血性。

（2）颅内血肿

颅内血肿有出血不止的倾向，因此临床上有迟发性和进行性的变化，其主要症状是再昏迷和瘫痪进行性加重。

1）意识障碍的特点：再昏迷有三种情况，即昏迷逐渐至苏醒或好转、再昏迷；昏迷进行性加重；开始时清醒，以后逐渐进入昏迷。

2）运动体征的改变：伤后逐渐出现肢体瘫痪，并有进行性加重，同时伴有肌张力增高，腱反射亢进，病理反射阳性。

3）瞳孔变化：血肿侧瞳孔进行性散大，对光反射消失，若病情发展速度快，另一侧瞳孔亦随之扩大。

4）颅内压增高：血肿引起颅内压增高发生早，往往在 24 小时以内达到高峰，而脑水肿引起的颅内压增高常在伤后 2~3 天内达到高峰。

5）脑疝：常见为颞叶疝，表现为再次昏迷，同侧的瞳孔散大，对侧肢体不全瘫痪，病理反射阳性，若进一步加重可危及生命。

图 5-2 示右侧硬膜外血肿。

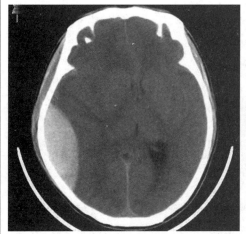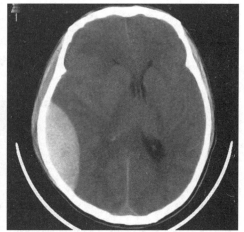

图 5-2　右侧颅脑硬膜外血肿 CT 表现

问题四　根据诊断，该患者的具体治疗方案如何制订？

思路 1　患者头颅 CT 示挫伤面积较大、占位效应明显。患者昏迷程度有加重加深的趋势，随后脑组织水肿情况还会进一步加重，目前可考虑急诊行去骨瓣减压术。

思路 2　患者环池无明显压迫，若患者家属不接受手术减压，可考虑动态监测颅内压并积极内科降颅内压治疗。

知识点 4

急性脑挫裂伤、颅内血肿的手术指征

对于急性脑实质损伤(脑内血肿、脑挫裂伤)的患者,①如果出现进行性意识障碍和神经功能损害,药物无法控制高颅压,CT 出现明显占位效应;②额颞顶叶挫裂伤体积>20ml,中线移位>5mm,伴基底池受压;③通过脱水等药物治疗后ICP≥25mmHg,CPP≥65mmHg。

 知识点 5

颅脑损伤的非手术治疗原则

(1) 基础支持治疗

1) 保持呼吸道通畅:由于昏迷,舌后坠,咳嗽和吞咽功能障碍,以及频繁呕吐等因素极易引起呼吸道机械阻塞,应及时清除呼吸道分泌物。对于预计昏迷时间较长或合并严重颌面伤、胸部伤者,应及时气管切开及吸痰护理。

2) 严密观察病情变化:伤后 72 小时内心电监护,随时检查意识和瞳孔变化,注意有无因颅内压升高引起的 Cushing 反应。

3) 维持正常的血压和血氧。

4) 颅内压监测:一般采用脑室内或脑实质内监测探头。适用于 GCS 3~8 分的患者,一般认为颅内压不高于 20~25mmHg,无须降颅压治疗。

5) 保持脑灌注压不低于 60mmHg 为宜。

6) 营养:伤后的代谢率上升约 40%,需要肠内或肠外营养来补充能量;需要神经营养药物,如纳洛酮、奥拉西坦,鼠神经生长因子等;补充神经保护剂:依达拉奉、神经节苷脂类药物。

(2) 降颅压治疗:①高渗性脱水:包括甘露醇、甘油果糖和高渗性盐水;②亚低温治疗;③过度通气;④巴比妥昏迷;⑤激素;⑥持续脑室外引流等。高渗性脱水是目前临床上最为常用的降颅压方法,亚低温治疗、过度通气、巴比妥昏迷的使用要严格把握使用指征。激素可以通过减轻炎症反应、稳定细胞膜等作用减轻细胞毒性水肿,但大剂量的激素冲击疗法可以导致严重的并发症,并增加重型颅脑损伤患者的病死率。

(3) 预防性抗癫痫和防止并发症。

 知识点 6

颅脑损伤的中医药治疗

(1) 昏迷期的治疗

1) 中药治疗:以开窍通闭为主。①辛香开窍法:适用于气闭昏绝、牙关紧闭、苔白、脉沉迟者,常用苏合香丸、黎洞丸磨汁灌服。②清心开窍法:适用于高热、

神昏、抽搐等症状者,用安宫牛黄丸口服。③清热豁痰开窍法:适用于昏迷、痰热阻窍者,用至宝丹。④清热镇痉开窍法:适用于高热、昏迷、惊厥者,用紫雪丹或神犀丹。

2)针灸治疗:①昏迷:针人中、十宣、涌泉等穴。②呃逆:针天突,配内关、中脘。③呕吐:针内关,配足三里、天突。

(2)苏醒期的治疗

治宜镇心安神,升清降浊。方用琥珀安神汤。

(3)中、后期的治疗

由于头部内伤之后,人体的元气大伤,常用味厚补益之品,补肝肾,益脑髓。代表方剂为可保立苏汤,并进行专业的神经康复训练。

知识点 7

急性脑挫裂伤的手术治疗

(1)术前准备

1)入院后严密监测生命体征、神经系统体征,卧床、吸氧。

2)患者烦躁,肌内注射氯丙嗪 25mg+异丙嗪 25mg 镇静。

3)甘露醇 125ml 快速静脉滴注脱水,静脉运用抗酸药保护胃黏膜。

4)完善术前检查及备血。

5)理发,也可转运至手术室后清除切口周围 1cm 毛发。

6)了解患者最近一次进食时间,评估患者是否需要留置胃管行胃肠减压,降低气管插管时误吸风险。

7)术前沟通、签字。

(2)手术治疗情况

患者于就诊当日,急诊在全麻下行经冠状切开开颅右侧额叶、颞叶脑挫裂伤、脑内血肿清除术+去骨瓣减压术。术中暴露硬脑膜后,可见硬脑膜张力高,打开硬脑膜后可见脑组织压力高、脑搏动弱,皮层呈大片暗紫色挫伤表现。切开皮层可见脑内血肿涌出。仔细清除挫伤灶、脑内血肿后,脑组织压力仍较高,但脑搏动恢复。手术野止血后,留置颅内压检测硬膜下探头,弃置骨瓣,依次关颅。

问题五　对本案患者日常调护的注意事项有哪些?

思路　颅脑损伤患者的恢复期长,并发症多,需要早期康复治疗,多科协作,加强调护。积极开展吞咽功能障碍的康复、神经性膀胱的康复等工作。注意预防深静脉血栓、继发性骨质疏松、褥疮、感染等,降低病死率和致残率,提高生活质量。

【临证要点】

1. 原发性颅脑损伤常常合并急性硬膜下血肿、硬膜外血肿等继发性颅脑损伤。

2. 对于颅内高压患者需要评估是否进行动态颅内压监护治疗。

3. 头颅 CT 对头部内伤的诊断和治疗计划的制订具有重要意义。

4. GCS 评分对于头部内伤患者急性期神志状态的评估具有重要意义。对于观察期内出现 GCS 评分下降的要明确原因并积极处理。

　　5. 对于原发性颅脑损伤,手术治疗仅针对内科治疗无效的恶性高颅压患者,手术方式以去骨瓣减压术为主。

【诊疗流程】

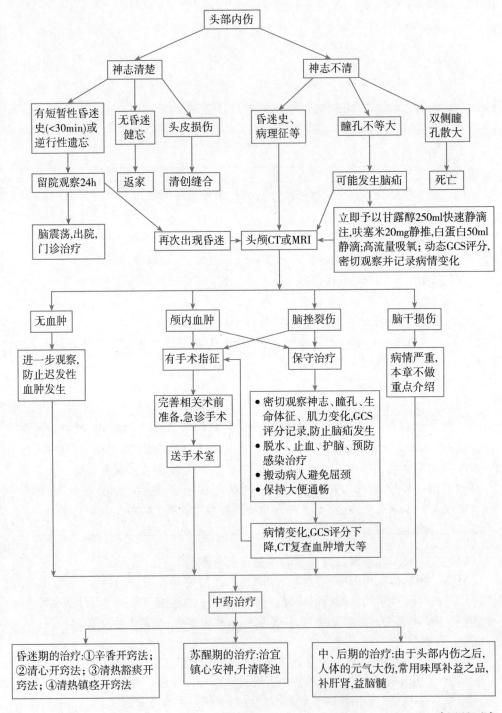

（樊效鸿）

扫一扫，
测一测

PPT 课件

 复习思考题

1. 脑挫裂伤的救治原则是什么？
2. 请简述脑震荡的临床表现。
3. 颅内高压的"三主征"是什么？
4. 颅脑损伤康复治疗可分为几个阶段？
5. 颅脑损伤治疗有哪些新进展？

第二节　胸　部　内　伤

 培训目标

1. 掌握胸部内伤的分类、临床表现、诊断和治疗原则。
2. 掌握胸腔闭式引流术。

胸胁损伤最常见的有屏伤、挫伤、气胸、血胸等。本节着重介绍气胸。胸部损伤时，空气由胸壁伤口、肺或支气管破裂处进入胸膜腔者，称为损伤性气胸。临床分为闭合性、开放性和张力性气胸三类。

【典型案例】

患者男，45 岁。因"高处坠落致胸部疼痛、呼吸困难 1 小时"入院。查体：血压 88/50mmHg，脉搏 132 次/min，呼吸 30 次/min；神清，痛苦状，呼吸困难，端坐呼吸伴口唇青紫。右侧胸壁可见一明显创口进入胸腔，可闻及空气随呼吸进出胸腔的"嘶-嘶"声。右侧胸腔呼吸音消失，舌质暗红有瘀斑，苔薄白，脉细数。

问题一　根据患者的受伤特点，如何进行初步诊断？

思路　患者有明显的外伤史，胸壁有伤口，胸膜腔与外界相通，空气随呼吸进出胸腔，患者呼吸困难。根据病史及症状可初步诊断为开放性气胸。

 知识点 1

气胸的分类及病因病机

（1）闭合性气胸：胸壁无伤口，气体多来自肺组织损伤的破裂口，空气进入胸膜后，伤口迅速闭合，空气不再继续进入胸膜腔，则称为闭合性气胸。

（2）开放性气胸：胸壁有较大的伤口，胸膜腔经胸膜和胸壁裂口与外界相通，空气随呼吸自由出入胸膜腔者，称为开放性气胸。常可严重地影响呼吸功能，吸气时大量气体进入胸膜腔，使伤侧肺受压萎缩，纵隔被推向健侧；呼气时空气由伤口排出，随之纵隔被推向伤侧，纵隔随着呼吸而移动，称为纵隔摆动，可引起胸膜肺休克。

（3）张力性气胸：张力性气胸是指气管、支气管或肺损伤处形成活瓣，气体随每次呼吸进入胸膜腔并积累增多而不能排出，胸膜腔压力高于大气压导致伤侧肺被显著压缩，纵隔被推向健侧，致使健侧的肺亦受到压缩，造成比开放性气胸更严重的呼吸循环障碍，发生缺氧、窒息和休克。

问题二　若想进一步明确诊断，应进行哪些检查？

思路　患者胸部外伤史，胸廓有创口，呼吸困难，脉搏细数，都应考虑开放性气胸，需要急诊处理，维持生命体征，或者暂时压闭破口，在生命体征平稳的情况下完善胸部X线平片或CT检查。

知识点 2

气胸的临床表现及诊断

（1）闭合性气胸：可表现胸闷、气促不适等症。查体见伤侧呼吸音减弱，叩诊呈鼓音。X线和CT检查可见不同程度的肺压缩（见图5-3，图5-4）。

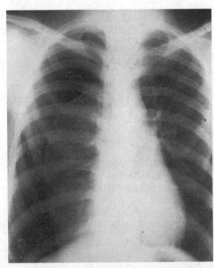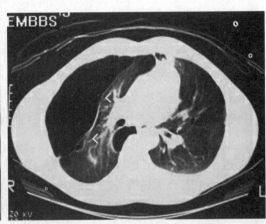

图5-3　右侧闭合性气胸X线平片　　　图5-4　右侧闭合性气胸CT表现

（2）开放性气胸：胸壁有开放性伤口，并伴随有空气进出的响声，同时有胸满气促、血压下降等症状。查体见气管和纵隔移向健侧。X线检查除肺有压缩外，尚有纵隔移位等。

（3）张力性气胸：表现为进行性呼吸困难、发绀、休克，并可有皮下或纵隔气肿，患侧胸廓显著膨隆。胸腔穿刺时有高气压。穿刺抽出大量气体后，胸腔内压力很快又增高变成高压。X线检查胸腔内有大量气体和瘀血存在，纵隔明显推向健侧。

问题三 根据诊断,该患者的具体治疗方案如何制订?

思路 治疗的关键是将胸膜内异常的正压转化为正常的负压,使肺迅速复张。

知识点3

（1）局部处理

1）闭合性气胸:肺压缩在30%以下可在1~2周内自行吸收。积气较多引起症状时,可在胸前第2~3肋间锁骨中线处行胸膜腔穿刺抽气。

2）开放性气胸:急救处理,用无菌敷料如凡士林纱布加棉垫封堵伤口,胶带或绷带加压固定,使开放性气胸转变为闭合性气胸。然后穿刺胸膜腔,抽气减压,缓解呼吸困难。患者送至医院后进一步处理:吸氧、补液抗休克治疗,待一般情况改善后行清创术及胸腔闭式引流术,如怀疑合并胸腔内脏损伤或活动性出血,则需剖胸探查。

3）张力性气胸:首先是排出胸膜腔内的高压空气,解除对肺和纵隔的压迫。用粗针头于第2~3肋间锁骨中线处刺入胸膜腔内减压,然后再行胸腔闭式引流,如肺裂伤较小,一般在闭式引流减压后,可自行闭合;如肺裂伤较大,须开胸修补或切除损伤的肺组织,术后仍应用胸腔闭式引流。

（2）药物治疗:常用扶正祛邪平喘的二味参苏饮加减、宣肺清热的十味参苏饮加减、祛痰平喘的三子养亲汤加减。

（3）其他疗法

1）合并休克者,采用综合性抗休克治疗(详见创伤性休克章节)。

2）呼吸困难者,给氧,必要时行气管切开。

3）预防和控制胸腔内感染。

4）开放性气胸,注射破伤风抗毒素1 500U。

知识点4

胸腔闭式引流术

患者取半卧位,右侧上肢屈曲枕于头下,选取患侧锁骨中线第2肋间为进针点,用碘伏以进针点为中心常规消毒,铺无菌洞巾,术者戴无菌手套。用2%利多卡因局部浸润麻醉达壁层胸膜后,进针少许,再行胸膜腔穿刺抽吸确诊。在进针点沿肋间做2~3cm的切口,依次切开皮肤及皮下组织。用两把弯止血钳交替钝性分离胸壁肌层达肋骨上缘,于肋间穿破壁层胸膜进入胸膜腔。此时可有明显的突破感,同时切口中有气体喷出。立即将引流管顺止血钳置入胸膜腔中。其侧孔应位于胸内2~3cm。切口间断缝合2针,并结扎固定引流管,以防脱出。引流管接于水封瓶,各接口处必须严密,避免漏气。切口处覆盖无菌纱布,胶带固定。

【临证要点】

胸腔闭式引流后应注意观察引流情况,若出现大量血性液体流出且创伤性休克症状不缓解,应考虑合并血胸,应根据病情完善相关辅助检查,并正确评估,必要时行剖胸探查术。

【诊疗流程】

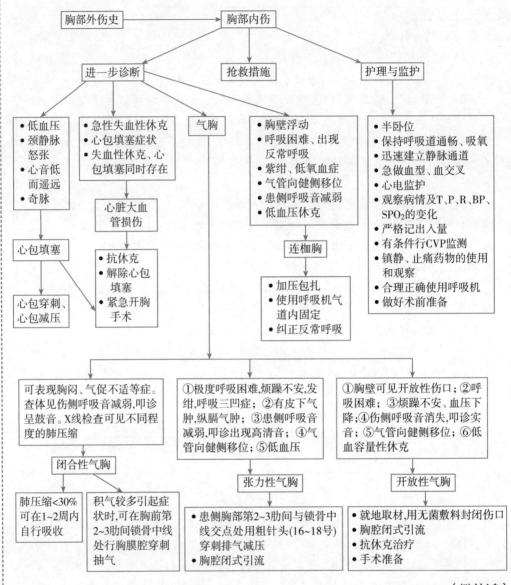

（樊效鸿）

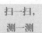

? 复习思考题

1. 请简述胸膜腔闭式引流术的目的、原理及引流管的安置部位。

2. 请简述气胸分类及各类型病理。

3. 请简述内伤的分类。

4. 试述血胸的诊查要点。

PPT 课件

第三节　腹　部　内　伤

培训目标

掌握腹部内伤的诊断要点及治疗方法。

腹部内伤在平时或战时都较为多见,可分为闭合性与开放性两大类。平时多发为闭合性损伤,多由挫伤或挤压伤引起,少数为尖刀刺伤。战时以开放性火器伤占多数。无论是开放性还是闭合性,损伤范围可能仅限于腹壁,也可能同时并发内脏损伤。单纯的腹壁损伤一般症状较轻微,可按一般软组织损伤处理。腹腔内脏损伤后,可导致大量内出血引起休克,或因消化道穿孔,导致内容物流入腹腔内发生严重的腹膜炎,病情较凶险,应于早期正确诊断并及时进行治疗。

【典型案例】

患者男,22 岁。因"打架后腹部疼痛 2 小时"入院。查体:上腹部肿胀瘀青,压痛明显,弯腰时疼痛加重。舌质暗红有瘀斑,苔薄白,脉沉弦细。

问题一　根据患者的受伤特点,如何进行初步诊断?

思路　患者外伤史明确,打架时被其他人拳击腹部,活动明显受限,可初步诊断为腹部内伤。

知识点 1

腹部内伤的临床表现

(1) 腹壁损伤:单纯的腹壁损伤症状较轻,无腹膜炎和内出血征象。腹痛、压痛、腹肌紧张仅局限于受伤的部位。

(2) 空腔脏器破裂:主要表现为腹膜炎,随着胃肠道的内容物进入腹腔,体温持续升高,脉搏逐渐加快,出现恶心呕吐,持续性剧烈腹痛,甚至呈"板状腹"。

(3) 实质性脏器破裂:主要表现为腹腔内出血和休克。患者可有面色苍白,出冷汗,眩晕,口渴,心悸,神志淡漠,脉搏细数,血压下降,腹部膨隆,压痛及反跳痛,轻度腹肌紧张等。

问题二　若想进一步明确诊断,应进行哪些检查?

思路　为进一步明确诊断,应对患者腹部进行 B 超、CT 检查以确定腹部情况。

笔记

知识点 2

腹部内伤的常见辅助检查

（1）空腔脏器破裂

1）X 线检查：若膈下出现游离气体，证实有气腹存在，对诊断具有决定性意义。

2）腹腔穿刺：腹腔穿刺可获得浑浊液体。

（2）实质性脏器破裂

1）X 线检查：临床常见的腹部实质性脏器损伤是肝脾损伤。肝损伤者，X 线腹部透视显示右膈上升及活动受限，肝阴影扩大。脾破裂者，X 线腹部透视可见左膈上升，活动受限，有时可见肠间隙增宽和结肠脾曲下降。

2）腹腔穿刺：脾破裂者，左下腹穿刺可抽出血液。

问题三　腹腔内脏损伤分类是什么？

思路　根据上述资料，该患者可诊断为腹壁损伤。腹腔内脏损伤可分为空腔脏器破裂及实质脏器破裂。

知识点 3

腹腔内脏损伤分类

（1）空腔脏器破裂：主要表现为腹膜炎，随着胃肠道的内容物进入腹腔，体温继续升高，脉搏逐渐加快，出现恶心呕吐，持续性剧烈腹痛。腹部压痛明显，有反跳痛，腹肌紧张，以伤处为中心，向全腹扩散，甚至呈"板状腹"。肝浊音界缩小或消失，有移动性浊音，腹胀如鼓，肠鸣音减弱或消失，肛门无排气。X 线检查：若膈下出现游离气体，证实有气腹存在，对诊断具有决定性意义（图 5-5）。腹腔穿刺可获得浑浊液体。空腔脏器破裂在受伤当时临床症状常不明显，但以后逐渐加重，甚至发生中毒性休克而死亡。

不同脏器的损伤其临床表现也略有不同，如胃、十二指肠、上段空肠和胆囊的损伤，受伤部位多在上腹部或伤道通过上腹部，全身症状出现早且较重，早期即可有休克表现，腹部体征较明显，呈"板状腹"，腹腔穿刺抽吸为胆汁样液体。如为其他小肠或结肠损伤，则受伤部位多在中腹部或伤道通过中下腹部，早期全身反应较轻，腹膜刺激征亦较前者稍轻，肝浊音界无明显改变，腹部透视多无膈下游离气体，腹腔穿刺抽吸为粪样或脓性液体。

（2）实质脏器破裂：主要表现为腹腔内出血和休克。患者可有面色苍白，出冷汗，眩晕，口渴，心悸，神志淡漠，脉搏细数，血压下降，腹部膨隆，压痛及反跳痛，轻度腹肌紧张。腹部表现为持续性腹痛、腹胀，腹部叩诊出现移动性浊音，肠鸣音减弱或消失。血红蛋白及红细胞计数进行性下降。腹腔穿刺可抽出不易凝固的鲜血。如出血既多又快，则伤者迅速陷入失血性休克状态。

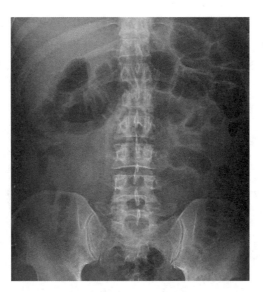

图 5-5 气腹的 X 线片表现

问题四 根据诊断,该患者的具体治疗方案如何制订?

思路 根据辅助检查发现该患者无腹腔内脏损伤,仅为腹壁损伤。可按一般软组织损伤进行处理,内治法以活血祛瘀、行气止痛为主。偏于伤气者,以行气止痛为主,方用顺气活血汤、复元通气散。偏于伤血或气血两伤者,以活血化瘀为主,佐以润肠通便,方用膈下逐瘀汤、桃核承气汤、养血润肠汤等。后期虚证可用参苓白术散、八珍汤加减调治,后期实证可用少腹逐瘀汤或膈下逐瘀汤合黎洞丸送服。早期局部外敷消瘀止痛药膏。

📋 知识点 4

腹腔内脏损伤的治疗

(1) 急救处理:腹部损伤有时合并其他重要器官损伤者,首先将患者迅速就地抢救。急救时如遇开放性气胸、明显的外出血等即刻危及生命者,应迅速予以包扎,压迫处理。有四肢骨折者,应在搬运前初步固定。腹部伤口要妥善包扎。如遇有内脏从伤口脱出,原则上不应送回腹腔,以免造成或加重腹内感染,可用纱布盖好后罩以敷料保护,再加以包扎。如脱出之肠管已有穿孔,则可用止血钳子夹住穿孔处,再将其包扎于敷料内。如有大量内脏脱出加重休克或脱出内脏有嵌压坏死的可能时,应立即设法送回腹腔。

(2) 一般疗法:主要是防治休克。对于失血性休克的伤员,应快速输血补液,以维持伤员足够的血容量。如暂时无输血条件,可给右旋糖酐或复方氯化钠。腹部有内脏损伤的伤员,需禁食,且应予营养支持。为了减轻腹胀或减少胃肠道液体外漏,须做胃肠减压。所有腹部脏器损伤的伤员,都应及早地使用抗感染药物预防感染。对诊断肯定、准备施行手术的伤员,可以使用止痛药,但对诊断不明确者,一律禁止使用止痛药,以免影响继续观察。

（3）手术原则:对于未能确诊而又疑有内脏损伤的伤员,要严密观察,积极治疗,必要时可行诊断性剖腹探查术。对腹腔内脏损伤伴有休克的伤员,一般应积极地进行抗休克治疗,待休克得到一定纠正后,再进行剖腹探查术。但对有严重外伤者,如无严重的出血或休克,可先做伤口清创术,后做剖腹手术。各脏器损伤的处理原则如下。①肝破裂:缝合修补,不能缝合修补时须行肝部分切除术。②脾破裂:行脾切除术。③胃、十二指肠损伤:以缝合修补为主,根据情况可同时做造瘘术,难以修补的胃损伤可做胃部分切除术。④小肠损伤:小的和孤立的穿孔行缝合修补,注意要垂直肠管纵轴横缝,防止狭窄,严重者行肠部分切除术。⑤结肠损伤:结肠因肠壁薄,血运差,且内容物含的细菌多,处理原则与小肠损伤有所不同,小的穿孔可单纯缝合修补加近端结肠造瘘术,严重损伤应做结肠外置造瘘术。

问题五 对本案患者日常调护的注意事项有哪些?

思路 该患者可在软组织损伤处理后多休息,防止感染。

 知识点 5

预防与调护

腹壁损伤者,病情较轻,一般采用保守疗法。腹腔内脏损伤的诊断一经确定,应立即进行手术治疗,以免发生出血性休克或弥漫性腹膜炎。空腔脏器破裂者,无论术前或术后,患者应取半卧位,禁食,必要时予以胃肠减压。凡腹部内伤者,应密切注意其腹部体征及体温、脉搏、血常规、血压等变化,根据需要采用腹腔穿刺以明确病情变化,随时调整用药与其他治疗措施。

【临证要点】

腹部损伤类型较多,临床中应根据不同症状和体征进行判断,尤其应注意预防和治疗失血性休克。

【诊疗流程】

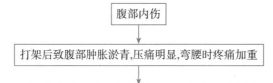

```
                          ┌──────────┐
                          │  腹部内伤  │
                          └─────┬────┘
                                │
        ┌───────────────────────┴───────────────────────┐
        │ 打架后致腹部肿胀淤青,压痛明显,弯腰时疼痛加重        │
        └───────────────────────┬───────────────────────┘
                                │
  ┌─────────────────────────────┴─────────────────────────────┐
  │ •病史:患者外伤史明确                                        │
  │ •临床表现:根据腹壁损伤、空腔脏器损伤及实质性脏器损伤临床表现不同  │
  │ •影像学检查:X线检查、CT检查、B超及腹腔穿刺等                  │
  └─────────────────────────────┬─────────────────────────────┘
                                │
```

腹壁损伤	空腔脏器破裂	实质性脏器破裂
•单纯的腹壁损伤症状较轻无腹膜炎和内出血征象 •腹痛、压痛、腹肌紧张仅局限于受伤的部位	•腹膜炎 •体温继续升高 •脉搏逐渐加快 •压痛明显,有反跳痛,腹肌紧张	•腹腔内出血和休克 •面色苍白,出冷汗,眩晕,口渴等

急救处理	一般疗法	手术治疗
•就地抢救 •伤口包扎	•防治休克	•快速输血补液 •胃肠减压 •抗感染

```
  ┌─────────────────────────────────────────┐
  │ 预防及调护                                  │
  │ •腹腔内脏损伤的诊断一经确定,应立即进行手术治疗  │
  │ •密切注意其腹部体征及体温、脉搏、血常规、血压等变化 │
  └─────────────────────────────────────────┘
```

（蒋　涛）

 复习思考题

1. 腹部内脏损伤,如何鉴别空腔脏器破裂及实质脏器破裂?
2. 请简述腹部各脏器损伤的处理原则。
3. 请简述早期开放性腹壁损伤的处理。
4. 请简述腹腔内脏损伤的急救处理。
5. 简述腹壁损失的中医辨治。

第四节　损 伤 内 证

 培训目标

　　掌握内伤发热、内伤疼痛、内伤昏厥、内伤便秘、内伤咳嗽的病因病机、临床表现和中医治疗原则。

PPT 课件

一、内伤发热

发热是指体温超过正常范围者。此外,仅自觉发热、五心烦热、手足心热和骨蒸潮热,而体温不升高者,也属于发热范畴。本节所讨论的是因伤后脏腑功能紊乱,瘀久化热,或感受邪毒而引起的以发热为主症的疾病。现代医学的各种骨折后的吸收热,开放性损伤后的感染发热,各种挫伤、挤压伤所致的血肿感染发热等,均属于此范围。

【典型案例】

李某,女,11 岁 3 个月,以"高热头痛行走不便,右侧腹股沟疼痛"为主诉入院。患儿于 6 天前因参加学校郊外夏令营活动,不慎右足底被刺伤,因伤口小,未做任何处理。3 天后伤口轻度肿痛。第 5 天半夜高热,无抽搐,右侧腹股沟疼痛,行走明显感到不便,未进行任何治疗。第 6 天早由门诊收住入院。

体格检查:体温 39.7℃,心率 143 次/分,呼吸 41 次/分,发育正常,营养中等,神志清,咽部稍红,扁桃体无肿大,右足底伤口红肿,右侧腹股沟皮肤红肿,触之微热,腹股沟淋巴结肿大、边缘清楚、触痛明显,其余浅表淋巴结无肿大;生理反射存在,病理反射未引出。血常规:白细胞 12×10^9/L,血细胞分类:中性粒细胞 76%,嗜酸性粒细胞 5%,嗜碱性粒细胞 0.12%,淋巴细胞 10%、单核细胞 2%。

问题一　如何进行初步诊断?

思路　患者外伤史明确,诊断并不困难。病情较轻或无明显失血者,要严密监测患者生命体征,包括(血压、脉搏)、神志、体温等,对临床有重要的指导意义。

初步诊断:右足底外伤性感染并发右侧腹股沟淋巴结炎及菌血症

知识点 1

菌血症的临床表现

(1) 骤起高热,可到 40~41℃,或低温,起病急,病情重,发展迅速。

(2) 头痛、头晕,恶心,呕吐,可有意识障碍。

(3) 心率加快,脉搏细速,呼吸急促或困难。

(4) 肝脾大,重者可黄疸,皮下出血等。

除非患者有持续性或高水平的菌血症,短暂而低水平的菌血症是无症状的。典型的表现为全身性感染的体征,包括呼吸急促、寒战、体温上升和胃肠道症状(腹痛、恶心、呕吐、腹泻)。在疾病初期,若不测量血压则往往不会发现低血压。有的患者低血压出现较晚。

问题二　需与何病进行鉴别?

思路　该病例中患者外伤史明确,见高热,血常规等相关指标升高,可诊断为内伤发热,属邪毒发热。临诊时需与外感发热鉴别。

知识点 2

内伤发热根据病因的分类

分型	分型要点
瘀血发热	肢体外伤,血脉受损,血离经脉,离经之血滞于体腔、管道、皮下、肌腠之中,壅遏积聚,郁久化热
邪毒发热	肢体破损,不洁之物接触创口,邪毒外侵,浸淫入内,加之失治或处理不当,肌肉溃烂而发热,或因伤后气滞血瘀,经络壅滞,郁久化热,热壅血瘀,蕴积成痈而发热
血虚发热	各种严重的创伤,导致血脉破损,失血过多,血分亏虚。血本属阴,阴血亏虚,阴不制阳,阳浮于外而发热
肝郁发热	伤后气滞血瘀,败血归肝,肝气不能条达,郁而化火引起发热

知识点 3

鉴 别 诊 断

内伤发热与外感发热:内伤发热的诊断要点已如上述,而外感发热的特点是:因感受外邪而起,起病较急,病程较短,发热初期大多伴有恶寒,其恶寒得衣被而不减。发热的热度大多较高,发热的类型随病种的不同而有所差异。常兼有头身疼痛、鼻塞、流涕、咳嗽、脉浮等症。外感发热由感受外邪,正邪相争所致,属实证者居多。

问题三　根据诊断,该患者的具体治疗方案如何制订?
思路 1
(1)原发感染灶的处理。
(2)抗菌药物的应用:根据药敏培养选择合适的抗菌药物。
(3)对症治疗。
(4)支持疗法。
(5)减轻中毒症状和防治休克:联合使用抗生素和肾上腺皮质激素,减轻全身炎性反应和中毒症状,防治休克及重要器官功能衰竭。
思路 2
中医药治疗:犀角地黄汤。若伤部疼痛日益加剧,体温较高,伴口渴、大汗、烦躁、苔黄脉洪大者,宜清热解毒泻火,用黄连解毒汤或五味消毒饮。

知识点 4

中 药 治 疗

发热分型	治法	方药
瘀血发热	活血化瘀	血府逐瘀汤加减
邪毒发热	邪毒初入者,宜疏风清热解毒;热毒蕴盛者,宜解毒、消肿溃坚;溃脓者,宜透脓解毒;热入营血者,宜清营凉血、清热开窍	邪毒初入者,银翘散加减;热毒壅盛者,仙方活命饮加减;溃脓者,透脓散加黄芪;热入营血者,犀角地黄汤;若伤部疼痛日益加剧,体温较高,伴口渴、大汗、烦躁、苔黄脉洪大者,宜清热解毒泻火,用黄连解毒汤或五味消毒饮;若大便秘结,可用内疏黄连汤或栀子金花丸;若身热滞留,一身重痛,口渴不欲饮,胸腹满闷,呕恶便溏,苔黄腻,脉滑数或濡数,用龙胆泻肝汤
血虚发热	补气养血	加味四物汤或当归补血汤。若血虚阳浮,精髓亏耗而发热者,可滋阴潜阳,用大补阴丸
肝郁发热	疏肝清热	丹栀逍遥散加味

问题四　对本案患者日常调护的注意事项有哪些?

思路　患者需注意动态观察体温、心率及相关血常规指标,注意预防休克,以免加重病情。

 知识点 5

预防与调护

恰当的调摄护理对促进内伤发热的好转、治愈具有积极意义。内伤发热患者应注意休息,发热体温高者应以卧床为主。要保持乐观情绪,饮食宜进清淡、富于营养而又易于消化之品。

【临证要点】
临证时,应注意患者病史,以更好地区分内伤与外感发热。

【诊疗流程】

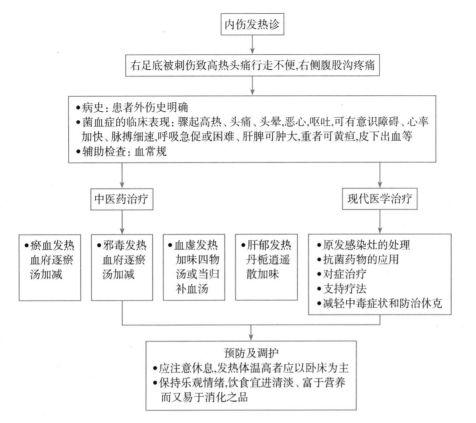

```
                    内伤发热诊
                        │
    右足底被刺伤致高热头痛行走不便,右侧腹股沟疼痛
                        │
  •病史:患者外伤史明确
  •菌血症的临床表现:骤起高热、头痛、头晕,恶心,呕吐,可有意识障碍、心率
   加快、脉搏细速,呼吸急促或困难、肝脾可肿大,重者可黄疸,皮下出血等
  •辅助检查:血常规
                │                              │
           中医药治疗                      现代医学治疗
         │    │    │    │                      │
  •瘀血发热 •邪毒发热 •血虚发热 •肝郁发热  •原发感染灶的处理
   血府逐瘀  血府逐瘀  加味四物  丹栀逍遥   •抗菌药物的应用
   汤加减    汤加减    汤或当归  散加味     •对症治疗
                      补血汤               •支持疗法
                                          •减轻中毒症状和防治休克
                │
           预防及调护
  •应注意休息,发热体温高者应以卧床为主
  •保持乐观情绪,饮食宜进清淡、富于营养
   而又易于消化之品
```

扫一扫,
测一测

PPT 课件

05章04节02

二、内伤疼痛

内伤疼痛是指外力作用于人体后,气血、经络受损失于调和通畅而致,是损伤最常见的症状之一。疼痛的发生虽有不同的原因和类型,但其基本病机均是气血失调的结果。

【典型案例】

患者男,45 岁,因"搬重物致腰部疼痛,活动受限 1 天"就诊。查体:脊柱呈生理弯曲,腰背部活动受限,棘突及周围肌肉广泛压痛,轻度叩击痛,无下肢放射痛,直腿抬高试验阴性。舌质暗红,苔薄,脉沉弦。

问题一　根据患者的受伤特点,如何进行初步诊断?

思路　患者外伤史明确,伤后腰背部疼痛,活动受限,局部压痛,无下肢放射痛。初步诊断为内伤疼痛(急性腰扭伤)。

笔记

知识点 1

内伤疼痛的临床表现

（1）症状：外伤后即刻或一段时间后逐渐出现疼痛。

（2）体征：痛区有局部压痛，可伴有局部皮肤感觉减退或痛觉敏感，伴随自主神经系统功能障碍的患者，还可伴有皮肤温度、色泽、角质、毛发的改变。

问题二　若想进一步明确诊断，应进行哪些检查？

思路　为进一步明确诊断，应对患者腰椎进行 X 线检查，必要时可进行 CT 及 MRI 检查以排除骨折情况。

 知识点 2

临床常用辅助检查

（1）X 线检查：了解是否有骨折，以及骨折的部位、损伤类型及严重程度。（图 5-6）

（2）CT 扫描：可从横断面了解椎体、椎间盘、椎弓和关节突的受损情况，以及椎管占位情况。（图 5-7）

（3）MRI 扫描：对软组织滑膜、血管、神经、肌肉、肌腱、韧带、和透明软骨的分辨率高，对新鲜骨折和陈旧性骨折的鉴别具有较高的特异性，亦是脊髓和马尾神经损伤重要的检查手段。（图 5-8）

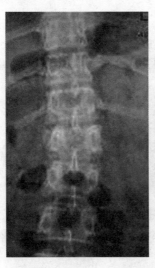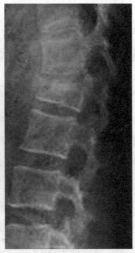

图 5-6　腰椎骨折的 X 线片表现

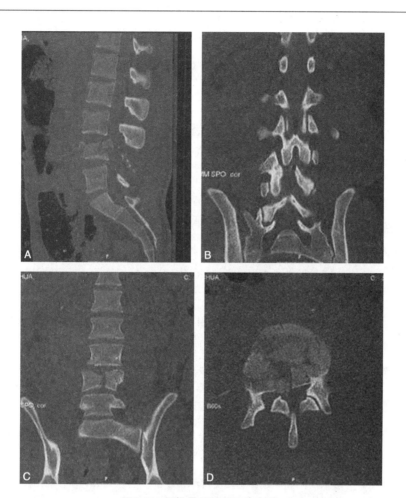

图 5-7 腰椎骨折的 CT 片表现

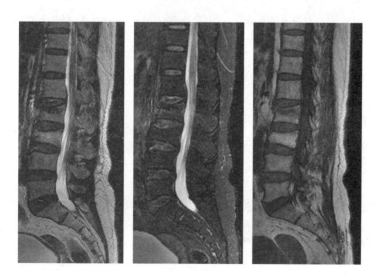

图 5-8 腰椎骨折的 MRI 表现

问题三　再进一步检查后,该患者能否确诊?

思路　根据上述资料,该患者可诊断为(内伤疼痛)急性腰扭伤。

知识点3

内伤疼痛分类

内伤疼痛一般可分为虚实二类,实者是伤后气血瘀滞或复受外邪,郁结不畅所致;虚者乃气血不足,筋脉失养而成。根据临床表现不同,可分为六种证型。(表5-1)

表5-1　疼痛分类

证型	辨证要点
气滞	常有外伤史,如闪伤、岔气、屏气等。表现为胀痛不适,痛多走窜,痛不定处,范围广泛,甚者不能俯仰转侧,睡卧时翻身困难,咳吐、大便等屏气时疼痛加剧
瘀血	常由跌打、碰撞、压轧等损伤引起,表现为疼痛持续,固定不移,刺痛拒按,局部多有青紫斑或瘀血肿块,甚至紫暗,脉细而涩
夹风湿寒	常有伤后居住湿地或感受风寒病史,起病缓慢,病程较长,常反复发作,局部酸痛重着,固定不移,屈伸不利或肌肤麻木不仁,遇阴雨天发作或加重,喜热畏冷,得热痛减,舌淡苔白腻
热毒内蕴	起病较急,多在伤后3~5天出现,局部疼痛逐渐增剧,多为跳痛,呈持续性,并可见高热、恶寒、倦怠,病变部红肿,舌质红,苔黄,脉滑数
瘀阻夹痰	患者损伤不严重,疼痛逐渐增加并伴骨节漫肿,动作牵掣,或有身热纳呆,舌质暗苔滑腻,脉弦滑
气血两亏	出血过多或素体虚弱,患部隐痛,面色㿠白,头汗眩晕,短气无力,舌淡脉细

问题四　根据诊断,该患者的具体治疗方案如何制订?

思路

(1) 中药治疗:中医辨证用药。

(2) 手法治疗:根据实际情况进行手法治疗。

(3) 封闭治疗:痛点局限者,予2%利多卡因6ml加醋酸泼尼松龙25mg对患处封闭注射。

(4) 针灸治疗:常取阿是穴、肾俞、命门、志室、大肠俞、腰阳关、委中、承山等,强刺激,留针3~5分钟。并可在腰部、骶部等痛点加以火罐。

知识点 4

中药治疗

证型	治法	方药
气滞	理气止痛	复原通气散或柴胡疏肝散加减;若痛在胸胁部者,可用金铃子散加独圣散;痛在胸腔腰部者,可用逍遥散等
瘀血	活血祛瘀止痛	可选用四物止痛汤、和营止痛汤等。若头部血瘀用柴胡细辛汤,瘀积腹中用桃核承气汤。骨断筋伤,肢体伤痛用新伤续断汤
夹风湿寒	祛风散寒湿,佐以活血化瘀	羌活胜湿汤、蠲痹汤或独活寄生汤加减,配合针灸按摩
热毒内蕴	清热解毒,活血化瘀	五味消毒饮合桃红四物汤;脓成者需手术切开排脓泄毒,并用托里消毒散托毒外出;若脓溃后反痛,则属气血两虚,宜服十全大补汤
瘀阻夹痰	活血通络,化痰止痛	牛蒡子汤加减
气血两亏	益气养血	八珍汤,外敷温经膏;兼有肝肾不足者,合用六味地黄丸;兼阴虚及阳者,用左归丸

知识点 5

手法治疗

　　患者取俯卧位,双手从胸背部至腰骶部的两侧,自上而下轻轻揉按,持续 3~5 分钟,以缓解腰肌紧张和痉挛。然后按压阿是穴、腰阳关、命门、肾俞、大肠俞等穴,以镇静止痛,最后以左手压住腰部痛点,用右手托住患侧大腿,摇晃拔伸数次后,用力做反向振动,急性期症状严重者可每日推拿 1 次,轻者隔日 1 次。

知识点 6

预防与调护

　　急性腰扭伤一般预后良好,但如治疗不及时或治疗不当,可导致慢性腰痛,使椎间盘等组织退变加快。早期宜卧硬板床休息 2~3 周,以减轻疼痛,缓解肌肉痉挛、防止继续损伤,期间配合各种治疗;疼痛缓解后,宜做腰部背伸功能锻炼,活动时应用腰围或宽布带保护;后期需加强腰部的各种功能锻炼,以促进气血循环,防止粘连,增加肌力。

【临证要点】
在内伤疼痛的中药辨证治疗时,应注意气与血之间的关系,以气为主,以血为先。

【诊疗流程】

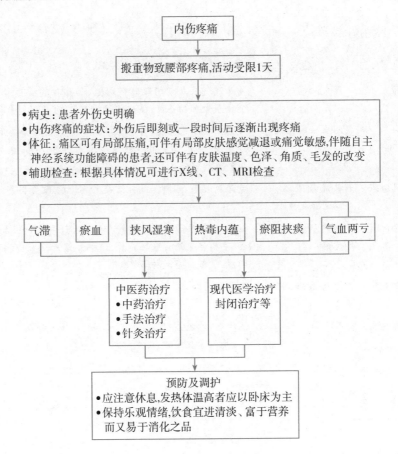

内伤疼痛

↓

搬重物致腰部疼痛,活动受限1天

↓

- 病史:患者外伤史明确
- 内伤疼痛的症状:外伤后即刻或一段时间后逐渐出现疼痛
- 体征:痛区可有局部压痛,可伴有局部皮肤感觉减退或痛觉敏感,伴随自主神经系统功能障碍的患者,还可伴有皮肤温度、色泽、角质、毛发的改变
- 辅助检查:根据具体情况可进行X线、CT、MRI检查

↓

气滞　瘀血　挟风湿寒　热毒内蕴　瘀阻挟痰　气血两亏

↓

中医药治疗
- 中药治疗
- 手法治疗
- 针灸治疗

现代医学治疗
封闭治疗等

↓

预防及调护
- 应注意休息,发热体温高者应以卧床为主
- 保持乐观情绪,饮食宜进清淡、富于营养而又易于消化之品

扫一扫,
测一测

PPT 课件

三、内伤昏厥

昏厥是由阴阳失调,气机逆乱所致的突然昏倒,不知人事的一种病症。因损伤引起的意识障碍或意识丧失,称为内伤晕厥。内伤晕厥都是以昏沉不省人事为特点,大多数能逐渐苏醒,可伴有四肢寒冷。昏厥有伤后立即出现者,也有初时并无昏厥,以后由于某些原因,如出血不止、剧烈疼痛等而继发者。内伤昏厥相当于西医的创伤性休克,多见于脑震荡、脑挫伤、脑受压、脂肪栓塞综合征、出血过多等,为内伤的危重证,应及时处理。

【典型案例】

梁某,女,23岁,以"严重爆炸多发伤伴意识障碍2.5小时"为主诉入院。2.5小时前因厂房煤气罐爆炸全身多处受伤而昏迷。入院时血压无法测出,以"多发伤,创伤性休克"收住入院。

体格检查:体温 36.2℃,血压 0mmHg。浅昏迷,周身血染,抬入病房。全身多处软组织损伤。呼吸浅弱、不规则,胸腔有破裂,双侧胸廓增宽呈桶状,双侧呼吸音消失。脉搏细弱触及不清,心率 160 次/min,律齐,心音低钝。肝、脾、左肾区有损伤性出血,腹膨隆,腹肌紧张,全腹有压痛和反跳痛。肌张力减弱,神经反射减弱。

笔记

实验室检查:

血常规:血红蛋白 90g/L,白细胞 $7.8×10^9$/L;

血气分析:pH 7.35,动脉血氧分压(PaO$_2$)41mmHg,二氧化碳分压(PaCO$_2$) 28mmHg;

尿常规:比重 1.022,钠 10mEq/L,渗透压 800mOsm/kg,可见透明管型,蛋白(−);

血尿素氮(BUN)22.2mmol/L,肌酐(SCr)360μmol/L。

辅助检查:CT 示肺挫伤,双侧血胸、气胸,肝、脾、左肾破裂,腹腔盆腔积液,后腹膜血肿。24 小时尿量 350ml。

问题一 如何对该患者进行初步诊断?

思路 患者外伤史明确,诊断并不困难。病情较轻或无明显失血者,要严密检测患者生命体征,包括(血压、脉搏)、神志、皮肤颜色、尿量等估计失血、失液量,对临床有重要的指导意义。

初步诊断:爆炸多发伤,创伤性休克,ARDS(急性呼吸窘迫综合征),急性肾功能不全。

知识点 1

引起创伤性休克的常见病因及临床表现

(1)爆炸多发伤:煤气罐爆炸造成的多个内脏和软组织损伤。

(2)创伤性休克:意识障碍,呼吸浅弱、不规则,脉搏细弱触摸不清,血压测不到,少尿,贫血;创面部位多脏器损伤严重,血管断裂,创面全血外渗,血管通透性增加造成大量外渗,出现有效循环血量双重丢失的情况。

(3)ARDS:双侧血胸、气胸、呼吸窘迫,低氧血症。

(4)急性肾功能不全(肾前性):休克肾缺血造成少尿无尿、尿素氮和肌酐升高,尿常规异常。

问题二 如何明确诊断?

思路 患者外伤史明确,见意识障碍,呼吸浅弱不规则,脉搏细弱触摸不清等,可诊断为内伤昏厥,属气血双脱证。

知识点 2

内伤昏厥根据病因分类

(1)气闭昏厥:从高处坠下或受外伤打击,骤然受伤,气机逆乱,上壅心脑,心窍壅闭,猝然昏倒。

(2)瘀滞昏厥:多为头部内伤或其他部位损伤之危重伤员,伤后颅内积瘀,脑为元神之府,元神受损则致昏厥。或肢体损伤,瘀血内留,上攻于心,使清窍闭塞或神明受扰,则昏无所知。若瘀血乘肺,肺气受阻,升降失司,气机受阻,清气不入,浊气不出,宗气不能生成,亦可发为昏厥。

(3) 气血双脱:损伤之后,血液大量丧失,血虚不能上承,气无所依,随之而脱,以致昏厥。损伤之初并未昏厥,终因持续出血,亡血过多,血不养心,心神失养,神魂散失而昏厥。

(4) 气血亏虚:素体虚损,其人怯弱,虽无大量出血,或者伤并不重,但因其体弱也易昏厥。

(5) 伤痛昏厥:伤痛昏厥是因痛甚而作,系痛伤气血,阴血损耗,阳火炽甚,制金不能平木,木旺生风而致昏厥。

(6) 痰阻清窍:伤后脏腑不调,三焦水道不通,脾运失常,肺失清肃,水湿停积于肺,积而成痰,痰湿壅盛,阻遏气机,蒙蔽清窍,可成昏厥。

知识点3

鉴　别　诊　断

疾病名称	诊断要点
中风	中风以口舌㖞斜,半身不遂,甚至突然昏仆、不省人事为特点。昏厥与中风均可出现猝然昏仆,但内伤昏厥醒后无后遗症。但瘀滞昏厥重者可发展为中风
痫病	痫病是一种发作性的神志异常,甚则突然昏仆,昏不知人,口吐白沫,两目上视,四肢抽搐,或口中如作猪羊叫声,移时苏醒。痫有宿根,反复发作,每次发作,症状类似。内伤昏厥虽亦有突然昏仆,但无喉中异常叫声及反复发作的特点
昏迷	昏迷为多种疾病发展到一定阶段所出现的危重证候。一般来说,发病较为缓慢,有一个昏迷前的临床过程,先轻后重,由烦躁、嗜睡、谵语渐次发展,一旦昏迷后,持续时间一般较长,恢复较难,苏醒后原发病仍然存在。而内伤昏厥前常有外伤史或大出血病史

问题三　根据诊断,该患者的具体治疗方案如何制订?

思路

(1) 紧急救治措施:①外科手术止血,术中输血补液,输入平衡盐液和浓缩红细胞复苏,比例为 2.5∶1;②继续维持机体足够的有效循环血量,尿量控制在 20 ~ 40ml/h。

(2) 综合处理措施:①心电、呼吸、血气、CVP、尿量等 ICU 监护;②气管切开,呼吸机支持确保氧供后,SaO_2 > 90% 以上,纠正 ARDS;③纠正酸中毒,电解质紊乱;④营养支持,休克期主要静脉供给,胃肠道功能一旦恢复,尽早从全肠外营养转为肠外营养加肠道营养,并根据情况过渡到肠道营养;⑤预防感染。

（3）中医药治疗：急用独参汤灌之，并可用参附汤合生脉散加当归、黄芪、牡蛎等回阳救逆。及时采取正确急救措施，对症治疗。若大出血者，及时输血补液，同时寻找出血部位做相应处理。

知识点 4

中医药治疗

辨证分型	治法	方药
气闭昏厥	开窍通闭	苏合香丸或苏气汤，配合热醋气熏，蒸口鼻，针刺人中、十宣、合谷等
瘀滞昏厥	逐瘀开窍	黎洞丸
气血双脱	补气固脱回阳	急用独参汤灌之，并可用参附汤合生脉散加当归、黄芪、牡蛎等回阳救逆
气血亏虚	补气行血，开窍通闭	十全大补汤合苏合香丸
疼痛昏厥	清肝凉血，祛瘀止痛	小柴胡汤加栀子、三七等，损伤部位制动
痰阻清窍	涤痰开窍	导痰汤加味

问题四　对本案患者日常调护的注意事项有哪些？

思路　患者需注意动态观察生命指标，注意预防感染，避免加重病情。

知识点 5

预防与调护

损伤早期患者要注意及时采取正确的急救措施，以防由于出血不止、剧烈疼痛等因素而形成危重证候。大失血者应及时补充液体或输血。经紧急救治后，应密切观测生命指标，预防感染。

近来有人应用高浓度的氯化钠、右旋糖酐-70 混合高渗溶液用于抗休克治疗，通过渗透压的作用吸引细胞内水进入循环扩充血容量，刺激肺的渗透压感受器，反射性改善心血管功能，扩张微循环。右旋糖酐抑制血小板黏附，降低血液黏滞度，改善微循环；维持胶体渗透压、抑制中性粒细胞黏附，降低血液黏滞度，改善微循环；维持胶体渗透压、抑制中性粒细胞黏附，清除自由基。用 4~6ml/kg 的 7.5% 氯化钠和 12% 右旋糖酐-70 的复合高渗液抗休克的效果较好，尤其对伴有颅脑外伤者。但高渗液提升血压、降低血小板黏附，有加重出血的可能性。故应在出血控制后应用。

【临证要点】

内伤昏厥属于急救范畴，多伴有一种或多种并发症，临床时应给予足够关注，及早处理和治疗。

【诊疗流程】

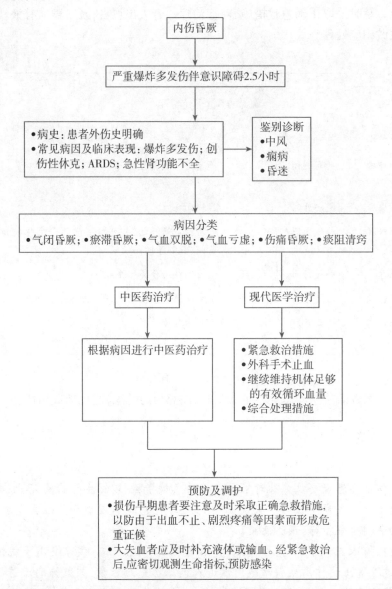

四、内伤便秘

　　内伤便秘是指机体创伤后大便经常秘结不通，排便时间延长，或有便意而排便困难者。现多见于脊柱骨折患者，是由于脊柱骨折后腹膜后血肿形成，刺激交感神经，使肠蠕动减慢，肠腔积气，故出现满腹胀痛，大便干结，不思饮食，甚之恶心、呕吐，呼吸困难等症。

【典型案例】

刘某,男,66岁,以"跌倒致腰痛5天,便秘3天"为主诉入院。患者5天前因跌倒致腰部疼痛,活动受限,无大小便失禁,双下肢无麻木,3天前出现腹痛,大便秘结不通,来院查腰椎CT,以"腰3椎体压缩性骨折"收住入院。刻下:腰痛,活动不利,腹痛,腹胀,纳呆,口渴,发热,舌红苔黄厚而腻。

体格检查:体温36.2℃,血压130/70mmHg。神清,精神可,痛苦表情,慢性面容,平车推入。查体欠合作,L_3棘突压痛,腹部膨隆,腹部压痛,肠鸣音消失。双下肢肌力、感觉未见明显减退,生理反射存在。

腹部CT:结肠肠梗阻。

腰椎CT:L_3椎体压缩性骨折。

问题一 如何进行初步诊断?

思路 结合患者的症状、体征及辅助检查,诊断并不困难。初步诊断:L_3椎体压缩性骨折、结肠肠梗阻。

知识点 1

肠梗阻的临床表现

(1) 症状:①痛;②呕吐;③腹胀;④排气与排便停止;⑤脱水症状。

(2) 影像检查:结肠梗阻的影像学表现,见下图。(图5-9)

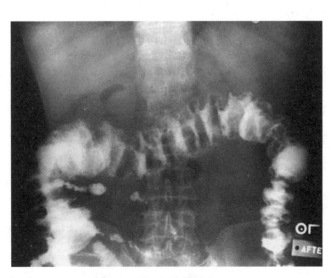

图5-9 结肠梗阻的X线片

问题二 如何对该患者进行内伤便秘的分类及分型?

思路 该患者外伤史明确,目前出现大便不通、秘结、腹痛、腹胀等症状,并且结合舌苔脉象,可诊断为内伤便秘,属瘀血蓄积证。

知识点2

内伤便秘证型

分型	分型要点
瘀血蓄积	胸、腹、脊柱、骨盆等损伤,瘀血留内,蓄积腹中,血瘀气滞,肠道传导功能失常而导致便秘
热盛津枯	伤后反复发热、汗出,津液干枯,或瘀热灼津,造成粪便结于肠胃而不下行
气机郁滞	伤后忧愁思虑,或久卧少动,往往引起气机郁滞,使肠胃传化功能失常,糟粕内停,不能下行,造成大便秘结
气血两亏	伤后失血过多或亡血,或伤久阴液耗损,或久伤气血大衰,气虚则大肠传送无力,血虚津少则不能滋润大肠而致秘结

问题三　根据诊断,该患者的具体治疗方案如何制订?

思路

（1）禁食,持续胃肠减压。

（2）纠正水、电解质及酸碱平衡失调。

（3）应用抗生素,以抑制肠道细菌繁殖,常用的抗生素如甲硝唑、氧哌嗪青霉素、头孢菌素等。

（4）择期手术治疗。

（5）予以中医中药治疗。

知识点3

中 药 治 疗

辨证分型	治法	方药
瘀血蓄积	攻下逐瘀	桃核承气汤或大成汤。伤在脊柱、胸部,用鸡鸣散;伤在四肢,用当归导滞汤;若腹中虚寒、瘀血停聚,宜肉桂、木香为末,热酒冲服,瘀血自下,便秘可缓
热盛津枯	清热润肠	热盛为主者,用调胃承气汤;津枯为主者,用增液承气汤
气机郁滞	顺气行滞	六磨汤加减
气血两亏	益气养血润燥	偏气虚者用补中益气汤加火麻仁、白蜜、郁李仁等,偏血虚者用润肠丸

问题四　对本案患者日常调护的注意事项有哪些?

思路　嘱患者绝对卧床休息,及时翻身防止褥疮等,予以中药灌肠治疗。

知识点 4

预防与调护

　　保持心情舒畅,避免长期久坐和从事高度紧张的劳动,适当增加体力活动,注重饮食调节,多食含纤维、维生素丰富的食物,适当摄入油脂,并按时登厕。此外,还要积极治疗肛门直肠疾病。

【临证要点】

临床上对于无明显外伤原因的便秘,尤其是老年人便秘的诊断更应谨慎。

【诊疗流程】

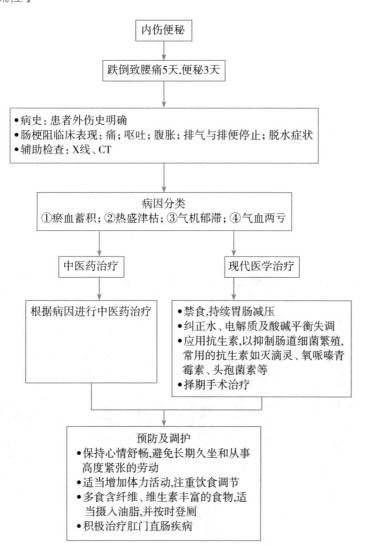

扫一扫,
测一测

笔记

PPT 课件

五、内伤咳嗽

创伤后肺失宣降,肺气上逆,发出咳声,或咳吐痰液的一种肺系疾病,有声无痰为咳,有痰无声为嗽,一般多咳嗽并见。《灵枢·五阅五使》篇曰:"肺病者,喘息鼻张。"《灵枢·本脏》曰:"肺高,则上气肩息。"《素问·宣明五气篇》曰:"五气所病,肺为咳。"《景岳全书·咳嗽》篇说:"咳证虽多,无非肺病。"可见,咳嗽之证均与肺有密切关系,多见于创伤后气胸患者。

【典型案例】

王某,女,53 岁,以"外伤致胸闷、咳嗽 2 小时"为主诉入院。患者 2 小时前因外伤致胸部闷痛不适,伴咳嗽气喘,心慌,摄 X 线片示右侧第 3、4 肋骨骨折,右侧液气胸,以"肋骨多发骨折,气胸"收住入院。刻下:患者咳嗽、胸痛,伴心悸,夜寐欠安,纳差,二便尚调,舌质红,舌苔薄黄腻,脉滑数。

辅助检查:X 线片示右侧第 3、4 肋骨骨折,右侧液气胸。

问题一　如何对患者进行初步诊断?

思路　患者外伤史明确,结合症状、体征及辅助检查诊断并不困难。初步诊断:右侧第 3、4 肋骨骨折,右侧气胸。

知识点 1

气胸的 X 线片表现,见图 5-10。

按病理类型对气胸分类:闭合性气胸、开放性气胸、张力性气胸。

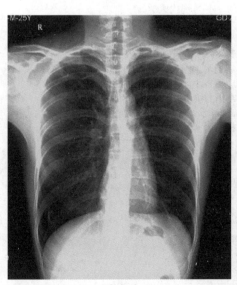
右侧气胸

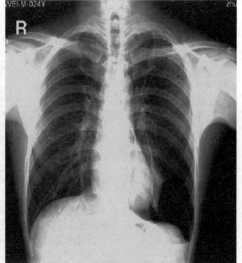
左侧气胸

图 5-10　气胸的 X 线片表现

问题二 如何确诊?

思路 患者外伤史明确,见咳嗽、胸闷、胸痛等症状,结合舌苔脉象,可诊断为内伤咳嗽,属痰热郁肺证。

 知识点 2

中医辨证分型

分型	分型要点
痰湿蕴肺	咳嗽反复发作,咳声重浊,痰多,因痰而嗽,痰出咳平,痰黏腻或稠厚成块,色白或带灰色,每于早晨或食后咳甚痰多,舌苔白腻,脉象濡滑
痰热郁肺	咳嗽,气息粗促,喉中有痰声,痰多质稠厚或稠黄,咯吐不爽,或有热腥味,或咯血痰,胸胁胀满,咳时引痛,舌质红,舌苔薄黄腻,脉滑数
肝火犯肺	上气咳逆阵作,咳引胁作痛,常感痰滞咽而咯之难出,量少质黏,或如絮条。舌红或舌边红,舌苔薄黄少津,脉弦数
肺阴亏耗	干咳,咳声短促,痰少黏白,或痰中带血丝,声音逐渐嘶哑。兼症(肺阴虚):口干咽燥,午后潮热,颧红,盗汗,日渐消瘦,神疲,舌质红少苔,脉细数

 知识点 3

鉴别诊断

疾病名称	诊断要点
感冒	感冒表证明显,咳嗽较轻;咳嗽则咳嗽较重,表证轻
肺痨	由于体质虚弱、气血不足、痨虫侵肺所致,具有传染性的慢性虚损疾病,表现为咳嗽,咳血,潮热,盗汗,身体逐渐消瘦等,可结合痰涂片、红细胞沉降率、结核菌素试验及X线片鉴别
肺胀	咳嗽,胸部膨满,喘咳上气,烦躁心慌,甚则肢体浮肿,面色晦暗等,脾肾功能失调,痰浊水饮与瘀血互结。肺胀是多种慢性肺系疾病反复迁延而致

问题三 根据诊断,该患者的具体治疗方案如何制订?

思路

(1)保守治疗:绝对卧床休息,减少肺活动,吸氧,补充血容量,纠正休克。

（2）手术治疗。

（3）排气疗法：通过胸腔闭式引流术引流胸腔积气、积血和积液；重建负压，保持纵隔的正常位置；促进肺膨胀。

（4）中医治疗：结合患者症状及舌脉，辨证论治，予以中医药治疗。

 知识点 4

中　药　治　疗

辨证分型	治法	方药
痰湿蕴肺	燥湿化痰，理气止咳	二陈平胃散合三子养亲汤
痰热郁肺	清热肃肺，豁痰止咳	清金化痰汤加减
肝火犯肺	清肺泻肝，顺气降火	黛蛤散合加减泻白散加减
肺阴亏耗	滋阴清热，润肺止咳	沙参麦冬汤加减

问题四　对本案患者日常调护的注意事项有哪些？
早期卧床休息，注意患者生命指标，预防感染，避免加重病情。

知识点 5

预防与调护

注意气候变化，防寒保暖；忌肥甘厚味，辛辣刺激；加强体育锻炼，空气清新。

【临证要点】
内伤咳嗽往往是由于外伤后对肺的刺激诱发而成。除了予以止咳化痰的治疗外，祛除病因的治疗也不能忽视。

【诊疗流程】

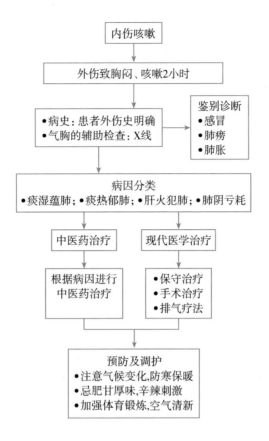

内伤咳嗽

外伤致胸闷、咳嗽2小时

- 病史：患者外伤史明确
- 气胸的辅助检查：X线

鉴别诊断
- 感冒
- 肺痨
- 肺胀

病因分类
- 痰湿蕴肺；• 痰热郁肺；• 肝火犯肺；• 肺阴亏耗

中医药治疗

现代医学治疗

根据病因进行
中医药治疗

- 保守治疗
- 手术治疗
- 排气疗法

预防及调护
- 注意气候变化,防寒保暖
- 忌肥甘厚味,辛辣刺激
- 加强体育锻炼,空气清新

（蒋 涛）

复习思考题

1. 什么是菌血症?

2. 简述菌血症的临床表现。

3. 简述内伤发热与外感发热的鉴别。

4. 内伤疼痛与中医内科的内伤有何区别?

5. 内伤疼痛可分为哪些证型?

6. 简述创伤性休克的临床表现。

7. 简述昏厥与中风的区别。

8. 简述中医对于内伤昏厥的认识。

9. 简述肠梗阻的临床表现。

10. 简述肠梗阻的处理方法。

11. 简述气胸的 X 线片表现。

扫一扫,
测一测

中 篇

骨与关节疾病

概　述

　　随着社会的进步,中国逐渐进入了老龄化社会,许多来中医骨伤科就诊的患者都是中老年患者,骨与关节疾病几乎占就诊患者一半以上。另外,许多办公室工作人员、教师、学生等,因长期伏案工作学习,长时间使用电脑等电子产品,持续保持于某个体位,同时又缺少运动锻炼,造成筋骨劳损,导致颈椎病等疾患的发病年龄越来越年轻化。本教材所讲述的筋骨关节病症是除各类急性损伤外的病症,包括各类急慢性筋伤疾病、骨代谢性疾病、骨退化性疾病、骨感染性疾病、骨肿瘤及其他骨伤杂病。

　　人体是由脏腑、经络、皮肉、筋骨、气血、津液等共同组成的一个有机整体。筋伤可导致脏腑、经络、气血的功能紊乱,除出现局部的症状之外,常可引起一系列的全身反应。"肢体损于外,则气血伤于内,营卫有所不贯,脏腑由之不和",明确地指出了外伤与内损、局部与整体之间的相互关系,辩证地说明了损伤的病理机制和发展变化的规律。这对于正确指导临床诊断、治疗和判断预后,至今还具有现实指导意义。

　　筋骨关节病症的变化非常复杂,除了退化的骨病变之外,还有许多关节、肌肉、软组织等因素夹杂其中。一般来讲,筋骨关节病症在临床上往往会出现疼痛、功能障碍、肿胀、畸形等表现。

　　筋骨关节病症的治疗应从整体观念出发,把局部与整体、结构与功能、内治与外治、固定与活动辩证地统一起来。

一、药物治疗

　　筋骨关节病症的药物治疗应以辨证论治为基础,贯彻四诊合参、整体观念、内外兼顾的原则。根据损伤的缓急、虚实、轻重等具体情况采用不同的治疗方法。局部筋伤通过气血、经络可影响到脏腑及全身。因此,治疗应从整体着眼,辨病与辨证相结合,将筋骨关节病症的发生、发展、转归的连续性及阶段性与八纲辨证用药结合起来。内治法常用的剂型有汤剂、酒剂、丹剂、丸剂和散剂等,近年来也有把内服药制成针剂、冲剂或片剂的,更方便临床使用。

　　外治法在治疗中占有重要地位。外治法和内治法一样贯穿着整体观念和辨证论治的精神,也是运用中医的基本理论,通过望、闻、问、切四诊合参,经过归纳与分析,得出初步判断和施治方法。清代吴师机在《理瀹骈文·略言》中提出:"外治之理,即内

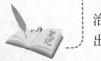

治之理；外治之药，即内治之药，所异者法耳。"筋骨关节病症外治药物种类很多，功用也不尽相同，可分为消肿祛瘀、舒筋活血、温经通络、散寒祛湿等，使用的方法也各有差异，有外敷、外贴、腾洗、擦剂、离子导入等，按使用方法不同，临床上将外治药大致可分为敷贴药、搽擦药、熏洗湿敷药和热熨药等。

二、手法治疗

手法治疗也是筋骨关节病症治疗中的重要方法之一。它直接作用于患者体表特定的部位，用来诊断和治疗疾病的一种技术操作。《医宗金鉴·正骨心法要旨》所说："夫手法者，谓以两手安置所伤之筋骨，使仍复于旧也。"筋骨关节病症治疗可以分为理筋手法和整骨手法（具体手法请参见治疗相关篇章）。其主要作用有活血散瘀，消肿止痛；舒筋通络，解除痉挛；温养筋脉，祛风散寒；整复筋位，纠正错缝；松解粘连，滑利关节。在运用手法时，应充分了解病情，明确诊断，避免手法的禁忌证，同时对手法的步骤做出详细的计划，其强度、时间长短应根据患者的病情、形体强弱和治疗的反应，适时进行调整，施行手法应熟练、灵巧、准确，用力轻重适当。

三、针灸治疗

针灸疗法是以中医理论为指导，借助中医针具刺激人体特定的穴位，调整经络、气血、脏腑的功能，从而达到防治疾病目的的一种方法。它具有通经活络、宣通气血、调整阴阳等功效，可起到止痛、消肿、解痉等作用，对筋骨关节病症引起的疼痛、肿胀、功能障碍等症状具有明显的治疗效果，而且具有适应证广、简便易行、疗效显著、经济安全等优点。

四、牵引治疗

牵引是通过牵引装置，沿肢体纵轴利用作用力和反作用力原理，以缓解肌肉紧张和痉挛，预防和矫正软组织挛缩，以及骨与关节畸形的一种整复固定方法。牵引的种类很多，临床常用的有皮肤牵引、牵引带牵引、骨牵引及布托牵引。

五、固定治疗

固定能起到制动作用，适当、及时的外固定有利于维持治疗的效果，减轻疼痛，加快肿胀的吸收，预防重复损伤和促进筋伤愈合。固定方法很多，有绷带、石膏、胶布、纸板等，外敷膏药其实也是固定治疗中的一种特殊固定方法。

固定对肢体远端的血运有一定影响，固定时要尽量把这种影响降低到最低限度。缚扎松紧要适当，过紧则会导致血运障碍，出现患肢肿胀、缺血、肌肉挛缩、坏死等并发症。因此，固定后要密切观察患肢的血运情况，尤其要注意观察肢端动脉搏动和皮肤温度、颜色、感觉、肿胀程度及指（趾）活动等情况。若出现血运障碍征象，必须及时放松固定；若仍无好转，应及时拆开外固定，并做相应处置。肢体骨骼隆起部位在固定过程中容易出现压伤，固定时应事先在骨骼隆起部位放置衬垫予以保护。在固定过程中若发现固定部位有疼痛或异常渗出物时，应及时检查以防止发生压迫性溃疡。

六、练功治疗

练功又称功能锻炼,是指在医生指导下通过自我主动锻炼从而达到防治疾病、增进健康和促进功能恢复的一种辅助治疗方法,是筋骨关节病症治疗方法的重要组成部分。练功治疗可以促进气血运行,加速瘀祛新生,促进损伤组织修复,缩短疗程,防止粘连,促进功能恢复,巩固临床疗效,节省医疗费用,提高患者生活质量的有效治疗方法。按练功部位可分为全身练功和局部练功。全身练功指针对全身各部位,使所有部位均得到应有的活动,以促进气血运行,调节和强壮机体组织器官功能,加速消除创伤形成的局部病理现象,提高脏腑机能,达到防病治病的目的,如练习太极拳、易筋经、八段锦等。局部练功指针对机体某部分损伤情况而进行局部的主动活动,使其功能尽快恢复,以达到防止组织粘连,肌肉萎缩,关节僵硬的目的,如肩关节损伤,应练习耸肩、摆动上肢、握拳等;下肢损伤,应练习股四头肌舒缩、膝关节伸屈、踝关节背伸、跖屈活动等。此外,还有徒手练功和器械练功等。

七、封闭治疗

封闭治疗是筋骨关节病症治疗中较常用的一种方法。它是通过在某一特定部位或压痛点注射药物,达到抑制炎症的渗出,改善局部营养状况,阻滞局部组织神经传导,松弛肌肉紧张,从而使疼痛缓解的一种疗法。常用封闭方法有压痛点封闭、腱鞘内封闭、关节腔封闭、硬膜外封闭、神经根封闭等。但对于患结核病、化脓性炎症、溃疡病、高血压、恶性肿瘤的患者,体弱或全身情况不佳的患者,肝、肾功能障碍的患者,诊断不明确的患者,患有严重的糖尿病患者、血友病患者、精神失常的患者,局部皮肤有擦伤、感染或表皮糜烂的患者,相关药物过敏的患者,一般不宜或慎用进行封闭治疗。

八、手术治疗

手术是筋骨关节病症的重要手段之一,主要适用于肌腱、韧带的断裂伤,神经、血管的严重损伤及软骨盘的损伤等,也适用于一些经长期非手术治疗后无效的慢性筋伤病,如严重骨关节炎、椎间盘突出症、颈椎病等。但因手术风险性大,且会增加患者的精神和经济负担,在临床上要严格掌握筋伤病的手术适应范围。

（石　瑛）

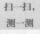

?　复习思考题

1. 引起筋骨疾病的病因有哪些?

2. 在诊治筋骨疾病的疼痛时,我们应该了解哪些具体情况?

3. 请阐述"肢体损于外,则气血伤于内,营卫有所不贯,脏腑由之不和"的临床意义?

4. 手法治疗筋骨疾病的作用有哪些?

5. 筋骨疾病手术治疗的适应证有哪些?

第六章

颈 肩 臂 痛

第一节 落 枕

PPT 课件

 培训目标

1. 掌握理筋手法、针刺等常用骨伤技术在落枕中的应用。
2. 熟悉落枕的临床特点、诊断与鉴别诊断、治疗原则。

落枕是颈部一侧肌肉因睡眠姿势不良或感受风寒而引起痉挛,产生颈部的疼痛、功能受限的一种疾患,似身虽起而颈尚留落于枕,故名落枕,又称失枕。成人发病较多,男性多于女性,冬春两季多发。

【典型案例】

患者男,21 岁,以"左侧颈肩部疼痛伴活动受限 1 天"就诊。患者为在校大学生,自习过程中时有伏案小憩习惯,平素缺乏锻炼。昨日晨起自觉左侧颈肩部酸痛不适伴颈部屈伸不利,扭转困难。自行按揉痛处及向左侧稍倾斜颈部可使疼痛缓解片刻,因疼痛无法听课、学习,影响心情。故于今日来诊,体格检查见颈部椎旁肌肉紧张,左侧斜方肌"肩井"处压痛(+),左侧肩胛间区可扣及条索及筋结。行颈椎 X 线片提示:颈椎骨质未见明显异常,生理曲度变直。舌淡暗,苔薄白,脉弦细。

问题一　通过上述问诊及查体,该患者的可疑诊断是什么? 还需如何鉴别?

思路 1　青年男性,单侧颈肩部酸痛,不良睡姿习惯及劳累病史,无外伤病史,疼痛不剧烈,无明显夜间加重,可以除外骨折,感染及肿瘤可能性不大。左侧颈部椎旁肌、斜方肌、大小菱形肌处均有痉挛或劳损,X 线片提示颈椎曲度变直。综上所述,诊断为落枕的可能性大。

思路 2　临诊时要注意与颈椎小关节紊乱症、颈椎半脱位相鉴别。

知识点 1

鉴 别 诊 断

颈椎小关节紊乱症:患者颈部一侧或两侧肌肉酸痛,晨起后疼痛加重,稍活动后减轻;棘突上或棘突一侧韧带压痛或明显增厚,X线片可见到小关节轻度增生或关节间隙模糊。

颈椎半脱位:患者多有外伤史,颈项强直,功能活动受限,动则痛剧,重者可出现肩部及上肢疼痛并两手拇指和食指麻木感;颈部肌肉轻度紧张,头部稍向前倾,损伤棘突有压痛,X线片可明确诊断。

问题二 根据该病的特点,应如何进行治疗?

思路 针对此患者,应行保守治疗,尽快缓解患者疼痛及活动受限症状。即刻可给予手法治疗,以点、按、揉、㨰法放松患侧斜方肌、颈椎旁肌及菱形肌;强刺激后溪穴的同时嘱患者缓慢活动颈部;局部给予物理治疗、穴位贴敷疗法;口服非甾体抗炎药如洛索洛芬钠、布洛芬等,骨骼肌松弛剂如盐酸乙哌立松等。以上治疗方式可根据患者症状的轻重、主观意愿及依从性加以选择和调整。该病起病较快,病程较短,多在一周内自行痊愈但易于复发,应嘱患者注意调护与预防,避免受寒受凉、枕头高度适宜、积极行颈部肌肉功能锻炼。

 知识点 2

(1) 手法治疗

1) 按摩点穴法:拇指或小鱼际与痛点、筋结处揉、推、摩,使痉挛肌肉得到缓解、减轻疼痛;进而拇指或食指点按风池、天柱、天宗、曲池、合谷等穴以舒筋理气、解痉止痛。

2) 捏拿牵颈法:患者坐位,术者立其后,双手肘部按住患者双肩以固定肩部,双手手指重叠扶在患者颈枕部,逐渐向前下方用力,使患者颈部前屈,用拇指与食指、中指对捏颈部、肩上和肩胛内侧的肌肉,做捏拿弹筋手法,随后放松,重复3~5次。然后术者一手托住患者下颌,一手托住枕部,两手同时用力向上提,此时患者的躯干部起反牵引的作用,边做牵引,边做颈前屈、后伸动作数次。动作要轻柔、舒缓,忌暴力,以免加重损伤。

(2) 针灸治疗

可选用落枕、后溪,配合绝骨、昆仑、大椎、风池、阿是穴等,用强刺激手法。耳针可选用压痛点、神门、皮质下等穴,留针20分钟。

(3) 药物

1) 外用药物:具有活血化瘀、祛风除湿功效的外用药,如红花油、跌打镇痛膏等。

2) 内服药物

风寒证:颈项背部强痛,拘紧麻木,可兼有渐渐恶风,微发热,头痛等表证,舌淡苔薄白。治宜疏风散寒,无汗者用葛根汤;有汗者用瓜蒌桂枝汤;兼有湿邪者用羌活胜湿汤。

瘀滞证:晨起颈项疼痛,活动不利,活动时患侧疼痛加剧,头部歪向患侧,局部有明显压痛点,舌紫暗。治宜活血舒筋止痛,可用和营止痛汤、活血舒筋汤。

也可配合口服消炎镇痛西药,如吲哚美辛、布洛芬等。

（4）物理治疗

可选用电疗、磁疗、热敷、超声波等,以局部透热,缓解肌肉痉挛。中药离子导入治疗落枕具有肯定的临床疗效,单独应用即可收良效。本法可镇痉止痛、活血通络,即缓解肌肉痉挛、抑制疼痛反应、改善局部血液供应、促使局部受损颈椎关节及软组织的功能恢复。

知识点3

落 枕 穴

落枕穴,又名外劳宫,位于手背侧,第2、第3掌骨之间,掌指关节后约0.5寸处。用手指朝手腕方向触摸,在第2、3掌骨间隙的前1/3与中1/3交点处,一压,有强烈压痛之处,就是落枕穴。

【临证要点】

1. 急性颈部疼痛但有外伤史者,或者慢性颈部疼痛,甚至伴有上肢麻木等其他症状者,不宜考虑此诊断。

2. 本病有自愈倾向,但中医治疗往往可显著缩短病程。

3. 不必过分强调颈部制动,如颈托固定的重要性。

【诊疗流程】

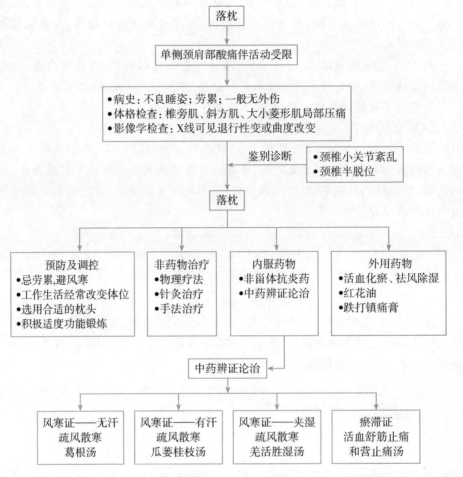

落枕

↓

单侧颈肩部酸痛伴活动受限

↓

- 病史：不良睡姿；劳累；一般无外伤
- 体格检查：椎旁肌、斜方肌、大小菱形肌局部压痛
- 影像学检查：X线可见退行性变或曲度改变

鉴别诊断 →
- 颈椎小关节紊乱
- 颈椎半脱位

↓

落枕

预防及调控	非药物治疗	内服药物	外用药物
• 忌劳累，避风寒 • 工作生活经常改变体位 • 选用合适的枕头 • 积极适度功能锻炼	• 物理疗法 • 针灸治疗 • 手法治疗	• 非甾体抗炎药 • 中药辨证论治	• 活血化瘀、祛风除湿 • 红花油 • 跌打镇痛膏

中药辨证论治

风寒证——无汗 疏风散寒 葛根汤	风寒证——有汗 疏风散寒 瓜蒌桂枝汤	风寒证——夹湿 疏风散寒 羌活胜湿汤	瘀滞证 活血舒筋止痛 和营止痛汤

（谭明生　唐向盛）

扫一扫，
测一测

❓ 复习思考题

1. 简述落枕的鉴别诊断思路。

2. 简述落枕的非药物治疗方式。

3. 简述劳宫穴的定位。

4. 简述落枕的常用针灸治疗穴位。

5. 简述落枕的中医辨证治疗。

第二节 颈 椎 病

培训目标

1. 掌握颈椎病的临床特点、诊断与鉴别诊断、治疗原则。
2. 熟悉颈椎病常见手术方式及中医治疗方法。
3. 了解颈椎病的预防及日常调护。

颈椎病是指颈椎间盘退行性变及其继发性改变所致的脊髓、神经、血管损害,以及由此所表现出的相应症状和体征。颈椎间盘退行性变是颈椎病发生和发展中最基本的始动因素,可导致椎间隙狭窄,关节囊、韧带松弛,进而引起椎体、关节突关节、钩椎关节、前后纵韧带、黄韧带及项韧带等变性、增生及钙化,最后发生脊髓、神经、血管受压迫或刺激的表现。中医学没有颈椎病的病名,散见于痹、痿、项强和眩晕等方面的论述,临床采用"病证结合,从督论治"诊疗原则。

【典型案例】

患者,男性,46 岁,互联网公司程序员,平素多面对电脑加班工作。颈项部酸痛不适 5 年余,2 周前自觉颈部疼痛加重伴左上肢放射痛及麻木,痛有定处,自肩部、上臂放射至前臂尺侧及小指、中指。夜间疼痛时有加重,影响休息,不能拎持重物,稍抬高左侧手臂疼痛可缓解。体格检查:颈部肌肉略紧张,$C_{6/7}$ 棘突间及椎旁肌肉可及明显压痛。左侧前臂尺侧及小指、中指皮肤感觉略减退。左侧肱三头肌腱反射,余四肢腱反射对称正常引出,椎间孔挤压试验、臂丛牵拉试验阳性,双侧霍夫曼(Hoffmann)征阴性。舌暗红,苔薄白,脉弦紧。

问题一 通过上述问诊及查体,该患者的可疑诊断是什么?

思路 患者颈部酸痛不适多年,伴有单侧上肢的放射痛及麻木,提示罹患颈椎疾病的可能性大。查体颈部压痛,患侧椎间孔挤压及臂丛牵拉试验均为阳性,特定皮肤区域放射痛及感觉减退、腱反射减弱,病理征阴性,提示神经根受压的可能,综合分析考虑神经根型颈椎病可能性大。

知识点 1

颈部酸胀疼痛是颈部软组织慢性劳损的主要表现,往往与颈部的姿势有关,多经休息或局部理疗后缓解。如颈部疼痛伴有一侧上肢的放射性疼痛、麻木,常是神经根型颈椎病;如果伴随四肢灵活性下降,躯干"束带感"、走路不稳或"踩棉花"感,多考虑脊髓型颈椎病;如伴有头颈部活动诱发头晕等症状,则多考虑为椎动脉型颈椎病。

知识点 2

颈椎病的常用体格检查

（1）椎间孔挤压试验（Spurling's test）：将患者头部向一侧和后方压迫，此动作可使同侧神经根管明显变窄，出现同侧上肢放射痛为阳性。

（2）臂丛牵拉试验（Eaton's test）：一手扶患侧颈部，一手握患腕，向相反方向牵拉，使已受压的神经根得到刺激，出现同侧上肢放射痛为阳性。

（3）旋颈试验（Barre-Lieou 征）：将患者头部向一侧旋转、侧屈并保持几秒钟，出现头晕目眩、恶心等症状为阳性。

（4）Hoffmann 征：患者前臂旋前，掌面向下，检查者一手握其腕部上方，另一手中、食指夹住其中指，使其腕部轻度背伸，然后用拇指向掌侧弹拨中指远端指甲，患者拇指及其余各指迅速屈曲为阳性，提示有上运动神经元损害。

问题二　经过病史和查体，该患者初步考虑颈神经根病变，为进一步明确诊断应进行何种辅助检查？

思路　首先应拍摄颈椎 X 线正侧位、双斜位和前屈后伸动力位片，了解颈椎退变程度、椎间隙是否变窄、椎管及椎间孔有无狭窄、颈椎有无不稳定。其次，需进行颈椎 CT 扫描（平扫加三维重建），了解后纵韧带或黄韧带有无骨化、椎体后缘或钩椎关节骨赘形成是否引起椎间孔或椎管狭窄。最后，需行颈椎 MRI 检查，了解脊髓或神经根受压程度及排查其他神经系统疾病（图 6-1）。

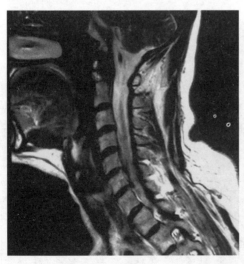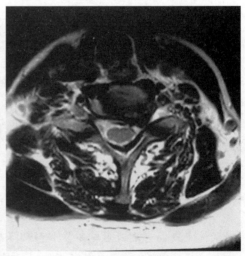

图 6-1　颈椎病 MRI 表现

左：矢状面 T_2 像；右：横断面。显示 $C_{6\sim7}$ 椎间盘向左后突出，$C_{6\sim7}$ 左侧椎间孔狭窄。

问题三　根据上述资料,能否明确患者诊断? 需与哪些疾病鉴别?

思路　患者颈部酸痛伴左上肢放射痛、麻木,查体有感觉减退、腱反射减弱、椎间孔挤压及臂丛牵拉试验阳性,颈椎 MRI 平扫提示 $C_{6\sim7}$ 间盘突出,相应节段左侧椎间孔明显狭窄,故神经根型颈椎病诊断成立。

知识点 3

颈椎病的分型及鉴别诊断

根据病变部位、范围及受压组织的不同,临床上分为颈型、神经根型、脊髓型、椎动脉型、交感神经型、其他型(目前主要是食管压迫型)。如果两种以上类型同时存在,称为混合型。诊断时,必须坚持临床症状、体征和影像学表现相结合且相互印证的原则,单纯依据临床症状或影像学表现皆不能诊断颈椎病。中医证候分为四型:风寒湿痹、痰湿阻络、肝肾不足、气血亏虚。

(1) 颈型颈椎病:颈型颈椎病是在颈部肌肉、韧带、关节囊损伤、椎间盘退变、椎体不稳、小关节错位等的基础上,机体受风寒侵袭、疲劳、睡眠姿势不当,使颈项部某些肌肉、韧带、神经受到牵张或压迫所致。表现为颈部疼痛,可牵涉到枕部或肩部,颈肌僵硬,活动受限,甚者一侧疼痛时头偏向另一侧。

(2) 神经根型颈椎病:由于颈椎间盘侧后方突出,钩椎关节或关节突关节增生、肥大,刺激或压迫神经根所致。多表现为颈肩痛,并向上肢放射,范围根据受压的神经根不同而表现在相应皮节。皮肤可有麻木、过敏等感觉异常,同时可有上肢肌力下降、手指动作不灵活。椎间孔挤压及臂丛牵拉试验阳性,X 线片可见生理曲度改变,椎间隙变窄,椎体前后缘骨质增生,钩椎关节、关节突关节增生,椎间孔狭窄等退行性改变征象。CT 或 MRI 可显示椎间盘突出、椎管及神经根管狭窄及脊神经受压情况。

(3) 脊髓型颈椎病:突出的髓核、椎体后缘骨赘、增生肥厚的黄韧带及钙化的后纵韧带等均可导致脊髓受压。多因脊髓前方受压而出现侧束、锥体束损伤表现,以四肢乏力、步态不稳为症状,随病情加重发生自下而上的上运动神经元性瘫痪及不同类型的脊髓损伤。X 线片表现和神经根型相似,CT、MRI 可显示脊髓受压情况。

(4) 椎动脉型颈椎病:颈椎横突孔增生狭窄、上关节突肥大可直接刺激或压迫椎动脉;颈椎退变后稳定性降低,在颈部活动时椎间关节产生过度移动而牵拉椎动脉;颈交感神经兴奋,反射性地引起椎动脉痉挛等均是本型病因。可表现为眩晕、头痛、视觉障碍、猝倒,还可表现为不同程度运动及感觉障碍,以及精神症状,神经检查可正常。

(5) 交感型颈椎病:由于颈椎各种病变结构的刺激通过脊髓反射或脑-脊髓反射而发生一系列交感神经症状:①交感神经兴奋症状,如头痛、头晕、恶心、呕吐、心动过速、心律失常、血压升高,或头汗出、耳鸣等;②交感神经抑制症状,如头昏、眼花、流泪、鼻塞,心动过缓、血压下降及胃肠胀气等。X 线、CT、MRI 等检查结果与神经根型颈椎病相似。

知识点 4

颈椎病的鉴别诊断

颈椎病要与脊髓肿瘤、冻结肩、冠状动脉供血不全、胸廓出口综合征、落枕等相鉴别。脊髓肿瘤与颈椎病之脊髓型有类似之处,但肿瘤多逐渐加重,而颈椎病症状多有间歇性。X 线片、脊髓造影、MRI 可鉴别。冻结肩病变在喙肱关节以外的软组织,主要症状和体征是肩关节的疼痛及功能受限,有自愈倾向。冠状动脉供血不全者有心前区疼痛、胸闷、气短等症,无上肢颈脊神经根刺激的其他体征,心电图可有异常改变,服用硝酸甘油类药物可缓解。胸廓出口综合征有上肢麻木不适并向手部放射,但检查锁骨上窝有压痛,头后仰试验(Adson 试验)与上肢过度外展试验时,桡动脉的搏动减弱。落枕起病突然,有明显的睡醒后发病的病史特点。

问题四　该患者需要采取什么治疗方法?

思路　该患者神经根型颈椎病诊断明确,颈部软组织劳损病史多年,根性症状为首次出现,且没有脊髓压迫症状及肌力减退,可先严格采用中西医综合保守治疗方式。患者痛有定处、夜间加重、平素过劳,舌暗红、苔薄白、脉弦紧,可辨证为气滞血瘀。局部可采用理疗、牵引及理筋手法等治疗。按放射痛及麻木部位可选手阳明大肠经及手太阳小肠经穴位行针刺治疗。口服方药以补肝肾、祛风寒、活血化瘀通络止痛为主。如若治疗过程中,疼痛缓解欠佳,甚至加重,和(或)出现神经功能障碍如患侧肌力减退等,则需考虑手术治疗。

知识点 5

颈椎病的综合治疗

颈椎病的治疗方法分为手术和非手术两大类,具有强手术指征者,应尽早手术治疗,此类患者占全部颈椎患者数的 5% 左右。其手术指征可简单地总结为:脊髓型颈椎病症状进行性加重者与神经根型颈椎病疼痛剧烈者。其余患者皆可首先选择采用非手术治疗方法,病情严重,经过规范的非手术治疗无效或加重时,再及时进行手术治疗。

(1) **手法**

综合运用理筋、整骨、点穴三类手法,主要针对局部筋出槽、骨错缝进行治疗,也具有一定的整体调节作用。同时,需要注意手法的安全性,特别要排除整骨手法的禁忌证,如合并脊髓损伤、骨质破坏者。

1) 理筋:运用按、揉、拨、推、拿法,以及一指禅推法、擦法等手法在病变部位及其相关肌群和经络部位进行治疗,重点部位配合点按、点压、叩击等点穴手法,力量大小以患者能耐受为度。

2) 整骨:根据病变节段,选择相对应的整骨手法治疗。

俯卧位旋转扳法:患者取俯卧位,术者立其头端,将患者颈椎转向一侧,微微前屈,一手固定于下颌部位,至极限位时,另一手置于同侧肩峰处,做一个向下推按的短促发力动作。然后再调整另一侧。适用于下段颈椎和上段胸椎整复。

坐位旋提扳法:患者取坐位,腰部挺直,颈椎前屈、向一侧旋转并侧屈至极限位,术者立其侧后方,一手扶按于后枕部,另一手以前臂靠近肘部托住患者下颌部,做一个短促的上提动作。适用于中段颈椎整复。

仰卧位拔伸整复手法:患者取仰卧位,术者立或坐于头端,两手协同用力,沿颈椎纵轴方向施以一定的拔伸力,可以沿后正中线自下而上滑移,也可固定一点做间歇性拔伸或持续拔伸。适用于中下段颈椎整复。

坐位定位定向扳法:患者取坐位,腰部挺直,颈椎前屈,向一侧旋转并侧屈至极限位,术者立其侧后方,一手拇指指腹按于棘突侧方,另一手以前臂靠近肘部托住患者下颌部,做一个短促的上提动作。适用于上段颈椎整复。

(2)针灸

或针或灸,或针与灸结合,或辅以火罐、刮痧等方法,主要针对病变局部经络阻滞不通,采取循经近端或结合远端取穴的方法进行治疗,也具有一定的整体性调节作用。

取项背部华佗夹脊、双侧列缺为主穴,病变累及经络上的有关穴位为配穴,如督脉的百会、大椎,太阳经的后溪、肩贞、天柱、大杼,少阳经的风池、阳陵泉、翳风、天髎,阳明经的合谷、手三里、足三里、滑肉门,任脉的膻中、关元等。运用手针、电针、温针等循上述经穴进行治疗。

(3)牵引

运用纵向牵拉力作用于颈椎椎体后缘,可以增加椎间孔周围容积,减缓局部异常的压力刺激,有利于缓解根性疼痛等症状。应排除禁忌证,如颈椎生理弧度消失、颈髓水肿等。

1)坐位牵引:患者取坐位,采用颌枕带进行牵引,保持颈椎前屈10°左右,牵引悬重从3kg开始,可增至12kg;每次20~30分钟,每日1次。

2)卧位牵引:患者取仰卧位,采用颌枕带进行牵引,保持颈椎呈正常生理前凸状态,牵引重量,从1.5kg开始,逐渐增至4~5kg,每次20~30分钟,每日1次。

(4)中药

风寒袭表者,治宜祛风散寒、温经通络,方用羌活胜湿汤加减;痰瘀阻络者,治宜祛瘀化痰、蠲痹通络,方用天麻钩藤饮加减;肝肾亏虚者,治宜补益肝肾、强筋健骨,方用六味地黄丸加减;气血两虚者,治宜补养气血、健运脾胃,方用黄芪桂枝五物汤加减;若伴有神经损伤,督脉瘀阻者,治宜补气活血、祛瘀通督,方用补阳还五汤加减。

病变局部可用中药膏药外敷,或药膏涂擦。对督脉瘀阻型脊髓型颈椎病,近来有文献推荐使用补阳还五汤。

(5)手术

对严重神经压迫,督脉瘀阻者,保守治疗无效的病例,遵循"病症结合,从督论治"的理论,以脊髓减压,重建颈椎稳定性为治疗原则,通过采用手术椎管减压,解除神经压迫,达到疏通督脉的主要目的,同时要注意颈椎稳定性重建是解除神经压迫并重建颈椎稳定性。常用式式有以下选择:

1)前路手术:常用的术式是前路椎间盘切除植骨融合术,主要用于1~2个节段的椎间盘突出或骨赘所致神经根或脊髓腹侧受压者;节段性不稳定者;椎体前方骨赘已压迫食管,引起吞咽困难,需切除骨刺者。

2)后路手术:常用的术式是单开门和双开门椎管扩大成形术,主要用于颈椎病多节段损害造成广泛椎管狭窄,狭窄节段超过3个者;部分患者狭窄未超过3个节段,但狭窄非常严重者,可先行后路减压,再酌情行前路减压。

3)内固定技术的选择:颈椎前路通常选择钛板螺钉;后路可选用侧块螺钉或微型钛板,若病变累及上颈椎,寰枢椎椎弓根螺钉为最常用且可靠的内固定方式。

问题五　对本案患者的日常调护注意事项有哪些?

思路　本患者确诊神经根型颈椎病,在疼痛、麻木发作时应积极休息、配合治疗。在日常生活中,应忌劳累、避风寒,积极适度行颈肩部肌肉锻炼以提高肌肉柔韧性和力量从而稳定颈椎。在工作中按时起身活动颈肩腰部以避免肌肉劳损。

 知识点 6

预防及调护

颈椎病常常反复发作,迁延难愈,因此,经过治疗临床症状缓解后,应该进行积极主动的预防和自我调护。

首先,在日常工作和生活中,经常更换体位。

其次,睡觉时,选用材质软硬适中、高度合适的枕头。枕头的厚度以侧卧时能够保持一侧肩宽的高度为好,切忌使用有特殊形状的定型枕或过高、过低的枕头睡觉。

最后,适度做一些肩背部、颈项部伸展运动,有助于缓解肌肉疲劳,增加筋的力量,提高颈椎的自身稳定性。

【临证要点】

1. 神经根型颈椎病疼痛、麻木的部位以及功能障碍的肌肉通常与皮节相符,中医综合治疗此病有较好的优势。

2. 脊髓型颈椎病往往有逐步加重的趋势,需严格把握保守治疗的适应证及手术的时机。

3. 交感型、椎动脉型及食道型颈椎病的诊断要在排除其他系统常见病的基础上加以确认。

4. 强调主动功能锻炼在颈椎病康复中的重要作用。

【诊疗流程】

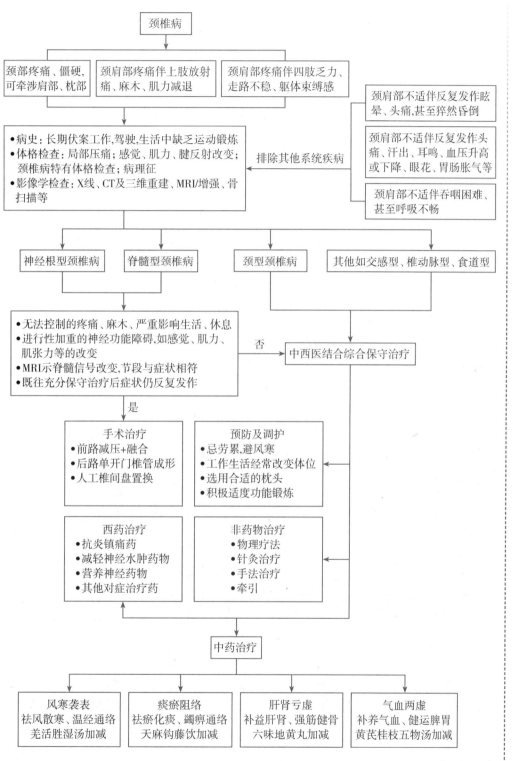

颈椎病

颈部疼痛、僵硬，可牵涉肩部、枕部

颈肩部疼痛伴上肢放射痛、麻木、肌力减退

颈肩部疼痛伴四肢乏力、走路不稳、躯体束缚感

颈肩部不适伴反复发作眩晕、头痛，甚至猝然昏倒

颈肩部不适伴反复发作头痛、汗出、耳鸣、血压升高或下降、眼花、胃肠胀气等

颈肩部不适伴吞咽困难、甚至呼吸不畅

• 病史：长期伏案工作，驾驶，生活中缺乏运动锻炼
• 体格检查：局部压痛；感觉、肌力、腱反射改变；颈椎病特有体格检查；病理征
• 影像学检查：X线、CT及三维重建、MRI/增强、骨扫描等

排除其他系统疾病

神经根型颈椎病　脊髓型颈椎病　　颈型颈椎病　　其他如交感型、椎动脉型、食道型

• 无法控制的疼痛、麻木、严重影响生活、休息
• 进行性加重的神经功能障碍，如感觉、肌力、肌张力等的改变
• MRI示脊髓信号改变，节段与症状相符
• 既往充分保守治疗后症状仍反复发作

否　　中西医结合综合保守治疗

是

手术治疗
• 前路减压+融合
• 后路单开门椎管成形
• 人工椎间盘置换

预防及调护
• 忌劳累,避风寒
• 工作生活经常改变体位
• 选用合适的枕头
• 积极适度功能锻炼

西药治疗
• 抗炎镇痛药
• 减轻神经水肿药物
• 营养神经药物
• 其他对症治疗药

非药物治疗
• 物理疗法
• 针灸治疗
• 手法治疗
• 牵引

中药治疗

风寒袭表
祛风散寒、温经通络
羌活胜湿汤加减

痰瘀阻络
祛瘀化痰、蠲痹通络
天麻钩藤饮加减

肝肾亏虚
补益肝肾、强筋健骨
六味地黄丸加减

气血两虚
补养气血、健运脾胃
黄芪桂枝五物汤加减

（谭明生）

？复习思考题

1. 简述颈椎病的常见分型。
2. 简述颈椎病的常用体格检查。
3. 简述需要与颈椎病鉴别诊断的疾病。
4. 患者男，33岁，平素劳累，常有乏力自汗、夜间睡眠较差。近3个月频繁加班，今日突觉右侧上肢自肩部、上臂后侧至前臂尺侧疼痛、麻木，自行休息缓解不佳。就诊于当地医院，行颈椎 MRI 平扫示：颈椎退行性变，$C_{6/7}$ 椎间盘突出，相应节段硬膜囊受压、椎管狭窄。舌淡，苔白，脉弦细。简述该患者的诊断及中医辨证论治。

第三节 冻 结 肩

培训目标

1. 掌握冻结肩的临床特点、诊断与鉴别诊断、治疗原则。
2. 熟悉冻结肩的理筋手法、针刺等治疗方法。
3. 了解冻结肩分期。

冻结肩又称肩关节周围炎，简称肩周炎，俗称五十肩、漏肩风等，属中医"肩痹""肩凝"等范畴，是肩关节周围肌肉、肌腱、滑液囊及关节囊的慢性损伤性炎症。因关节内、外粘连，而以肩部疼痛，功能活动受限为其临床特征。

【典型案例】

患者，女，57岁，退休，平日操持家务。右肩部疼痛伴活动受限2年，加重1个月。2年前患者无明显诱因出现右侧肩部周围疼痛，无明显上肢放射痛及麻木等，每于着凉、劳累后诱发，休息及自行膏药贴敷可以缓解。未予重视。1个月前患者自觉肩部疼痛加重，夜间尤甚，伴有手臂明显上举困难，无法梳头。体格检查：右侧肩关节僵硬，外展、后伸、上举明显受限，肩部可及广泛压痛，以喙突周围为著。患侧上肢感觉、肌力无明显异常。右肩关节 X 线检查示肩关节退行性变，右肩 MRI 平扫示肩关节退行性变，关节囊少量积液，无明显肩袖肌腱损伤。舌暗红，苔薄白，脉弦细。

问题一 通过上述问诊及查体，该患者的可疑诊断是什么？还需如何鉴别？

思路1 患者中年女性，平素家务劳累病史，无外伤史。右侧肩关节疼痛伴活动受限，疼痛局限在肩关节周围，影像学检查未见明显骨折、脱位及肌腱损伤。考虑肩关节周围炎，即冻结肩的诊断可能性大。

思路2 临诊时需与肩部、骨关节、软组织的损伤，及由此引起的肩关节活动受限的疾病相鉴别。此类患者都有明显外伤史，且可查到原发损伤，恢复程度一般较本病差。同时，要注意与颈椎病相区别，颈椎病虽有肩臂放射痛，但在肩部往往无明显压痛点,仅有颈部疼痛和活动障碍,肩部活动尚好。临床上亦有在颈椎病的基础上,患有冻结肩的,一般将此统称为"颈肩综合征"。

知识点 1

冻结肩分期

临床上往往可将本病分为急性期、粘连期、缓解期。

（1）急性期:病期约 1 个月,亦可以延续 2~3 个月。本期患者的主要临床表现为肩部疼痛,肩关节活动受限,是由于疼痛引起的肌肉痉挛,韧带、关节囊痉挛所致,但肩关节本身尚能有相当范围的活动度。

（2）粘连期:病期 3~6 个月。本期患者疼痛症状已明显减轻,其临床表现为肩关节活动严重受限。肩关节因肩周软组织广泛粘连,活动范围极小,外展及前屈运动时,肩胛骨随之摆动而出现耸肩现象。

（3）缓解期:此为本症的恢复期或治愈过程。本期患者随疼痛的消减,在治疗及日常生活劳动中,肩关节的挛缩、粘连逐渐消除而恢复正常功能。首先是旋外活动逐渐恢复,继之为外展和旋内等功能恢复。

问题二　根据该病的特点,应如何进行治疗?

思路　本病主要是非手术治疗。该患者现肩关节明显疼痛伴活动受限,进行性加重 2 个月,属于肩周炎粘连期。对症镇痛、手法松解、练功为重要的治疗方式。具体方案如下:洛索洛芬钠口服,每次 60mg ,每日 3 次,以止痛对症处理;盐酸乙哌立松口服,每次 50mg,每日 3 次,以缓解肌肉痉挛;手法松解治疗,每周 1 次,以松解肩关节周围粘连;爬墙练功锻炼,每天 2 次,以改善肩关节活动度。

知识点 2

解冻肩的常见治疗方案

（1）手法治疗:主要是通过被动运动,使粘连松解,增进活动范围。同时,需要注意手法的安全性,特别要排除手法的禁忌证,如合并急性损伤、骨质破坏等。

患者端坐位、侧卧位或仰卧位,术者先用撂法、揉法、拿捏法作用于肩前、肩后和肩外侧,用右手拇、食、中三指对握三角肌肌束,做垂直于肌纤维走行方向的拨法,再拨动痛点附近的冈上肌、胸肌以充分放松肌肉;然后术者左手扶住肩部,右手握住患手,做牵拉、抖动和旋转活动;最后帮助患肢做外展、内收、前屈、后伸等动作,以解除肌腱的粘连。手法治疗时会引起不同程度的疼痛,要注意用力适度,以患者能忍受为度。

若经上述治疗肩关节功能仍无改善者,可在全麻下进行手法松解。方法是一手按住肩部,另一手握住上臂,先使肱骨头内外旋转,然后慢慢外展肩关节,整个过程中可感到肩关节粘连撕开声。手法由轻到重,反复多次,直至肩关节达到正常活动范围。操作中手法要轻柔,防止暴力活动而造成肩部骨折或脱位。

手法完毕后,可以行关节腔内穿刺,抽出关节内积液,并注入 1% 利多卡因 10ml 加泼尼松龙 12.5mg。术后三角巾悬吊上肢,第二天即开始肩部活动练习,持续 2~3 个月,预后良好。

(2) 中药治疗:依具体情况辨证施治。风寒湿型者,治宜祛风散寒、除湿通络,方用蠲痹汤加减;瘀滞型者,治宜化瘀通络、蠲痹止痛,方用身痛逐瘀汤加减;气血虚型者,治宜调补气血、舒筋活络,方用黄芪桂枝五物汤加减。

也可使用非甾体抗炎药、肌肉松弛剂及镇静剂对症治疗;疼痛较重者也可用泼尼松龙加 1%~2% 利多卡因做痛点封闭。

(3) 针灸治疗:取肩外俞、曲池、外关等,也可"以痛为腧"取穴,结合艾灸,隔日或每日 1 次。

(4) 练功疗法:练功疗法是治疗过程中不可缺少的重要步骤,早期患者肩关节的活动减少,主要是由于疼痛和肌肉痉挛所引起,此时可加强患肢的外展、上举、内旋、外旋等功能活动;粘连僵硬期,患者可在早晚反复做外展、上举、内旋、外旋、前屈、后伸、环转等功能活动,如"内外运旋""叉手托上""手拉滑车""手指爬墙"等动作。锻炼必须酌情而行,循序渐进。持之以恒。否则,操之过急,有损无益。

(5) 物理治疗:可采用超短波、磁疗、热疗、电疗等。对老年患者,不可长期电疗,以防软组织弹性减低,反而有碍恢复。

(6) 手术治疗:经长期保守治疗无效者,可考虑手术治疗,手术方法主要有两种,分别是肱二头肌长头腱固定或移位术和喙肱韧带切除术。

知识点 3

解冻肩的预防与调护

肩关节遇外伤后要及时治疗,防止迁延不愈,变成慢性劳损,日久形成肩周炎。肩关节骨折、脱位等外伤后,要在医生指导下及时行肩关节功能锻炼,防止周围软组织的粘连。年近五十,肝肾亏虚,体质虚弱者,要避免肩关节过度劳累,防止寒冷潮湿的刺激,避免露肩吹风,适当行肩关节功能锻炼,防止肩周炎的发生。急性期以疼痛为主,肩关节被动活动尚有较大范围,应减轻持重,减少肩关节的活动;慢性期关节已粘连,关节被动活动功能严重障碍,肩部肌肉萎缩,要加强功能锻炼。肩周炎病程长、疗效慢,部分患者虽可自行痊愈,但时间长,痛苦大,功能恢复不全。因此,要鼓励患者树立信心,配合治疗,加强自主锻炼,以增进疗效,缩短病程,加速痊愈。

【临证要点】

1. 本病与肩袖损伤易混淆,必要时可行肩关节 MRI 检查以资鉴别。

2. 肩周炎不同分期的病理性质有差异,治疗目的与方法的选择亦有差异。

3. 肩周炎的病程较长,部分患者存在心理问题,健康宣教要重视。

【诊疗流程】

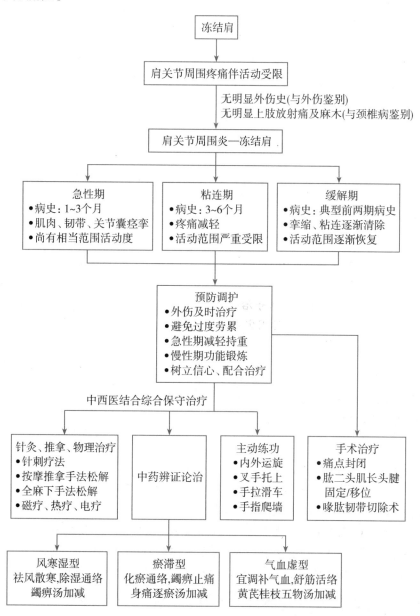

冻结肩

↓

肩关节周围疼痛伴活动受限

无明显外伤史(与外伤鉴别)
无明显上肢放射痛及麻木(与颈椎病鉴别)

肩关节周围炎—冻结肩

急性期
- 病史:1~3个月
- 肌肉、韧带、关节囊痉挛
- 尚有相当范围活动度

粘连期
- 病史:3~6个月
- 疼痛减轻
- 活动范围严重受限

缓解期
- 病史:典型前两期病史
- 挛缩、粘连逐渐清除
- 活动范围逐渐恢复

预防调护
- 外伤及时治疗
- 避免过度劳累
- 急性期减轻持重
- 慢性期功能锻炼
- 树立信心、配合治疗

中西医结合综合保守治疗

针灸、推拿、物理治疗
- 针刺疗法
- 按摩推拿手法松解
- 全麻下手法松解
- 磁疗、热疗、电疗

中药辨证论治

主动练功
- 内外运旋
- 叉手托上
- 手拉滑车
- 手指爬墙

手术治疗
- 痛点封闭
- 肱二头肌长头腱固定/移位
- 喙肱韧带切除术

风寒湿型
祛风散寒,除湿通络
蠲痹汤加减

瘀滞型
化瘀通络,蠲痹止痛
身痛逐瘀汤加减

气血虚型
宜调补气血,舒筋活络
黄芪桂枝五物汤加减

(移 平)

扫一扫，
测一测

PPT 课件

06章04节PPT

❓ 复习思考题

1. 简述"冻结肩"的分期。

2. 简述肩周炎的鉴别诊断。

3. 简述肩周炎的针刺治疗穴位。

4. 简述肩周炎的手法治疗方式。

5. 患者，女，58 岁，左侧肩部疼痛伴活动受限 2 周，夜间疼痛加剧。手臂上举困难，肩关节外展、后伸、上举明显受限，喙突周围可及压痛。舌质暗苔薄白，脉细涩。该患者的诊断是什么？中医辨证论治如何？

第四节　肱骨外上髁炎

📖 培训目标

1. 掌握肱骨外上髁炎的病因病理、临床表现与诊断、鉴别诊断。

2. 掌握肱骨外上髁炎的治疗方案。

肱骨外上髁炎是前臂伸肌总腱起点受到反复牵拉，导致肘关节外上髁部的局部性疼痛，并影响伸腕和前臂旋转功能的慢性劳损性疾病，属于中医"伤筋""筋痹""肘劳"范畴。本病临床主要表现为肱骨外上髁处疼痛，压痛明显，甚者向前臂外侧扩散，患手力量减弱，肘关节屈伸活动不受限制。本病发病缓慢，右侧多见，好发于长期反复用力做肘部活动者，如砖瓦工、木工、水电工、厨师、家政主妇、网球运动员等，因网球运动员较常见，故临床上又称网球肘。

【典型案例】

患者，女，52 岁，家政服务员。以"右肘部疼痛 1 个月余，加重 1 周"为主诉就诊。患者于 1 个月前出现右肘部外侧酸痛，提物或拧衣服时疼痛加重，休息后症状缓解，未治疗。近 1 周因过度劳累右肘部外侧疼痛加重，不能做握拳、旋转前臂动作，握物无力，遂来就诊。发病以来，无发热及心慌胸闷等不适，饮食正常，睡眠尚可，二便正常。VAS 评分 5 分。查体：右肘部无肿胀、畸形，右肘肱骨外上髁处及桡骨小头高点压痛明显，握拳、伸腕、前臂旋前时右肘部外侧疼痛明显，Mill 征试验阳性。右肘关节正侧位 X 线片未见异常。舌质暗红，苔黄，脉弦涩。

问题一　根据患者的问诊情况和查体，初步诊断是什么？

思路　患者从事家政服务，肘部长期反复用力。右肘部外侧疼痛，握拳、伸腕及前臂旋转时疼痛加重，休息后可缓解。查体可见右肘肱骨外上髁处及桡骨小头高点压痛明显，Mill 征试验阳性。可初步诊断为右肱骨外上髁炎。

知识点 1

肱骨外上髁炎的诊断标准

（1）中医诊断标准

参照《中医病证诊断疗效标准》（国家中医药管理局发布，南京大学出版社，1995 年）。

1）多见于特殊工种或职业，如砖瓦工、网球运动员或有肘部损伤病史者。

2）肘外侧疼痛，疼痛呈持续渐进性发展。拧衣服、扫地、端壶倒水时疼痛加重，常因疼痛而致前臂无力，握力减弱，甚至持物落地，休息时疼痛明显减轻或消失。

3）肘外侧压痛，以肱骨外上髁处压痛为明显，前臂伸肌群紧张试验阳性，伸肌群抗阻试验阳性。

（2）西医诊断标准

参照《临床诊疗指南·疼痛学分册》（中华医学会编著，人民卫生出版社，2007 年）。

1）常缓慢起病，多见于特殊工种或职业，如木工、钳工、矿工、网球运动员、打字员等。

2）因肘关节的受累，而导致肘关节疼痛，用力或劳累后疼痛加重，休息后减轻。

3）握拳、伸腕及旋转动作可引起肱骨外髁处疼痛加重。

4）查体有肱骨外上髁、桡骨头及二者之间局限性、极敏锐的压痛，皮肤无炎症，肘关节活动不受影响。

5）伸肌腱牵拉试验（Mill 征）阳性。

6）肘关节 X 线正侧位片证实无骨质病变，有时可见钙化阴影、肱骨外上髁粗糙、骨膜反应等。

问题二 患者就诊症状考虑是如何发生的？

思路 患者从事家政服务，右肘关节长期低强度、重复性使用产生肌肉疲劳，肱骨外上髁伸肌总腱起点受到过度牵拉刺激，引起部分撕裂，导致出血，进而产生慢性无菌性炎症或局部滑膜增厚、滑膜炎等，影响局部组织血液循环，故引发此病。

知识点 2

肱骨外上髁炎的病因病理

最常见的病因是伸肌总腱的撕裂，前臂多度旋前或旋后，被动牵拉伸肌（握拳）和主动收缩伸肌（伸腕）将对外上髁伸肌总腱起点产生张力，反复这种动作即可引起该处的慢性损伤。

由于这些部位被经常牵拉、撕裂，导致出血，周围组织中有钙离子沉积，使局部组织粘连、机化、钙化或骨化引起无菌性炎症，反复活动腕部的动作可导致这种损伤。该病基本病理变化是慢性损伤性的无菌性炎症,炎症局限,但痛点不同:肱骨外上髁炎,是以筋膜、骨膜炎为主;外上髁与桡骨头间,是以肌筋膜炎或肱桡关节滑膜炎为主,伸肌总腱深处有一细小的血管神经束,穿过肌腱和筋膜时被卡压,周围有炎性细胞浸润及瘢痕组织形成,形成产生症状的病理基础。局部粘连和瘢痕组织的形成,可影响局部组织血液循环,使病变局部的肌肉和肌腱无法得到充足的代偿,形成慢性迁延性病变。

问题三　根据上述资料,能否明确患者诊断? 需与哪些疾病鉴别?

思路　患者以右肘部外侧疼痛为主症,握拳、伸腕及前臂旋转时疼痛加重。查体可见右肘肱骨外上髁处及桡骨小头高点压痛明显,Mill 征试验阳性。据上述症状、体征,故可诊断为右肱骨外上髁炎。

知识点 3

鉴 别 诊 断

(1) 肱骨内上髁骨炎:肘痛部位在肱骨内上髁,屈肌群劳损所致,因高尔夫球运动员多见,故又称为高尔夫球肘,而网球肘痛在外侧。

(2) 骨化性肌炎:疼痛部位较广泛,多伴有功能障碍,X 线检查可确诊。

问题四　该患者可以采取哪些治疗?

思路　该患者肱骨外上髁炎诊断明确,可采用中西医综合保守治疗方式。患者痛有定处、劳累时加重,舌暗红、脉弦涩,可辨证为瘀血阻络。口服方药以活血化瘀止痛为主。西医予消炎止痛治疗为主。此外,还可配合针灸、推拿、小针刀、局部封闭等其他物理治疗。如若治疗效果欠佳,甚至加重,则需予矫形支具局部制动休息保护或手术治疗。

知识点 4

肱骨外上髁炎的综合治疗

(1) 中药:风寒阻络者,治宜祛风散寒通络,方以防风汤加减;湿热内蕴者,治宜清热化湿止痛,方以四妙丸加减;气血亏虚者,治宜益气血、补肝肾、止痹痛,方以独活寄生汤加减;瘀血阻络者,治宜活血化瘀止痛,方以身痛逐瘀汤加减。

(2) 针刺:取肘髎、曲池、尺泽、手三里、合谷、阿是穴。瘀血阻络者,可配以膈俞、血海;气血亏虚者,可配以足三里。肘髎、曲池、尺泽、手三里、合谷等腧穴施以平补平泻手法,膈俞、血海等腧穴行提插捻转泻法,足三里予以重插轻提补法,阿是穴可做多向透刺或多针齐刺,留针 30 分钟。每天治疗 1 次。

（3）灸法：肘髎、曲池、尺泽、手三里、合谷等腧穴可采用温和灸、回旋灸，每穴距皮肤 2~3cm 施灸 10~15 分钟，以皮肤红晕为度，每日治疗 1 次；膈俞、血海等腧穴可采用雀啄灸，每穴距皮肤 2~3cm 施灸 15~20 分钟，以皮肤红晕为度，每日治疗 1 次。足三里穴可采用直接灸法，连续灸 3~5 壮，隔日 1 次。另外，曲池、手三里、合谷等腧穴也可选用隔物灸法，连续灸 3~5 壮，隔日 1 次。肘髎、曲池、尺泽等腧穴也可选用温针灸法，选取的穴位针刺得气后，连续施灸 2~3 壮，留针 30 分钟，每日 1 次。

（4）推拿：先用㨰法、按法、揉法等手法作用于肘部，继以弹拨法、擦法及一指禅推法等手法作用于曲池、肘髎、手三里、手五里、阿是穴、合谷等腧穴。每次治疗 10~15 分钟，每日或隔日 1 次。

（5）小针刀：用拇指找准压痛点，做好标识，常规消毒后，按照小针刀进针四步法进针，按纵形切开分解粘连，顺前臂伸肌肌腱纵轴做条线状松解，出针后，针刀口用无菌纱布贴敷。7 天治疗 1 次。

（6）封闭疗法：将醋酸泼尼松龙 1ml 和 2% 普鲁卡因 1ml（如普鲁卡因皮试阳性改用利多卡因），注入注射器混匀，与肱骨外上髁压痛点进行局部皮下注射。

（7）手术：对于极少数顽固的病例采用外科手术治疗，常用的手术方法有：总伸肌腱肌皮微血管神经束切除术、环状韧带部分切除术、桡侧腕短伸肌延长术等。

问题五 该患者日常应注意什么？

思路 该患者确诊肱骨外上髁炎，应注意患肢的制动，避免肘关节的反复屈伸，积极配合治疗。在日常生活中，应忌劳累、避风寒，积极适度行肌力强度训练以提高肌肉力量。

知识点 5

肱骨外上髁炎的日常调护

（1）注意局部保暖，防止寒冷刺激。

（2）避免从事拧衣、提物、打字等腕力劳动较多的活动，可根据情况改变原有劳动姿势，这有益于本病的康复。

（3）患者可配合自我按摩推拿，这对本病的治疗、康复是一种积极的措施。

【临证要点】

1. 肱骨外上髁炎好发于长期反复用力做肘部活动者，应注意职业史的问诊。

2. 本病多以针灸、中药及手法治疗为主，辅以局部封闭疗法，治疗期间应注意避免做旋拧动作，同时每日应主动进行功能锻炼。

【诊疗流程】

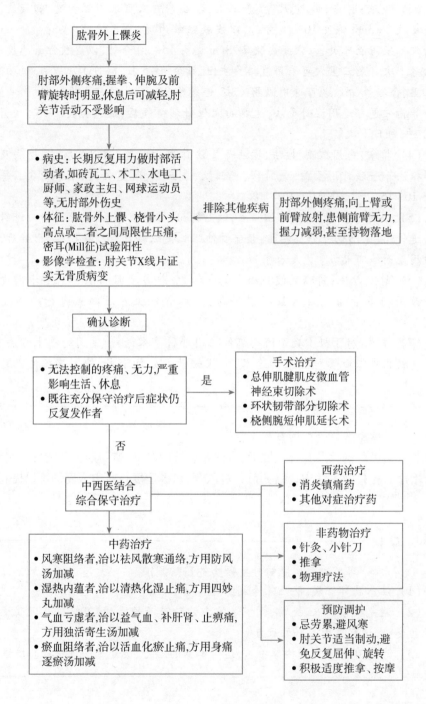

肱骨外上髁炎

↓

肘部外侧疼痛,握拳、伸腕及前臂旋转时明显,休息后可减轻,肘关节活动不受影响

↓

- 病史:长期反复用力做肘部活动者,如砖瓦工、木工、水电工、厨师、家政主妇、网球运动员等,无肘部外伤史
- 体征:肱骨外上髁、桡骨小头高点或二者之间局限性压痛,密耳(Mill征)试验阳性
- 影像学检查:肘关节X线片证实无骨质病变

← 排除其他疾病 ← 肘部外侧疼痛,向上臂或前臂放射,患侧前臂无力,握力减弱,甚至持物落地

↓

确认诊断

↓

- 无法控制的疼痛、无力,严重影响生活、休息
- 既往充分保守治疗后症状仍反复发作者

—是→ 手术治疗
- 总伸肌腱肌皮微血管神经束切除术
- 环状韧带部分切除术
- 桡侧腕短伸肌延长术

↓否

中西医结合综合保守治疗

→ 西药治疗
- 消炎镇痛药
- 其他对症治疗药

→ 非药物治疗
- 针灸、小针刀
- 推拿
- 物理疗法

中药治疗
- 风寒阻络者,治以祛风散寒通络,方用防风汤加减
- 湿热内蕴者,治以清热化湿止痛,方用四妙丸加减
- 气血亏虚者,治以益气血、补肝肾、止痹痛,方用独活寄生汤加减
- 瘀血阻络者,治以活血化瘀止痛,方用身痛逐瘀汤加减

→ 预防调护
- 忌劳累,避风寒
- 肘关节适当制动,避免反复屈伸、旋转
- 积极适度推拿、按摩

(苏再发)

复习思考题

1. 肱骨外上髁炎的病因病理是什么?
2. 肱骨外上髁炎的鉴别诊断有什么?
3. 肱骨外上髁炎的临床表现是什么?

扫一扫,
测一测

第五节 腕管综合征

PPT 课件

06章05节PPT

 培训目标

1. 掌握腕管综合征的临床特点、诊断与鉴别诊断、治疗原则。
2. 掌握理筋手法、针刺等常用骨伤技术在腕管综合征中的应用。
3. 熟悉腕管综合征常见手术方式。

　　腕管综合征是正中神经在腕管内受压,发生手指麻木、疼痛及(或)大鱼际肌萎缩,是周围神经卡压综合征中最为常见的一种。腕管综合征常见于中年女性及妊娠期,右侧多于左侧。女性为男性的 5 倍,双侧发病者占 1/3~1/2。本病属"筋痹"范畴。

【典型案例】

　　患者,女,50 岁,服装厂员工,平素长期从事手工劳作。患者约半年前无明显诱因右手掌和手指出现麻木、针刺、烧痛感。手劳动后加剧,休息后减轻。右手 5 个手指感觉减弱,桡侧 3 个手指较明显。1 个月前症状加剧,刺痛感向前臂放射。在夜间症状加剧而影响睡眠。右手掌较左手干瘪。体格检查:右手鱼际肌萎缩,手掌、拇指、食指、中指及环指桡侧半指腹皮肤感觉迟钝,压迫或叩击右侧腕横韧带、背伸腕关节时疼痛加重,拇短展肌及拇对掌肌的肌力减弱,右侧 Tinel 征阳性,右侧屈腕试验阳性,双侧椎间孔挤压试验、臂丛牵拉试验阴性,病理征阴性,右手各指血运正常。舌暗红,苔薄白,脉弦紧。

　　问题一　通过上述问诊及查体,该患者的可疑诊断是什么?

　　思路　患者约半年前无明显诱因右手掌和手指出现麻木、针刺、烧痛感。提示罹患腕部软组织疾患的可能性大。查体右侧背伸腕关节时疼痛加重,Tinel 征阳性,屈腕试验阳性,特定皮肤区域感觉减退及肌肉萎缩、肌力减退,病理征阴性,提示神经根受压的可能。综合分析考虑腕管综合征可能性大。

 知识点 1

腕管综合征常用体格检查

　　(1) 神经叩击试验:即在腕韧带近侧缘处用手指叩击正中神经部位,拇指、食指、中指三指有放射痛者为阳性。

（2）屈腕试验：双肘搁于桌上，前臂与桌面垂直，两腕自掌弯曲，此时正中神经被压在腕横韧带近侧缘，腕管综合征患者很快出现疼痛。

问题二　经过病史和查体，该患者初步考虑腕管综合征，为进一步明确诊断应进行何种辅助检查？

思路　为进一步明确诊断，应进行肌电图检查。

 知识点 2

肌电图检查

在近侧腕掌横纹正中神经部位，置一双极电极，测定拇对掌肌或拇短展肌处的运动纤维传导时间。正常速度小于 5 毫秒，腕管综合征可长达 20 毫秒。本检查可用于手术前后对比和腕关节以上正中神经疾患的鉴别诊断。

问题三　根据上述资料，能否明确患者诊断？ 需要与哪些疾病鉴别？

思路 1　患者右手掌和手指出现麻木、针刺、烧痛感，查体 Tincl 征阳性，屈腕试验阳性。结合肌电图检查，故腕管综合征诊断成立。

思路 2　临床诊断时，需与末梢神经炎、神经根型颈椎病鉴别。

知识点 3

腕管综合征鉴别诊断

（1）末梢神经炎：以手指麻木为主，疼痛较轻，多为双手，呈对称性感觉障碍。

（2）神经根型颈椎病：疼痛呈放射性，从颈部、肩部向远端放射，患者同时有颈部、肩部、上肢及手的症状，疼痛与颈部活动有一定关系，颈椎 X 线片及 CT 可显示颈椎退行性变，相应神经孔狭窄，疼痛感觉障碍范围广。腕管综合征表现为夜间手指疼痛，屈腕试验阳性。

问题四　该患者需要采取什么治疗方法？

思路　该患者腕管综合征诊断明确，可先严格采用中西医综合保守治疗方式。该患者长期从事手工劳作，慢性劳损，损伤筋络，使经络受阻，气滞血瘀，筋骨关节失去津液的温煦濡养，造成不荣则痛，不通则痛。舌暗红、苔薄白、脉弦紧，可辨证为气滞血瘀型，治宜祛瘀通络，方可用补阳还五汤加减。局部可采用针灸、推拿等手法配合口服非甾体抗炎药、糖皮质激素、神经营养药等。如治疗过程中，疼痛缓解欠佳，甚至加重，则需要考虑手术治疗。

 知识点 4

腕管综合征的综合治疗

腕管综合征的治疗方法分为手术和非手术两大类，对轻、中度腕管综合征，一般先采取非手术治疗。重度腕管综合征对慢性疼痛难忍,症状持久,反复发作者,经非手术治疗无效的个别病例可行手术治疗,余患者皆可首先选择采用非手术治疗方法。

（1）休息和改变不良姿势:本病具有自限性,使腕部充分休息和改变不良习惯,症状可得到缓解。

（2）腕关节夹板:佩戴腕关节夹板,可以限制患处活动,使其充分休息,佩戴时腕关节处于中立位。

（3）口服药物:常用的药物包括非甾体抗炎药、糖皮质激素、神经营养药、利尿剂等。此类药物具有减轻局部水肿、消炎止痛、利尿等作用,但长期服用不良反应明显。

（4）封闭治疗:临床上常用类固醇类药和麻醉药局部封闭治疗腕管综合征,以减轻腕管类水肿和炎症反应,临床上应用疗效显著,可以明显缓解症状。

（5）中药内服治疗:根据本病气滞血瘀,脉络不通的病因病机,治疗上方药多选用具有活血化瘀通络功效的药物。方用活血通络止痛的舒筋活血汤或调养气血、温经通络功效的当归四逆汤。

（6）针灸:针灸治疗腕管综合征具有起效迅速、疗效显著、安全有效的特点,一般选取手厥阴心包经上的穴位,如劳宫、大陵及阿是穴等。配合灸法热力深透的特点,可直达病所,激发体内经气,灸法不仅具有温经通络、活血散瘀之功,灸疮还对穴位有持久性刺激,较单纯针刺治疗见效更快,且持续稳定。

（7）针刀治疗:针刀目前广泛用于治疗腕管综合征,具有微创的特点,并且能够有效避免手术瘢痕过长导致再次卡压等问题。最大限度地保留腕横韧带的功能。

（8）推拿:推拿治疗手法丰富,包括按、揉、拔、摇、擦、搓等手法,手法治疗具有活血化瘀、疏经通络之效,通过手法恢复腕管综合征正常的解剖结构,从而降低腕管内压力,减轻对正中神经的压迫,改善麻木、疼痛等症状。

（9）手术治疗:切开松解目前的争议最少,且应用广泛。手术切口一般采用小鱼际桡侧缘凸向尺侧的弧形切口。

问题五 该患者的日常调护注意事项有哪些?

思路 该患者确诊腕管综合征,在发作时应积极休息、配合治疗。在日常生活中,应劳逸结合,改变不良的姿势,加强手部功能锻炼等。

知识点5

腕管综合征预防及调护

（1）注意手部姿势的使用,尽量使手腕伸直,不要弯曲,但也不要过度伸展,保持良好的操作姿态是避免相关损伤的最佳方法。

（2）积极进行肢体训练,对已增生的滑膜有"减肥"的作用。

（3）多吃谷类和新鲜蔬菜,避免食用生冷食品、奶制品、油炸和腌制食品及烟酒等刺激性物质。

【临证要点】

1. 腕管综合征容易与末梢神经炎、神经根型颈椎病混淆,临床中应注重体格检查,结合患者的症状加以鉴别。

2. 手部姿势的调整对于腕管综合征患者的治疗有重要作用。

3. 腕管综合征大多无须手术,中医综合治疗有较大优势。

【诊疗流程】

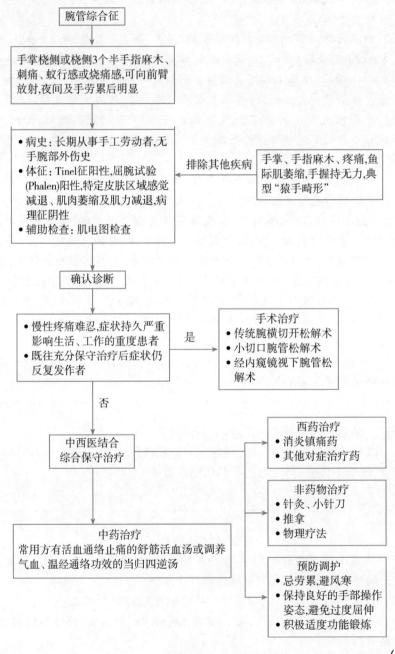

（苏再发）

复习思考题

1. 腕管综合征的临床表现和初步诊断是什么？
2. 腕管综合征的发病原因是什么？

扫一扫，
测一测

扫一扫 测一测

第六节 狭窄性腱鞘炎

一、桡骨茎突狭窄性腱鞘炎

PPT 课件

06章06节01

 培训目标

1. 掌握桡骨茎突狭窄性腱鞘炎的临床特点与诊断。
2. 掌握桡骨茎突狭窄性腱鞘炎的中西医诊疗方案。

桡骨茎突狭窄性腱鞘炎多见于腕部操作的劳动者，女多于男。起病多缓慢，逐渐加重，也有突然发生症状者。其主要表现为桡骨茎突部局限性疼痛，可放射至手、肘或肩臂部，活动腕部及拇指时疼痛加重。有时伸拇受限。检查时桡骨茎突处明显压痛，局部皮下可触及一硬结。握拳尺偏试验阳性。

【典型案例】

患者，女，52 岁，手套厂工人，因"右腕部疼痛、活动不利 2 个月"就诊，无外伤史。查体：右腕关节活动稍受限，无明显肿胀，肤温正常，右腕关节桡骨茎突处可触及一米粒大小结节，压痛(＋)。握拳尺偏试验阳性，X 线摄片检查未见明显改变。舌淡红，苔薄白，脉弦涩。

问题一 根据上述主诉及查体，该患者可疑诊断是什么？

思路 患者中年女性，有腕部劳损病史，右腕关节疼痛伴活动受限，右腕关节桡骨茎突处可触及一米粒大小结节，压痛(＋)，无外伤史，握拳尺偏试验阳性，提示可能桡骨茎突狭窄性腱鞘炎。

 知识点 1

信息采集要点、症状及体征

本病起病多较缓慢，初起时腕关节桡侧桡骨茎突处局限性疼痛，腕关节及拇指活动稍受限，提物乏力，尤其不能做提壶倒水等动作，休息时减轻，活动后加重。体检时于患侧桡骨茎突处有隆起，或可触及一米粒大小的结节状物，局部压痛明显。部分患者局部微红、肿、热，疼痛可放射至手部。握拳尺偏试验阳性。

笔记

问题二　考虑桡骨茎突狭窄性腱鞘炎后,还需与哪些疾病鉴别? 如何鉴别?

思路　患者腕部桡侧疼痛,可能出现这个症状的疾病除桡骨茎突腱鞘炎外还有腕骨骨折(特别是腕舟骨骨折)以及腕部腕骨间关节错缝等情况,需要进行鉴别。

 知识点 2

桡骨茎突狭窄性腱鞘炎的鉴别诊断

　　本病需与腕骨骨折及腕骨间关节错缝相鉴别。前者有外伤史,腕桡侧疼痛,鼻烟窝处肿胀,压痛明显,X 线片或 CT 检查可以明确诊断。后者也有外伤史,表现为腕部疼痛、可有肿胀,MRI 对诊断有帮助。

问题三　该患者应该采取何种治疗方法?

思路　该患者桡骨茎突狭窄性腱鞘炎诊断明确,因劳损导致,属慢性筋伤。治疗上可以选择非手术为主,效果不佳时可行手术松解。

知识点 3

桡骨茎突狭窄性腱鞘炎的治疗方式

　　以手法治疗为主,配合针灸、针刀、药物等疗法,必要时行腱鞘松解术。

　　(1) 理筋手法

　　患者正坐,术者一手托住患手,另一手于腕部桡侧疼痛处及其周围做上下来回的按摩、揉捏;然后按压手三里、阳溪、合谷等穴,并弹拨肌腱 4~5 次;再用左手固定患肢前臂,右手握住患手,在轻度拔伸下缓缓旋转及屈伸腕关节;最后用右手拇、食二指捏住患手拇指末节,向远心端拉伸。其具有舒筋解粘、疏通狭窄的作用。结束前在按摩患处一次。理筋手法每日或隔日一次。

　　(2) 针灸治疗

　　取阳溪为主穴,配合谷、曲池、手三里、列缺、外关等,得气后留针 15 分钟,隔日 1 次。

　　(3) 小针刀疗法

　　针刀刀口线和桡动脉平行,在鞘内纵行疏剥,病情严重者,亦可刺穿腱鞘使刀口接触骨面,刀身倾斜,将腱鞘从骨面上剥离铲起,出针,针孔按压至不出血为止。注意勿伤及桡动脉和神经支。

　　(4) 药物疗法

　　内服药:治宜调养气血,舒筋活络为主,可用桂枝汤加当归、何首乌、威灵仙等。

　　外用药:可用海桐皮汤煎水熏洗。

　　(5) 注射疗法

　　用醋酸泼尼松龙 25mg、2% 利多卡因 1ml、生理盐水 1ml 做鞘管内注射,每周 1 次,共 3 次。对早期病例,效果较好。

（6）手术治疗

病程较长，上述疗法未见效果者，可行腱鞘松解术，在局麻下纵行切开腕背韧带和腱鞘（不缝合），解除对肌腱的卡压，缝合皮肤切口。

知识点 4

预防与调护

患者平时做手部动作要缓慢，尽量脱离手腕部过度活动的工作，少用凉水，以减少刺激。疼痛严重时，可用夹板或硬纸板将腕关节固定于桡偏、拇指伸展位3~4周，以限制活动，可缓解症状。

【临证要点】

1. 桡骨茎突狭窄性腱鞘炎属于慢性劳损性疾病，中医综合治疗有较大优势。
2. 如病情严重经保守治疗无效，可再行切开手术治疗。
3. 痊愈后注意减少腕部劳损。

【诊疗流程】

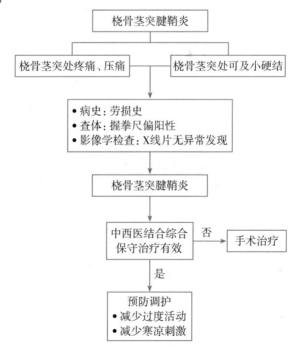

复习思考题

1. 请简述桡骨茎突狭窄性腱鞘炎的临床特点。
2. 请简述桡骨茎突狭窄性腱鞘炎的治疗思路与治疗方式。
3. 请简述桡骨茎突狭窄性腱鞘炎的预防与调护。

扫一扫，
测一测

PPT 课件

二、屈指肌腱腱鞘炎

培训目标

1. 掌握屈指肌腱腱鞘炎的临床特点与诊断。
2. 掌握屈指肌腱腱鞘炎的治疗方案。

屈指肌腱腱鞘炎可发生于不同年龄,多见于妇女及手工劳动者,亦可见于婴儿及老年人。以拇指、食指和中指受累较多见,最常见于拇指,少数患者为多个手指同时发病。主要表现为手指屈伸活动时有弹响,又称"弹响指""扳机指"。

【典型案例】

患者,女,48 岁,菜市场销售,因"右手拇指疼痛伴屈伸不利 3 个月"就诊。自述无外伤史。查体:右手拇指无明显肿胀,肤温正常,右手拇指掌指关节掌侧可触及一米粒大小结节,压痛(+),右手拇指屈伸稍有受限,伴有弹响声,晨起及劳累后症状加重。X 线摄片检查未见明显改变。舌暗红,苔薄白,脉弦紧。

问题一 根据上述主诉及查体,该患者诊断是什么?

思路 患者中年女性,有手部劳损病史,右手拇指疼痛伴屈伸不利,活动时伴有弹响声,右手拇指掌指关节掌侧可触及一米粒大小结节,压痛(+),伴有弹响,自述无外伤史,X 线摄片检查未见明显改变,提示诊断为拇指屈指肌腱腱鞘炎。

知识点 1

临床表现和诊断要点

屈指肌腱腱鞘炎起病多较缓慢,常有劳损病史,好发于家庭妇女和手工操作的工人等。初起时掌指关节掌侧局限性酸痛,患指屈伸困难,活动后即消;逐步出现弹跳动作,后期患指疼痛,不能屈伸,终日有闭锁。以晨起或手工劳动后和用凉水后症状加重,活动或热敷后减轻。体检时于患指掌骨头掌侧皮下可触及一米粒大小的结节状物,手指屈伸时可感到结节状物滑动及弹跳感,有时有弹响,局部压痛明显。由于屈伸受限,给工作和生活带来严重不便,严重者手指多固定于伸直位不能屈曲或固定于屈曲位不能伸直,需要健手帮助伸直。影像学检查常常未见明显改变。

问题二 根据上述资料,患者的诊断还需与哪些疾病鉴别?

思路 在诊断屈指肌腱腱鞘炎的过程中,还需要与手腕部腱鞘囊肿、桡骨茎突狭窄性腱鞘炎等疾病相鉴别。

知识点 2

屈指肌腱腱鞘炎的鉴别诊断

（1）手腕部腱鞘囊肿：多发生于腕背侧，少数在掌侧。最好发的部位是指总伸肌腱桡侧的腕关节背侧关节囊处，其次是桡侧腕屈肌腱和拇长展肌腱之间。检查时可摸到一外形光滑，张力较大的包块，有轻度压痛。有囊样感或波动感。B 超检查即可明确。

（2）桡骨茎突狭窄性腱鞘炎：是出现在腕部拇指一侧的骨突（桡骨茎突）处，表现为骨突周围有明显的疼痛和拇指活动受阻，局部压痛。自我检查时可把拇指紧握在其他四指内，并向腕的内侧做屈腕活动，则桡骨茎突处出现剧烈疼痛。

问题三 该患者需要采取什么治疗方法？

思路 该患者屈指肌腱腱鞘炎诊断明确，属于慢性劳损性疾病，中医综合治疗有较大优势，治疗以外治为主，手法治疗效果明显，配合针灸、针刀、药物等疗法，如经非手术治疗效果不佳，严重影响工作和生活，可考虑手术治疗。

知识点 3

屈指肌腱腱鞘炎的治疗方式

（1）**理筋手法**：术者左手托住患侧手腕，右手拇指在结节部做按揉弹拨，横向推动，纵向拨筋等动作，轻缓伸屈掌指关节，最后握住患指末节向远端迅速拉开，如有弹响声则效果更好。每日或隔日 1 次。施用理筋手法要适当，对晚期硬结比较明显者尽量不用，以免适得其反。

（2）**针灸治疗**：取结节部及周围痛点针刺，隔日 1 次。

（3）**小针刀疗法**：以结节为中心，局麻后，用小针刀平行于肌腱方向刺入结节部，沿肌腱走行方向做上下挑割，不要向两侧偏斜，否则可损伤肌腱、神经和血管。如弹响已消失，手指活动恢复正常，则表示已切开腱鞘。若创口小者可不缝合，以无菌纱布加压包扎即可。

（4）**药物疗法**：治宜活血化瘀、消肿止痛，或补气养血、温经散寒，方用活血止痛汤或黄芪桂枝五物汤加减。外用药可用扶他林或辣椒碱外涂，或海桐皮汤煎水熏洗。

（5）**注射疗法**：用得宝松 1ml、2% 利多卡因 1ml、生理盐水 1ml 做鞘管内注射，每周 1 次，共 3 次。对早期病例，效果较好。

（6）**手术治疗**：病程较长，反复发作，严重影响患者的工作和生活，保守治疗效果不佳者应采用手术治疗行腱鞘松解术。

问题四 该患者平时需要如何预防与调护？

思路 该患者平时做手部动作要缓慢，避免劳累，避免腕部过度活动，少用凉水，以减少局部刺激。对发病时间短，疼痛严重的患者更要充分休息，有助于损伤肌腱的恢复。

知识点 4

屈指肌腱腱鞘炎的预防与调护

（1）了解清楚病情的原因及预防措施。

（2）手部保温,避免长时间接触凉水,以防腱鞘痉挛引起疼痛。

（3）避免手腕长时间过度用力和长时间重复某一动作,以防引起肌腱和腱鞘劳损。

温水浸泡可缓解腱鞘痉挛,随时观察皮肤变化,防止烫伤。

【临证要点】

1. 屈指肌腱腱鞘炎属于慢性劳损性疾病,中医综合治疗有较大优势。

2. 施用理筋手法要适当,对晚期硬结比较明显者尽量不用,以免适得其反,可采用注射疗法或小针刀治疗。

3. 如病情严重经保守治疗无效,可再行手术治疗。

【诊疗流程】

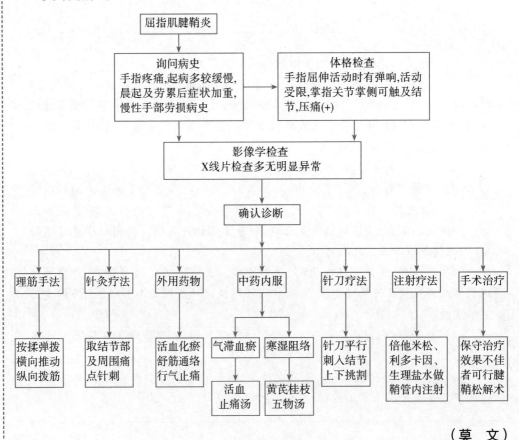

（莫　文）

复习思考题

1. 简述指屈肌腱腱鞘炎的临床特点。
2. 简述指屈肌腱腱鞘炎的治疗思路与治疗方式。
3. 简述指屈肌腱腱鞘炎的预防与调护。

扫一扫，
测一测

第七节 肱二头肌长头腱鞘炎

PPT 课件

06章07节PPT

 培训目标

1. 掌握肱二头肌长头腱鞘炎的临床特点、诊断与鉴别诊断、治疗原则。
2. 熟悉肱二头肌长头腱鞘炎常见手术方式。
3. 掌握理筋手法、针刺等常用骨伤技术在肱二头肌长头腱鞘炎中的应用。

　　肱二头肌长头腱鞘炎是肱二头肌长头肌腱在鞘内长期遭受摩擦劳损而发生退变、粘连，使肌腱滑动功能发生障碍及疼痛的病变。多见于中年人，临床主要表现为三角肌保护性痉挛，局部肿胀，疼痛及压痛，活动加重，休息好转。本病属"筋痹"范畴。

【典型案例】

　　患者，男，53 岁，家装公司员工。患者 1 年前搬运重物后出现右肩关节疼痛，活动受限，疼痛位于前肩部，可向上臂放射，于夜间及活动时明显。体格检查：右肩部肌肉略紧张，主动或被动活动右肩关节均可引起疼痛，肱骨结节间沟内肱二头肌肌腱长头部位局限性深压痛，外展外旋运动明显受限。肱二头肌抗阻力试验（Yergason test）阳性，Speed 试验（Speed test）阳性，椎间孔挤压试验、臂丛牵拉试验阴性，病理征阴性。舌暗红，苔薄白，脉弦紧。

问题一　通过上述问诊及查体，该患者的可疑诊断是什么？

　　思路　结合上述病史、症状、查体提示，肱二头肌长头腱损伤可能，综合分析考虑肱二头肌长头腱鞘炎可能性大。患者 53 岁，存在 1 年前搬重物受伤史，而肱二头肌长头腱鞘炎好发于 40 岁以上的中年人。该病主要表现为肩前疼痛并可向上臂和颈部放射，肩部活动时加重，常将上臂紧贴身体，避免上肢旋转活动，休息时缓解，患者症状与其相符，且患者肱骨结节间沟内的肱二头肌肌腱长头部位局限性深压痛，肱二头肌抗阻力试验、Speed 试验阳性。

知识点 1

常用体格检查

（1）肱二头肌抗阻力试验（Yergason test）：即抗阻力屈肘旋后位时，肩部前内侧疼痛为阳性。

（2）Speed 试验（Speed test）：患者前臂旋后，肘部伸直，患臂前屈 90°，检查者施加一定阻力，患者继续前屈臂部，可出现肱二头肌长头腱沟处疼痛或上臂疼痛及肩关节前部疼痛为阳性。

问题二　经过病史和查体，该患者初步考虑肱二头肌长头腱鞘炎，为进一步明确诊断应进行何种辅助检查？

思路　肱二头肌长头腱鞘炎 X 线检查无明显异常，但在肱骨结节间沟切线位 X 线片上，部分患者可见结节间沟变窄、变浅，沟底或沟边有骨刺形成。故可进行切线位 X 线片检查。

问题三　根据上述资料，能否明确患者诊断？ 需要与哪些疾病鉴别？

思路 1　患者肱骨结节间沟内肱二头肌肌腱长头部位局限性深压痛，外展外旋运动明显受限，疼痛可向上臂放射，于夜间及活动时明显，肱二头肌抗阻力试验、Speed 试验阳性，结合肱骨结节间沟切线位 X 线片提示结节间沟变窄、变浅，故肱二头肌长头腱鞘炎诊断成立。

思路 2　临诊时需与冻结肩、肱二头肌长头腱断裂等相鉴别。

 知识点 2

鉴 别 诊 断

（1）冻结肩：病变在喙肱关节以外的软组织，肩部疼痛、压痛广泛且可向上向下放射，早期以疼痛为主，后期以肩关节功能障碍为主，发患者群主要为中老年人，一般无明显外伤史。

（2）肱二头肌长头腱断裂：有肱二头肌急骤强力收缩病史，多见于青壮年，肩内侧疼痛剧烈，肘关节屈曲无力，屈肘时在上臂前内侧因部分断裂的肌纤维收缩故可有肿物隆起。

问题四　该患者需要采取什么治疗方法？

思路　该患者肱二头肌长头腱鞘炎诊断明确，且处于慢性期，可先严格采用中西医综合保守治疗方式。患者痛有定处，夜间较甚，舌暗红、苔薄白，脉弦紧，可辨证为瘀滞型，治宜祛瘀通络，方可用舒筋活血汤加减。局部可采用理疗、牵引及理筋手法使肌筋平顺舒利。待症状消失后，可逐渐加强患肢功能锻炼，以前屈上举活动为主，同时可做摇肩、晃肩与摆肩运动。如治疗过程中，疼痛缓解欠佳，甚至加重，则需要考虑手术治疗。

知识点 3

治 疗 方 法

肱二头肌长头腱鞘炎治疗方法分为手术和非手术两大类,对慢性疼痛难忍,症状持久,反复发作者,经非手术治疗无效的个别病例可行手术治疗,余患者皆可首先选择采用非手术治疗方法。

(1) 手法:急性发作时忌局部直线弹拨、刮筋,慢性期可用弹拨理筋法,使肌筋平顺舒利。患者坐位,术者将患者前臂屈曲,上臂外展 90° 平肩或略小于 90°,以单侧拇指顺肱二头肌长头腱走行方向,取与肌腱纵轴相垂直的方向左右弹拨,分离肱二头肌长头腱抵止端,随之理顺。弹拨应达到筋膜深部。也可采用牵抖法,患者坐位,术者两手握持患肢手腕,在向下牵引的同时,两手用力均匀颤动 3~5 次。

(2) 固定:急性期最好使肘关节屈曲 90°,并以三角巾悬吊内收贴胸固定患肢,使肌腱松弛,促进愈合。

(3) 针灸:取肩髃透极泉、肩前、曲池配以天宗、巨骨等穴进行针刺,使肩关节周围均有酸胀感,并传至手指,留针 20 分钟。

(4) 中药:瘀滞者,治宜祛瘀通络,方用舒筋活血汤加减。寒湿者,治宜温经散寒、除湿通络,方用羌活胜湿汤加减。病变局部可用中药膏药外敷,或药膏涂擦。

(5) 手术:手术的目的是解除疼痛,恢复肩关节功能。可在结节间沟下方切断肱二头肌长头肌腱或仅切断肌腱,远断端绕过间沟,将肱二头肌长头肌腱固定在肱骨上端,以避开在间沟内滑动,或以长头远断端与短头缝合,术后固定 4 周,效果一般良好。现已可在关节镜手术下操作完成,创伤小,恢复快。

问题五 对本案患者的日常调护注意事项有哪些?

思路 在疼痛发作时应积极休息、配合治疗。在日常生活中,应忌劳累、避风寒,积极适度行颈肩部肌肉锻炼以提高肌肉柔韧性,工作中按时起身活动颈肩部以避免肌肉劳损。

 知识点 4

预防及调护

肱二头肌长头腱鞘炎常常反复发作,迁延难愈,因此,经过治疗临床症状缓解后,应该进行积极主动的预防和自我调护。日常生活和工作中要避免肩关节经常的不协调活动,尤其要避免过度的上肢外展位屈伸肘关节。

【临证要点】

1. 肱二头肌长头腱鞘炎容易与肩周炎、肱二头肌长头腱断裂相混淆,临床中应注重体格检查,结合患者的症状加以鉴别。

2. 肱二头肌长头腱鞘炎患者急性期时对患肢的固定制动有重要治疗作用。

3. 肱二头肌长头腱鞘炎大多无须手术,中医综合治疗有较大优势。

【诊疗流程】

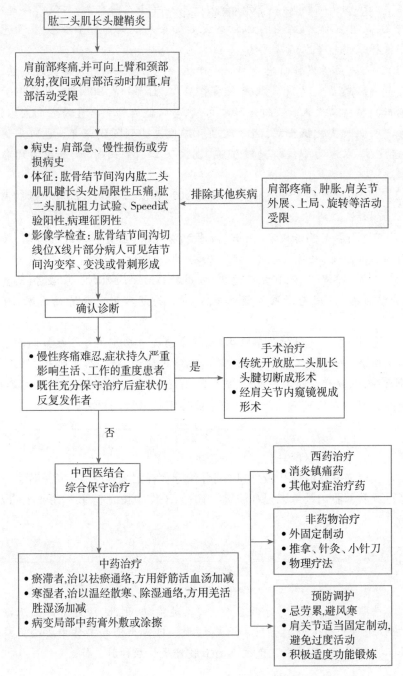

（苏再发）

复习思考题

1. 肱二头肌长头腱鞘炎常用体格检查有什么,怎么做?

2. 肱二头肌长头腱鞘炎的鉴别诊断有什么?

3. 肱二头肌长头腱鞘炎在 X 线片上有何表现?

第七章

背 腰 腿 痛

第一节　梨状肌综合征

培训目标

1. 掌握梨状肌综合征的临床特点、诊断与鉴别诊断。
2. 熟悉梨状肌综合征的治疗原则、日常调护注意事项。

梨状肌综合征是指由于梨状肌充血、水肿、痉挛、肥厚以及解剖变异等刺激或压迫坐骨神经，引起以单/双侧臀部酸胀、疼痛，伴大腿后侧或小腿后外侧放射性疼痛，甚至活动受限等为主的临床综合征。梨状肌起始于第 2、3、4 骶椎前面骶前孔外侧和坐骨结节韧带，肌纤维穿出坐骨大孔，抵止于股骨大转子。梨状肌把坐骨大孔分成梨状肌上孔及下孔，坐骨神经大多从梨状肌下孔穿出骨盆到臀部。梨状肌受骶丛神经支配，为骨外旋肌，主要协调其他肌肉完成大腿的外旋动作。

【典型案例】

王某，女，44 岁，超市售货员，2018 年 9 月 7 日来诊。腰部酸痛、臀部及左下肢酸麻胀痛反复发作，因 CT 扫描显示 $L_{4/5}$ 椎间盘膨出，被某医院诊为腰椎间盘突出症，治疗数日未见好转，转来我院就诊。$L_{3、4、5}$ 棘旁有酸痛点，但无明显下肢放射痛，梨状肌投影部触及条索样反应物伴压痛，左下肢直腿抬高试验在 60° 以下阳性，梨状肌紧张试验阳性。舌暗红，苔薄白，脉弦紧。

问题一　通过上述问诊及查体，该患者的诊断是什么？

思路　患者腰部酸痛、臀部及左下肢酸麻胀痛反复发作，且按照腰椎间盘突出症治疗无改善，查体见梨状肌投影部触及条索样反应物伴压痛，左下肢直腿抬高试验在 60° 以下阳性，梨状肌紧张试验阳性，综合分析考虑梨状肌综合征。

知识点 1

　　腰椎间盘突出症和梨状肌综合征为伤科常见病,并不难鉴别。出现误诊可能只注重了患者的坐骨神经症状和 CT 辅助检查,没有充分重视体征而妄下结论所致。腰椎间盘突出症和梨状肌综合征均有坐骨神经症状,但前者为根性症状,后者为干性症状,其体征有所不同:①直腿抬高试验,前者在 60°以上有腰部疼痛,而后者在 60°以下有臀部疼痛,超过 60°后,疼痛反而减轻;②棘旁按压是否有下肢放射痛;③梨状肌紧张试验,即髋关节外旋试验,前者为阴性,后者为阳性。不能单凭影像学检查一项就下结论。

 知识点 2

梨状肌综合征的临床表现

　　(1) 症状:臀部疼痛,可向小腹部、大腿后侧及小腿外侧放射。疼痛多发生于一侧臀腿部,髋内旋、内收活动时疼痛加重。严重者自觉臀部有"刀割样"或"烧灼样"疼痛,大、小便或大声咳嗽等引起腹内压增高时可使疼痛加剧,睡卧不宁,甚至走路跛行。偶有会阴部不适,小腿外侧麻木。

　　(2) 体征:腰部无明显压痛和畸形、活动受限。梨状肌肌腹有压痛,可触及条索状隆起的肌束,有钝厚感,或肌腹呈弥漫性肿胀,肌束变硬、坚韧,弹性减低,臀肌可有轻度萎缩,沿坐骨神经可有压痛。直腿抬高试验在小于 60°时,梨状肌被拉紧,疼痛明显,而大于 60°时,梨状肌不再被拉长,疼痛反而减轻。加强试验阴性。梨状肌紧张试验阳性,即髋关节内旋、内收活动疼痛加重。梨状肌封闭后,疼痛可消失。

　　临床上,多将此病作为一个描述性、排他性诊断,只有在明确没有引起坐骨神经痛的脊源性病因时才被考虑。

　　问题二　临诊时,应与哪些疾病鉴别?
　　思路　临诊时应考虑与腰椎间盘突出症、坐骨神经炎、骶髂关节错位或损伤等相鉴别。

 知识点 3

鉴 别 诊 断

　　(1) 腰椎间盘突出症:病变部位在腰椎,有反复发作病史,表现为腰痛和下肢放射痛。体征上多有脊柱侧弯、平腰畸形,下腰部棘突旁可及压痛,并向一侧下肢放射,直腿抬高试验及加强试验阳性。

　　(2) 坐骨神经炎:多有病毒、细菌感染史,如上呼吸道感染。除有典型的坐骨神经痛外,以有沿坐骨神经走行的压痛为其临床特点,部分患者合并全身发热等症状。

（3）骶髂关节错位或损伤：病变部位在骶髂关节部，多呈歪臀跛行，压痛点在骶髂关节处，"4"字试验阳性，床边试验阳性，单腿跳跃试验阳性。

问题三 根据诊断,该患者的具体治疗方案如何制订?

思路 该患者梨状肌综合征诊断明确，梨状肌投影部触及条索样反应物伴压痛，梨状肌紧张试验阳性，无明显下肢放射痛。舌暗红、苔薄白、脉弦紧，可辨证为气滞血瘀。治疗上,可先行非手术治疗。

理筋手法：手法轻柔，用按揉法和弹拨法以缓解肌肉痉挛，用点法、擦法加速血液循环,消除无菌性炎症。

针灸：取阿是穴、环跳、殷门、承扶、阳陵泉、足三里等穴，用泻法。

药物：以活血化瘀、通络止痛为主。

小针刀：行纵行疏通剥离，可配合切开剥离。若非手术治疗效果不佳，或已形成较重瘢痕粘连、骨痂压迫、神经行径变异时，考虑手术治疗。

📖 知识点4

治 疗 方 法

（1）理筋手法：手法是治疗梨状肌综合征的主要方法，可使紧张的梨状肌放松、减轻压迫、松解粘连、加速血液循环、促进新陈代谢。临床上用按揉法和弹拨法以缓解肌肉痉挛，用点法、擦法加速血液循环，消除无菌性炎症。

急性期：手法宜轻柔。患者俯卧位，术者站于患侧，先用柔和而深沉的点、按、揉等手法施术于臀部及大腿后侧，待肌痉挛解除后，适当弹拨肌腹，并点按环跳、委中、次髎、承扶、阳陵泉等穴，以酸胀为度。随后顺按梨状肌肌腹，使其平复。

慢性期（缓解期）：术者用较重的点、按、揉等渗透力较强的手法施术于臀部及下肢，待痉挛缓解后，再弹拨条索样之梨状肌肌腹，同时配合点按环跳、委中、次髎、承扶等穴，以及髋关节的后伸、外展及外旋等被动运动，使之松解粘连，解痉止痛。最后用擦法擦热局部。手法每周2~3次，连续2~3周。

（2）针灸：急性期宜采用针灸治疗。主要针对病变局部经络阻滞不通，采取局部取穴或结合循经取穴的方法进行治疗。取阿是穴、环跳、殷门、承扶、阳陵泉、足三里等穴，用泻法，以有酸麻感向远端放散为宜。针感不明显者，可加强捻转。急性期每天针刺1次，好转后隔日1次。

（3）药物

急性期：筋膜扭伤，气滞血瘀，疼痛剧烈，动作困难，治宜化瘀生新、活络止痛，可用桃红四物汤加减。

慢性期：病久体亏，经络不通，痛点固定，臀肌萎缩，治宜补养气血、舒筋止痛，可用当归鸡血藤汤加减；兼有风寒湿痹的，可选用独活寄生汤、祛风胜湿汤、宣痹汤等加减。

（4）小针刀疗法：以梨状肌体表投影区（髂后上棘与尾骨连线中点的上下15cm 左右部位各选一点，它们与股骨大转子尖的连线组成的三角形区域）压痛点为进针点，刀口线与坐骨神经走行方向一致，行纵行疏通剥离，可配合切开剥离。要防止损伤坐骨神经及梨状肌周围的神经、血管。

（5）手术：早期梨状肌综合征可经保守治疗而得到缓解，如病因不能解决，已形成较重瘢痕粘连、骨痂压迫、神经行径变异则需手术治疗，如瘢痕化梨状肌切除、松解术；梨状肌止点腱性部分切断分离术。

问题四　对本案患者的日常调护注意事项有哪些?

思路　本患者确诊梨状肌综合征，急性期应卧床休息，配合治疗，将伤肢保持在外展、外旋位使梨状肌处于松弛状态；疼痛缓解后应加强髋部及腰部活动和功能锻炼，以减少肌肉萎缩，促进血液循环。日常生活中，注意保暖，避免髋部受风寒侵袭，避免过度进行髋部外展、外旋或下蹲、起立练习。

知识点 5

预防及调护

1. 训练前做好热身运动，增强身体的协调性。
2. 避免过度进行髋部外展、外旋或下蹲、起立练习。
3. 避免髋部受风寒侵袭。
4. 注意纠正不良动作习惯，如强力扭转躯干的活动。
5. 急性期应卧床休息，将伤肢保持在外展、外旋位，使梨状肌处于松弛状态。
6. 疼痛缓解后应加强髋部及腰部活动和功能锻炼，以减少肌肉萎缩，促进血液循环。

【临证要点】

1. 梨状肌综合征作为一个描述性、排他性诊断，应在明确没有引起坐骨神经痛的脊源性病因时才被考虑。临诊时，应详细了解患者病史，并细致查体，避免漏诊、误诊。

2. 在明确诊断的前提下，本病大多无须手术，中医综合治疗有明显优势。

3. 纠正患者的不良动作及生活习惯，有利于本病的预防和调护。

4. 强调髋部及腰部活动和功能锻炼在梨状肌综合征方面的重要作用。

【诊疗流程】

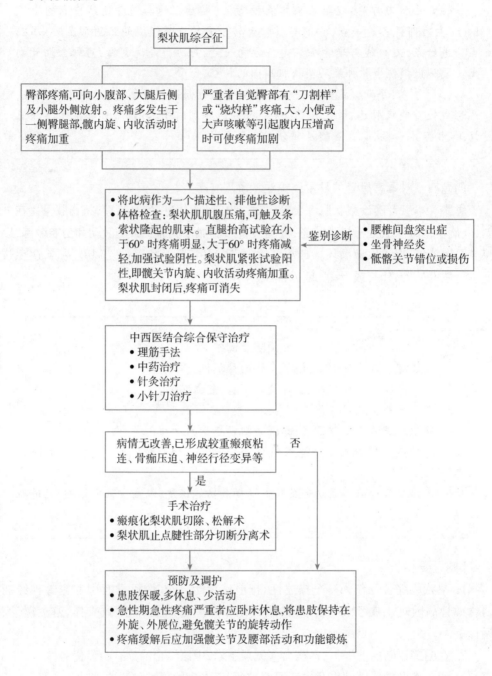

梨状肌综合征

臀部疼痛,可向小腹部、大腿后侧及小腿外侧放射。疼痛多发生于一侧臀腿部,髋内旋、内收活动时疼痛加重

严重者自觉臀部有"刀割样"或"烧灼样"疼痛,大、小便或大声咳嗽等引起腹内压增高时可使疼痛加剧

- 将此病作为一个描述性、排他性诊断
- 体格检查:梨状肌肌腹压痛,可触及条索状隆起的肌束。直腿抬高试验在小于60°时疼痛明显,大于60°时疼痛减轻,加强试验阴性。梨状肌紧张试验阳性,即髋关节内旋、内收活动疼痛加重。梨状肌封闭后,疼痛可消失

鉴别诊断
- 腰椎间盘突出症
- 坐骨神经炎
- 骶髂关节错位或损伤

中西医结合综合保守治疗
- 理筋手法
- 中药治疗
- 针灸治疗
- 小针刀治疗

病情无改善,已形成较重瘢痕粘连、骨痂压迫、神经行径变异等

否

是

手术治疗
- 瘢痕化梨状肌切除、松解术
- 梨状肌止点腱性部分切断分离术

预防及调护
- 患肢保暖,多休息、少活动
- 急性期急性疼痛严重者应卧床休息,将患肢保持在外旋、外展位,避免髋关节的旋转动作
- 疼痛缓解后应加强髋关节及腰部活动和功能锻炼

（张　清）

扫一扫,
测一测

？ 复习思考题

1. 什么是梨状肌综合征?
2. 梨状肌具体位置在哪?

3. 有哪些因素会导致梨状肌综合征的发生？

4. 梨状肌综合征患者的注意事项有哪些？

5. 梨状肌综合征常用的治疗手法有哪些？

第二节 臀上皮神经卡压综合征

PPT 课件

07章02节PPT

 培训目标

1. 掌握臀上皮神经卡压综合征的诊查要点。

2. 掌握臀上皮神经卡压综合征的鉴别诊断。

3. 熟悉臀上皮神经卡压的基本治疗方法。

臀上皮神经卡压综合征又称臀上皮神经炎、腰臀部筋膜炎，指臀上皮神经在其行径途中的骨纤维管、筋膜的出入点、神经本身因损伤、水肿、粘连而受到的卡压、刺激而产生腰臀部及下肢疼痛的一系列临床症状，是慢性腰痛的常见原因。

【典型案例】

患者刘某，女，54岁，退休，2018年8月19日初诊。主因"腰及右臀部疼痛1个月"就诊于我院。患者1个月前受寒凉后出现腰及右臀部疼痛，经自行休息未见明显好转，随即就诊于社区卫生院，行腰椎正侧位检查提示：腰椎退行性变，生理曲度变直。对症予以针刺、物理治疗症状略改善。2018年8月30日就诊于我院，目前症见：右侧腰臀部疼痛，臀部以刀割样疼痛为主，翻身转侧时为甚，偶有放射痛至大腿外侧，未诉膝关节以下疼痛麻木。查体：$L_{3/4}$、$L_{4/5}$棘间右侧旁开压痛，右髂棘高点处可触及"条索感"并向大腿外侧放射。直腿抬高试验阴性。下肢皮肤感觉无明显减退。舌暗红，苔白，脉弦。

问题一 通过上述问诊及查体，该患者的可疑诊断是什么？

思路 患者腰臀部疼痛，臀部以刀割样疼痛为主，翻身转侧时为甚，未诉下肢放射性疼痛麻木，查体髂棘高点处可触及"条索感"。综合分析考虑臀上皮神经卡压综合征可能性大。

 知识点 1

诊 查 要 点

臀上皮神经卡压综合征患者多有腰臀部急性扭伤，慢性劳损或感受寒湿外邪病史。临床表现上，患侧臀上皮神经分布区有轻触痛及牵扯痛或臀部撕裂样痛。急性期疼痛剧烈，可以影响腰部活动，出现跛行步履，同时还可出现患侧股后放射性疼痛，但放射范围一般不超过膝关节。查体上，髂嵴最高点内 2~3cm

笔记

处可触及一滚动、高起条索状物,压痛明显,可向下肢放射,部分患者直腿抬高试验阳性,但无神经根刺激症状,腰部屈曲活动明显受限,弯腰向健侧扭转可使臀部出现牵拉痛。X线及实验室检查无明显异常。

问题二　经过病史和查体,该患者初步考虑臀上皮神经卡压综合征,为进一步明确诊断,应进行何种辅助检查?

思路　首先应完善腰椎正侧位、双斜位和前屈后伸位片、腰椎 MRI 或 CT,除外腰椎疾病导致的臀部及下肢疼痛。此外还应完善骨盆正位片、髋关节 CT 或 MRI 检查,除外髋周疾病导致的疼痛。并可以完善实验室检查,以除外风湿免疫性疾病。

问题三　根据上述资料,能否明确患者诊断? 还需要与哪些疾病鉴别?

思路 1　根据患者腰臀部疼痛部位,查体可于髂棘高点处可触及"条索感",并向大腿放射痛感,直腿抬高试验阴性。腰椎 MRI 提示:$L_{4/5}$、L_5/S_1 椎间盘退行性变。因此,可除外腰椎间盘突出症、椎管狭窄症导致的腰及下肢疼痛,故臀上皮神经卡压综合征的诊断成立。

思路 2　临诊时还需要与第三腰椎横突综合征、腰椎间盘突出症、梨状肌综合征、腰肌劳损等疾病相鉴别。

知识点 2

鉴 别 诊 断

(1) 第三腰椎横突综合征主要症状为腰部疼痛,可沿大腿向下放射,极少数可累及小腿的外侧。不因腹压增高而症状加重。检查可见第三腰椎横突尖部有明显压痛,可触及条索状硬结。定位固定,是本病的特点,晚期可见臀肌萎缩。

(2) 腰椎间盘突出症,除腰痛外,还有神经根刺激的症状与体征,疼痛可放射至小腿和足部,疼痛随腹压增高而加重,直腿抬高试验阳性,臀部无条索状硬结。CT 或 MRI 可明确诊断。

(3) 梨状肌综合征压痛点多在梨状肌体表投影区,即髂后上棘与尾骨连线的中点至大转子尖的连线,相当于梨状肌下缘,并在该区常触及肌性隆起,髋内收、内旋受限并加重疼痛,梨状肌紧张试验阳性。

(4) 急性腰肌损伤,多具有外伤史,可引起肌肉痉挛,其压痛点在髂后上棘外侧,局部封闭可立即消除症状。

问题四　该患者需要采取什么治疗方法?

思路　该患者臀上皮神经卡压综合征诊断明确,可选择中西医综合保守治疗方式。患者痛有定处、翻身转侧受限,可辨证为气滞血瘀。局部可使用理疗、理筋手法、药物外敷等治疗。可以于疼痛最明显处行针刀、封闭治疗。本病经保守治疗多能缓解,极少数病例需手术治疗。

知识点 3

综 合 治 疗

治疗以舒筋通络、畅通气血、解痉止痛为基本目的。以手法治疗为主,配合中药、针灸等疗法。

(1) 理筋手法:患者俯卧位,术者用按、揉等手法充分松解腰背部及臀部的肌肉、肌筋膜,使臀部臀上皮神经分布区的局部肌肉充分放松;然后术者用一拇指或双拇指重叠,于臀部压痛点上做点按治疗,点按的同时于条索状硬结上做垂直于臀上皮神经走行方向的弹拨,以松解粘连;最后在腰臀部及下肢的疼痛放射区做揉法,以促进气血运行,疏通经络,消除炎症,手法操作力以患者有酸胀痛感,但不抗拒为度,操作时间 20~30 分钟,每日 1 次。

(2) 针灸:针刺治疗主要选取阿是穴。急性期用强刺激手法,以泻法为主,每日 1 次;慢性期留针配合艾灸、拔罐治疗,隔日 1 次。

(3) 药物:急性期应舒经活血、通络止痛,可服用活血止痛散等,亦可配合服用消炎镇痛类药物;慢性期宜疏风通络止痛,可服用大活络丹、小活络丹等。外用活血、消肿、止痛类中药,熏洗或外敷治疗。

(4) 注射疗法:在患侧髂嵴中点或髂嵴下 2~3cm 处,沿臀上皮神经走向局部封闭注射,轻者一般 1~2 次即可治愈。

(5) 针刀疗法:可于患侧髂嵴中点压痛明显、触诊有条状结节处,及此点左右旁开 3cm 再各取一点作为针刀治疗部位,刀口线始终与身体纵轴平行,先纵行疏通、再横行剥离。注意切勿刺伤神经。

(6) 手术:经保守治疗无效,严重影响生活、工作者,可行臀上皮神经切断术。

问题五 对本案患者的日常调护注意事项有哪些?

思路 在日常生活中应注意保暖,避风寒。急性期注意卧床休息,防止进一步损伤,加重病情;慢性缓解期注意掌握正确的腰部活动动作,避免突然扭转或屈伸。

【临证要点】

1. 臀上皮神经卡压综合征结合病史、症状、体征及辅助检查,一般不难诊断。但应注意和其他腰椎疾病、髋周疾病相鉴别。

2. 诊断明确后,本病采用保守治疗多能取得良好效果。

【诊疗流程】

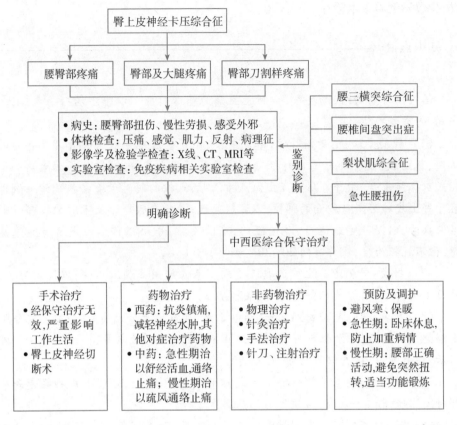

（王　平）

复习思考题

1. 什么是臀上皮神经卡压综合征？

2. 臀上皮神经卡压综合征发生的常见病因有哪些？

3. 简述臀上皮神经组成及其走行。

4. 简述臀上皮神经应与哪些疾病鉴别？

5. 简述臀上皮神经卡压综合征的治疗方法。

第三节　腰椎间盘突出症

培训目标

1. 掌握腰椎间盘突出症的临床特点、诊断与鉴别诊断。

2. 掌握腰椎间盘突出症的非手术治疗方法及手术适应证。

3. 熟悉和了解腰椎间盘突出症的手术治疗方式。

腰椎间盘突出症是由于腰椎间盘发生退变与外力损伤等因素,使纤维环破裂,髓核突出,刺激和(或)压迫脊神经根或马尾神经,引起以腰痛及下肢放射痛等症状为特点的病症。本病是骨科临床上腰腿痛的常见及重要原因,多发于 20~50 岁中青年人群,多数患者因腰扭伤或劳累而发病,少数可无明显外伤史。$L_{4/5}$,L_5/S_1 椎间盘是腰椎负荷和活动的主要承担部位,腰椎间盘突出多发生在该部位。腰椎间盘突出按照突出位置分为中央型、旁中央型、旁侧型、极外侧型,按照突出程度分为膨隆型、突出型、脱垂游离型。中医学认为,本病的发生是腰部经脉气血阻滞、筋脉失养所致。

【典型案例】

患者,男,45 岁。因"腰痛伴左小腿疼痛、麻木 3 个月,加重 1 周"入院。患者无明显外伤史,3 个月前劳累后出现腰部及左下肢疼痛,疼痛呈放射性,伴左小腿麻木,休息后可缓解,劳累后加重,时轻时重,反复发作。1 周前弯腰搬抬重物时突然出现腰及左下肢疼痛剧烈,休息后疼痛未见明显缓解。查体:腰椎生理曲度减小,$L_{4/5}$ 椎间隙左侧旁开 1.5cm 压痛阳性,有放射痛,腰椎活动受限,左小腿外侧皮肤感觉减弱,直腿抬高试验:右侧 90° 阴性,左侧 50° 阳性,加强试验:右侧阴性,左侧阳性,双侧膝腱、跟腱反射正常,病理反射未引出。舌质暗,苔薄白,脉弦。

问题一 通过上述问诊及查体,该患者的可疑诊断是什么?

思路 患者为中年男性,主要症状为腰及左下肢疼痛,疼痛呈放射性,并伴有小腿麻木,劳累后加重,本次因搬抬重物诱发。查体:$L_{4/5}$ 椎间隙左侧旁开 1.5cm 压痛阳性,有放射痛,腰椎活动受限,左小腿外侧皮肤感觉减弱,左侧直腿抬高试验及加强试验阳性。综合分析,诊断为腰椎间盘突出症的可能性较大。

> **知识点 1**
>
> ### 临 床 表 现
>
> (1) 症状:腰部疼痛及下肢放射性疼痛,下肢痛沿神经根分布区放射,$L_{4/5}$ 椎间盘突出压迫 L_5 神经根,疼痛沿臀部、大腿后侧放射到小腿前外侧、足背;L_5/S_1 椎间盘突出压迫 S_1 神经根,疼痛放射至小腿后外侧、足跟、足底和足外侧。疼痛与活动有关,腹压增大时疼痛加重,多伴有下肢麻木、无力,有马尾神经损害者可出现大、小便功能障碍。
>
> (2) 体征:疼痛明显者常有跛行,腰椎生理前凸减少或消失,并有不同程度的脊柱侧凸,腰部有局限性压痛、叩击痛并向下肢放射,有受累神经根支配区的感觉减退、肌力下降,腱反射减弱或消失。直腿抬高试验、直腿抬高加强试验、股神经牵拉试验阳性。

问题二 根据病史及查体,该患者初步考虑为腰椎间盘突出症,若想进一步明确诊断,应进行哪些检查?

思路 为进一步明确诊断,应做如下检查:腰椎 X 线正、侧位片、腰椎间盘 CT、腰椎 MRI。

知识点 2

临床常用辅助检查

（1）X 线表现：应常规拍摄腰椎正、侧位 X 线片。在侧位片显示受累椎间隙变窄，椎体上下缘骨质增生或腰椎生理前凸消失；正位片可见脊柱侧凸。X 线检查对椎间盘突出症的诊断仅供参考，主要还在于排除腰椎其他疾病。如结核、肿瘤、脊柱的先天畸形等。

（2）CT 检查：CT 检查于本病有较大的诊断意义。CT 可以清楚地显示椎间盘突出的部位、大小、形态和神经根、硬膜囊受压移位等情况的同时，还可显示椎板、黄韧带、小关节、椎管及侧隐窝等部位的一系列病理改变。

（3）MRI 检查：MRI 对腰椎间盘突出症的诊断率可达 98% 以上。MRI 可同时获得腰椎的三维影像，椎间盘突出的数目、位置、程度、形态、神经根和硬膜囊受压、移位情况及周围硬膜外脂肪等均可被细致地显示出来。

（4）脊髓造影：脊髓造影能清晰地显示突出的椎间盘对硬膜囊或神经根的压迫部位。

问题三　根据患者病史、查体及辅助检查，能否明确诊断？需与哪些疾病鉴别？

思路 1　患者腰及左下肢疼痛，疼痛呈放射性，并伴有小腿麻木，查体 $L_{4/5}$ 椎间隙左侧旁开 1.5cm 压痛阳性，有放射痛，腰椎活动受限，左小腿外侧皮肤感觉减弱，左侧直腿抬高试验及加强试验阳性，腰椎 MRI 检查（见图 7-1）提示 $L_{4/5}$ 间盘向后突出偏于左侧，硬膜囊及左侧神经根受压，综合上述资料，可明确诊断为腰椎间盘突出症。

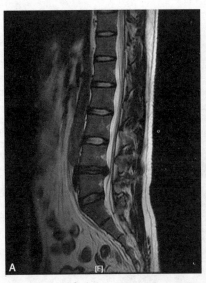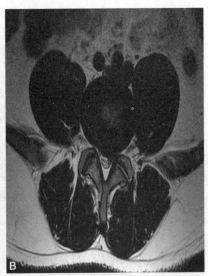

图 7-1　腰椎间盘突出 MRI 表现

A：矢状面 T_2 像；B：横断面。显示 $L_{4/5}$ 间盘向后突出偏于左侧，硬膜囊及左侧神经根受压

　　思路2　患者诊断为腰椎间盘突出症,需要与以下疾病鉴别:急性腰肌筋膜炎、腰椎管狭窄症、腰椎滑脱、腰椎结核、腰椎肿瘤。

知识点3

腰椎间盘突出症的鉴别诊断

　　(1) 急性腰肌筋膜炎:发作时腰痛剧烈、活动受限、腰肌痉挛,疼痛有时牵扯到臀部、大腿两侧,甚至小腿,但其性质属牵扯性疼痛,与腰椎间盘突出所引起的根性疼痛实质不同,该病临床缺乏阳性体征,偶可摸到硬结或条索状物,可有明显压痛点,痛点封闭可使疼痛症状消失。

　　(2) 腰椎管狭窄症:间歇性跛行是该病最突出的症状,休息、骑车多无症状,检查可无任何异常体征,少数患者可有根性神经损伤表现,CT、MRI检查显示椎管狭窄。

　　(3) 腰椎滑脱:多以腰痛为主要症状,可出现下肢放射痛,影像学检查显示腰椎椎体滑脱。

　　(4) 腰椎结核:该病可有腰腿痛征象,常伴有全身症状,如低热、盗汗、消瘦、乏力、红细胞沉降率加快等。X线片显示椎体骨质破坏、死骨形成、椎间隙模糊、椎旁脓肿等。

　　(5) 腰椎肿瘤:腰腿疼痛是最常见的症状,症状出现多无外伤史、进行性加重,神经损害严重程度与肿瘤大小有关,休息不能缓解症状。累及骨性结构的肿瘤在X线片和CT片上多显示病变,非骨性组织的肿瘤应首选MRI检查,多可明确诊断,必要时做脑脊液和脊髓造影检查。

　　问题四　根据诊断,该患者需要采取什么治疗方法?

　　思路　患者腰椎间盘突出症诊断明确,根性症状明显,且没有马尾神经损害及肌肉瘫痪症状,未经过系统保守治疗,故先严格卧床,采取中西医结合的保守治疗方式。局部可采用理疗、牵引及理筋手法等治疗,按照放射痛及麻木部位可选取相应穴位进行针刺治疗。口服方药以活血化瘀、舒筋通络为主。若症状不缓解,甚至加重,或出现二便功能障碍、肌力减弱等神经损害症状时,则需手术治疗。

知识点4

非手术治疗

　　(1) 卧床休息:卧床休息及正确卧床体位可减少对脊柱的压力。使腰椎间盘失去重力的影响,紧张的肌肉、韧带、关节囊得到放松,改善局部充血,减轻水肿,进而减轻对神经根的刺激,缓解疼痛。

　　(2) 理筋手法:推拿治疗对较早期的腰椎间盘突出症疗效较好,某些手法与牵引配合有时可达事半功倍之效。如按摩法、推压法、㨰法、推扳法、牵抖法、摇摆法等。但对踇背伸肌力已明显减弱者、跟腱反射已消失者、已出现二便功能障碍者及伴有腰椎不稳或峡部不连者,不适合采用重手法。

（3）牵引疗法：牵引疗法是临床上治疗腰椎间盘突出症常使用的一种简便、经济、疗效肯定的物理疗法，通过腰椎牵引使椎间隙增大，减轻突出间盘对神经根的压迫，降低间盘内压。

（4）针灸治疗：针灸治疗具有舒筋活络、调和阴阳和扶正祛邪的作用。针灸可以缓解临床症状，但不能从根本上解除椎间盘突出、神经受压的基本病理改变，因而只能是一种辅助治疗。

（5）中药离子导入疗法：中药离子导入疗法是利用直流电使中药以离子形式进入人体，在局部直接作用于病变组织。可促进局部血液循环，以改善病变组织的血供和营养障碍及细胞膜的通透性，从而进一步改善病变组织的慢性炎症、缺血和营养状态。

（6）药物治疗：中药包括内服及外用。急性期或初期，治宜活血舒筋；慢性期或病程久者，体质多虚，治宜补养肝肾、宣痹活络。中药外治法主要有敷贴法、熏洗法、热熨法等。西药主要为抗炎镇痛、消肿及营养神经药，如非甾体抗炎药、B 族维生素和甘露醇等。

（7）神经阻滞疗法：神经阻滞疗法是用利多卡因、普鲁卡因等麻醉药物加激素浸润于神经根周围，以减轻神经根炎症和水肿，阻断疼痛刺激的治疗方法。

（8）练功活动：腰腿痛症状减轻后，应积极进行腰背肌的功能锻炼，可采用飞燕点水、五点支撑练功，经常后伸、旋转腰部，直腿抬高做压腿等动作，以增强腰腿部肌力，有利于腰腿的平衡稳定。

知识点 5

手 术 治 疗

（1）手术指征

1）腰椎间盘突出症诊断明确，经严格保守治疗 3 个月无效，影响患者的日常生活及工作。

2）疼痛剧烈，患者因疼痛难以行动，甚至无法入眠，被迫处于屈髋屈膝侧卧位，甚至胸膝跪位，CT 或 MRI 显示有椎间盘纤维环破裂、髓核游离。

3）出现肌肉瘫痪、马尾神经损害者。

（2）手术方式

1）开放式手术：单纯后路开窗髓核摘除术，如合并椎体不稳，可行后路开窗椎间植骨融合内固定术。全椎板切除术，适用于破碎型或退变型中央型椎间盘突出，尤其合并椎管狭窄者；单侧椎板切除术，多用于单侧椎间盘突出累及神经根管者；植骨融合内固定术，用于腰椎间盘突出合并节段不稳者。

2）微创式手术：微创治疗是现代手术学发展最快的领域之一。"小孔"切口与可视化技术相结合，可更好地观察所需的区域。目前临床上常用的微创手术方法有经皮化学髓核溶解术、经皮椎间盘内臭氧气体注射术、经皮穿刺腰椎间盘摘除术、经皮激光椎间盘减压术、后路椎间盘镜下椎间盘切除术、经皮内镜下腰椎间盘摘除术。

3）人工髓核或椎间盘置换术：人工髓核或椎间盘置换可以保留腰椎的节段运动，延缓邻近节段退变的发生，适用于年轻、单节段椎间盘退变、无骨质疏松、不伴严重的小关节病变、不伴腰椎不稳定、无椎管狭窄的患者，但技术要求高，有一定学习曲线，费用高昂，并发症发生率高，目前应用并不多。

问题五 对本案患者的日常调护注意事项有哪些？

思路 本患者确诊为腰椎间盘突出症，急性期应严格卧床休息，症状缓解后行腰背肌功能锻炼以增强脊柱稳定性。在日常生活中避免劳累、久坐，弯腰搬物姿势要正确，避免腰部扭伤。

知识点 6

预防与调护

急性期应卧床休息 2~3 周，手法治疗后应卧床休息，使损伤组织修复；疼痛减轻后，应注意加强锻炼腰背肌，以巩固疗效；久坐、久站时可佩戴腰围保护腰部，避免腰部过度屈曲，避免劳累或受风寒。弯腰搬物姿势要正确，避免腰部扭伤；避免咳嗽、打喷嚏等增加腹压动作。

手术患者术后以卧床休息为主，内固定术后的患者腰椎生物力学稳定性较好，提倡早期佩戴支具下地行走功能锻炼。待植骨融合后加强腰部功能锻炼，以巩固疗效。无论何种方法治疗，腰背肌的功能锻炼都起着加强脊柱稳定性、防止复发、巩固疗效的重要作用。

【临证要点】

1. 腰椎间盘突出症引起下肢疼痛、麻木及功能障碍的部位与受累神经根支配区域相符。

2. 结合临床症状、体征、影像学检查以明确诊断并与其他疾病相鉴别。

3. 需严格把握手术适应证及手术时机，非手术治疗的患者采用中西医结合的方法疗效显著。

4. 腰背肌功能锻炼可以增强脊柱稳定性，起到防止复发、巩固疗效的作用。

【诊疗流程】

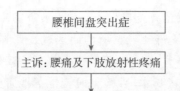

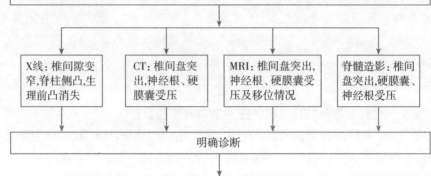

```
                    腰椎间盘突出症

                    主诉:腰痛及下肢放射性疼痛

查体:脊柱侧凸,腰部有局限性压痛并向下肢放射,受累神经根支配区的感觉减退、肌力
下降,腱反射减弱或消失。直腿抬高试验、直腿抬高加强试验、股神经牵拉试验阳性
```

X线:椎间隙变窄,脊柱侧凸,生理前凸消失	CT:椎间盘突出,神经根、硬膜囊受压	MRI:椎间盘突出,神经根、硬膜囊受压及移位情况	脊髓造影:椎间盘突出,硬膜囊、神经根受压

明确诊断

- 腰椎间盘突出症诊断明确,经严格保守治疗3个月无效,影响日常生活及工作
- 疼痛剧烈,患者因疼痛难以行动,甚至无法入眠,被迫处于屈髋屈膝侧卧位,甚至胸膝跪位,CT或MRI显示有椎间盘纤维环破裂、髓核游离
- 出现肌肉瘫痪、马尾神经损害者

否　　　　　　　　　　　　是

非手术治疗: 卧床休息、理筋手法、牵引疗法、针灸治疗、中药离子导入疗法、药物治疗、神经阻滞疗法、练功活动	手术治疗: • 开放式手术 • 微创式手术 • 人工髓核或椎间盘置换术

（侯德才）

扫一扫,
测一测

扫一扫·测一测

PPT 课件

07章04节PPT

复习思考题

1. 腰椎间盘突出症与腰椎椎管狭窄症的鉴别。
2. 腰椎间盘突出症诊断要点。
3. 腰椎间盘突出症手术指征。

第四节　腰椎管狭窄症

培训目标

1. 掌握腰椎管狭窄症的临床特点、诊断与鉴别诊断。
2. 熟悉腰椎管狭窄症的临床分型、治疗原则。
3. 掌握理筋手法、药物等常用技术在腰椎管狭窄症中的具体应用。

腰椎管狭窄症是指腰椎的管腔,包括主椎管(中央椎管)、侧椎管(神经根管)因某些原因发生骨性或纤维性结构异常,导致一个或多个节段的一处或多处管腔变窄,卡压了马尾及神经根而产生相应的临床综合征。多发于 40 岁以上的中年人。好发部位为 $L_{4/5}$,其次为 L_5/S_1,男性较女性多见,体力劳动者多见。

【典型案例】

患者,女,50 岁,工人,右下肢酸痛伴间歇性跛行 5 年,加重 1 个月。5 年前出现间歇性跛行,开始时行走数千米可诱发右下肢后外侧疼痛、酸胀、麻木、无力,停止走路或稍前弯腰后则下肢症状消失,后行走距离日渐缩短。休息时无症状,久坐、骑车均无症状。近 1 个月来症状明显加重,走数十米即感右下肢后外侧疼痛、酸胀、麻木、无力,需坐下或蹲下休息才能缓解,平卧休息时稍挺腰即可诱发上述症状,侧卧屈腰屈腿则症状缓解。体格检查:腰部肌肉略紧张,$L_{4/5}$、L_5/S_1 棘突间及椎旁肌肉可及明显压痛,伴有小腿、足背、足底的疼痛或麻木,腰部后伸受限,背伸试验阳性,跟腱反射减弱或消失。舌质暗红,苔薄白,脉弦紧。

问题一 通过上述问诊及查体,该患者的可疑诊断是什么?

思路 患者间歇性跛行伴右下肢后外侧疼痛、酸胀、麻木、无力 5 年,提示罹患腰椎疾病的可能性大。查体腰部疼痛,腰部后伸受限,背伸试验阳性,跟腱反射减弱或消失。间歇性跛行是腰椎管狭窄症的特征性表现形式,也是其重要的诊断依据。综合分析考虑腰椎管狭窄症可能性大。

知识点 1

临床表现和体格检查

(1) 临床表现:主要症状为缓发性、持续性下腰痛和腿痛,间歇性跛行。有时由于 $L_{1~3}$ 神经根管狭窄压迫、刺激,也表现为大腿前内侧和小腿前内侧疼痛或麻木。下腰痛往往伴有小腿、足背、足底的疼痛或麻木。间歇性跛行是腰椎管狭窄症的特征性表现形式,也是其重要的诊断依据。所有的症状可在久行、久立后加重,但下蹲、弯腰休息或骑自行车时很快缓解,继续行走则又出现同样症状。中央型椎管狭窄可出现双下肢麻木,大、小便困难,性功能障碍。

(2) 体格检查:可见腰部后伸受限,背伸试验阳性,可引起后背与小腿疼痛,这是本病的一个重要体征。部分患者可出现下肢肌肉萎缩,以胫前肌及蹑长伸肌受影响最常见。小腿外侧或后侧感觉减退或消失,跟腱反射减弱或消失,膝腱反射可变化。直腿抬高试验阳性少见,部分患者可没有任何阳性体征,其症状和体征不一致是本病的特点之一。病情严重者,可出现尿频尿急或排尿困难,双下肢不完全瘫痪,马鞍区麻木,肛门括约肌松弛、无力。

问题二 通过上述问诊及查体,该患者初步考虑腰椎管狭窄症病变,为进一步明确诊断应进行何种辅助检查?

思路 首先应拍摄腰椎 X 线正侧位、双斜位片,观察脊柱曲度的改变、有无脊柱侧弯、有无椎体缘骨赘、有无关节突关节退变肥大、有无腰椎不稳或滑移、神经孔狭窄等。其次,行腰椎 CT 检查,并进行腰椎管测量:可从椎管前后径(矢状径)、椎弓根间径(椎管横径)、关节间径、椎管面积测量、侧隐窝宽度五方面分析。当横径小于18mm,矢状径小于 13mm 时为椎管狭窄。矢状径数值 10~12mm 为相对狭窄,如小于10mm 为绝对狭窄。侧隐窝的矢状径在 5mm 以上者为正常。4mm 为狭窄临界状态,3mm 以下者可诊断狭窄。最后,应行腰椎 MRI 检查,观察腰段蛛网膜下隙的受压变形情况,观察有无马尾神经核(或)神经根的受压改变,了解椎管及其内容物之间的相互关系。

知识点 2

辅 助 检 查

(1) X 线检查:脊柱生理前凸加大或缩小,可有脊柱侧弯,椎间隙变窄,椎体边缘骨质增生,关节突增生退变、密度增高,关节突肥大增生,关节突间距变窄,椎体向前、向后或向侧方假性滑脱,因黄韧带增厚、钙化、椎管后缘椎板间出现条状异常密度增高影,腰椎横径在矢状径≤17mm 应考虑椎管狭窄,当椎骨上切迹高度在 L_3≤6mm、L_4≤5mm、L_5≤4mm 时,可作为参考标准来诊断椎管狭窄,侧隐窝矢状径≤3mm 时,可诊断侧隐窝狭窄(图 7-2)。

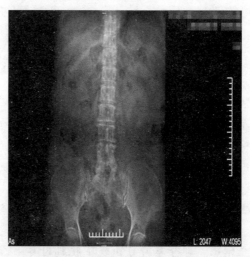

图 7-2 腰椎管狭窄症 X 线表现
显示腰椎退行性变,$L_{4/5}$、L_5/S_1 椎间隙狭窄,椎体前缘唇样增生。

(2) CT 检查:可直接显示椎管横断面形态,了解椎管狭窄的真正病理状态,能直接看到骨性狭窄部位、椎间盘退变膨出和黄韧带肥厚,以及硬膜囊神经根受压及牵拉情况,并能对椎管进行精确测量,腰椎矢状径 CT 测量正常值为 12~22mm,小于 10mm 则可明确诊断。还可发现椎体附件上较小的病灶,为充分减压而切除椎板的范围提供合理、精确的依据,可鉴别术后复发原因,以便采取相应措施(图 7-3)。

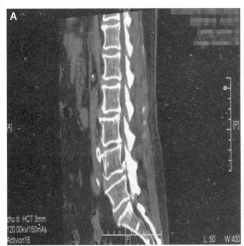
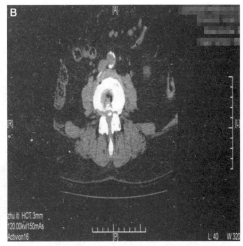

图 7-3 腰椎管狭窄症 CT 表现

A:矢状面;B:横断面。显示腰椎生理曲度变直,$L_{4/5}$、L_5/S_1椎管及两侧椎间孔狭窄,椎体及椎间小关节增生明显

（3）MRI检查:腰椎管狭窄症的MRI特征表现为腰段蛛网膜下隙的受压变形,伴有或不伴有马尾神经核(或)神经根的受压改变。同时,MRI可清楚显示椎间盘突出、椎体骨质增生、小关节突肥大增生、黄韧带肥厚等对脊髓、马尾神经及神经根的压迫程度,T_2加权像上还可准确显示蛛网膜下隙的大小,直接观察到上述因素所致的椎管狭窄,反映出椎管及其内容物之间的相互关系(图7-4)。

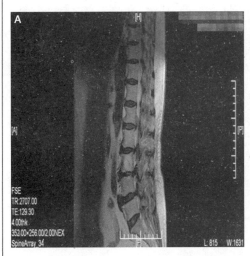
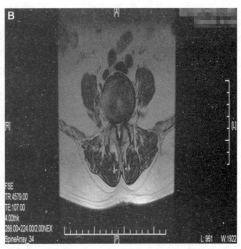

图 7-4 腰椎管狭窄症 MRI 表现

A:矢状面;B:横断面。显示腰椎退行性改变,$L_{4/5}$、L_5/S_1椎管及两侧椎间孔狭窄,相应椎间盘变性,$L_{3/4}$椎间隙变窄等改变

（4）脊髓造影：脊髓造影在诊断腰椎管狭窄症中有重要价值,造影显示为不同程度的硬膜囊充盈缺损和梗阻。部分梗阻者,显示硬膜囊局限受压变窄,造影剂柱通过缓慢；完全梗阻者,断面常呈幕帘状、笔尖状或毛刷状充盈缺损。测量硬膜囊矢状径≤10mm 时,为中央管狭窄的临界标准；神经根管直径≤4mm 时,可诊断为神经根管狭窄。同时还可清晰显示神经根袖充盈造影剂的情况,从而判断有无神经根管的狭窄及其狭窄的程度。

问题三 根据上述资料,能否明确患者诊断? 需与哪些疾病鉴别?

思路 1 患者间歇性跛行伴右下肢后外侧疼痛、酸胀、麻木、无力 5 年,提示罹患腰椎疾病的可能性大。查体腰部疼痛,腰部后伸受限,背伸试验阳性,跟腱反射减弱或消失。腰椎 X 线、CT、MRI 提示腰椎退行性改变、$L_{4/5}$、L_5/S_1 节段椎管及椎间孔明显狭窄、椎体骨质增生、小关节突肥大增生、黄韧带肥厚等压迫脊髓、马尾神经及神经根。故腰椎管狭窄症疾病诊断成立。

思路 2 临诊时需与血管闭塞性脉管炎、腰椎间盘突出症等疾病相鉴别。

 知识点 3

腰椎管狭窄症分型

（1）按病因分

先天性(或称发育性)腰椎管狭窄症：椎管前后径的狭窄比横径改变明显,椎弓根缩短,狭窄累及节段较多。

继发性腰椎管狭窄症：由脊椎退行性改变、手术、外伤、脊椎滑脱、黄韧带骨化等原因引起。

（2）按病位分

中央部狭窄：常由于椎板和黄韧带肥厚及椎间盘退变或伴有椎间盘突出所致。腰椎管前后径小于 10mm 应考虑为腰椎管中央部狭窄。

周围部狭窄：CT 扫描测定侧隐窝前后径小于 3mm,临床有症状者可肯定诊断。

混合型：既有中央部狭窄又有周围部狭窄的症状。

 知识点 4

鉴 别 诊 断

本病应与血管闭塞性脉管炎、腰椎间盘突出症等疾病相鉴别。

（1）血管闭塞性脉管炎：此病属于缓慢性进行性动脉、静脉同时受累的全身性疾病,表现为下肢麻木、酸胀、疼痛和间歇性跛行,足背动脉和胫后动脉搏动减弱或消失,后期可产生肢体远端的溃疡或坏死。

（2）腰椎间盘突出症：多见于青壮年，起病较急，有反复发作病史，腰痛和下肢放射性疼痛。体征上多有脊柱侧弯、平腰畸形，在下腰部棘突旁压痛，并向一侧下肢放射，直腿抬高试验和加强试验阳性。

（3）肿瘤性病变：初期可累及一个神经根，表现腰痛及下肢放射痛，但腰痛不明显；后期因肿瘤增大累及多数神经根时，则两侧下肢均有疼痛，马鞍区麻木，肛门括约肌肌力减弱，卧床休息可加重疼痛，下地行走反而可减轻，腱反射早期亢进，后期减弱，晚期则完全消失。X 线、CT、MRI 及椎管造影可有助于明确诊断。

问题四　该患者需要采取什么治疗方法？

思路　该患者腰椎管狭窄症诊断明确，间歇性跛行多年，现已经出现下肢麻木及腱反射减弱，舌暗红、苔薄白、脉弦紧，可辨证为气滞血瘀。对此应进行系统性中西医综合治疗：卧床休息，避免劳累；腰部理筋手法、理疗可改善局部症状；练功疗法可加强腰腿部的肌力；骶管注射糖皮质激素有助于水肿消退；口服方药以活血化瘀、通络止痛为主。如伴有急性腰椎间盘突出症，除休息外，可行牵引治疗。如若治疗过程中，疼痛缓解欠佳，甚至加重，出现神经功能障碍等情况，则需考虑手术治疗。

知识点5

腰椎管狭窄症的综合治疗

（1）理筋手法：一般可采用按揉、点压、提拿等手法，配合斜扳法，以舒筋活络、疏散瘀血、松解粘连，使症状得以缓解或消失。手法宜轻柔，禁止用强烈的旋转手法，以防病情加重。

步骤一：患者俯卧位，术者从腰骶部沿督脉、膀胱经向下，经臀部、大腿后部、腘窝部至小腿后部上下往返用掌根按揉法；然后点按腰阳关、肾俞、大肠俞、次髎、环跳、承扶、殷门、委中、承山等穴；弹拨、提拿腰骶部两侧的骶棘肌及腿部肌肉。

步骤二：患者仰卧位，术者从大腿前、小腿外侧直至足背上下往返用掌揉法；再点按髀关、伏兔、血海、风市、阳陵泉、足三里、绝骨、解溪等穴；弹拨、提拿腿部肌肉。

步骤三：一位助手握住患者腋下，一位助手握住患者踝部，两人对抗牵引，术者两手交叠在一起置于腰骶部行按压抖动，一般要求抖动 20~30 次。

（2）药物：中医认为本病主要是由于肾气亏虚，劳损久伤，或外邪侵袭，以致风寒湿邪瘀积不散所致。

肾气亏虚者治宜补肾益精，偏于肾阳虚者治宜温补肾阳，可用右归丸或补肾壮筋汤加减；偏于肾阴虚者治宜滋补肾阴，可用左归丸、大补阴丸。外邪侵袭型属寒湿腰痛者治宜祛寒除湿，温经通络。风湿盛者以独活寄生汤为主，寒邪重者以麻桂温经汤为主，湿邪偏重者以加味术附汤为主。湿热腰痛者治宜清热化湿，以加味二妙汤为主。

（3）练功疗法：腰腿痛症状减轻后，应积极进行腰背肌的功能锻炼。可采用飞燕点水、五点支撑练功，以增强腰部肌力；练习行走、下坐、蹬空、侧卧外摆等动作，以增强腿部肌力。

（4）骶管注射：骶管注射能减轻椎管内炎症反应，增加血管张力，疏通血液循环，减轻神经根水肿，解除神经的压迫，进而消退疼痛，达到治疗目的。

药物选用曲安奈德 40mg、2% 利多卡因 3ml，加生理盐水至 30ml 注射液。患者取俯卧位，先按出骶管裂孔予以标记，常规消毒铺巾，局部浸润麻醉，用 6~7 号短针以 45° 刺入皮肤及尾骶韧带，当阻力消失，有明显落空感时，再将针向尾侧方向倾斜，与皮肤呈 15°~20° 缓慢进针，回抽无脑脊液及血液，推注无阻力，局部无隆起，缓慢注入 20~30ml 注射液。术毕嘱患者平卧休息 30 分钟。每周注射 1 次，3 周为 1 个疗程。

（5）手术治疗：手术指征为活动后腰和腿痛，影响患者生活工作，经保守治疗无效者；进行性跛行加重及站立时间缩短者；神经功能出现明显缺陷者；出现马尾综合征者。手术治疗的目的是松解狭窄区对马尾或神经根的压迫刺激，以解除症状。手术方式有广泛的椎板和黄韧带切除术，部分椎板和黄韧带切除术、椎间盘切除和神经根管扩大术等。临床上应兼顾扩大容积、椎间孔及腰椎稳定性的维护。

问题五　对本案患者的日常调护注意事项有哪些?

思路　本患者确诊腰椎管狭窄症，在疼痛、麻木发作时应积极休息、配合治疗。在日常生活中，应避免重体力劳作、避风寒，特别是在弯腰姿势时，弯腰时间不要过长，也不要过度弯腰，应适当进行原地活动，间歇地做些伸腰活动，尤其是腰背部活动，以解除腰背肌肉疲劳。

知识点 6

腰椎管狭窄症的预防及调护

腰椎管狭窄症常常反复发作，难以完全治愈，因此，经过治疗临床症状缓解后，应进行积极主动的预防和自我调护。首先，在日常工作和生活中，注意经常变换体位。其次对于急性期的患者应卧床休息 2~3 周，症状严重者可佩戴腰围，以固定腰部后伸活动。后期行腰背肌及腰部屈曲功能锻炼，以增强腰椎稳定，改善症状。最后对于术后患者应注意卧床休息 1~2 个月，若行植骨融合术者，应待植骨愈合后进行腰部功能锻炼，以巩固疗效。无论何种方法治疗，腰背肌的功能锻炼都起着加强脊柱稳定性、防止复发、巩固疗效的重要作用。

【临证要点】

1. 腰椎管狭窄症患者大多无须手术治疗，非手术治疗效果显著。

2. 中医综合疗法具有相对安全，不良反应少，患者易于接受等优点。

3. 腰椎管狭窄症患者初期应先行非手术治疗后再确定是否需要施行手术治疗。

4. 强调预防调护在腰椎管狭窄症方面的重要作用。

【诊疗流程】

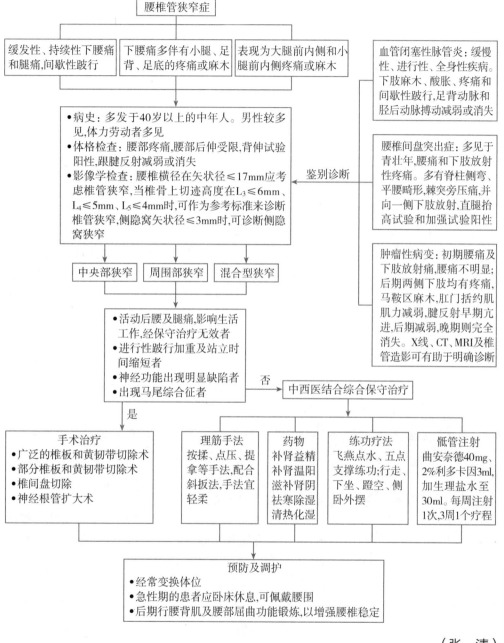

腰椎管狭窄症

- 缓发性、持续性下腰痛和腿痛,间歇性跛行
- 下腰痛多伴有小腿、足背、足底的疼痛或麻木
- 表现为大腿前内侧和小腿前内侧疼痛或麻木

血管闭塞性脉管炎:缓慢性、进行性、全身性疾病。下肢麻木、酸胀、疼痛和间歇性跛行,足背动脉和胫后动脉搏动减弱或消失

- 病史:多发于40岁以上的中年人。男性较多见,体力劳动者多见
- 体格检查:腰部疼痛,腰部后伸受限,背伸试验阳性,跟腱反射减弱或消失
- 影像学检查:腰椎横径在矢状径≤17mm应考虑椎管狭窄,当椎骨上切迹高度在L_3≤6mm、L_4≤5mm、L_5≤4mm时,可作为参考标准来诊断椎管狭窄,侧隐窝矢状径≤3mm时,可诊断侧隐窝狭窄

鉴别诊断

腰椎间盘突出症:多见于青壮年,腰痛和下肢放射性疼痛。多有脊柱侧弯、平腰畸形,棘突旁压痛,并向一侧下肢放射,直腿抬高试验和加强试验阳性

肿瘤性病变:初期腰痛及下肢放射痛,腰痛不明显;后期两侧下肢均有疼痛,马鞍区麻木,肛门括约肌肌力减弱,腱反射早期亢进,后期减弱,晚期则完全消失。X线、CT、MRI及椎管造影可有助于明确诊断

- 中央部狭窄
- 周围部狭窄
- 混合型狭窄

- 活动后腰及腿痛,影响生活工作,经保守治疗无效者
- 进行性跛行加重及站立时间缩短者
- 神经功能出现明显缺陷者
- 出现马尾综合征者

否 → 中西医结合综合保守治疗

是

手术治疗
- 广泛的椎板和黄韧带切除术
- 部分椎板和黄韧带切除术
- 椎间盘切除
- 神经根管扩大术

理筋手法
按揉、点压、提拿等手法,配合斜扳法,手法宜轻柔

药物
补肾益精
补肾温阳
滋补肾阴
祛寒除湿
清热化湿

练功疗法
飞燕点水、五点支撑练功:行走、下坐、蹬空、侧卧外摆

骶管注射
曲安奈德40mg、2%利多卡因3ml,加生理盐水至30ml。每周注射1次,3周1个疗程

预防及调护
- 经常变换体位
- 急性期的患者应卧床休息,可佩戴腰围
- 后期行腰背肌及腰部屈曲功能锻炼,以增强腰椎稳定

（张　清）

扫一扫,
测一测

? 复习思考题

1. 腰椎管狭窄症的定义是什么?

2. 腰椎管狭窄症的临床表现有哪些?

3. 腰椎管狭窄症治疗的注意事项有哪些？

4. 腰椎管狭窄症的分型是什么？

5. 腰椎管狭窄症常用的治疗手法有哪些？

第五节　腰椎滑脱症

PPT 课件

<table><tbody><tr><td>

培训目标

1. 掌握腰椎滑脱症的诊断标准和临床常用检查。

2. 熟悉腰椎滑脱症的鉴别诊断。

3. 掌握腰椎滑脱症基本治疗方法及手术指征。
</td></tr></tbody></table>

腰椎滑脱是指腰椎两相邻椎骨间出现相对位置的滑移。临床常见的滑脱分为两类：①退行性腰椎滑脱，由椎间隙变窄、椎间盘退变引起，出现腰椎间盘突出症或椎管狭窄症表现；②椎弓根峡部断裂并腰椎滑脱，峡部崩裂以后，将椎弓分为椎体、椎弓根、横突、上关节突和椎板、棘突、下关节突两个部分，上部椎体发生向前或向后滑脱。导致腰椎滑脱的原因有先天发育异常、创伤、疲劳性骨折。该病好发于第 5 腰椎，第 4 腰椎次之，是引起慢性腰腿痛的常见疾病之一。

【典型案例】

患者张某，女，66 岁，退休。腰骶部间断疼痛 4 年，加重伴双下肢坠胀疼痛 1 周就诊。1 周前无明显诱因出现腰骶部疼痛加重，伴双下肢坠胀疼痛，不能长时间站立及行走，不能拎重物，休息后可缓解，腰部屈伸时疼痛易加重，畏风寒。查体：腰部肌肉紧张，L_4 棘突下缘可触及"台阶样"感，$L_{4/5}$、L_5/S_1 棘突间及椎旁肌肉可触及明显压痛，无下肢放射痛。双下肢皮肤感觉无明显减退，双下肢肌力 Ⅴ 级。双侧下肢膝腱、跟腱反射减退，直腿抬高试验阳性，病理征阴性。舌淡红苔白，脉沉细。

问题一　通过上述问诊及查体，该患者的可疑诊断是什么？

思路　患者腰部疼痛多年，伴有双下肢坠胀疼痛，提示患者腰椎疾病可能。查体 L_4 棘突下缘可触及"台阶样"感，腰部棘突间及椎旁肌肉压痛，腱反射减弱，直腿抬高试验阳性，肌力及皮肤感觉未见明显异常。综合分析考虑腰椎滑脱症的可能性大。

 知识点 1

诊 断 要 点

腰椎滑脱症的主要症状是慢性腰痛，多为间歇性钝痛，有时为持续性，有时放射到骶髂部，甚至可放射到下肢，站立或弯腰时疼痛加重，卧床减轻。部分患者出现间歇性跛行，表现为直立、行走后出现腰部、臀部、股部及小腿后部的酸胀、疼痛，蹲坐或卧位休息后缓解。严重滑脱者，可有马尾神经受压症状、下肢乏力、感觉改变和大小便功能障碍。

检查时下腰段有前突增加或呈保护性强直,重者可于滑脱节段的上方或下方触及"台阶样"感。滑脱棘突有压痛,重压、叩打腰骶部可引起腰部及双侧下肢麻痛,腰部活动受限。部分患者双侧直腿抬高试验及加强试验均为阳性,并有神经功能障碍表现。个别患者有鞍状麻木区及泌尿生殖功能障碍。

问题二 经过病史和查体,该患者初步考虑腰椎滑脱症,为进一步明确诊断,应进行何种辅助检查?

思路 首先应完善腰椎正侧位、双斜位和前屈后伸位片,以明确腰椎滑脱节段、滑脱程度、腰椎退变程度、椎间隙是否变窄,是否存在腰椎失稳。其次进行腰椎 MRI 或 CT 检查(患者检查结果见图 7-5)以明确椎管狭窄程度。最后,如患者存在下肢足背动脉减弱,畏风寒,间歇性跛行等症状,还应完善下肢动脉与静脉彩色多普勒,以除外血管病变。如患者存在下肢肌力及皮肤感觉减退,应进一步完善肌电图检查。

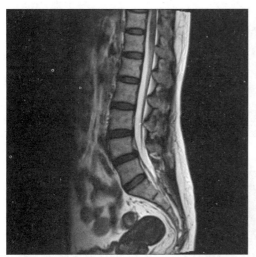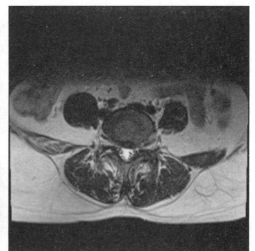

图 7-5 患者腰椎 MRI 检查

知识点 2

腰椎滑脱症的影像学表现

(1) X 线检查:X 线检查是诊断本病的主要方法。一般 X 线检查应包括腰椎正、侧位片及左、右斜位片。侧位及斜位 X 线对于腰椎峡部崩裂和滑脱的诊断有重要价值。多数患者的侧位 X 线片上,可见到椎弓根后下方有一个由后上斜向前下的透明裂隙,其密度与滑脱程度有关,滑脱越明显,裂隙越清楚。有些看不到裂隙,但其峡部细长。在斜位 X 线片上,正常椎弓及附近的影像似一猎狗影,狗眼为椎弓根,狗耳为上关节突,狗颈为峡部,前后腿为同侧和对侧的下关节突,狗体为椎弓。峡部断裂时,在"狗颈部"可见一透明裂隙,好似狗脖子上戴了一个"项圈"。(见图 7-6)

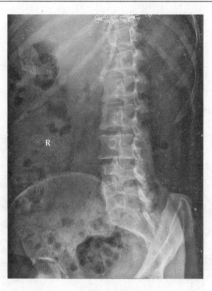

图 7-6　腰椎 X 线斜位片的
"苏格兰狗"影

　　临床上根据椎体移位的程度,常用 Meyerding 法进行分度。根据滑脱椎体相对于下位椎体向前滑移的程度分为Ⅰ～Ⅳ度。

　　Ⅰ度:椎体向前滑动不超过椎体中部矢状径的 1/4 者。(见图 7-7)

　　Ⅱ度:超过 1/4,但不超过 2/4 者。

　　Ⅲ度:超过 2/4,但不超过 3/4 者。

　　Ⅳ度:超过椎体矢状径的 3/4 者。

　　度数越大,滑脱越严重。神经剪切、压迫损伤越大。

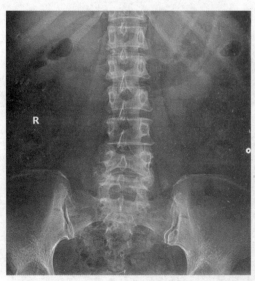
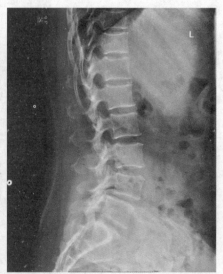

图 7-7　Ⅰ度滑脱腰椎正侧位

　　(2) CT、MRI 检查:椎弓崩裂在 CT、MRI 上可见椎弓局部断裂,并可观察椎管狭窄、神经根通道、硬膜囊受压、椎间盘退变的程度,以及黄韧带、关节突增生、肥厚的变化等。

问题三 根据上述资料,能否明确患者诊断? 还需要与哪些疾病鉴别?

思路 患者腰部疼痛多年,伴有双下肢坠胀疼痛。查体 L_4 棘突下缘可触及"台阶样"感,腰部棘突间及椎旁肌肉压痛,腱反射减弱,直腿抬高试验阴性,肌力及皮肤感觉未见明显异常。腰椎正侧位、腰椎左右斜位提示:L_4 椎体前 I 度滑脱,椎弓根峡部未见明显不连续。腰椎 MRI 提示:腰椎间盘退行性变,L_4 椎体前滑脱,继发相应水平椎管及椎间孔狭窄。结合患者症状、体征及影像学资料,腰椎滑脱症诊断明确。

上述病例患者腰椎双斜位检查未见明显峡部不连,考虑为假性滑脱,应与真性滑脱相鉴别。

知识点 3

假性腰椎滑脱与真性腰椎滑脱鉴别

	假性腰椎滑脱	真性腰椎滑脱
发病年龄	常发于老年人,女性多于男性,很少发生于 50 岁以前	常发生于 50 岁以前,以 30~40 岁者多见
发病椎体	好发于第 4、5 腰椎	可发生于任何腰椎,以第 5 腰椎椎弓裂引起的椎体滑脱多见
发病原因	主要由椎间盘退行性变引起,关节突关节紊乱,椎体间变得不稳定,患者常有周围韧带松弛,关节突关节不对称等退行性改变	多由先天性遗传性因素和外伤性因素引起,一般无脊柱的退行性改变
发病部位	主要病变在关节突关节,常是典型的退行性关节炎改变,椎弓根、关节亦可发生改变;关节突可在后外侧突向椎管,压迫马尾神经;也可向前突出,使侧隐窝变窄;关节突关节还可有不同程度的半脱位	病变部位在椎弓峡部,多发生椎弓峡部的损坏,一般无关节突关节的改变
影像学改变	前、后位 X 线片上,关节突关节移位和关节间隙增宽,侧位片上,椎体前后缘的正常连线失去自然曲度,脊椎棘突向后突出,椎间孔前后径减小,椎间盘退行性改变,椎间隙变窄,相邻椎体边缘有唇状骨质增生及骨质硬化	侧位片和 30°~45° 斜位片可明显看到峡部裂隙,椎体向前突出,而棘突无移位,有明显的"犬颈断裂"

问题四 该患者需要采取什么治疗方法?

思路 腰椎滑脱症治疗方法的选择应依据症状的轻重、腰椎滑脱的程度、滑脱节段是否稳定,以及这些因素的变化发展速度而定。通常首先选择药物、理疗、功能锻炼等保守疗法,效果不佳时方需要手术的介入。

知识点 4

非手术治疗方法

非手术治疗的适应证:退行性滑脱或虽有真性滑脱,但症状轻微,无明显手术指征者;病情初次发作,病程较短者;60 岁以上老年人轻度滑脱,无症状或仅有轻度腰痛者。非手术治疗主要是休息,手法配合药物、针灸等治疗,适当佩戴腰围保护限制腰部活动,功能训练。

(1) 理筋手法:手法一般选择滑脱椎体移位程度较轻,病程较短,神经刺激症状较轻者。手法的治疗目的在于缓解症状,并非椎体移位的纠正。手法治疗具有促进局部气血流畅、缓解肌肉痉挛的作用,其操作应刚柔和缓,轻快稳妥,力度适当,切忌强力按压和扭转腰部,以免造成更严重的损害。

推理骶棘肌法:患者俯卧,两下肢伸直,术者立于其左侧,用两手掌或大鱼际,自上而下地反复推理腰椎的骶棘肌,直至骶骨背面或臀部的股骨大转子附近,并以两手拇指分别点按两侧志室、腰眼穴。

拔伸牵引法:患者俯卧,助手拉住患者腋下,术者立于床尾,两手握住患者两踝,沿纵轴方向进行对抗牵引。

腰部屈曲摈摇法:患者仰卧,两髋膝屈曲,术者一手扶两膝部,一手扶两踝部,使腰部过度屈曲,再将双下肢用力牵引伸直。

侧扳旋转法:患者端坐位,两足分开与肩同宽。以患肢右侧为例,助手面对患者,固定患者下肢,术者立于患者身后,右手把持患者对侧肩部,左手拇指顶推偏歪的棘突右侧,保持患者脊柱直立,右手带动患者躯干向右旋转。同时,左手拇指同时发力向左矫正,可闻及或感觉椎体轻微错动或弹响。

弯腰挺立法:术者站在患者背后,将右前臂绕过患者少腹,两手扣抱住患者;使患者直膝向前弯腰,再嘱其将腰缓缓伸直,向后背伸,同时将患者抱起,术者用右侧髋部抵住患者腰部痛处,突然放手向前上方抛射,使患者落地站稳。

(2) 药物:根据患者症状,辨证论治,以补肝肾、强筋骨为主,辅以活血通络止痛。

内服药肾阳不足者宜温补肾阳,方用右归丸加减;肾阴不足者宜滋补肾阴,方用左归丸加减;气滞血瘀者宜活血化瘀、行气止痛,方用身痛逐瘀汤加减。

外用药可外敷定痛膏或活血化瘀类膏药。

(3) 针灸:本病腰痛、下肢痛的症状多表现在足太阳经和足少阳经循行部位,选穴多以足太阳经和足少阳经腧穴为主。以补益肝肾、舒筋活络为法。常选用肾俞、命门、腰阳关、关元俞、小肠俞、环跳、委中等穴。每日 1 次。

（4）固定：急性外伤性腰椎滑脱，或年幼的腰椎弓崩裂患者，经手法复位满意后，可施行石膏裤固定，双髋保持屈曲 90° 位，维持腰椎屈曲位。症状轻者，可用宽腰带或腰围固定以加强下腰的稳定性。

（5）功能锻炼：功能锻炼是增强腰部稳定性，预防病情加重的重要手段，训练方法有"小燕飞""五点支撑""三点支撑"等。结合患者病情，有计划进行。

知识点 5

手术治疗方法

手术治疗的适应证：①Ⅱ度以下的腰椎滑脱，经非手术治疗后，原有腰背痛或下腰痛无缓解。②Ⅲ度以上，伴或不伴有临床症状。③腰椎滑脱呈进行性进展。④出现马尾神经受压症状或伴有下肢间歇性跛行或下肢根性放射痛。⑤非手术治疗无法矫正的畸形和明显步态异常等。可考虑手术治疗。

腰椎滑脱症手术方式包括椎板减压、植骨融合及内固定三部分。治疗目的有两方面：一是经减压手术来解除神经压迫；二是通过植骨融合及内固定手术来获得腰椎的稳定。

问题五　对本案患者的日常调护注意事项有哪些？

思路　本患者确诊腰椎滑脱症，在腰痛、肢体麻木发作时应积极休息、配合治疗。日常生活中注意避风寒、腰部保暖，忌劳累，适当进行腰背部功能训练，提高肌肉的柔韧性和力量，以保持腰部的稳定性，生活及工作中避免腰部劳损及外伤，可佩戴腰部外固定器保护。

知识点 6

预防及调护

未病先防，平时加强腰背肌肉的功能锻炼。腰背肌肉的增强可增加腰椎的稳定性，拮抗腰椎滑脱的趋势；腹部脂肪堆积，体重过重可增加腰椎的负担及劳损，特别是腹部脂肪堆积，增加了腰椎向前滑脱的趋势。限制活动减少腰部过度旋转、蹲起等活动，减少腰部过度负重，防止腰部的进一步损伤；佩戴腰围或支具，固定腰椎，以利于峡部不连的愈合。

【临证要点】

1. 腰椎滑脱症根据症状、体征及影像学资料，不难做出诊断。同时通过临床查体及影像学资料分析患者滑脱的"真假"，以利于后期制订治疗方案。

2. 假性滑脱患者，中医综合治疗具有较好的疗效。

3. 对于真性滑脱或假性滑脱经系统保守治疗不缓解，具有相关手术指征的，可选择手术治疗，应严格把握手术时机，规范手术方式。

4. 应重视预防调护及功能锻炼的作用。

【诊疗流程】

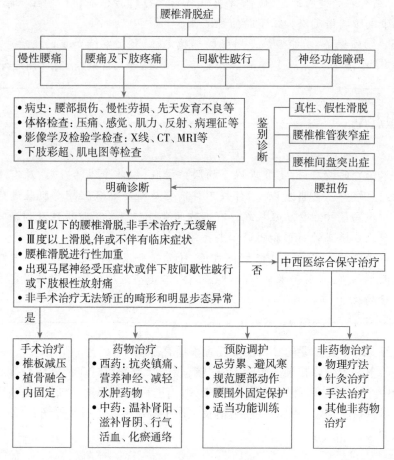

（王　平）

？ 复习思考题

1. 请简要叙述腰椎滑脱症。
2. 简述腰椎滑脱症的症状与体征。
3. 简述 Meyerding 法。
4. 简述手法治疗腰椎滑脱症的目的,并手法举例。
5. 简述腰椎滑脱症手术治疗的指征。

PPT 课件

第六节　非特异性腰背痛

临床上通常将下腰痛分为三类:坐骨神经痛或根性疼痛综合征,多由腰椎间盘突出症引起;特异性腰背痛,如肿瘤、骨折、感染、结核等;非特异性腰背痛,是指腰痛症状既不能通过客观临床检查明确其病因,也不能通过实验室检查观察到组织病理学改变的一类腰痛,常见如腰肌劳损、棘上韧带劳损、腰背肌筋膜炎、第三腰椎横突综合征等。

一、腰肌劳损

 培训目标

1. 熟悉腰肌劳损的临床特点、诊断与鉴别诊断、治疗原则。
2. 了解腰肌劳损的日常调护注意事项。

腰肌劳损是引起慢性腰痛的常见疾病之一,是指腰部肌肉、筋膜的慢性积累性损伤。多由于长期弯腰工作、过度负重疲劳、长期姿势不良或伴有腰部解剖特点和缺陷等所致。

【典型案例】

患者男,45 岁,工人,长期从事弯腰工作。腰痛、活动受限反复发作 7 年余,疼痛多为隐痛,劳累后加重,休息可缓解,腰痛与气候变化有关,阴雨天腰痛加剧。1 天前被雨水淋湿后,上述症状加重,腰部冷痛重着,转侧不利,遇寒加重。体格检查:脊柱生理曲度正常,双侧骶棘肌处压痛(+),活动稍有受限。神经系统检查无异常,直腿抬高试验阴性。舌苔白腻,脉沉。

问题一　根据患者的疾病特点,如何进行初步诊断?

思路　患者长期从事弯腰工作,疼痛多为隐痛,劳累后加重,休息可缓解,1 天前被雨水淋湿后,上述症状加重,腰部冷痛重着,转侧不利,遇寒加重。考虑腰部疾病可能性大。查体:脊柱生理曲度正常,双侧骶棘肌处压痛(+),活动稍有受限。神经系统检查无异常,直腿抬高试验阴性。综合分析:腰肌劳损可能性大。

知识点 1

腰肌劳损的腰痛,疼痛多为隐痛,反复发作,劳累后加重,休息可缓解,弯腰困难,喜温喜按,腰部肌肉僵硬,少数患者可伴有臀部及大腿后上部胀痛。累于风寒湿邪者,腰痛与气候变化有关,阴雨天腰痛加剧,乏力重着,受凉加重。

检查时脊柱多正常,一侧或双侧骶棘肌或腰背肌止点处压痛,活动稍有受限。神经系统检查多无异常,直腿抬高试验阴性。

问题二　若想进一步明确诊断,应进行哪些检查?

思路　为进一步明确诊断,应做腰部 X 线检查。患者检查回报示:未见异常。

知识点 2

X 线检查可无异常,有时可见脊柱生理弯曲减小消失或侧弯,或可见生理变异如腰椎骶化、骶椎腰化或隐性裂等,或可见椎体退变。

问题三　根据患者病史、查体及辅助检查,能否明确诊断? 需与哪些疾病鉴别? 辨证要点是什么?

思路1　该病例中患者长期从事弯腰工作,腰痛、活动受限反复发作。体格检查:脊柱生理曲度正常,双侧骶棘肌处压痛(+),活动稍有受限。腰椎 X 线示:未见异常。根据上述资料,可诊断为腰肌劳损。根据患者的症状、体征、舌脉等为寒湿阻络证。

思路2　临诊时需与腰部扭伤、强直性脊柱炎进行鉴别。

知识点3

鉴别诊断

(1) 腰部扭伤:腰部扭伤短期内有外伤史,压痛局限,疼痛较重,腰部活动受限。

(2) 强直性脊柱炎:好发于青年男性,腰痛广泛,无固定压痛点。X 线片可见骶髂关节增生,呈融合趋势,病程较长,实验室检查可见 HLA-B$_{27}$ 呈阳性,可逐渐发展为竹节样变的脊柱强直。

知识点4

辨证要点

中医认为人体外感风寒湿邪、外伤日久或劳损等所致经络痹阻不通,气血不畅,不通则痛,日久则筋肉挛缩,僵硬成结。

寒湿阻络证:腰部冷痛重着,转侧不利,遇寒加重,舌苔白腻,脉沉。

湿热痹阻证:腰部灼痛,遇热加重,活动后可减轻,舌苔黄腻,脉濡数。

血瘀气滞证:腰痛如刺,痛有定处,昼轻夜重,不能转侧,拒按,可有慢性劳损病史。

肾虚证:腰部酸痛无力,下肢无力,喜揉喜按,遇劳加重,反复发作。肾阳虚者手足不温,腰腿发凉,畏风怕冷,少气懒言,舌质淡,脉沉细;肾阴虚者心烦失眠,咽干口渴,面色潮红,倦怠乏力,舌红少苔,脉细数。

问题四　根据诊断,该患者的具体治疗方案如何制订?

思路　该患者腰肌劳损诊断明确,长期从事弯腰工作,腰痛、活动受限反复发作,可采用中西医结合保守治疗方式。患者腰部冷痛重着,转侧不利,遇寒加重,舌苔白腻,脉沉,可辨证为寒湿阻络,以散寒祛湿、温经通络为主,方用羌活胜湿汤加减。局部可采用理疗、理筋手法、针灸及针刀等治疗。可选腰部阿是穴、足太阳膀胱经及督脉穴位进行治疗,使痉挛的肌肉及筋膜松弛,改善局部循环,达到解痉止痛的目的。若疼痛缓解欠佳,予封闭治疗及穴位注射治疗,以缓解急性疼痛。

知识点 5

治 疗 方 法

（1）手法治疗：可使痉挛的肌肉及筋膜松弛，改善局部循环，理顺肌肉纤维，达到舒筋活血、解痉止痛的目的。可于肾俞、腰阳关、八髎或腰痛区施以按揉，以酸胀能耐受为度，可对痛点周围触及的条索状物施以弹拨，再用揉法予以放松。对于腰肌无力者，可重点用擦法、揉法；对于腰肌痉挛者，重点用捏拿、推法理筋等法。

（2）药物治疗：寒湿阻络证治宜散寒祛湿、温经通络，方用羌活胜湿汤；湿热痹阻证宜清热化湿，方用二妙汤；气滞血瘀证治宜活血化瘀、行气止痛，方用身痛逐瘀汤；肾阴虚者滋阴补肾，方用左归丸，肾阳虚者温补肾阳，方用右归丸。

（3）封闭治疗及穴位注射治疗：可用曲安奈德注射液加入利多卡因注射液中行痛点封闭治疗，1 周 1 次，3 周为 1 个疗程；或用当归注射液或维生素 B1、维生素 B12 0.2~0.4ml 做穴位注射，每周 2 次，3 周为 1 个疗程。

（4）针灸治疗：可采用针刺阿是穴、夹脊穴、肾俞、腰阳关、委中、昆仑等穴，并可配合艾灸、拔罐等。

（5）针刀治疗：可直接在病灶处进行剥离，使挛缩、瘢痕、粘连等得到松解，使局部组织恢复动态平衡。可寻找皮下及筋膜下的结节、条索、包块、张力点等为进针点进行操作。

（6）理疗治疗：可采用红外线、超短波、TDP 或中药离子导入等。

问题五 对本案患者的日常调护注意事项有哪些？

思路 日常注意腰部保暖，纠正腰部不良姿势，急性期休息，缓解期可行功能锻炼。

知识点 6

病情重者，可嘱患者卧硬板床休息，站立时戴腰围进行保护。缓解期可行腰背肌功能锻炼，如仰卧位的拱桥锻炼，或俯卧位的飞燕锻炼等。平素注意避免劳累外伤，防寒保暖。

【临证要点】

1. 腰肌劳损由腰部肌肉、筋膜的慢性积累性损伤所致，通过方药、理筋手法及针灸等中医综合方法治疗此病有较好的优势。

2. 强调腰背肌功能锻炼在腰肌劳损康复中的重要作用。

3. 强调平时纠正腰部不良生活和工作习惯，避免腰部过于劳累。

【诊疗流程】

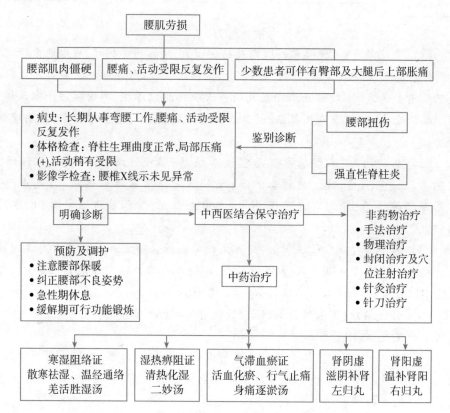

二、棘上韧带劳损

培训目标

1. 熟悉棘上韧带劳损的临床特点、诊断与鉴别诊断、治疗原则。
2. 了解棘上韧带劳损的日常调护注意事项。

棘上韧带劳损,又称棘上韧带炎,是指位于胸腰椎棘突上的韧带发生变性、撕裂或松弛,是韧带中常见的慢性损伤性疾病。棘上韧带有限制脊柱过度前屈的作用,当脊柱前屈时,棘上韧带处于最外层,最易因屈曲张力而损伤。本病多见于中年人,好发于长期弯腰工作和不注意姿势的伏案工作者。

【典型案例】

患者男,40岁,文职人员,长期从事伏案工作。腰背疼痛、活动受限反复发作2年余,疼痛部位在脊柱中线上,弯腰或劳累后疼痛加剧,卧床休息后可减轻。2天前患者摔倒后,上述症状加重,疼痛如刺,痛有定处,仰俯受限,弯腰痛甚,疼痛拒按。体格检查:脊柱生理曲度正常,$T_7 \sim L_2$棘突尖部压痛(+)。舌质淡苔白,脉弦。

问题一　根据患者的疾病特点,如何进行初步诊断?

思路　患者长期从事伏案工作,腰背疼痛、活动受限,疼痛部位在脊柱中线上,弯腰或劳累后疼痛加剧,卧床休息后可减轻。2 天前患者摔倒后,上述症状加重,疼痛如刺,痛有定处,仰俯受限,弯腰痛甚,疼痛拒按。考虑胸腰部疾病可能性大。查体:脊柱生理曲度正常,$T_7 \sim L_2$ 棘突尖部压痛(+)。综合分析:$T_7 \sim L_2$ 棘上韧带劳损可能性大。

 知识点 1

棘上韧带劳损有弯腰劳损病史,长期腰背疼痛,疼痛部位在脊柱中线上,可向颈部或臀部放射,弯腰或劳累后疼痛加剧,卧床休息后可减轻。

检查时可找到指定痛点,压痛表浅,局限于棘突尖部。用指腹轻扣韧带,并向两侧移动,如感到韧带在棘突上滑动,说明韧带已从棘突"剥脱",棘突两侧多无压痛,局部封闭疼痛可明显缓解。

问题二　若想进一步明确诊断,应进行哪些检查?

思路　为进一步明确诊断,应做胸椎、腰椎 X 线检查,提示未见异常。

知识点 2

X 线检查多无明显变化,少数患者可有椎体退行性改变。

问题三　根据患者病史、查体及辅助检查,能否明确诊断? 需与哪些疾病鉴别? 辨证要点是什么?

思路 1　该病例中患者长期从事伏案工作,腰背疼痛、活动受限,疼痛部位在脊柱中线上,弯腰或劳累后疼痛加剧,卧床休息后可减轻。2 天前患者摔倒后,上述症状加重,疼痛如刺,痛有定处,仰俯受限,弯腰痛甚,疼痛拒按。查体:脊柱生理曲度正常,$T_7 \sim L_2$ 棘突尖部压痛(+),及胸椎、腰椎 X 线提示未见异常。根据上述资料,可诊断为 $T_7 \sim L_2$ 棘上韧带劳损。根据患者的症状、体征、舌脉等,辨证为血瘀气滞证。

思路 2　临诊时需要与棘间韧带损伤鉴别。

知识点 3

鉴　别　诊　断

棘间韧带损伤:棘上韧带损伤压痛表浅,轻按即可引起疼痛,棘间韧带需稍用力才能按到压痛点,且棘间韧带损伤压痛点在两棘突之间,而非棘突上。

知识点 4

辨 证 要 点

先天韧带薄弱,加之长期劳损,感受外邪,导致气血凝滞,筋脉不和,经络痹阻,发为此病。本病应辨别虚实,外伤者,多发病较急,并伴有外感症状;跌仆闪挫者,疼痛部位固定,瘀血症状明显;内伤者,起病隐匿,腰部酸痛,缠绵不绝,并伴有脏腑症状。

血瘀气滞证:疼痛如刺,痛有定处,仰俯受限,弯腰痛甚,疼痛拒按,肌肉僵硬。舌质淡,苔白,脉弦。

湿热阻络证:腰脊疼痛,痛处有热感,身重倦怠,口干,小便短赤。舌质红,苔黄腻,脉濡数。

肝肾不足证:腰部隐痛,酸软无力,遇劳加重,腰肌痿软,精神萎靡不振。舌质淡,脉细弱无力。

问题四 根据诊断,该患者的具体治疗方案如何制订?

思路 该患者棘上韧带劳损诊断明确。患者长期从事伏案工作,腰背疼痛、活动受限,可采用中西医结合保守治疗方式。患者疼痛如刺,痛有定处,仰俯受限,弯腰痛甚,疼痛拒按,舌质淡苔白,脉弦,可辨证为血瘀气滞,以活血化瘀、行气止痛为主,方用和营止痛汤加减。局部可采用理疗、手法治疗、针灸及针刀等治疗。可选腰背部阿是穴、足太阳膀胱经及督脉穴位进行治疗,能够缓解局部韧带紧张痉挛状态,促进血液循环,加速炎症消退。若疼痛缓解欠佳,予封闭治疗,以缓解急性疼痛。

知识点 5

治 疗 方 法

(1) 手法治疗:能够缓解局部韧带紧张痉挛状态,促进血液循环,利于组织水肿吸收,促进代谢,加速炎症消退。可揉压、弹拨棘突上的压痛点,再行㨰法,手法由轻至重。还可行捏脊,从龟尾捏至大椎,捏三提一。最后双手拇指点按揉压两侧委中穴,推拿后可嘱患者自行屈伸活动,幅度自小至大,以自感舒适为度。

(2) 药物治疗:血瘀气滞证治宜活血化瘀、行气止痛,方用和营止痛汤加减;湿热阻络证治宜清热化湿、通络止痛,方用加味二妙汤;肝肾亏虚者补益肝肾、舒筋止痛,方用壮筋养血汤。外治可用狗皮膏,伤湿止痛膏等。

(3) 封闭治疗:可行局部封闭,用曲安奈德注射液加入利多卡因注射液中注入痛点,疼痛可缓解。

(4) 针刀治疗:患者取俯卧位,标记压痛点、硬结或条索,消毒,术者戴无菌手套。左手拇、食指固定痛点,右手持针刀进针,进针方向与韧带纤维方向平行,纵行进行剥离,将韧带粘连或瘢痕处彻底松解后出针。每周 1 次,2~3 周为 1 个疗程。

（5）针灸治疗：选用阿是穴、肾俞、委中、昆仑等穴，每日1次，10次1个疗程。

（6）其他治疗：可行局部理疗、磁疗或中药离子导入等方法。

问题五　对本案患者的日常调护注意事项有哪些？

思路　日常注意腰部保暖，避免劳累及外伤，急性期休息，缓解期可行功能锻炼。

知识点 6

急性疼痛期卧床休息，避免屈伸活动，缓解期可行功能锻炼，加强腰背肌力量。平素注意避免劳累及外伤，防寒保暖。

【临证要点】

1. 棘上韧带劳损由胸腰椎棘突上的韧带发生变性、撕裂或松弛所致，通过方药、理筋手法及针灸等中医综合方法治疗此病有较好的优势。

2. 强调平时纠正腰部不良生活和工作习惯，避免腰部劳累及外伤。

【诊疗流程】

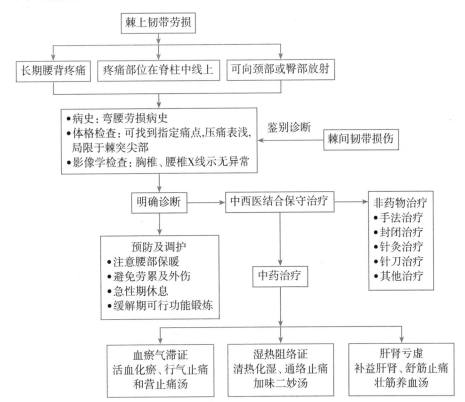

三、腰背肌筋膜炎

 培训目标

1. 熟悉腰背肌筋膜炎的临床特点、诊断与鉴别诊断、治疗原则。
2. 了解腰背肌筋膜炎的日常调护注意事项。

腰背肌筋膜炎是指由于感受风寒湿邪或损伤引起的腰背部肌肉、筋膜、韧带等软组织的无菌性炎性病变,并伴有一定的临床表现者。本病又称为腰背部纤维组织炎、腰背部肌筋膜综合征等,是一种常见的腰背部慢性疼痛性病症。

【典型案例】

患者男,38岁,工人,长期从事弯腰工作。腰背部疼痛反复发作2年余,1天前被雨水淋湿后,上述症状加重,疼痛为酸痛,尤以两侧腰肌及髂嵴上方更为明显,伴有臀部及大腿后侧疼痛,怕冷畏寒。体格检查:脊柱生理曲度正常,两侧腰肌及髂嵴上方压痛(+),可触到肌筋膜内有结节状物。舌淡苔白腻,脉滑。

问题一　根据患者的疾病特点,如何进行初步诊断?

思路　患者长期从事弯腰工作,腰背部疼痛,1天前被雨水淋湿,疼痛为酸痛,尤以两侧腰肌及髂嵴上方更为明显,伴有臀部及大腿后侧疼痛,怕冷畏寒。考虑腰背部疾病可能性大。查体:脊柱生理曲度正常,两侧腰肌及髂嵴上方压痛(+),可触到肌筋膜内有结节状物。综合分析:腰背肌筋膜炎可能性大。

知识点1

腰背肌筋膜炎有感受风寒湿邪、劳损及慢性损伤病史。临床以腰背部疼痛为主,疼痛可为隐痛、酸痛或胀痛。急性发病迅速,可伴有肌肉僵硬、沉重感及活动受限。腰部有"扳机点",按压时一触即发,产生剧烈疼痛,可引起臀部及大腿后侧的传导性疼痛,但疼痛不超过膝关节。慢性者腰部疼痛时轻时重,晨起疼痛,适当活动后减轻,但劳累后加重。

查体可找到局限性的"扳机点",可触到痉挛的肌肉,严重者被动体位,腰部僵硬,肌肉拘紧,活动受限。慢性期可触及硬结或条索。

检查时应仔细寻找"扳机点",先让患者指出疼痛较重的部位,医生再指压此部位寻找。在一个区域内可有多个"扳机点",寻找时用力适度,逐步对比,以便对每个"扳机点"做出定位。如病变部位较深,可改变体位以重复某种姿势或体位来激发疼痛,也可提示相应的肌肉有病损。

问题二 若想进一步明确诊断,应进行哪些检查?

思路 为进一步明确诊断,应做 X 线检查。检查回报示:未见异常。

知识点 2

X 线检查可无异常,实验室检查多正常。

问题三 根据患者病史、查体及辅助检查,能否明确诊断? 需与哪些疾病鉴别? 辨证要点是什么?

思路 1 该病例中患者长期从事弯腰工作,1 天前被雨水淋湿,疼痛为酸痛,尤以两侧腰肌及髂嵴上方更为明显,伴有臀部及大腿后侧疼痛,怕冷畏寒。查体:脊柱生理曲度正常,两侧腰肌及髂嵴上方压痛(+),可触到肌筋膜内有结节状物及 X 线提示未见异常。根据上述资料,可诊断为腰背肌筋膜炎。根据患者的症状、体征、舌脉等为风寒湿阻证。

思路 2 临诊时应与急性腰扭伤、腰椎结核、腰椎间盘突出症相鉴别。

知识点 3

鉴 别 诊 断

急性腰扭伤近期有明显的腰部扭伤病史;腰椎结核可伴有低热、盗汗、消瘦、乏力等全身症状,患部附近可有寒性脓肿及瘘管,X 线片可见骨质破坏;腰椎间盘突出症可伴有膝关节以下的麻木及疼痛,腰椎 CT 或 MRI 可准确鉴别。

知识点 4

辨 证 要 点

腰背肌筋膜炎属于中医"痹证""腰痛"范畴。肝肾亏虚是内因,风寒湿邪侵袭及外伤劳损为外因,脉络受阻、筋脉肌肉失荣而发为此病。

风寒湿阻证:腰部疼痛,转侧不利,可有臀部及大腿后侧疼痛,阴雨天加重,怕冷畏寒。舌淡苔白或腻,脉弦紧或滑。

气滞血瘀证:腰痛如刺,痛有定处,轻则仰俯不便,重则因疼痛不敢活动,痛处拒按,可有外伤史。舌质紫暗,脉弦涩。

肝肾亏虚证:腰部隐痛,腰膝酸软无力,遇劳加重,休息后缓解。舌淡苔少,脉细弱。

问题四 根据诊断,该患者的具体治疗方案如何制订?

思路 该患者腰背肌筋膜炎诊断明确。患者长期从事弯腰工作,腰背部疼痛,可采用中西医结合保守治疗方式。患者尤以两侧腰肌及髂嵴上方更为明显,伴有臀部及大腿后侧疼痛,怕冷畏寒,舌淡苔白腻,脉滑,可辨证为风寒湿阻证,以祛风散寒、除湿止痛为主,方用干姜苓术汤加入强腰脊之品。局部可采用理疗、手法治疗、针灸及针刀等治疗。可选腰背部阿是穴、足太阳膀胱经穴位行治疗,能够使痉挛的肌肉和筋膜松解。若疼痛缓解欠佳,寻找"扳机点",予封闭治疗,以缓解急性疼痛。

 知识点 5

治 疗 方 法

(1) 手法治疗:患者仰卧位,术者先用两手拇指或手掌,自大杼穴开始自上而下,经下肢环跳、委中、承山、昆仑等穴,施以揉按,重点揉按腰脊两侧肌肉,使气血流畅,筋络舒展;寻找"扳机点",以双手拇指在"扳机点"上反复按揉;如果触到筋节或条索,可行捏拿、分筋、弹拨、掐揉等手法进行松解,使变性的肌束松解、粘连分离;沿脊柱两侧膀胱经由上而下行指推法,用力方向与病变肌肉纤维、筋膜走向垂直,使痉挛的肌肉和筋膜松解;最后以掌根或小鱼际肌在患者腰骶部进行揉摩,自上而下,以腰骶部感到微热为宜。

(2) 药物治疗:风寒湿阻者,治宜祛风散寒、除湿止痛,方用干姜苓术汤加入强腰脊之品;气滞血瘀者,治宜活血化瘀,方用桃红四物汤;肝肾亏虚者,治宜补益肝肾、强壮筋骨,用补肾壮筋汤。可外用伤湿止痛膏、狗皮膏或中药外敷等。

(3) 封闭治疗:用曲安奈德注射液加入利多卡因注射液中注入"扳机点",每周 1 次,3 周为 1 个疗程。

(4) 针刀治疗:针刀疗法既可松解粘连硬化,解除筋肉痉挛,又可疏通经络,加速局部气血流通,促进局部炎症吸收。在行针刀疗法的同时,可结合局部封闭、拔罐、艾灸等方法。

(5) 针灸治疗:治疗时注重以局部"扳机点"与局部取穴为主,施以平刺、浅刺、刺络等手法,亦可用平刺滞针弹拨法加强针感。还可应用电针、温针和火针等方法。

(6) 理疗治疗:可应用蜡疗、中药蒸汽浴或离子导入等方法促进血液循环。

问题五　对本案患者的日常调护注意事项有哪些?

思路　日常注意行走时戴腰围保护,急性期硬板床休息,缓解期可行适度功能锻炼。

 知识点 6

急性期卧硬板床休息,行走时戴腰围保护;缓解期加强腰背肌功能锻炼,注意锻炼应适度,避免劳累加重疼痛。

【临证要点】

1. 腰背肌筋膜炎由腰背部肌肉、筋膜、韧带等软组织的无菌性炎性病变所致,通过方药、理筋手法及针灸等中医综合方法治疗此病有较好的优势。

2. 治疗过程中,仔细寻找"扳机点",才能使痉挛的肌肉和筋膜松解。

3. 强调平时纠正腰部不良生活和工作习惯。

【诊疗流程】

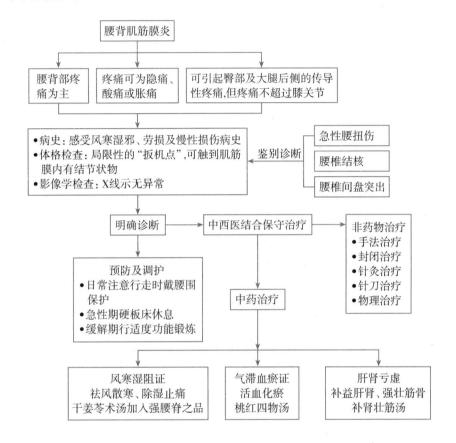

四、第三腰椎横突综合征

 培训目标

1. 熟悉第三腰椎横突综合征的临床特点、诊断与鉴别诊断、治疗原则。

2. 了解第三腰椎横突综合征的日常调护注意事项。

由于第三腰椎横突在腰椎中最长,为腰大肌、腰方肌的起点,并附有背阔肌、腹横肌的深部筋膜,肌肉收缩时承受的压力最大,因此,第三腰椎横突附近的肌肉最易损伤,造成慢性腰痛,这种腰痛被称作第三腰椎横突综合征。本病多见于青壮年,以体力劳动者居多。

【典型案例】

患者男,29 岁,搬运工人,1 天前因搬重物致腰臀部的弥散性疼痛,如刺,拒按,并向大腿后侧乃至腘窝部放射,弯腰时疼痛加重。体格检查:骶棘肌外缘第三腰椎横突处有明显压痛(+),并向腘窝部放射,横突尖端处可触及结节。舌质暗红,脉弦涩。

问题一　根据患者的疾病特点,如何进行初步诊断?

思路　1 天前因搬重物致腰臀部的弥散性疼痛,如刺,拒按,并向大腿后侧乃至腘窝部放射,弯腰时疼痛加重。考虑腰部疾病可能性大。查体:骶棘肌外缘第三腰椎横突处有明显压痛(+),并向腘窝部放射,横突尖端处可触及结节。综合分析:第三腰椎横突综合征可能性大。

📋 **知识点 1**

第三腰椎横突综合征有腰部扭伤或慢性劳损病史,多表现为腰部疼痛,同侧肌肉紧张或痉挛,或腰臀部的弥散性疼痛,可向大腿后侧乃至腘窝部放射,弯腰时疼痛加重,甚至行走困难。

查体可见骶棘肌外缘第三腰椎横突处有明显压痛,并向腘窝部放射,横突尖端处有时可触及结节,腰部活动受限不明显。重者可出现患侧肌肉萎缩,对侧肌肉紧张,导致对侧第三横突受累,继发损伤。

问题二　若想进一步明确诊断,应进行哪些检查?

思路　为进一步明确诊断,应做腰椎 X 线检查。检查回报示:双侧第三腰椎横突过长。

📋 **知识点 2**

X 线检查可见一侧或双侧第三腰椎横突过长,或两侧不对称,或向后倾斜。

问题三　根据患者病史、查体及辅助检查,能否明确诊断? 需与哪些疾病鉴别? 辨证要点是什么?

思路 1　1 天前因搬重物致腰臀部的弥散性疼痛,如刺,拒按,并向大腿后侧乃至腘窝部放射,弯腰时疼痛加重。查体:骶棘肌外缘第三腰椎横突处有明显压痛(+),并向腘窝部放射,横突尖端处可触及结节及 X 线提示双侧第三腰椎横突过长。根据上述资料,可诊断为第三腰椎横突综合征。根据患者的症状、体征、舌脉等为血瘀气滞证。

思路 2　临诊需与腰椎间盘突出症相鉴别。

知识点 3

鉴 别 诊 断

第三腰椎横突综合征的压痛点位于骶棘肌外缘第三腰椎横突尖端处,放射痛受累区也与腰椎间盘突出症所表现的神经根分布区域不同,直腿抬高试验可为阳性,但加强试验为阴性,CT 或 MRI 可资鉴别。

 知识点 4

辨 证 要 点

第三腰椎横突综合征属于中医"腰痛"范畴,该病主要是由于腰部劳损,气血运行失调,脉络绌急,或外感风寒湿邪,或久居湿地,寒湿入侵,留着腰部,或肾亏体虚,无以濡养筋脉。初发多属实证,久病多见虚证。

血瘀气滞证:腰部疼痛如刺,拒按,肌肉僵硬,屈伸疼痛。舌质暗红,脉弦涩。

风寒湿阻证:腰部疼痛呈冷痛,遇寒加重,得温痛减。舌质淡、苔白滑,脉沉紧。

肾虚证:腰痛日久,酸软无力,遇劳加重,腰肌萎弱,喜揉喜按。偏阳虚者畏寒怕冷,手足不温,面色无华,舌质淡白,脉沉细;偏阴虚者面色潮红,手足心热,盗汗,舌质红,脉细数。

问题四　根据诊断,该患者的具体治疗方案如何制订?

思路　该患者第三腰椎横突综合征诊断明确。患者因搬重物致腰臀部的弥散性疼痛,可采用中西医结合保守治疗方式。患者弥散性疼痛,如刺,拒按,并向大腿后侧乃至腘窝部放射,舌质暗红,脉弦涩,可辨证为血瘀气滞证,以行气活血、化瘀止痛为主,方用和营止痛汤加减。局部可采用理疗、手法治疗、针灸、针刀及局部封闭等治疗。可选腰背部阿是穴、足太阳膀胱经穴位行治疗,剥离粘连,活血散瘀。若经非手术治疗无效,疼痛仍较重,可行手术治疗。

 知识点 5

非手术治疗方法

可卧床休息,戴腰围,并配合手法、练功、药物等方法治疗,经非手术治疗无效者,可行手术治疗。

(1) **手法治疗**:手法治疗通过揉按肌肉的推拿手法和调整关节的整骨手法,使痉挛的肌肉得到放松。

患者取仰卧位,术者在脊柱两侧的肌肉、臀部及大腿后侧施以点按、揉压等手法,并按揉腿部的膀胱经腧穴,理顺腰臀腿部的肌肉,解除痉挛,缓解疼痛。再用拇指在第三腰椎横突处做与条索状硬块垂直的弹拨,由轻至重,并反复揉压,剥离粘连,活血散瘀。最后沿患侧骶棘肌自上而下捏拿,再使用擦法往返治疗。最后沿骶棘肌纤维方向行反复搓擦,同时可配合腰部后伸被动活动。必要时可应用扳法进行治疗,但需注意安全。

俯卧扳腿法:患者俯卧,术者一手置于第3、第4腰椎棘突,另一手置于患侧大腿根部,将其轻轻托起,使患肢尽量后伸,角度由小到大,后伸的同时从上向下推腰椎,并逐渐增加力量。

定点腰椎斜扳法:以左侧为例,患者右侧卧位,右下肢伸直,左下肢屈曲在上。术者于患者面前,右肘抵住患者臀部,右手拇指抵住患者第三腰椎左侧,左手按住左肩用力向后,两手同时向反方向用力,使患者腰部被动旋转至最大限度后,两手突然做一有限度的加大用力,可闻及“咔哒”声响。注意不要强求声响,用力须适度,避免加重损伤。

(2) 药物治疗:血瘀气滞证,治宜行气活血、化瘀止痛,方用和营止痛汤;风寒湿阻者,治宜祛风散寒、宣痹除湿、温经通络,方用羌活胜湿汤;肾阳虚者,治宜温补肾阳,用金匮肾气丸合青蛾丸;肾阴虚者,治宜滋补肝肾,方用六味地黄丸加女贞子、枸杞子等。

外用活血止痛类、跌打风湿类膏药,亦可配合中药熏洗或热熨治疗。

(3) 其他治疗:可行针灸、电针、针刀、局部封闭及理疗等综合治疗。

(4) 手术治疗:经非手术治疗无效,疼痛较重,影响工作和生活者,可行腰背肌筋膜松解、第三横突部软组织剥离或横突切除术等。

问题五　对本案患者的日常调护注意事项有哪些?
**思路　**日常注意腰部保暖,纠正不良姿势,急性期休息,缓解期可行功能锻炼。

知识点 6

平时注意腰部损伤应及时就诊治疗,纠正不良姿势,腰部保暖,避免过度屈曲弯腰。急性期休息,避免腰部过度屈伸和旋转;缓解期可行功能锻炼。患者身体直立,两腿与肩同宽,双手掐腰,两拇指向后顶按第三腰椎横突,按揉局部,做腰部旋转和屈伸活动,注意避免过度屈伸旋转,以不疲劳为宜。

【临证要点】
1. 第三腰椎横突综合征由第三腰椎横突附近的肌肉最易损伤,造成慢性腰痛,通过方药、理筋手法及针灸等中医综合方法治疗此病有较好的优势。
2. 强调对第三腰椎横突附近的肌肉组织剥离粘连治疗。
3. 强调平时纠正腰部不良生活和工作习惯。

【诊疗流程】

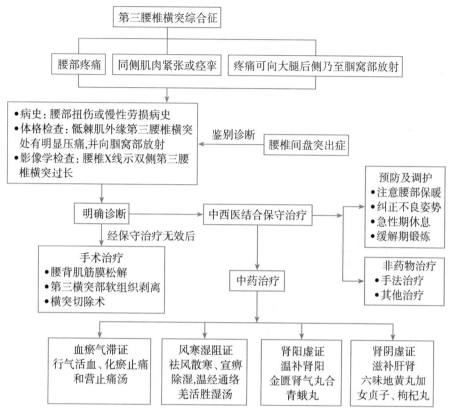

（郑雷刚）

 复习思考题

1. 什么是腰肌劳损？
2. 什么是棘上韧带劳损？
3. 什么是腰背肌筋膜炎？
4. 什么是第三腰椎横突综合征？
5. 第三腰椎横突综合征的诊断要点。

第七节　膝关节慢性筋伤

 培训目标

1. 熟悉膝关节慢性筋伤的临床特点、诊断、鉴别诊断、治疗原则。
2. 了解理筋手法、针刀、局部封闭等治疗在膝关节慢性筋伤的应用。

膝关节慢性筋伤是膝关节慢性劳损性疾病的统称,主要包括髌骨软化症、髌下脂肪垫损伤、膝部滑囊炎等。这类疾病在临床上较为常见,多由于长时间的摩擦压迫,或慢性劳损导致,发病者以体力劳动者和运动爱好者居多。

一、髌骨软化症

髌骨软化症,又叫髌骨软骨炎、髌骨劳损等,是因各种原因引起的髌骨软骨面局限性软化、碎裂、脱落、变性等退行性变化为病理特征的一种骨关节病,是膝关节疼痛较常见的原因。发病原因主要有慢性劳损,髌股排列错乱,骨内压增高,骨溶解,软骨营养障碍,髌股压力改变等。女性发病率高于男性。

【典型案例】

患者陈某,女,40岁,中学体育教师,平素热爱跑步。以"膝疼痛1年,加重伴活动受限2周"就诊。患者1年前无明显诱因出现双膝疼痛,休息后可自行缓解,2周前疼痛加重,以髌下疼痛为主,行走受限,在上下楼梯及爬坡运动后明显加重,休息后可缓解。否认高血压、糖尿病、冠心病史。否认肝炎、结核等传染性疾病史,否认手术史、外伤史,否认输血史,否认中毒史,否认药物及食物过敏史。否认家族遗传病史。刻下症:双膝疼痛,髌下疼痛为主,在上下楼梯及爬坡运动后明显加重,纳眠可,二便可。舌淡胖,苔白腻,脉弦滑。

专科查体:髌骨位置偏低,髌骨边缘压痛阳性,可触及髌骨摩擦感,髌骨研磨试验阳性,单足半蹲试验阳性。

问题一 根据上述病史和临床表现,该患者的可疑诊断是什么?

思路 患者中年女性,慢性起病,平素热爱跑步,膝部有慢性劳损病史,提示膝部慢性病变。行走受限,劳累后加重,尤其是在上下楼梯及爬坡运动后,休息后可缓解,且未见明显外伤史,查体见髌骨位置偏低,髌骨边缘压痛阳性,可触及髌骨摩擦感,髌骨研磨试验阳性,可初步诊断为髌骨软化症。

知识点 1

髌骨软化症的临床表现

本病发病缓慢,常见于膝部有慢性劳损病史的中老年人,发病初期膝关节隐痛不适,继而出现髌下疼痛,行走受限,劳累后加重,尤其是在上下楼梯及爬坡运动后,休息后可缓解,膝关节怕冷,有"打软腿"和"假性绞锁"症状。查体见髌骨边缘、周围和后方明显压痛,晚期可出现髌股摩擦感和跛行,髌骨研磨试验阳性,股四头肌抗阻力收缩试验阳性。可有膝关节积液,浮髌试验可阳性,髌骨软骨退变患者单足半蹲试验阳性率较高。膝关节可有畸形,如膝内、外翻和高、低位髌骨等。

问题二 若想进一步明确诊断,应进行哪些检查?

思路 首先,应做膝关节X线正侧位片、髌骨轴位X线片,了解髌骨有无脱位及位置异常,有无骨质增生、关节狭窄;其次需进行膝关节CT检查,了解股骨髁发育及髌股排列情况;最后,需行膝关节MRI检查,对早期诊断及晚期病情评估有很大意义。

知识点 2

髌骨软化症常用辅助检查

早期可无明显变化,晚期可见髌骨边缘骨质增生,髌股关节面不平滑或间隙狭窄。X 线检查还可发现部分病因,如小髌骨、高低位髌骨等。CT 检查可对 X 线进行补充,对髌股排列错乱及股骨髁发育不良具有重要价值。

MRI 对早期发现髌骨软化症有较大的帮助,早期髌骨软化症主要表现为:T_1WI 髌软骨均匀信号中出现低信号裂隙,软骨粗糙,T_2WI 软骨低信号显示增宽,软骨及皮质界限不清,周围可显示水肿,偶尔伴有少量髌上囊积液。

膝关节镜是一种有价值的诊查手段,可做到诊断治疗同步进行。

问题三 根据患者病史、查体及辅助检查,能否明确诊断? 需与哪些疾病鉴别?

思路 1 患者长期膝关节劳损,膝部疼痛不适;查体髌骨位置偏低,髌骨研磨试验阳性,浮髌试验阳性,单足半蹲试验阳性;从上述资料,可诊断为髌骨软化症。

思路 2 临诊时应与骨性关节炎、髌下脂肪垫损伤、半月板损伤相鉴别。

知识点 3

髌骨软化症的鉴别诊断

(1) 骨性关节炎:一般为双侧性,可具有髌骨软化症的所有表现,疼痛较明显,肿胀,活动受限,关节畸形。X 线片显示除了髌骨骨质增生外,还可在胫骨髁间棘和胫骨平台、股骨髁两侧有骨刺形成。

(2) 髌下脂肪垫损伤:伸膝时疼痛最为剧烈,患肢双侧膝眼对称性肿胀,伸直时明显,髌下压痛。可单独发生或与其他关节疾病同时发生。

(3) 半月板损伤:可有外伤病史,上下楼梯时可发生伸直障碍,关节绞锁,弹响后恢复正常。查体可见麦氏征阳性,旋转挤压试验阳性,但髌骨研磨试验可为阴性。MRI 检查可明确鉴别。

问题四 根据诊断,该疾病的具体治疗方案如何制订?

思路 髌骨软化症首选保守治疗,经保守治疗无效者,或发现髌骨软骨病损严重者,可行手术治疗。

知识点 4

髌骨软化症的综合治疗

(1) 理筋手法:手法治疗可起到解痉止痛,调节髌骨平衡,缓解关节面压力的作用。患者仰卧放松,术者用手掌轻轻按压髌骨旋转,再用拇、示指沿髌骨内外缘上下抒顺,然后点按膝眼、血海等穴,最后在髌骨周围实施擦法、捻揉法、散法等。

（2）物理治疗：与手法治疗相互配合可提高有效率。可采用红外线、超短波、TDP等局部热疗，中药离子超声波导入消肿止痛等。

（3）药物治疗：痰湿痹阻证，治宜燥湿化痰、活血通络，方用二陈汤，可辅以活血化瘀药物；肝肾亏虚证，治宜补益肝肾、舒筋通络，方用补肾壮筋汤或健步虎潜丸。外用熏洗煎剂外洗，外敷活血止痛类膏药或擦剂。西药可口服氨基葡萄糖保护和修复软骨，行玻璃酸钠关节腔注射等。

（4）手术治疗：经保守治疗无效者，或发现髌骨软骨病损严重者，或有先天畸形者，可行开放手术或微创手术。

（5）其他治疗：针灸治疗、针刀治疗等对于本病也有较好的疗效。

问题五　对本案患者的日常调护注意事项有哪些？

思路　平时减少膝关节剧烈活动，避免反复屈伸膝关节，屈伸膝关节时宜缓慢，注意膝部保暖。急性期限制引起疼痛的各种动作，必要时拄拐辅助行走，可行股四头肌收缩、直腿抬高练习等，锻炼股四头肌肌力。

 知识点 5

髌骨软化症的预防与调护

髌骨软化症是逐渐进展的慢性疾病，患者的日常生活管理尤为重要，早期生活管理可减轻疼痛症状、维持关节功能、延缓病情进展。首先，避免膝关节超负荷运动，如登山、负重上楼等。减少膝关节剧烈的反复屈伸活动动作。其次，在症状明显时要减轻劳动强度或减少运动量，膝关节伸屈动作宜缓慢，尤其要避免半蹲位。最后，注意膝部的保暖，勿受风寒，勿劳累。必要时可佩戴护膝，尽量避免长时间站立和行走。

【临证要点】

1. 股四头肌抗阻力训练，增加肌肉强度有利于维持良好的髌骨轨迹，增加膝关节稳定性。

2. 在髌骨软化症的保守治疗中，单纯的手法治疗已较少用，多在手法治疗的同时配以中药、理疗、针灸等综合治疗，以提高疗效。

3. 髌骨软化症为慢性劳损，应强调早期及时规范的治疗，可有效缓解或解除症状，最大限度地保持关节活动功能，并改善预后。

【诊疗流程】

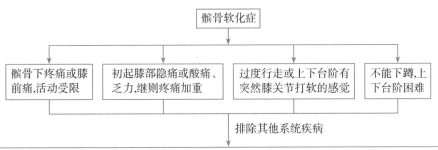

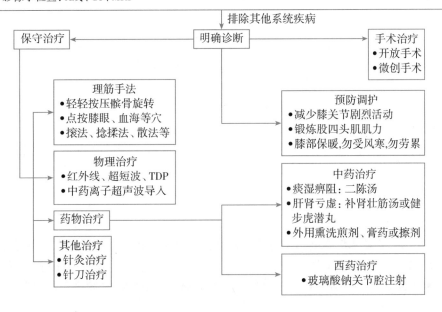

二、髌下脂肪垫劳损

髌下脂肪垫呈倒置的三角形,下端两个角位于髌韧带的两侧,具有衬垫及润滑的作用,能够限制膝关节的过度活动,防止摩擦和刺激,并吸收震荡。髌下脂肪垫劳损又称髌下脂肪垫炎、脂肪垫肥厚,是因为某种因素刺激产生的急慢性髌下脂肪垫的无菌性炎症,多见于慢性损伤、急性损伤后遗症、长期从事膝关节屈伸的劳动者。

【典型案例】

患者张某,男,42 岁,足球运动爱好者。以"右膝胀痛不适 2 年,加重伴活动受限 1 周"就诊。患者 2 年前无明显诱因出现右膝胀痛,下楼梯时疼痛明显,休息后可稍有缓解,1 周前疼痛加重,以髌骨下缘疼痛为主,行走受限,膝关节伸直时疼痛明显加重。否认高血压、糖尿病、冠心病史。否认肝炎、结核等传染性疾病史,否认手术史、外伤史,否认输血史,否认中毒史,否认药物及食物过敏史。否认家族遗传病史。刻下症:右膝胀痛,以髌骨下缘疼痛为主,下楼梯时疼痛明显,休息后可稍有缓解,纳眠可,二便可。舌质暗苔红,脉弦涩。专科查体:右膝关节内外膝眼肿胀,有压痛,膝过伸试验阳性、髌腱挤压试验阳性。

　　问题一　根据以上病史及查体,该患者的可疑诊断是什么? 如需明确诊断,还需做哪些辅助检查?

　　思路　患者中年男性,慢性起病,平素热爱踢球,膝部有长期屈伸及慢性劳损病史,提示膝部慢性病变。行走受限,下楼梯及膝关节伸直时疼痛明显加重。查体:右膝关节内外膝眼肿胀,压痛阳性,膝过伸试验阳性、髌腱挤压试验阳性。可初步诊断为髌下脂肪垫劳损。X线有助于判断是否伴有膝关节炎,MRI可直接观察髌骨周围组织损伤及炎症情况。

📋 知识点 1

髌下脂肪垫劳损的临床表现及辅助检查

　　本病起病缓慢,膝关节下方疼痛,以内、外膝眼及髌韧带后方肿胀疼痛为主,可伴有腘窝处疼痛,行走及上下楼梯时加重,膝关节伸直时疼痛加重。

　　查体见膝关节双侧膝眼处肿胀饱满,有压痛,髌腱后方深压痛,尤其是被动伸直膝关节,向关节间隙推挤髌下脂肪垫时疼痛加剧。病程久者,可出现膝关节积液,股四头肌萎缩,髌腱松弛压痛试验、膝过伸试验、髌腱挤压试验(+)。

　　单纯的髌下脂肪垫劳损X线表现可不明显,或髌下脂肪垫有浑浊现象或钙质沉积,伴有骨性关节炎时可见膝关节退行性改变。MRI检查可直接显示髌骨、髌骨软骨、髌下及髌后脂肪垫及周围软组织的形态结构,有无损伤及炎症等。

　　问题二　根据患者病史、查体及辅助检查,能否明确诊断? 需与哪些疾病鉴别?

　　思路1　患者长期膝关节劳损、屈伸活动,膝部胀痛不适,膝关节伸直时疼痛明显;查体右膝关节内外膝眼肿胀,压痛阳性,膝过伸试验阳性、髌腱挤压试验阳性。从上述资料分析,可诊断为髌下脂肪垫劳损。

　　思路2　临诊应与髌腱腱周炎、膝关节半月板前角损伤相鉴别。

📋 知识点 2

髌下脂肪垫劳损的鉴别诊断

　　髌腱腱周炎:有髌骨两侧缘或一侧缘的压痛,与关节活动有明显关系,特别是下蹲、跳跃及上下楼梯,或对抗阻力伸膝时疼痛明显,无内外侧膝眼肿胀。

　　半月板损伤:半月板损伤的压痛点距髌韧带较远,靠近关节的内侧和外侧,无内外侧膝眼肿胀,膝关节屈曲时疼痛缓解不明显。

　　问题三　根据诊断,该患者的具体治疗方案如何制订?

　　思路　髌下脂肪垫劳损为慢性损伤,单一疗法的疗效往往不甚满意,多种治疗的综合疗法往往可以获得比较满意的疗效。

知识点 3

髌下脂肪垫劳损的综合治疗

（1）手法治疗：患者取仰卧位，腘窝部垫枕，使膝关节微屈，股四头肌放松，先点按梁丘、血海、膝眼、阳陵泉、阴陵泉、足三里等穴，然后术者用双手大鱼际或手掌反复摩揉髌韧带及两侧数次，最后一手虎口位于髌骨上缘向下轻推髌骨，一手拇指、食指于髌骨下缘快速向上按捏，以患者能忍受为度。

（2）局部封闭：根据髌下脂肪垫的解剖特点，应将封闭药物注入髌韧带后方，髌下脂肪垫在髌骨下缘的附丽处。注意不要将药物注入关节腔内，操作时术者可先用左手将髌骨向下推挤，使髌尖部翘起并加以固定，针头要抵住髌骨下缘的骨质后再注射。

（3）药物治疗：血瘀气滞者，治宜活血化瘀、舒筋通络，方用桃红四物汤加减；肝肾亏虚者，可补益肝肾、强壮筋骨，方用补肾壮筋汤或健步虎潜丸。西药可口服非甾体抗炎药消炎止痛。

（4）手术治疗：长期保守治疗无效的患者，可行髌下脂肪垫部分或全部切除手术。

（5）其他疗法：可行局部理疗、针灸治疗、针刀治疗等。

问题四 对本病日常调护的注意事项有哪些？

思路 急性期应休息，避免负重。缓解期行功能锻炼，根据疼痛、股四头肌萎缩及关节活动功能情况，可行股四头肌收缩、直腿抬高训练、下肢抗阻力训练等。

【临证要点】

1. 髌下脂肪垫损伤以保守治疗为主，长期保守治疗无效的患者，可行髌下脂肪垫部分或全部切除手术。

2. 小针刀操作时，要谨慎小心，避免对髌韧带的损伤。

3. 本病以缓解症状，改善膝关节功能为主，切勿过度治疗。

【诊疗流程】

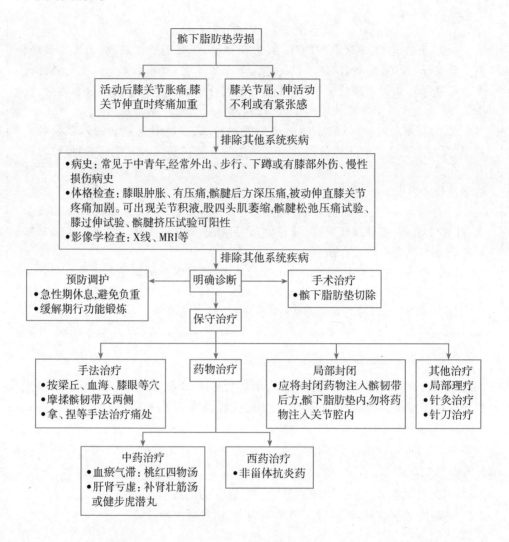

```
                        髌下脂肪垫劳损
                              │
                ┌─────────────┴─────────────┐
        活动后膝关节胀痛,膝            膝关节屈、伸活动
        关节伸直时疼痛加重            不利或有紧张感
                └─────────────┬─────────────┘
                      排除其他系统疾病
                              │
  ┌───────────────────────────────────────────────────┐
  │ •病史:常见于中青年,经常外出、步行、下蹲或有膝部外伤、慢性 │
  │   损伤病史                                          │
  │ •体格检查:膝眼肿胀、有压痛,髌腱后方深压痛,被动伸直膝关节 │
  │   疼痛加剧。可出现关节积液,股四头肌萎缩,髌腱松弛压痛试验、 │
  │   膝过伸试验、髌腱挤压试验可阳性                      │
  │ •影像学检查:X线、MRI等                             │
  └───────────────────────────────────────────────────┘
                      排除其他系统疾病
                              │
        ┌─────────────────────┼─────────────────────┐
     预防调护                明确诊断                手术治疗
  •急性期休息,避免负重                          •髌下脂肪垫切除
  •缓解期行功能锻炼              │
                           保守治疗
        ┌──────────┬──────────┼──────────┬──────────┐
     手法治疗      药物治疗       局部封闭          其他治疗
  •按梁丘、血海、              •应将封闭药物注入髌韧带   •局部理疗
   膝眼等穴                    后方,髌下脂肪垫内,勿将药 •针灸治疗
  •摩揉髌韧带及两侧              物注入关节腔内        •针刀治疗
  •拿、捏等手法治疗痛处
        ┌──────────┬──────────┐
     中药治疗              西药治疗
  •血瘀气滞:桃红四物汤        •非甾体抗炎药
  •肝肾亏虚:补肾壮筋汤
   或健步虎潜丸
```

三、膝部滑囊炎

　　滑囊又称滑液囊,介于肌肉和肌腱附着处与骨隆突之间,囊内有少量滑液,减少肌肉、肌腱活动时与骨的摩擦。受到外伤、劳损、感染或化学物质刺激时,可引起滑囊炎。临床上常见的膝关节周围滑囊炎包括髌前滑囊炎、髌下滑囊炎、鹅足滑囊炎和腘窝囊肿等。急性滑囊炎因外伤或感染造成,而慢性滑囊炎多与膝关节剧烈活动或长时间摩擦压迫刺激导致,临床上以慢性滑囊炎多见,其中尤以腘窝囊肿最为常见。

【典型案例】

患者男,44 岁。以"双侧腘窝先后出现肿块 3 年余"就诊。患者 3 年前无意中发现左腘窝可及一大小约 3cm×2cm 肿块,表面无红肿破溃,未予重视,未就诊。近 1 年前又发现右腘窝肿块,大小约 3cm×3cm,质韧,无压痛,表面无红肿破溃。否认高血压、糖尿病、冠心病史。否认肝炎、结核等传染性疾病史,否认手术史、外伤史,否认输血史,否认中毒史,否认药物及食物过敏史。否认家族遗传病史。舌红苔黄腻,脉数。

专科查体:左腘窝可触及一大小约 3cm×2cm 肿块,右腘窝可触及大小约 3cm×3cm 肿块,两侧肿块均质韧,无压痛,边界清,活动差,表面无红肿破溃。膝关节活动无受限。末梢血运好,皮肤感觉无异常。

辅助检查:彩超示左腘窝内探及 2.8cm×2cm 囊性包块,内见絮状物,边界清楚。右腘窝内探及 2.8cm×3cm 囊性包块,内见絮状物,边界清楚。

问题一 根据患者的病史、查体及辅助检查,该患者的诊断是什么?

思路 患者中年男性,慢性起病,左右腘窝均发现肿物,均质韧,无压痛,边界清,活动差,表面无红肿破溃。提示膝部慢性病变。彩超提示囊性包块,可诊断为腘窝囊肿。

知识点 1

腘窝囊肿的临床表现及辅助检查

腘窝内滑囊较多,多数发生在半膜肌腱滑囊和腓肠肌内侧头与半膜肌之间的滑囊,常与关节囊相通,统称为贝克囊肿,多由于膝关节内病变产生的关节积液增多,引起压力升高,通过关节囊的薄弱处进入半膜肌、腓肠肌滑囊。

腘窝囊肿在发病初期对膝关节功能影响不大,仅有腘窝胀感,当囊肿增大到一定程度后出现膝关节屈伸活动受限,可见腘窝部出现肿物,圆形或椭圆形,无压痛或压痛轻微,在休息或对肿物持续加压后可缩小。超声对腘窝囊肿的检查具有独特的优势,可显示囊肿的位置、大小、形态及内部回声,还可明确囊肿与关节腔的关系和与周围组织血管的关系。

问题二 根据诊断,该患者的具体治疗方案如何制订?

思路

1. 理筋手法。达到活血消肿、舒筋止痛的目的,忌用大力粗暴手法。对滑膜囊不与关节腔相通、囊肿较小者,可行挤压法。

2. 药物治疗。可服用活血化瘀的中药;局部擦万花油、正红花油,或外敷消瘀止痛膏、双柏膏等。

知识点 2

膝部滑囊炎的综合治疗

（1）**手法治疗**：早期采用轻手法按摩、揉、推压患部上下，并在局部用指掐、按压等手法治疗，以达到舒筋通络的目的。腘窝囊肿可行手法挤压，患者患膝屈曲90°，术者可先行按、揉等手法令患者放松，然后将囊肿推挤到一侧，用拇指用力挤破囊壁，加以揉压，使滑液分流，囊壁闭锁，弹力绷带加压包扎2周，局部制动。

（2）**药物治疗**：血瘀证，宜活血化瘀、消肿止痛，方用活血祛瘀汤；湿热证，治宜清热解毒祛湿，方用仙方活命饮加减；气虚证，治宜健脾利湿，方用健脾除湿汤。

外伤者，外敷双柏散、消肿止痛膏药等；感染者，外敷如意金黄散。

（3）**针刀治疗**：患膝屈曲90°，找到压痛点或肿胀最为明显点，并做出标记。碘伏消毒后，术者戴无菌手套操作，行局部麻醉；进针时注意刀口方向与股四头肌肌纤维平行，切开滑囊，皮肤紧张度变低即可出针；当囊内积液较多，囊内压增高时，出针刀可见针眼处引流出关节囊黄色积液，可用无菌纱布块压迫针眼周围肿胀部位。术毕消毒针眼，敷无菌纱布，绷带加压包扎。

（4）**手术治疗**：对于慢性滑囊炎久治不愈者，可行切开或关节镜手术切除滑囊。由于单纯切除腘窝囊肿有一定的复发率，可在囊肿切除时，将关节囊缝合，或行腘窝囊肿基底切开翻转缝合术。

问题三　对本病日常调护的注意事项有哪些？

思路　急性期应适当休息，局部制动，减少对滑囊的刺激。平素尽可能减少对膝关节磨损大的运动，像需要长期步行，经常上下楼梯，或者长期骑自行车等，进行这些运动时可适当佩戴护膝予以保护。

【临证要点】

1. 腘窝囊肿临床常采用创伤尽可能小的保守治疗方式，但对于过大且影响功能的囊肿可行手术治疗。

2. 膝部滑囊炎从治筋着手，以达到软组织平衡为目的，恢复正常的膝关节负重力线，来减轻或消除疼痛，减缓或阻止膝部滑囊炎的发展，达到"筋柔才骨正，骨正才筋柔"，这就是"筋为骨用"。

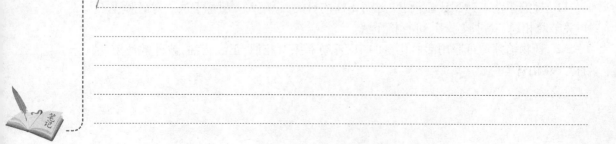

【诊疗流程】

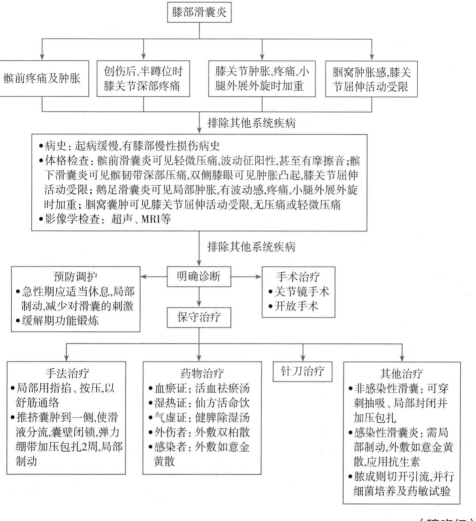

（穆晓红）

 复习思考题

1. 请简述髌骨软化症的临床表现和体征。

2. 髌骨软化症常需要和哪些疾病鉴别？

3. 试述髌下脂肪垫劳损的临床表现及辅助检查。

4. 腘窝囊肿的外治法有哪些？

骨与关节病

第一节 骨关节炎

培训目标

1. 掌握骨关节炎的临床表现和诊断标准。
2. 掌握骨关节炎的辨证思路及分证论治。
3. 熟悉常用中西医治疗方法。
4. 了解中医药治疗优势和特色。

骨关节炎是一种以关节软骨的变性、破坏及骨质增生为特征的慢性关节病,又称骨性关节炎、骨关节病、退行性关节炎、肥大性关节炎或增生性关节炎。骨关节炎通常累及关节软骨,严重者包括整个关节,包括软骨下骨、关节囊、滑膜和关节周围肌肉,是最常见的关节疾病。本病的发生与衰老、肥胖、炎症、创伤、关节过度使用、代谢障碍及遗传等因素有关。多见于中老年人,女性多于男性,好发在负重较大的膝关节、髋关节、脊柱及手指关节等部位。本病按病因分为原发性骨关节炎和继发性骨关节炎。前者是指原因不明的骨关节炎,与遗传和体质因素有一定关系,多见于中老年人;后者是指继发于关节外伤、先天性或遗传性疾病、内分泌及代谢病、炎性关节病、地方性关节病、其他骨关节病等。

【典型案例】

患者王某,女,68 岁。患者 15 年前无明显诱因出现右膝关节疼痛、活动受限。疼痛呈隐痛、钝痛性质。受凉或活动后症状加重,休息后可消失。不伴关节红热、肿胀,不伴绞锁现象,无打软,无游走性关节痛、晨僵等。1 年前症状明显加重,膝无法伸直,站立及行走困难,伴关节肿胀、不伴关节红热,活动时有骨擦感。专科查体:步态痛性跛行,右膝关节屈曲畸形、不能伸直,关节周围软组织肿胀、无红热,髌骨周围压痛(+),内侧关节间隙压痛(+),浮髌试验(-),挺髌试验(+),研髌试验(+),侧方挤压试验(-),抽屉试验(-),麦氏征(-)。膝关节功能活动度(中立位 0 度测量法)左:0°~110°,右:10°~80°。双下肢肌力 V⁻级,双下肢皮肤感觉正常、末梢血运好、足趾活动良。舌质淡,苔白腻,脉紧。

问题一 通过上述问诊及查体,该患者的可疑诊断是什么?

思路 患者老年女性,右膝关节疼痛、活动受限 15 年余,活动时有骨擦感,无关节红热,无绞锁现象,无打软,无游走性关节痛、晨僵等。查体见右膝关节屈曲畸形、不能伸直,关节周围软组织肿胀,内侧间隙压痛(+),挺髌试验(+),研髌试验(+)。综合分析考虑右膝关节骨关节炎可能性大。

 知识点 1

骨关节炎的临床表现

本病主要表现为关节痛,有以下特点:多出现在负重关节如膝、髋等;关节痛与活动有关,在休息后痛就缓解;在关节静止久后再活动,局部出现短暂的僵硬感,持续时间不超过 30 分钟,活动后消失;病情严重者即使在休息时都有关节痛和活动的受限;受累关节往往伴有压痛、骨性肥大、骨性摩擦音、少数患者有畸形。

骨关节炎常见部位的临床表现:

(1) 手:指间关节最常受累,尤其是远端指间关节。肿痛和压痛不太明显亦很少影响关节活动。特征性改变为在指关节背面的内外侧,出现骨性增生而形成硬结节,位于远端指间关节的结节称为 Heberden 结节,位于近端指间关节者称为 Bouchard 结节。这种结节发展很慢。只有少数患者最终会出现远指关节的屈曲或外斜畸形。当第一腕掌关节受累而有骨质增生时则形成"方"形手,这种畸形在中国人中少见。

(2) 膝:膝关节痛是本病患者就医常见的主诉。其早期症状为上下楼梯时的疼痛,尤其是下楼时为甚,呈单侧或双侧交替出现,是出现关节肿大,多因骨性肥大造成,也可关节腔积液。出现滑膜肥厚的很少见。严重者出现膝内翻或膝外翻畸形。

(3) 髋:男性髋关节受累多于女性,单侧多于双侧。多表现为局部间断性钝痛,随病情发展可呈持续性疼痛。部分患者的疼痛可以放射到腹股沟、大腿内侧及臀部。髋关节运动障碍多在内旋和外展位,随后可出现内收、外旋和伸展受限,可出现步态异常。

(4) 脊柱:颈椎受累比较常见,腰椎第三、四椎体为多发部位,可有椎体和后突关节的增生和骨赘,引起局部的疼痛和僵硬感,压迫局部血管和神经时可出现相应的放射痛和神经症状。颈椎受累压迫椎-基底动脉可引起脑供血不足的症状。腰椎骨质增生导致椎管狭窄时可出现间歇性跛行及马尾综合征。

(5) 足:第 1 跖趾关节常受累,表现为局部疼痛、压痛、骨赘形成,严重者出现踇外翻等畸形。

问题二 经过病史和查体,该患者初步考虑右膝关节骨关节炎,为进一步明确诊断应进行何种辅助检查?

思路 应拍摄膝关节正侧轴位 X 线片(图 8-1),可用于支持 OA 的诊断,了解膝关节退变程度。但当患者较年轻,或症状累及不常见的部位,或剧烈疼痛、快速进展性疼痛,或患者膝关节存在绞锁现象时,需完善类风湿因子、膝关节 MRI 等相关检查,除外其他疾病。OA 患者实验室检查 CPR、ESR 测定等炎症标志物水平多正常,有助于与其他疾病鉴别。

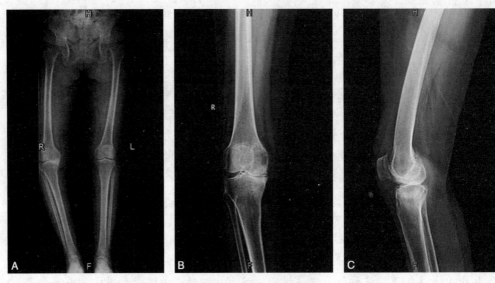

图 8-1 双下肢负重全长、右膝正侧 X 线片
A:双下肢负重全长;B:正位片;C:侧位片
右膝关节缘可见明显骨赘,内外侧髁间隆突变尖,内侧关节间隙陕窄

知识点 2

骨关节炎的诊断标准

参照 1995 年美国风湿病学会骨关节病分类标准及 2019 年中华医学会骨科分会骨关节炎诊疗指南(表 8-1,表 8-2,表 8-3)。

表 8-1 手骨关节炎分类临床诊断标准

1. 近 1 个月大多数时间有手关节疼痛,发酸,发僵

2. 10 个指间关节中,有骨性膨大的关节≥2 个

3. 掌指关节肿胀≤2 个

4. 远端指间关节骨性膨大>2 个

5. 10 个指间关节中,畸形关节≥1 个

满足 1+2+3+4 条或 1+2+3+5 条可诊断为手骨关节炎

注:10 个指间关节为双侧第 2、3 远端及近端指间关节,双侧第一腕掌关节。

表 8-2　膝骨关节炎分类临床诊断标准

1. 近 1 个月大多数时间有膝关节疼痛

2. 有骨摩擦音

3. 晨僵时间≤30min

4. 年龄≥50 岁

5. 负重位 X 线显示关节间隙变窄,软骨下骨硬化和/或囊性变,关节边缘骨赘形成。

满足 1 加 2、3、4、5 条任意两条者可诊断为膝骨关节炎

表 8-3　髋骨关节炎分类标准

1. 近 1 个月大多数时间有髋痛

2. 红细胞沉降率≤20mm/h

3. X 线片示骨赘形成、髋臼边缘增生

4. X 线片示髋关节间隙狭窄

满足 1+2+3 条或 1+3+4 条者可诊断髋骨关节炎

知识点 3

骨关节炎的放射学病情分级标准(Kellgren 和 Lawrence 法分 5 级)

0 级:正常

Ⅰ级:关节间隙可疑变窄,可能有骨赘

Ⅱ级:有明显的骨赘,关节间隙轻度变窄

Ⅲ级:中等量骨赘,关节间隙变窄较明显,软骨下骨质轻度硬化改变,范围较小

Ⅳ级:大量骨赘形成,可波及软骨面,关节间隙明显变窄,硬化改变极为明显,关节肥大及明显畸形

知识点 4

骨关节病功能分级

Ⅰ级:可做各种活动

Ⅱ级:中度受限,虽有 1 个或多个关节不适或活动受限,但仍可从事正常活动

Ⅲ级:明显受限,只能生活自理,但不能从事一般活动

Ⅳ级:卧床或坐卧,生活不能自理

问题三 根据上述资料,能否明确患者诊断? 需与哪些疾病鉴别?

思路 根据膝骨关节炎分类临床诊断标准,该患者满足临床标准,故右膝关节骨关节炎诊断成立。

 知识点 5

骨关节炎的鉴别诊断

(1) 类风湿关节炎:多为对称性小关节炎,以近端指间关节和掌指关节及腕关节受累为主,晨僵明显,可有皮下结节、类风湿因子阳性,X 线以关节侵蚀性改变为主。

(2) 银屑病关节炎:本病好发于中年人,起病较缓慢,以近端指(趾)间关节、掌指关节、跖关节及膝和腕关节等四肢关节受累为主,关节病变常不对称,可有关节畸形。患者皮肤有银屑病皮疹和指(趾)甲改变。

(3) 痛风性关节炎:本病多发于中年以上男性,常表现为反复发作的急性关节炎,最常累及第 1 跖趾关节和跗骨关节,也可侵犯膝、踝、肘、腕及手关节,表现为关节红、肿、热和剧烈疼痛,血尿酸水平多升高,滑液中可查到尿酸盐结晶。慢性者可出现肾脏损害,在关节周围和耳郭等部位可出现痛风石。

(4) 强直性脊柱炎:本病好发于青年男性,主要侵犯骶髂关节和脊柱,也可以累及膝、踝、髋关节,常伴有肌腱端炎,晨僵明显,患者常同时有炎性下腰痛,放射学检查显示骶髂关节炎,常有 HLA-B_{27}(+)。

问题四 患者应该采用什么治疗方案?

思路 患者老年女性,右膝关节骨关节炎诊断明确,发病时间长,症状逐渐加重。患者平素膝关节活动过多且常感受风寒湿气。风寒湿外邪直入关节筋骨,闭阻经络关节,而致气血运行不畅,见肢体关节疼痛,屈伸不利。舌质淡,苔白腻,脉紧,均提示该患者为风寒湿痹证,治以祛寒散寒、除湿止痛。右膝关节骨关节炎诊断明确,病史长,经非手术治疗效果不佳,具备手术指征。

西医治疗:行全膝关节置换术。(图 8-2)

中医辨证:防己黄芪汤加减。

| 防己 6g | 黄芪 15g | 防风 12g | 羌活 12g |
| 独活 12g | 桂枝 9g | 秦艽 9g | 甘草 6g |

方中以防己祛风行水,黄芪益气固表利水,两者相合,祛风除湿而不伤正,益气固表而不恋邪,使风湿俱去。防风祛风胜湿止痛,羌活祛风除湿,独活、秦艽除风湿、止痹痛,桂枝通络,甘草和中,兼可调和诸药,是为佐使之用。

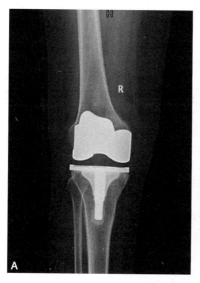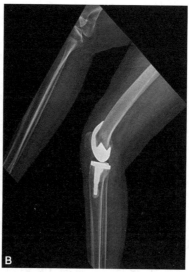

图 8-2　术后右膝正侧位 X 线片

知识点 6

骨关节炎的中医辨证思路

（1）根据患者关节疼痛性质,结合全身症状及舌脉之征进行辨证。

（2）重视患者年龄、体质,以及生活、工作环境等情况。

知识点 7

骨关节炎的中医分证论治

证型	主症特点	舌脉	治法	方药
风寒湿痹	肢体关节酸楚疼痛、痛处固定,有如刀割或有明显重着感或患处表现肿胀感,关节活动欠灵活,畏风寒,得热则舒	舌质淡,苔白腻,脉紧或濡	祛寒散寒、除湿止痛	防己黄芪汤加减
风湿热痹	起病较急,病变关节红肿、灼热、疼痛,甚至痛不可触,得冷则舒为特征。可伴有全身发热,或皮肤红斑、硬结	舌质红,苔黄,脉滑数	清热疏风,通络止痛	大秦艽汤加减

续表

证型	主症特点	舌脉	治法	方药
瘀血闭阻	肢体关节刺痛,痛处固定,局部有僵硬感,或麻木不仁	舌质紫暗,苔白而干,脉弦涩	活血化瘀,舒筋止痛	身痛逐瘀汤加减
肝肾亏虚	关节隐隐作痛,腰膝酸软无力,酸困疼痛,遇劳更甚	舌质红、少苔,脉沉细无力	滋补肝肾,强壮筋骨	肾气丸加减

知识点 8

骨关节炎的中医外治法

（1）中药外洗:早期可运用活血中药治疗,每日二次,可有效消除关节肿胀,减少关节积液。

（2）体针:根据病情辨证循经取穴或局部取穴。

（3）灸法:根据病情辨证采用温针灸、直接灸或间接灸法等,也可选用多功能艾灸仪治疗。

（4）其他:根据患者病情,可行推拿按摩、穴位注射、针刀、火针等疗法。

知识点 9

骨关节炎的西药治疗

按给药途径分为口服和局部外用药。

（1）口服药

非甾体抗炎药(NSAIDs):NSAIDs 既有止痛作用又有抗炎作用,是最常用的一类骨关节炎的控制症状药物,NSAIDs 应用最低有效剂量,短疗程;有胃肠道危险因素者应用选择性 COX-2 抑制剂或非选择性 NSAIDs+米索前列醇或质子泵抑制剂。如患者有发生心血管不良事件的危险则应慎用 NSAIDs。对老年患者应注意心血管和胃肠道的双重风险。

曲马多:对于急性疼痛发作的患者,NSAIDs 不能充分缓解疼痛或有用药禁忌时,可考虑用曲马多,由于曲马多不抑制前列腺素合成,因此对胃黏膜无明显不良影响。该类制剂应从低剂量开始,每隔数日缓慢增加剂量,可减少不良反应。

（2）局部外用药

NSAIDs:局部外用 NSAIDs 制剂,可减轻关节疼痛,不良反应小。

辣椒碱:辣椒碱乳剂可消耗局部感觉神经末梢的 P 物质,可减轻关节疼痛和压痛。

知识点 10

手 术 治 疗

对于经非手术规范治疗无明显疗效,病变严重及关节功能明显障碍的患者可以考虑外科治疗,以矫正畸形和改善关节功能。外科治疗的主要途径是通过关节镜手术和开放手术。

（1）经非手术规范治疗仍无效者,可予关节镜手术治疗。关节镜创伤小,通过关节内灌洗来清除纤维素、软骨残渣及其他杂质,或去除软骨碎片,以减轻疼痛症状。

（2）开放手术治疗

截骨术:可改善关节力线平衡,有效缓解患者的髋或膝关节症状。

人工关节置换术:人工关节置换术在缓解疼痛、恢复关节功能方面具有显著效果,但由于关节置换术存在一定的近期和远期并发症,如部件的松动和磨损、骨溶解,这些并发症目前还不能完全解决。因此,严格掌握关节置换的手术指征显得十分重要。手术指征包括:①有关节损害的放射学证据;②存在中到重度的持续疼痛或者已造成残疾;③对各种非手术治疗无效的患者。

关节融合术:对于出现严重的关节功能障碍,或顽固的关节疼痛,影响工作和生活,经非手术治疗无效,又不适合用其他手术来保持关节的活动度者,可施行关节融合术。

问题五 对本案患者日常调护的注意事项有哪些?

思路 患者右膝关节骨关节炎诊断明确,行人工全膝关节置换术。术后住院时间视具体情况而定,通常4天左右。在此期间使用镇痛药物,预防感染、下肢血栓。鼓励患者在手术后立即开始踝关节主动活动,鼓励患者术后第二天做膝关节主动运动,同时开始物理治疗。康复计划包括改善活动膝关节范围和加强腿部肌肉锻炼。恢复期避免过度劳累或扭伤膝盖。在恢复期,不推荐高强度的运动。

知识点 11

预防及调护

使患者了解本病绝大多数预后良好,消除其思想负担;告诫患者避免对本病治疗不利的各种因素,建立合理的生活方式。如保护受累的关节,避免长久站立、跪位和蹲位、爬楼梯、不良姿势等;在医生指导下规范用药,了解所用药品的用法和不良反应;家庭和社会的支持与帮助对患者的治疗起积极作用。

（1）进行合理的关节肌肉锻炼:在非负重状态下进行关节活动,以保持关节的活动度;进行相关肌肉或肌群的锻炼以增强肌肉的力量和增加关节的稳定性。

（2）对不同受累关节进行不同的锻炼:如手关节可做抓、握锻炼,膝关节在非负重情况下做屈伸活动。

（3）进行有氧运动：步行、游泳、骑自行车等有助于保持关节功能。

（4）肥胖者应减轻体重：超重会增加关节负担，应保持标准体重，如果体重指数超过25则建议减肥。

（5）减轻受累关节的负荷：可使用手杖、助步器等协助活动。

（6）保护关节：可戴保护关节的弹性套，如护膝等；避免穿高跟鞋，穿软而有弹性的"运动鞋"。

【临证要点】

1. 治疗骨关节炎的目标是控制疼痛，优化功能并预防或减缓关节的结构变化。临床中常采用联合治疗方案。

2. 患者病情不同，治疗决策需同时结合患者症状、体征及影像检查。

3. 需注意与类风湿关节炎、强直性脊柱炎、痛风性关节炎等相似疾病相鉴别。

【诊疗流程】

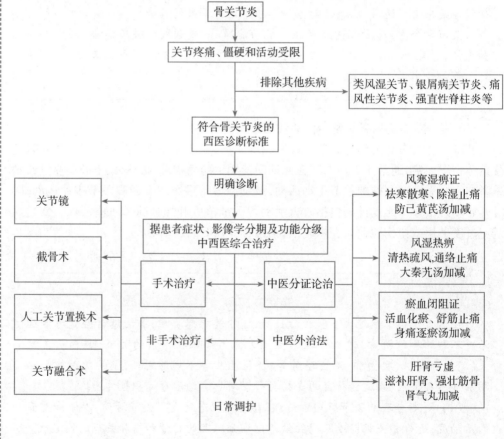

（李春根）

复习思考题

1. 什么是骨关节炎？
2. 骨关节炎的临床特点有哪些？
3. 请简述骨关节炎应与哪些疾病鉴别？
4. 请简述骨关节炎的中医辨证分型。
5. 请简述骨关节炎的治疗方法。

扫一扫，测一测

第二节　股骨头坏死

 培训目标

1. 掌握股骨头坏死的临床表现和常用检查。
2. 掌握股骨头坏死辨证思路及分证论治。
3. 熟悉股骨头坏死常用中西医治疗方法。

PPT 课件 08章02节PPT

　　股骨头坏死又称股骨头缺血性坏死、股骨头无菌性坏死，属中医"骨蚀""骨痿""骨痹"等范畴，是由于不同病因破坏股骨头血液供应所造成的最终结果，是骨科临床常见病，致残率高，严重影响患者生活。发病年龄以儿童和青壮年多见，男性多于女性。股骨头坏死可分为创伤性和非创伤性两大类。前者主要是由股骨颈骨折和髋关节脱位等髋部外伤引起；后者原因很复杂，包括应用激素、酗酒、减压病、镰状细胞贫血、特发性等。在我国引起股骨头坏死的主要病因为激素和酗酒。

【典型案例】

　　患者张某，男，65岁。7年前因荨麻疹使用激素类药物，具体不详，否认饮酒史。6年前无明显诱因出现双侧髋部疼痛，双侧交替，右侧较重，负重及行走时症状加重，休息时症状减轻。近2年无外伤情况下出现双髋疼痛明显加重，蹲起及行走困难，活动受限。自发病以来，双侧髋关节症状逐渐加重，畏寒怕冷，无发热，无潮热盗汗，无关节红热、肿胀等不适。体格检查：步态跛行，双髋部无畸形，皮肤完好、未见红肿及破溃。腹股沟中点压痛左（+）、右（+），"4"字试验左（+）、右（+）。双下肢皮肤感觉正常、末梢血运好、足趾活动良。双髋关节活动受限，活动度见下表。舌质淡，苔白，脉沉细。

双髋关节活动度						
	屈曲	后伸	内旋	外旋	外展	内收
左髋	110°	15°	20°	40°	20°	20°
右髋	100°	15°	10°	20°	10°	20°

问题一 通过上述问诊及查体,患者的可疑诊断是什么?

思路 患者双侧髋关节疼痛不适多年,症状逐渐加重,伴活动受限,提示髋关节疾病可能性大。查体见双侧腹股沟中点压痛阳性,双侧"4"字试验阳性,双髋关节活动受限。长期应用大剂量糖皮质激素与骨质坏死有关。患者发病前曾有糖皮质激素使用史。综合分析考虑双侧股骨头坏死可能。

 知识点 1

股骨头坏死的临床表现

股骨头坏死早期可没有临床症状,最开始的症状可有髋关节或膝关节疼痛,可呈隐性钝痛,持续性或间歇性,急性发作可出现剧痛。髋部疼痛又以股收肌出现最早,表现为腹股沟区疼痛。经非手术治疗症状可以暂时缓解。晚期可因劳累而疼痛加重,可有跛行,行走困难,甚至扶拐行走。查体可见髋关节活动受限,以内旋、外展最为明显,髋关节"4"字试验阳性、Thomas 征阳性,严重者甚至出现患肢短缩畸形并出现髋关节半脱位。

问题二 通过病史和查体,该患者初步诊断考虑双侧股骨头坏死,为进一步明确诊断应进行何种辅助检查?

思路 对于疑似股骨头坏死的患者,应先拍摄前后位片及蛙腿侧位片,对股骨头上部进行评估时有必要拍摄侧位片,评估是否存在影像学改变。但需要注意的是,骨质坏死症状出现数月后 X 线平片仍可显示正常。对于 X 线摄影阴性的疑似患者,应严密观察,或进一步行髋关节 CT、MRI、核素骨扫描(ECT)等检查。

补充检查

患者髋关节 X 线片检查(图 8-3)。

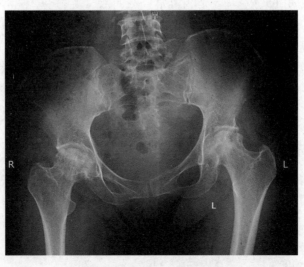

图 8-3 术前髋关节 X 线片(正位)
双侧股骨头负重区塌陷、骨质密度不均,关节间隙变窄,右侧较重

问题三 根据上述资料,能否明确患者诊断? 需与哪些疾病鉴别?

思路 患者双髋关节疼痛明显,行走及活动后加重,查体双侧腹股沟中点压痛阳性,双侧"4"字试验阳性,双髋关节活动受限,髋关节线片提示双侧股骨头负重区塌陷、骨质密度不均,关节间隙变窄,故双侧股骨头坏死诊断成立。

 知识点 2

股骨头坏死常用的辅助检查

(1) X线检查:X线是股骨头缺血性坏死的主要诊断依据。至少需要2个月或更长时间才能在X线片上看到股骨头密度改变。X线片的表现可有:股骨头持重区软骨下骨质密度增高,周围可见密度减低区阴影及囊性改变,病变周围可见密度增高的硬化带包绕上述病变区;持重区关节软骨下骨的骨质中可见1~2cm的弧形透明带,构成"新月征",对诊断具有重要价值;股骨头持重区软骨扁平、碎裂、塌陷,而股骨头内下方骨质一般无塌陷,shenton 线可不连续,髋臼外上缘骨刺形成。

(2) CT:可在早期发现微小的病灶,鉴别是否有骨塌陷存在,可观察到塌陷延伸的范围,并指导治疗方案。在轴位像上观察到明显的骨密度增强区,呈现放射状的影像,称之为"星状征",可作为早期股骨缺血坏死的诊断依据。

(3) MRI:在病程早期其他检查结果都为阴性时,即可发现病变。敏感性远高于X线平片。当股骨头血供出现中断12~48小时后,骨髓脂肪细胞坏死,坏死区内仍含有脂肪性骨髓,MRI上表现为信号强度降低。如T_1、T_2加权相可见股骨头外上前方的异常信号区被一低信号带包绕,形成坏死的早期特征"双线征",对早期诊断有重要意义。

(4) 血流动力学改变:对于早期无症状或轻度髋关节疼痛、活动受限的患者,做骨血流动力学检查对早期诊断股骨头缺血性坏死有一定作用。

(5) 动脉造影:可发现动脉的异常改变,可为早期诊断提供依据。

(6) ECT:初期呈灌注缺损(冷区);坏死修复期示热区中有冷区,即"面包圈样"改变。骨扫描诊断早期病变患者的敏感性最低。

(7) 骨活检显示骨小梁的骨细胞空陷窝多于50%,且累及邻近多根骨小梁,骨髓坏死。

 知识点 3

股骨头坏死分期

股骨头坏死诊断明确后,通常需要进行分期,分期的目的是用于指导制订治疗方案,判断预后,评估疗效。国际上常用的有 Ficat 分期、国际骨坏死与骨循环协会(ARCO)分期、日本骨坏死研究会(JIC)分型等分期参考标准。

(1) Ficat 分期:最早由 Ficat 和 Alert 在 1960 年提出,并于 1985 年修正,因其简便,易于记忆,临床使用方便,目前仍有较广泛应用(表8-4)。

表 8-4　Ficat 分期

0	无临床症状,平片正常
I	早期临床症状,平片有骨密度改变
II	平片显示囊变、骨硬化
III	软骨下塌陷或股骨头变扁
IV	关节间隙变窄,继发髋关节炎

（2）ARCO 分期:即国际骨循环研究会(Association Research Circulation Os-seous,ARCO)提出的国际分期标准。

0 期:骨活检证实为骨坏死,其他检查正常。

I 期:ECT 或 MRI 确诊,X 线片、CT 表现正常。依 MRI 所见,股骨头受累区分。

I-A:股骨头受累<15%。

I-B:股骨头受累 15%~30%。

I-C:股骨头受累>30%。

II 期:X 线片表现异常(股骨头斑点状改变、骨硬化、囊性变、骨质稀少),在 X 线平片及 CT 上无股骨头塌陷表现,髋臼无改变,依据股骨头受累区分:

II-A:股骨头受累<15%。

II-B:股骨头受累 l5%~30%。

II-C:股骨头受累>30%。

III 期:X 线片上出现新月征,根据正、侧位 X 线片上新月征累及股骨头的范围。

III-A:股骨头塌陷<2mm 或新月征<15%。

III-B:股骨头塌陷为 2~4mm 或新月征 15%~30%。

III-C:股骨头塌陷>4mm 或新月征>30%。

IV 期:X 线片表现为股骨头扁平、关节间隙变窄,髋臼也显示有骨硬化、囊性变及边缘骨赘等变化。

知识点 4

股骨头坏死的鉴别诊断

（1）髋臼发育不良继发骨关节炎:该病好发于儿童及青年,女性常见,多累及双侧。X 线片表现为股骨头包裹不全,关节间隙变窄、消失,骨硬化、囊变。髋臼对应区出现类似改变,易鉴别。

（2）强直性脊柱炎累及髋关节:常见于青少年男性,多为双侧骶髂关节受累,HLA-B27 大多阳性,股骨头保持圆形,但关节间隙变窄、消失甚至融合,易鉴别。部分患者长期应用皮质类固醇可合并 ONFH,股骨头出现塌陷,但往往不严重。

（3）髋关节结核：早期出现低热、盗汗等阴虚内热症状，髋部可见脓肿，X 线可显示骨与关节面破坏。

（4）类风湿关节炎：关节出现晨僵；至少一个关节活动时疼痛或压痛；从一个关节肿胀到另一个关节肿胀应不超过 3 个月。关节往往呈对称性肿胀。在骨隆起部位或关节伸侧常有皮下结节。实验室检查红细胞沉降率加快，多数患者类风湿因子阳性。X 线片显示，关节间隙病变早期因滑膜充血、水肿而变宽，以后变狭窄。骨质疏松，关节周围韧带可出现钙化。

（5）风湿性关节炎：关节出现红、肿、热、痛，疼痛呈游走性。实验室检查血清抗链球菌溶血素"O"可为阳性。X 线片骨结构无明显改变。

问题四 患者应该采用什么治疗方案？

思路 患者发病时间长，症状逐渐加重，且畏寒怕冷。肾为先天之本，主骨生髓，肾虚则髓枯骨痿；肝主筋藏血，与肾同源，肝血亏虚损，疏泻失职，则藏运不周，营养不济，导致骨痿、骨蚀、骨痹。综合舌脉，舌质淡，苔白，脉沉细，为肝肾亏虚证（偏阳虚），治以滋补肝肾、温补肾阳。本病例患者目前诊断双股骨头坏死且继发双髋骨性关节炎，双侧 Ficat 分期、ARCO 分期Ⅳ期，右侧较重，具备手术指征。

西医治疗：行右髋人工关节置换术。

中医治疗：滋补肝肾、温补肾阳，右归丸加减。

熟附片 6g	鹿角胶 12g	肉桂 5g	干姜 9g
白术 12g	熟地黄 24g	山药 12g	山萸肉 9g
枸杞子 12g	菟丝子 12g	杜仲 12g	当归 9g

方中附子、鹿角胶、肉桂滋补肾中之元阳，温里散寒，为君药。熟地黄滋补肾阴，枸杞子、山萸肉补益肝肾，山药益气养阴，共为臣药，有滋阴益肾，养肝补脾，填精益髓之效，取"阴中求阳"之义。菟丝子、杜仲健腰膝，补肝肾；当归养血和血，与补肾之品相协，以补养精血，为佐药。诸药配伍，共奏温补肾阳之效。

补充检查

患者术后髋关节 X 线片（图 8-4）。

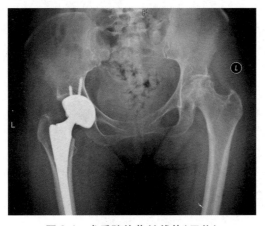

图 8-4 术后髋关节 X 线片（正位）

知识点 5

股骨头坏死的中医辨证思路

（1）外伤所致：由外力作用于髋关节局部，轻者皮肉受损，严重者出现骨断筋伤，使经络、筋脉受损气滞血瘀，气血不能蓄养筋骨而出现髀枢痹，骨痿。

（2）六淫侵袭：六淫中以风寒、湿邪最易侵袭人体、风寒邪侵袭人体经络、气血不通，出现气滞血瘀筋骨失于温煦、筋脉挛缩，屈伸不利，久之出现股骨头坏死。

（3）邪毒外袭：外来邪毒侵袭人体，如应用大量激素，辐射病减压病等，经络受阻，气血运行紊乱，不能正常养筋骨，出现骨痿、骨痹。

（4）先天不足：先天之本在于肾，肾主骨生髓先天不足，肝肾亏损，股骨头骨骺发育不良或髋臼发育不良，髋关节先天脱位，筋骨营养不济等均可导致股骨头坏死。

（5）七情所伤：七情为喜、怒、忧、思、悲、恐、惊，七情大过情志郁结，脏腑功能失调，导致气机失降，出入失调久之肝肾亏损，不利筋骨，使筋弛骨软。

知识点 6

股骨头坏死的中医分证论治

证型	主症特点	舌脉	治法	方药
痰湿蕴结	髋部酸胀不适，疼痛不甚，游走于髋膝关节之间，轻度跛行，活动受限，休息与活动后疼痛程度相若	舌体胖大，有齿痕，舌苔厚腻，脉弦滑	行气活血，辅以祛湿化痰	加味二陈汤或四妙散加减
气滞血瘀	髋部胀痛或刺痛，痛处固定不移，久坐久卧后疼痛加重，适当活动后疼痛减轻，但大幅度活动后疼痛又加重	舌质略暗，苔白，脉沉涩	行气活血，通络止痛	桃红四物汤或身痛逐瘀汤加减
肝肾亏损	下肢萎软无力，关节拘紧，转枢不利，活动明显受限，活动后疼痛加重，休息后疼痛可缓解，腰背酸软	舌质淡，苔薄白，脉沉细	滋补肝肾	偏阳虚者右归丸加减，偏阴虚者六味地黄汤加减

知识点 7

股骨头坏死中医外治法

（1）中药敷贴法：对于疼痛明显者，采用双柏散等以清营凉血、消肿止痛；活动不利者，采用疗筋膏、坎离砂等舒筋活络、温经散寒、活血通痹类药物；肝肾阳虚者，则用补肝益肾、强筋壮骨兼以舒筋活血类药物。将制好的膏药贴于患处，每日 1~2 次，每次 1 贴。

（2）中药外洗法：基本方药为威灵仙、透骨草、钩藤、苏木、荆芥等，每日局部外洗 1~2 次，3 个月为 1 个疗程。

（3）药浴法：基本方药为骨碎补、透骨草、伸筋草、莪术、丹参、川芎等。

（4）针灸：患处局部取穴或远侧循经取穴或远侧全息对应取穴。功能宣通经络，祛痹止痛。

（5）小针刀：舒筋活血、通络止痛，松解粘连、减张减压，可改善局部血液循环、缓解肌肉痉挛。

（6）理筋手法：用点按、弹拨、揉法、推法及牵引等手法，能舒筋通络而减轻疼痛，改善关节活动。

知识点 8

其他非手术治疗

适用于 ARCO Ⅰ、Ⅱ期患者，限制负重，或用牵引疗法以缓解髋关节周围软组织痉挛，减低关节内压力，若放在下肢外展、内旋位牵引，还可以增加髋臼对股骨头的包容量。此外，还可运用理疗，改善髋关节周围软组织血运、缓解肌肉痉挛、增加关节活动度。

知识点 9

手 术 治 疗

（1）股骨头钻孔减压术：髓芯减压术历史久，疗效肯定，适用于 Ficat、ARCO Ⅰ、ARCO Ⅱ期患者，目的为减低骨内压，改善股骨头血供，以期股骨头恢复血运。

（2）带肌蒂或血管蒂植骨术：适用于 Ficat、ARCO Ⅱ、ARCO Ⅲ期患者，根据病情，可选择缝匠肌蒂骨块植骨术或旋髂深血管蒂骨块植骨术，既减低股骨头骨内压，又通过植骨块对股骨头血管渗透以改善血供。

（3）血管移植：适用于 Ficat、ARCO Ⅱ、ARCO Ⅲ期患者，先从股骨颈到股骨头钻一条或两条骨性隧道，再把游离出来的旋股外侧动、静脉血管支植入。

（4）截骨术：将坏死区移出股骨头负重区。应用于临床的截骨术包括内翻或外翻截骨、经股骨转子旋转截骨等。截骨术的选择以不改建股骨髓腔为原则。

（5）人工关节置换术：适用于 Ficat、ARCO Ⅳ 期患者，年龄宜选择在 50 岁以上，对年轻患者必须慎用。在股骨头置换和全髋置换术的选择上，最好选择全髋置换术，以避免或减轻术后疼痛，避免术后因髋臼被磨损而发生人工股骨头中心性脱位。

问题五　对本案患者日常调护的注意事项有哪些？

思路　患者双股骨头坏死诊断明确，行右侧全髋关节置换术。术后应保持外展中立位，防止术后髋关节脱位情况发生；鼓励患者做踝、膝关节早期主动活动，尽早下地，适当应用抗凝药物，预防下肢深静脉血栓。

 知识点 10

预防及调护

（1）预防股骨头坏死的发生，应尽可能地保持骨骼健康。摄入富含钙、维生素 D 的食物。

（2）适当运动，可每天活动至少 30 分钟。

（3）避免吸烟、饮酒；如果使用糖皮质激素类药物，应在医生评估下将剂量尽可能降低，以减小股骨头坏死可能。

（4）尽量避免摔倒。

（5）一旦发生本病，要早诊断、早治疗，不要延误病情。患病后减轻负重，少站、少走或拄双拐站立、行走，以减轻股骨头承重受压。

【临证要点】

1. 股骨头坏死早期可以没有典型的临床症状，最先出现的症状可以不是髋关节疼痛，而是出现膝关节或下肢疼痛。

2. 对于疾病早期，X 线诊断困难。结合患者症状、体征、病史，必要时行 MRI 明确诊断。

3. 不同分期股骨头坏死的治疗不同，需结合患者症状选择具体治疗方式。可采用联合治疗方案。

【诊疗流程】

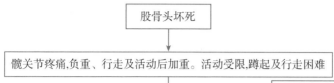

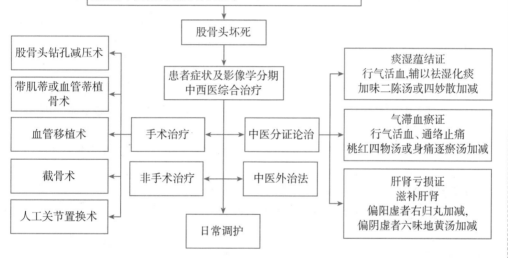

股骨头坏死

髋关节疼痛,负重、行走及活动后加重。活动受限,蹲起及行走困难

排除其他疾病 → 髋关节结核、类风湿关节炎、风湿性关节炎、髋臼发育不良继发骨关节炎、强直性脊柱炎累及髋关节等

病史:髋关节创伤、减压病、服用激素、过量饮酒等影响股骨头血运的因素,或特发性股骨头坏死
专科查体:腹股沟中点压痛,"4"字试验阳性,下肢轴向叩击痛、髋关节活动范围受限及行走受限、跛行、下肢短缩畸形、骨盆代偿性倾斜
影像学检查:X线检查、CT、MRI、血流动力学检查、动脉造影、核素骨扫描、骨活检等

股骨头坏死

股骨头钻孔减压术
带肌蒂或血管蒂植骨术
血管移植术
截骨术
人工关节置换术

患者症状及影像学分期中西医综合治疗

手术治疗
非手术治疗

中医分证论治
中医外治法

日常调护

痰湿蕴结证
行气活血,辅以祛湿化痰
加味二陈汤或四妙散加减

气滞血瘀证
行气活血、通络止痛
桃红四物汤或身痛逐瘀汤加减

肝肾亏损证
滋补肝肾
偏阳虚者右归丸加减,
偏阴虚者六味地黄汤加减

（李春根）

 复习思考题

1. 什么是股骨头坏死?

2. 股骨头坏死发生的常见病因有哪些?

3. 股骨头坏死的中医辨证分型有哪些?

4. 请简述股骨头坏死应与哪些疾病鉴别?

5. 简述股骨头坏死的治疗方法。

PPT 课件
08章03节PPT

第三节　骨 骺 炎

培训目标

1. 熟悉骨骺炎的临床特点、诊断、鉴别诊断、治疗原则。
2. 了解股骨头骨骺炎的临床分期。

骨骺炎又称骨软骨病、骨软骨炎、骨骺无菌性坏死或骨骺缺血性坏死等。其中以股骨头骨骺炎和胫骨结节骨骺炎在临床中较多见。

一、股骨头骨骺炎

股骨头骨骺炎又称股骨头骨软骨病,是当今儿童骨科领域广泛引人关注的髋关节疾病之一。股骨头骨骺炎发生于儿童股骨头,属于自限性疾病,归为良性病变。股骨头血供破坏是该病发生的关键病理因素,多发于 3~10 岁儿童,男性多于女性,以单侧多见。

【典型案例】

患儿,男,8 岁。以"右髋疼痛伴活动受限 2 年"就诊。患儿 2 年前无明显诱因出现右髋疼痛,伴活动受限,行走时可见跛行,活动后稍有加重,休息后有所缓解,发病以来以上症状逐渐加重。否认肝炎、结核等传染性疾病史,否认手术史、外伤史,否认输血史,否认中毒史,否认药物及食物过敏史。否认家族遗传病史。刻下:右髋疼痛,活动不利,纳眠可,二便可。舌淡苔白,脉沉细无力。

专科查体:患儿形体肥胖,右侧髋关节轻度屈曲,内旋畸形,伸直时外展、内旋活动受限,内收肌略紧,Thomas 征阳性。

问题一　根据上述病史和临床表现,该患者的可疑诊断是什么?

思路　患儿男性,慢性起病,以髋部畸形及活动受限为主,提示髋关节慢性病变。患儿形体肥胖,右侧髋关节轻度屈曲,内旋畸形,伸直时外展、内旋活动受限,内收肌略紧,可初步诊断为股骨头骨骺炎。

知识点 1

股骨头骨骺炎的临床表现

(1) 常见症状:慢性起病,髋或膝痛,跛行,活动加重,休息减轻。

(2) 典型体征:患髋有轻度屈曲,内旋畸形,伸直时有外展、内旋受限。临床主要有三个体征:肥胖、髋关节活动范围减少和内收肌痉挛。

问题二　若想进一步明确诊断,应进行哪些检查?

思路　首先,应做骨盆正位 X 线片和蛙式位 X 线片,了解其分期(可分为 5 期);

其次可考虑核素检查,了解骨组织的供血及骨细胞的代谢;最后,需行 MRI 检查,对早期诊断骨缺血性改变有重要意义。

📑 **知识点 2**

股骨头骨骺炎常用辅助检查

（1）X 线检查:是主要诊断依据,包括骨盆正位 X 线片和蛙式位 X 线片。依据 X 线可分为 5 期。

（2）核素检查:既能测定骨组织的供血情况,又可反映骨细胞的代谢状态。对早期诊断、早期确定股骨头坏死范围以及鉴别诊断均具有重要意义。与 X 线检查比较,核素检查可以提前 6~9 个月确定坏死范围,提早 3~6 个月显示坏死区的血管再生。

（3）磁共振:该项检查对诊断骨缺血性改变有重要价值,可以早期做出诊断。缺血区表现为低信号区,并能清楚地显示股骨头髋臼缘的软骨区域及其厚度。磁共振成像对判定缺血性病变优于 X 线检查,且无放射性损伤。

📑 **知识点 3**

股骨头骨骺炎临床分期

依据 X 线可分为 5 期:

（1）滑膜炎期:X 线片主要表现为关节周围软组织肿胀,同时股骨头向外侧轻度移位 2~3mm。这些非特征性改变可持续数周,此期间应进行 X 线片追踪观察。

（2）股骨头骨骺受累早期:即坏死前期的 X 线片征象,主要是骺核比正常者小,连续观察 6 个月不见增长,说明软骨内化骨暂时性停止。关节间隙增宽,股骨颈上缘呈现圆形凸起(Gage 征)。随后出现部分骨骺或整个骨骺密度增加。在蛙位片上,可见股骨头的前外侧软骨下出现一个界限清楚的条形密度减低区(新月征)。

（3）坏死期:股骨头前外侧坏死,在正位 X 线片上观察出现不均匀的密度增高影像。蛙位片,可见致密区位于股骨头的前外侧。如全部坏死,骨骺往往呈扁平状畸形。

（4）碎裂期:硬化区和稀疏区相间分布。硬化区是坏死骨小梁被压缩和新骨形成的结果。而稀疏区则是尚未骨化的富有血管的成骨组织的影像。股骨颈变短并增宽,坏死股骨头相对应的干骺端出现病变。

（5）愈合期或后遗症期:骨质疏松区由正常的骨小梁填充,因此骨化的密度趋向均匀一致。但股骨头骨骺明显增大和变形。X 线片可见股骨头呈卵圆形、扁平状或蘑菇形,并向外侧移位或半脱位。髋臼也出现代偿性扩大,内侧关节间隙增宽。

问题三   临床诊断时需与哪些疾病鉴别?

思路   本病好发于儿童,主要表现为髋关节疼痛,临床诊断时应与发育性髋关节发育不良相鉴别。

知识点4

股骨头骨骺炎的鉴别诊断

发育性髋关节发育不良:女性多见,出生时即存在,常在中年发病,表现为进行性髋关节疼痛,起初为髋关节活动后酸胀不适、隐痛,逐渐发展至静息痛、跛行、下肢短缩等。

问题四   根据诊断,该疾病的具体治疗方案如何制订?

思路   股骨头骨骺炎首选保守治疗,包括中医治疗,支架、石膏固定等,在保守治疗效果不好或病情继续进展时,应及时采用手术治疗。

知识点5

股骨头骨骺炎的综合治疗

(1) 中医内治法

先天不足:治以补肾健骨,方用左归丸。

正虚邪侵:治以补养气血,方用圣愈汤、八珍汤、十全大补汤等。

气滞血瘀:治以行气止痛、活血祛瘀,方用桃红四物汤加枳壳、香附、延胡索。

(2) 中医外治法

行走支架:患髋固定于外展45°,内旋10°位,白天配合双拐行走,晚上去除支架,三角枕置于两腿之间维持外展内旋位。固定1~2年,定期复查X线片。

髋人字石膏:固定于患髋外展内旋位。每3个月更换一次石膏,更换时去石膏休息1周,在不负重情况下锻炼髋膝关节,防止关节僵硬和关节软骨的变性。

可根据病情选用外用药如消肿止痛膏、阳和解凝膏等敷贴。

(3) 手术治疗

在保守治疗效果不好或病情继续进展时,应及时采用手术治疗。早期选用滑膜切除术以改善股骨头的营养,促进新骨形成。保守治疗无效且股骨头坏死区扩大与正常部分分界清楚者可行股骨近端内翻截骨术。股骨头包容差者,可行骨盆截骨术。

问题五   对本案患者日常调护的注意事项有哪些?

本病早诊断,早治疗,效果好。患病期间患者少站、少走,减轻股骨头受压。非手术治疗患者需观察肢体是否保持合理的外展位。手术治疗患者需做好手术后护理。

【临证要点】

1. 股骨头骨骺炎为自限性疾病,自然病程2~3年,待股骨头血运重建后病变可以自愈,这是治疗本病的基本出发点。

2. 患儿绝大多数均应采用保守治疗,病变、畸形已经稳定后建议手术治疗。

【诊疗流程】

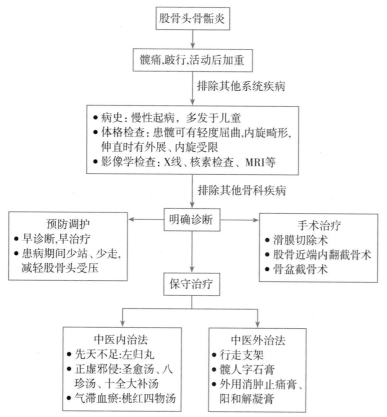

二、胫骨结节骨骺炎

胫骨结节骨骺炎，又称胫骨结节骨软骨炎。女性儿童在 8~12 岁，男性儿童在 9~13 岁，胫骨结节的第二骨化中心形成。胫骨结节骨骺在髌腱的牵拉下发生急性或反复慢性损伤引起多重亚急性骨折或肌腱的炎症改变，结果导致这一良性、自限性疾病的发生。

【典型案例】

患儿，男，13 岁，爱好打篮球。以"右膝疼痛 3 天"就诊。患儿 3 天前无明显诱因出现右膝前疼痛，活动后加重，上下楼梯、跑步、跳跃时疼痛明显，休息后疼痛缓解。否认肝炎、结核等传染性疾病史，否认手术史、外伤史，否认输血史，否认中毒史，否认药物及食物过敏史。否认家族遗传病史。刻下：右膝疼痛，上下楼梯、跑步、跳跃时明显，纳眠可，二便可。舌红苔薄白，脉涩。

专科查体：右胫骨结节肿大、压痛，压痛点在髌腱附着点处，髌腱肥厚。抗阻力伸膝、屈膝或蹲起时加重。膝关节无肿胀，浮髌试验（-）。

问题一　该患者的可疑诊断是什么？

思路　患儿男性，爱好运动，无明显外伤史，以右膝前方不适为主，提示膝关节慢性损伤。右胫骨结节肿大、压痛，压痛点在髌腱附着点处，髌腱肥厚；主动伸膝，被动屈膝或蹲起时加重；可初步诊断为胫骨结节骨骺炎。

知识点 1

胫骨结节骨骺炎的诊断

好发于青春发育期,11~15 岁的男孩,多为发育加快,喜好运动者,可有剧烈运动或外伤史。胫骨结节处疼痛,活动后加重。外伤史常不明显,局部疼痛及胫骨结节部肿大、压痛。

主要为膝前方的局限性疼痛。病儿上下阶梯、跑、跳时疼痛明显。跪地时局部受髌韧带紧张牵拉,直接压迫而疼痛更为加重。休息后疼痛可缓解或消失。望诊和触诊可发现髌腱肥厚,胫骨结节增大,压痛点在髌腱附着点处。膝关节无肿胀或积液,浮髌试验(-)。膝关节在抗阻力伸直时或充分屈曲下蹲时疼痛加重。因为该两项检查使髌腱对胫骨结节拉力增加之故。

问题二　若想进一步明确诊断,应进行哪些检查?

思路　应做 X 线检查。胫骨结节切线位可见被覆软组织肿胀,髌腱增厚,骨骺隆起,其间骨化均匀,可有翘起骨片或游离骨片,游离骨片长久不愈合,但症状能完全消除,易误诊为是骨折。

问题三　本病需与哪些疾病鉴别?

思路　本病好发于青春发育期,喜好运动者,主要表现为以胫骨结节为主的膝关节不适。临证时应与胫骨结节撕脱性骨折、骨肉瘤相鉴别。

知识点 2

胫骨结节骨骺炎的鉴别诊断

(1) 胫骨结节撕脱性骨折:撕脱骨折,受伤力较大,伤后即不能行走,局部疼痛剧烈、肿胀、压痛明显,局部可见青紫瘀斑。X 线片显示胫骨结节骨骺分离。与撕脱骨片不同之处是与骨块相对应的干骺端骨缺损处较大,且边缘较光滑。另外,游离骨块的边缘也较骨折片完整。

(2) 骨肉瘤:骨肉瘤是原发恶性骨肿瘤,胫骨近端也是好发部位,青春期同样为好发期。骨肉瘤最早的症状是局部疼痛,日渐加剧,持续不断,以夜间为明显。X 线显示有骨膜反应,出现 Codman 三角,以及与长骨干呈垂直的日光样放射状影。血清碱性磷酸酶增高。

问题四　根据诊断,针对该疾病如何治疗?

思路　本病有自限性,即自行痊愈,无须药物治疗,仅嘱托患者注意休息,限制膝关节活动,避免跑、跳、蹦,长久步行。疼痛重者可用长腿石膏托或夹板固定膝关节于伸直位。中医治疗可内服桃红四物汤,外用消肿止痛类膏药敷贴。

【临证要点】

1. 胫骨结节骨骺炎保守治疗对大多数患者有效,包括休息、避免活动等。

2. 使用非甾体抗炎药物可以缓解疼痛,但是对于疾病的病程没有影响。

【诊疗流程】

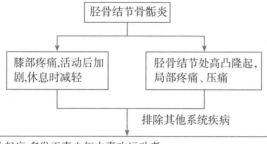

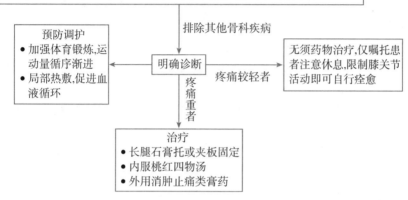

（穆晓红）

 复习思考题

1. 简述股骨头骨骺炎 X 线临床分期。
2. 简述胫骨结节骨骺炎的鉴别诊断。

第四节　类风湿关节炎

培训目标

1. 掌握类风湿关节炎的定义。
2. 掌握类风湿关节炎的诊断要点及鉴别诊断。
3. 掌握类风湿关节炎的西医治疗。
4. 熟悉类风湿关节炎的中医辨证论治与转归。

类风湿关节炎（Rheumatoid rheumatoid Arthritisarthritis，RA）是一种慢性、全身性、自身免疫性综合征,其主要病变特征是滑膜慢性炎症,逐渐侵犯肌腱、韧带、关节软骨和软骨下骨,导致关节结构破坏、畸形和功能丧失,常先从小关节开始发病,还可以出

扫一扫,
测一测

PPT 课件
08章04节PPT

笔记

现皮肤、肺、心、神经系统、血液、眼等关节外损害,主要临床表现为慢性、对称性、破坏性多关节炎。西方国家的患病率为 0.2%~5.3%,我国的患病率为 0.2%~0.4%,男女比例约为 1:3,任何年龄均可发病,但多见于 30 岁以后。

本病属于中医"痹证"范畴,历代医家称之为"筋痹""历节""尪痹"等,病因病机为本虚标实,由风、寒、湿、热之邪侵袭机体,闭阻经络,气血运行不畅,导致关节酸痛麻木、重着、僵直、畸形、肿大灼热等临床表现。

【典型案例】

患者谭某,女,50 岁,农民。2018 年 10 月 31 日因"双手、双腕、双膝关节反复疼痛 10 年,加重 7 个月"就诊。患者 10 年前无明显诱因出现双手指间关节和双腕疼痛,伴晨僵,时有关节肿胀,渐出现双膝疼痛,活动后加重,痛甚伴有关节活动受限。上述症状进行性加重,逐渐出现双手小关节和双膝关节畸形,7 个月前关节疼痛明显加剧。否认高血压、糖尿病、冠心病史。否认肝炎、结核等传染性疾病史,否认手术史、外伤史,否认输血史,否认中毒史,否认药物及食物过敏史。否认家族遗传病史。刻下:双膝、双手、双腕疼痛,膝关节痛甚,关节活动不利,腰膝酸软,潮热盗汗。舌红少苔,脉细数。

专科查体:形体消瘦,双手近端指间关节和掌指关节梭形肿胀伴尺偏畸形,近端指间关节过伸、远端指间关节屈曲,呈"鹅颈样"畸形,双手小关节和双腕活动受限。双膝肿胀,屈曲外翻畸形,关节周围压痛,皮温升高,屈伸活动受限。

问题一　根据上述病史和临床表现,该患者的可疑诊断是什么?

思路　患者为中年女性,慢性起病,病程长,对称性多关节肿痛,伴晨僵,双手小关节尺偏、鹅颈样畸形,双膝外翻畸形,受累关节活动受限,据此可初步诊断为类风湿关节炎。

知识点 1

类风湿关节炎的病因及病理改变

类风湿关节炎的病因尚未完全阐明,与感染、遗传、内分泌、环境等因素有关。

类风湿关节炎的基本病理改变有 3 种:①关节滑膜炎;②类风湿血管炎;③类风湿结节。

知识点 2

类风湿关节炎的临床表现

(1) 多数患者缓慢起病,少数急性发病,发病时常伴有乏力、食欲减退、体重减轻、低热等全身症状。

(2) 关节表现。典型表现为对称性、外周多关节炎症,常累及近端指间关节、掌指关节、腕关节和足跖关节,亦可见于肘、肩、踝、膝等。受累关节梭形肿胀,伴晨僵,关节炎症进行性加重,逐渐出现关节畸形和关节活动受限,常见畸形有指间关节、腕关节尺偏畸形,指间关节"鹅颈样"或"纽扣样"畸形,肘、肩、踝、膝等强直畸形。

（3）关节外表现:①皮下类风湿性结节;②血管炎,表现为小动脉或中等动脉坏死性病变;③间质性肺炎、肺间质纤维化等肺部损害;④心包炎、心肌炎、心内膜炎等心脏损害;⑤感觉型周围神经病变、多发性单神经炎、颈脊髓神经病等神经系统损害;⑥系膜增生性肾小球肾炎、肾淀粉样变等肾损害;⑦其他:胃肠道、肝脏、脾及胰腺损害,巩膜炎、角膜炎等眼部损害。

问题二 为进一步明确诊断,需完善哪些检查?

思路 还需完善血常规、急性时相反应物(如红细胞沉降率、C反应蛋白等)、自身抗体(如类风湿因子、抗环瓜氨酸肽抗体等)、关节滑液等实验室检查,关节影像学检查(如X线、CT、MRI、超声),必要时还需行关节镜及针刺活检。

案例补充

本例患者实验室检查:血常规示Hb 101g/L,ESR 34mm/h,CRP 39.4mg/L,RF 53.8IU/L,anti-CCP 167.2U/mL。影像学检查:X线检查示双膝屈曲、外翻畸形,周围软组织肿胀,关节附近骨质疏松,关节面毛糙硬化,软骨下骨囊性改变,关节间隙均匀性狭窄,关节周围骨赘增生不明显(见图8-5)。

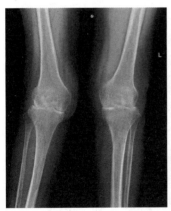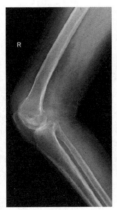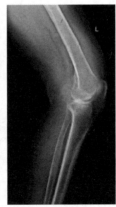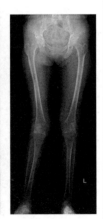

图 8-5 患者 X 线片表现
双膝关节外翻畸形,关节附近骨质疏松,关节间隙均匀性狭窄,关节周围骨赘增生不明显

问题三 根据上述病史、查体和检查结果,该患者能否明确诊断? 临床上需与哪些疾病相鉴别?

思路1 依据1987年美国风湿病学会(ACR)修订的RA诊断标准以及2009年ACR、欧洲抗风湿病联盟(EULAR)提出的新的RA诊断标准,该患者均可明确诊断为RA。提出新标准的目的是为了强调RA早期诊断的重要性。

知识点3

1987 年 ACR 修订的 RA 诊断标准

（1）晨僵至少1小时（≥6周）；

（2）3个或3个以上关节肿（≥6周）；

（3）腕、掌指关节或近端指间关节肿（≥6周）；

（4）对称性关节肿（≥6周）；

（5）皮下结节；

（6）手X线片改变（至少有骨质疏松和关节间隙狭窄）；

（7）类风湿因子阳性（滴度>1：32）；

符合4项及以上者，排除其他骨关节炎可诊断。

知识点4

ACR/EULAR 2009 年 RA 诊断标准

关节受累情况	得分
1个大关节	0
2~10个大关节	1
1~3个小关节（伴或不伴大关节受累）	2
4~10个小关节（伴或不伴大关节受累）	3
>10个关节（至少一个小关节）	5
症状持续时间	得分
<6周	0
≥6周	1
血清学	得分
RF和CCP均阴性	0
RF和（或）CCP低滴度阳性	2
RF和（或）CCP高滴度阳性（>正常值3倍以上）	3
急性时相反应物	得分
CRP和ESR均正常	0
CRP或ESR升高	1

注：总得分6分以上可确诊 RA

思路 2 该患者起病隐匿、病程较长,临床表现为多关节对称性肿胀、疼痛、活动受限,临床诊治时,应注意与骨关节炎、风湿性关节炎、痛风性关节炎、强直性脊柱炎等疾病相鉴别。

知识点 5

类风湿关节炎的鉴别诊断

疾病	发病年龄	性别(男:女)	受累关节	X线检查	血清学检查
类风湿关节炎	多见30~50岁	1:3	常累及近端指间关节、掌指关节、腕关节和足跖关节,亦可见于肘、肩、踝、膝等,呈对称性	早期关节间隙增宽,晚期变窄并可出现关节脱位,常伴骨质疏松	60%~80%患者RF阳性,80%患者anti CCP阳性
风湿性关节炎	多见于青少年			无骨质病变或轻度骨质增生	80%抗链球菌溶血素"O"升高
骨关节炎	45岁以上	50岁之前,男性发病率高于女性,50岁以后,女性高于男性	髋、膝关节多见	关节间隙变窄,软骨下骨硬化,关节周围骨质增生	无特殊
痛风性关节炎	40岁以上多见	95%为男性	多首先见于第1跖趾关节,其次为踝、膝、肘、腕等关节	早期骨质无明显改变,中晚期骨质侵蚀破坏,关节间隙变窄	血尿酸高于正常,少部分人也可正常
强直性脊柱炎	20~40岁多见	3~5:1	多见于骶髂关节、脊柱,其次为髋、膝	骶髂关节磨砂样破坏,脊柱呈竹节样变,侵犯下肢关节时,关节边缘呈锯齿样改变,关节间隙变窄,骨性强直	约90%AS患者HLA-B27阳性

问题四 该患者明确诊断为 RA,其治疗方案如何?

思路 RA 的治疗目的是缓解关节症状,延缓病情进展,保护关节功能,预防畸形发生,部分患者需矫正关节畸形以改善功能。

RA 的治疗包括保守治疗和外科治疗,保守治疗包括健康教育、药物、物理治疗和康复治疗等。

保守治疗效果不佳,关节畸形或关节功能障碍严重的患者,可选择外科手术治疗。本例患者双膝屈曲、外翻畸形显著,关节屈伸活动明显受限,严重影响患者日常生活质量,为缓解疼痛、矫正畸形和改善关节功能,应考虑行全膝关节置换术(图 8-6),提高其生活质量。

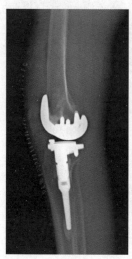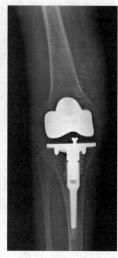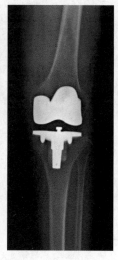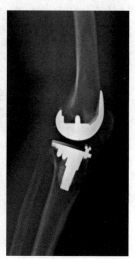

图 8-6 双侧全膝关节置换术后 X 线片

知识点 6

RA(尪痹)的药物治疗

(1)非甾体抗炎药:为治疗 RA 一线用药,常用药物包括双氯芬酸、美洛昔康、塞来昔布等。

(2)抗风湿药:治疗 RA 二线用药,又称慢作用抗风湿药物,常用药物包括氨甲蝶呤、柳氮磺嘧啶、羟氯喹、来氟米特、环孢素、白芍总苷等。

(3)糖皮质激素:疗效显著,但不能阻止病情进展,长期或大剂量使用不良反应较多,应严格把握适应证。

(4)生物制剂:常用药物有①肿瘤坏死因子拮抗剂,如依那西普、阿达木单抗等;②白介素受体阻断剂,如阿那白滞素、托珠单抗等;③CTLA4-Ig 融合蛋白,如阿巴西普;④抗 CD20 单抗,如利妥昔单抗。

(5)核素药物:如锝(^{99}Tc)亚甲基二磷酸盐注射液,缓解症状起效快,不良反应少而轻微。

(6)中医药辨证治疗(表 8-5)

表 8-5 中医药辨证治疗

证型	主症特点	舌脉	治法	方药
寒湿痹阻	肢体关节疼痛、肿胀或重着,遇寒加剧,得温则减,关节屈伸不利,局部皮色不红,口淡不渴,肢体沉重	舌质淡,苔薄白或白腻,脉弦紧或沉紧	疏风散寒,祛湿宣痹	蠲痹汤加减
湿热痹阻	关节疼痛,局部灼热红肿,痛不可触,得冷则减,晨僵,或伴发热,口苦口黏,口渴不欲饮,烦躁	舌红,苔黄腻或燥,脉滑数或弦滑	清热通络,疏风胜湿	大秦艽汤加减
痰瘀痹阻	病程日久,肌肉关节肿胀刺痛,固定不移,夜间痛甚,关节肿大,肢体顽麻或重着,或关节僵硬变形,屈伸不利,面色黧黑,肌肤甲错,眼睑浮肿	舌质紫暗,或有瘀斑,苔白腻或黄腻,脉细涩或细滑	活血化瘀,祛痰通络	身痛逐瘀汤合指迷茯苓丸加减
肾虚寒凝	关节畸形,肢冷不温,关节屈伸不利,晨僵,肌肉萎缩,腰膝酸软,头晕耳鸣	舌淡胖,苔白滑,脉沉细	祛风散寒,除湿补肾	独活寄生汤加减
肝肾阴虚	病久关节灼热肿痛,屈伸不利,形体消瘦,腰膝酸软,潮热盗汗	舌红少苔,脉细数	补益肝肾,滋阴清热	左归丸加减
气血亏虚	关节肿胀疼痛,僵硬,麻木不仁,屈伸不利,面色㿠白,神疲乏力,少气懒言	舌淡苔薄白,脉细弱	补益气血,祛邪通络	黄芪桂枝五物汤加减

📖 知识点 7

RA 的手术治疗

(1)滑膜切除术:主要用于 RA 早期患者,可分为切开滑膜切除术和关节镜下滑膜切除术,围手术期应配合规范的药物治疗。

(2)关节清理术:主要用于 RA 慢性期,在切除炎症滑膜的同时,清理损坏的软骨和增生的骨赘。

(3)人工关节置换术:目前治疗晚期 RA 的主要手段,可有效缓解疼痛、纠正关节畸形和改善关节功能。

(4)关节融合术:适用于晚期 RA、关节破坏严重、软组织条件不佳,无法行人工关节置换术的患者。

【临证要点】

1. 诊断 RA 时需严格参照 ACR/EULAR 2009 年 RA 诊断标准,切忌片面地仅以类风湿因子阳性作为诊断依据。

2. 临床上偶见单关节发病病例,如仅表现为单侧膝关节症状,此类患者应同时行双侧 X 线检查,必要时需行 MRI 检查,且完善 RF、ESR、CRP 等血清学检查以明确诊断。

3. RA 是一种累及周围关节为主的多系统性炎症性自身免疫疾病,无论采取手术还是非手术治疗,均需强调早期、合理、规范、个体化用药以控制病情进展的重要性。

【诊疗流程】

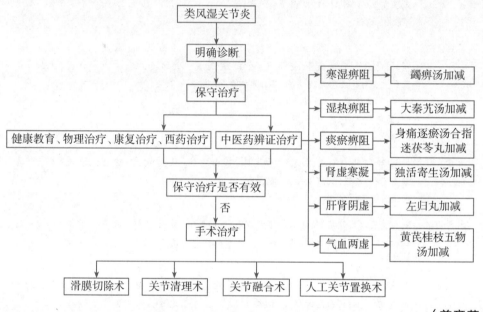

（曾意荣）

复习思考题

请简述类风湿关节炎的治疗目的和药物治疗。

第五节　强直性脊柱炎

培训目标

1. 掌握强直性脊柱炎的定义和诊断标准。
2. 掌握强直性脊柱炎病因病机及分证论治。
3. 熟悉强直性脊柱炎的鉴别诊断。
4. 熟悉强直性脊柱炎的治疗方法。

扫一扫,
测一测

扫一扫,测一测

PPT 课件

08章05节PPT

强直性脊柱炎(ankylosing spondylitis,AS)是一种慢性炎症性疾病,主要侵犯骶髂关节、脊柱骨突、脊柱旁软组织及外周关节,并可伴发关节外表现,严重者可发生脊柱或关节畸形和强直。男性发病明显高于女性,女性发病较缓慢且病情较轻。发病年龄通常在13~31岁,高峰为20~30岁,40岁以后及8岁以前发病者少见。AS的病因未明。从流行病学调查发现,遗传和环境因素在本病的发病中发挥作用。已证实,AS的发病和人类白细胞抗原(HLA)-B27密切相关,并有明显家族聚集倾向。AS的病理性标志和早期表现之一为骶髂关节炎。脊柱受累晚期的典型表现为"竹节样改变"。外周关节的滑膜炎在组织学上与类风湿关节炎(RA)难以区别。肌腱末端病为本病的特征之一。

强直性脊柱炎在中医里属于"大偻"范畴,中医认为本病的病因病机主要为机体肾虚督空、感受风寒湿六淫邪气。肾虚督空、先天禀赋不足、后天失于调养,皆可使肾精空虚,督脉失养,筋骨不得温养而发病;淫邪阻闭,风寒湿诸邪入侵机体,凝滞于筋骨关节,阻闭气血,致使肢节失去濡养,痿废变形。

【典型案例】

患者周某,男,31岁,无业。2018年5月11日"因双髋疼痛、活动受限伴腰部晨僵感15年余"。患者15年前无明显诱因感到双髋关节疼痛,左侧为甚,关节活动及步态正常,渐出现髋关节活动受限及跛行,伴腰部晨僵感,活动后僵硬感减轻,无下肢麻木、乏力及放射痛,多次在外院门诊就诊,口服非甾体抗炎药镇痛后症状可缓解,后病情逐渐加重。否认高血压、糖尿病、冠心病史。否认肝炎、结核等传染性疾病史,否认手术史、外伤史,否认输血史,否认中毒史,否认药物及食物过敏史。否认家族遗传病史。刻下:双髋关节疼痛,左侧为甚,腰部晨僵,左髋关节和腰部强直。舌淡暗,苔薄白,脉沉弱。

专科查体:左髋关节屈曲强直畸形,左侧托马斯征阳性,右髋关节活动轻度受限;胸腰段强直、轻度向右侧弯、明显后凸畸形,颈椎活动轻度受限;双侧骶髂关节和腰骶椎旁肌肉叩压痛。

问题一 根据上述病史和临床表现,该患者的初步诊断是什么?

思路 患者为青年男性,发病年龄较小,因双髋疼痛、活动受限伴腰部晨僵感10余年就诊,病程长,查体发现胸腰段及左髋关节强直,颈椎活动受限,骶髂关节叩压痛,初步诊断考虑为强直性脊柱炎。

知识点 1

强直性脊柱炎的病因及病理特征

(1)AS的确切病因尚不清楚,大多认为与遗传、感染、免疫异常等因素有关。

(2)AS的病理特征包括中轴关节炎、外周大关节炎、伴有软骨下骨髓炎的附着点炎及继发性韧带骨化。

知识点 2

强直性脊柱炎的临床表现

（1）好发于 13~31 岁，男性占 90%，有明显家族遗传史。

（2）骨骼表现

腰痛和僵硬：下腰痛十分常见，疼痛可向下肢放射，起初疼痛常为单侧或间歇性，逐渐进展为双侧和持续性，伴腰痛和晨僵，活动后可减轻。

胸痛：当病变累及胸椎时，可出现胸痛表现，咳嗽或喷嚏使症状加重，常伴胸廓活动度降低。

压痛：某些患者以关节外特定部位压痛为突出症状，为附着点炎所致，常见压痛部位为胸肋关节、棘突、髂嵴、坐骨结节、跟骨等。

关节：AS 最常累及的外周大关节为髋、肩、膝等，表现为关节疼痛、活动受限，最后进展为关节强直。

（3）骨骼外表现

全身症状：疲劳、体重减轻、低热、贫血等。

眼病：急性前葡萄膜炎或虹膜睫状体炎是 AS 最常见的关节外表现。

AS 还可累及心血管、肺部、肾脏和神经系统，如心脏传导异常、心包炎、慢性进行性肺纤维化、压迫性神经系统并发症等。

骨质疏松症：AS 早期便可见骨量减少，AS 患者骨质疏松性骨折患病率增加。

问题二　为进一步明确诊断，需完善哪些检查？

思路　还需完善血常规、ESR、CRP、RF、HLA-B27 等实验室检查，X 线、CT、MRI 等影像学检查。血常规检查对诊断意义不大，但可评估患者全身情况，部分患者存在轻度正细胞性贫血。ESR 和 CRP 可升高，但指标正常不能排除 AS 病情活动。多数患者 RF 阴性，而 AS 患病率与 HLA-B27 阳性率强相关。X 线平面是目前诊断 AS 的首选和基本检查方法。骶髂关节炎是最早期、最常见、最具特征性的 X 线表现，通常为对称性，早期骶髂关节骨质疏松，关节面边界模糊，随着病情进展，关节间隙宽窄不一，关节面呈虫蚀样改变，晚期关节间隙明显变窄或消失，关节骨性强直。早期可出现韧带骨赘，相邻椎体角发生反应性硬化和侵蚀，导致"方形椎"改变，随后纤维环、骨突和韧带骨化，最后脊柱完全融合，形成"竹节样改变"。髋关节受累常表现为对称性关节间隙狭窄，软骨下骨硬化，关节缘骨赘形成，晚期发生关节骨性强直。CT 对检测硬化、侵蚀等骨质异常有优势，但无法检测软组织和骨髓变化，因此作用有限。MRI 对检测骨髓水肿和脊柱炎症敏感，能发现部分前放射学 SpA 的骶髂关节炎。

案例补充

本例患者实验室检查：血常规示 Hb 139g/L，ESR 7mm/h，CRP 10.6mg/L，RF <20IU/L，HLA-B27 阳性。

影像学检查：X 线检查示胸腰段脊柱轻度向右侧弯，以 L_1 为中心明显后凸，脊柱各椎体呈方椎改变，各椎间隙变窄，附件硬化，两侧骶髂关节骨性融合，左侧髋关节骨性融合，右侧髋关节间隙明显变窄，双侧髋臼及股骨头内局部囊性变（图 8-7）。

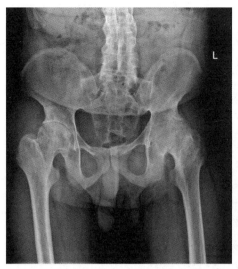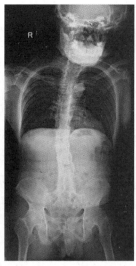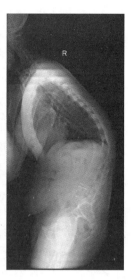

图 8-7　强直性脊柱炎患者 X 线表现

胸腰段脊柱轻度向右侧弯,胸腰段后凸畸形,双侧骶髂关节和左侧髋关节骨性融合

问题三　根据上述病史、查体和检查结果,该患者能否明确诊断? 临床上需与哪些疾病相鉴别?

思路 1　AS 有不同的诊断标准,目前多采用 1984 年修订的纽约标准,或参考欧洲脊柱关节病研究组(ESSG)标准。该患者为青年男性,双髋疼痛伴腰部晨僵 15 年,活动后晨僵感减轻,腰椎各方向活动受限,X 线检查示双侧骶髂关节骨性融合,可明确诊断为 AS。

> **知识点 3**
>
> ### 强直性脊柱炎的诊断标准
>
> (1) 1984 年修订的 AS 纽约标准:①下腰背痛持续至少 3 个月,疼痛随活动改善,但休息不减轻;②腰椎在冠状面和矢状面活动受限;③胸廓扩展范围小于同年龄和性别的正常值。④放射学标准:双侧骶髂关节炎Ⅱ~Ⅳ级,或单侧骶髂关节炎Ⅲ~Ⅳ级。如患者具备④并分别附加①~③条中的任何 1 条可确诊为 AS。
>
> (2) ESSG 诊断标准:炎性脊柱痛或非对称性以下肢关节为主的滑膜炎,并附加以下任何 1 项,即:①阳性家族史;②银屑病;③炎性肠病;④关节炎前 1 个月内的尿道炎、宫颈炎或急性腹泻;⑤双侧臀部交替疼痛;⑥肌腱端病;⑦骶髂关节炎。符合者可列入此类进行诊断和治疗,并随访观察。

思路 2　AS 起病隐匿,早期临床表现不典型。临诊时应与类风湿关节炎、椎间盘突出、强直性脊柱炎等疾病相鉴别。

知识点 4

强直性脊柱炎的鉴别诊断

（1）类风湿关节炎：二者区别在于，AS 多发于男性，而 RA 则以女性多发；AS 为脊柱自下而上全部受累，RA 一般只侵袭颈椎；AS 致骶髂关节受累，而 RA 则较少累及骶髂关节；AS 导致的外周关节炎常为非对称性的，且以下肢关节多见，而 RA 则为多关节、对称性及四肢关节均可发病；AS 患者无类风湿结节；AS 患者的 RF 多为阴性，而 RA 患者的 RF 常为阳性；AS 以 HLA-B27 阳性居多，而 RA 则与 HLA-B27 无关。

（2）椎间盘突出：椎间盘突出是引起腰背痛的常见原因之一。该病限于脊柱，无疲劳感、消瘦、发热等全身表现，多只限于腰部疼痛，活动后加重，休息缓解；所有实验室检查均正常。CT、MRI 或椎管造影检查有助于明确诊断。

（3）髂骨致密性骨炎：多见于中、青年女性，尤其是有多次怀孕、分娩史或从事长期站立职业的女性。主要表现为慢性腰骶部疼痛，劳累后加重，有自限性。临床检查除腰部肌肉紧张外无其他异常。诊断主要依靠前后位 X 线片，典型表现为在髂骨沿骶髂关节之中下 2/3 部位有明显的骨硬化区，呈三角形者尖端向上，密度均匀，不侵犯骶髂关节面，关节间隙无狭窄或虫蚀样改变，界限清楚，骶骨侧骨质及关节间隙正常。

（4）弥漫性特发性骨肥厚（DISH）综合征：发病多在 50 岁以上男性，也有脊椎痛、僵硬感及逐渐加重的脊柱运动受限。其临床表现和 X 线所见常与 AS 相似，但该病 X 线可见韧带钙化，常累及颈椎和低位胸椎，经常可见连接至少 4 节椎体前外侧的流注形钙化与骨化，而骶髂关节和脊椎骨突关节无侵蚀，晨起僵硬感不加重，ESR 正常，HLA-B27 阴性。

（5）其他：AS 是中轴脊柱关节炎（SpA）的原型，在诊断时必须与骶髂关节炎相关的其他 SpA 如银屑病关节炎、肠病性关节炎或赖特综合征等相鉴别。此外，脊柱骨关节炎、结核累及骶髂关节或脊柱时，需进一步根据相关的其他临床特征加以鉴别。

问题四　该患者明确诊断为 AS，其治疗方案如何？

思路　目前 AS 尚无根治方法，治疗目的是控制炎症，缓解疼痛和僵硬，同时维持良好姿势，以及良好的生理和心理功能，防止畸形。早期诊断和早期治疗意义重大，最理想的治疗是采取综合措施，包括患者和家属教育、功能锻炼、物理治疗、药物治疗和外科治疗等。

AS 患者出现严重驼背、脊柱后凸畸形影响视野，或椎管狭窄合并神经症状，或髋、膝、肘等关节强直或疼痛、活动受限，保守治疗效果不佳，可选择外科手术治疗，主要包括脊柱截骨矫形术、椎管加压术、滑膜切除术和人工关节置换术等。本例患者左侧髋关节屈曲强直畸形，左侧托马斯征阳性，影响日常活动，右侧髋关节活动轻度受限，胸腰段后凸畸形，但腰背部无明显疼痛，脊柱畸形不影响视野，应考虑行左全髋关节置换术以缓解关节疼痛和改善关节功能（见图 8-8）。

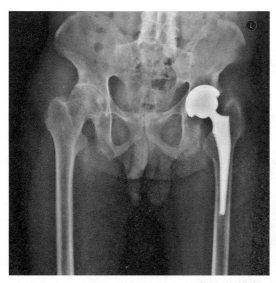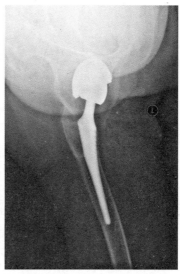

图 8-8 左侧全髋关节置换术后 X 线片

知识点 5

AS(大偻)的药物治疗

(1) 非甾体抗炎药(NSAIDs):为治疗 AS 一线用药,可有效缓解疼痛、减轻关节肿胀和改善功能,病情持续活动性、症状性患者,应用 NSAIDs 连续治疗效果更好,但长期使用存在胃肠道和心血管风险。

(2) 柳氮磺嘧啶:治疗 AS 应用广泛,主要指征为伴有外周关节炎,且 NSAIDs 和物理治疗效果不佳者。

(3) 氨甲蝶呤:一些研究报道氨甲蝶呤治疗活动性 AS 有效,但疗效仍存争议,尚需高质量、大样本、长疗程及大剂量的治疗研究进一步证实。

(4) 糖皮质激素:目前糖皮质激素治疗 AS 多为局部应用,局部关节腔或骶髂关节注射可能缓解症状,尚未证明全身应用糖皮质激素治疗 AS 有益。

(5) 生物制剂:对经传统药物治疗后病情仍持续高度活动者,应给予生物制剂治疗。目前治疗 AS 的生物制剂主要为 TNF-α 拮抗剂,包括依那西普、英利昔单抗、阿达木单抗和戈利木单抗,可有效控制炎症和阻止病情进展,但价格昂贵。

(6) 中医药辨证治疗(表 8-6)

表 8-6 中医药辨证治疗

证型	主症特点	舌脉	治法	方药
肾虚督寒	腰骶、脊背、臀疼痛,僵硬不舒,牵及膝腿痛或酸软无力,畏寒喜暖,得热则舒,俯仰受限,活动不利,甚则腰脊僵直或后凸变形,行走坐卧不能,或见男子阴囊寒冷,女子白带寒滑	舌暗红,苔薄白或白厚,脉多沉弦或沉弦细	补肾强督,祛寒除湿	补肾强督祛寒汤加减

续表

证型	主症特点	舌脉	治法	方药
肾虚湿热	腰骶、脊背、臀酸痛、沉重、僵硬不适、身热不扬、绵绵不解、汗出心烦、口苦黏腻或口干不欲饮，或见脘闷纳呆、大便溏软，或黏滞不爽，小便黄赤或伴见关节红肿灼热焮痛，或有积液，屈伸活动受限	舌质偏红，苔腻或黄腻或垢腻，脉沉滑、弦滑或弦细数	补肾强督，清热利湿	补肾强督清化汤加减

【临证要点】

1. AS 是一种慢性炎症性疾病，主要侵犯骶髂关节、脊柱骨突、脊柱旁软组织及外周关节，严重者可发生脊柱、外周关节畸形和强直。

2. 本病多发于青年男性，有明显家族遗传史。

3. 本病早期多见腰背部炎性疼痛，需与其他机械性非炎性腰背痛的疾病相鉴别。

4. 本病与先天禀赋不足、后天调摄失当相关，治疗上应注意补益肝肾。

5. 多数患者经过恰当的治疗用药，病变局限，可缓解症状，预后良好。

【诊疗流程】

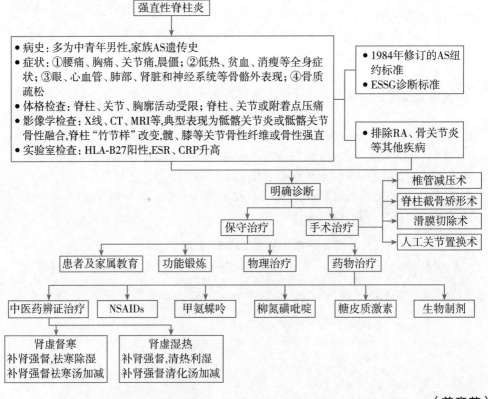

（曾意荣）

复习思考题

1. 请简述强直性脊柱炎的纽约诊断标准和欧洲脊柱关节病研究组（ESSG）诊断标准。

2. 请简述强直性脊柱炎的治疗目的和药物治疗。

第六节　痛风性关节炎

PPT 课件

08章06节PPT

培训目标

1. 熟悉痛风性关节炎的临床分期、辅助检查、鉴别诊断、药物治疗原则。

2. 了解痛风性关节炎的预防、手术治疗。

痛风是一种尿酸代谢异常所引起的全身疾病，主要表现为血尿酸升高，反复发作的关节炎，是尿酸盐沉积在关节囊、滑囊、软骨、骨质、肾脏、皮下及其他组织中引起相应组织的病损和痛风石的形成。本病可分为原发性痛风和继发性痛风。好发于 30 ~ 50 岁的男性，女性患者较少。多见于第 1 跖趾关节，也可发生于其他较大关节，尤其是踝部与足部关节。

【典型案例】

患者李某，男，44 岁，工人。因"右膝疼痛 5 年，加重伴跛行 7 天"就诊。患者 5 年前无明显诱因出现右膝疼痛，活动后加重，休息后有所缓解。7 天前无明显诱因出现疼痛加重，伴跛行。既往外院曾诊断为高尿酸血症，未规律服药。否认高血压、糖尿病、冠心病史。否认肝炎、结核等传染性疾病史，否认手术史、外伤史，否认输血史，否认中毒史，否认药物及食物过敏史。否认家族遗传病史。刻下：右膝疼痛，伴跛行，纳可，睡眠稍差，二便可。

舌质淡，苔厚腻，脉缓。

专科查体：右膝轻度肿胀，局部肤色红，皮温高，内外侧关节间隙压痛，外侧明显。右膝主被动屈伸活动诱发疼痛。

辅助检查：X 线片示右膝关节间隙变窄，右股骨外侧髁边缘可见骨破坏影。

问题一　根据患者的病史，该患者的可疑诊断是什么？

思路　患者中年男性，慢性起病，有高尿酸血症病史；右膝内外侧关节间隙压痛，外侧明显，X 线片示右膝关节间隙变窄，右股骨外侧髁边缘可见骨破坏影，可初步诊断为痛风性关节炎。

笔记

知识点 1

痛风性关节炎的临床分期

痛风性关节炎通常分为 3 期。

(1) 急性关节炎期:发病前没有任何先兆,轻度外伤、暴食高嘌呤食物、过度饮酒、手术,疲劳、情绪紧张、内科急症(如受凉、感染、血管阻塞)等均可能诱发急性发作。多在夜间突然发病,受累关节剧痛,首发关节常累及第 1 跖趾关节,其次为踝、膝关节等。局部体征类似于急性关节感染,有红、肿、热、痛表现。全身表现包括发热、心悸、寒战及白细胞增多。关节红、肿、热、痛,全身无力、发热、头痛等,可持续 3~11 天。若未经治疗可持续数周。最后局部症状和体征消退,关节功能恢复。

(2) 间歇期:无症状间歇期长短差异很大,为数月或数年,随病情反复发作,逐渐进展,间歇期越来越短,病变关节增多,逐渐转成慢性关节炎。

(3) 慢性关节炎期:由急性发病转为慢性关节炎期需十余年,关节出现永久性破坏,表现为僵硬畸形、运动受限。30%左右患者可见痛风石和发生肾脏并发症,以及输尿管结石等。晚期有高血压、肾和脑动脉硬化、心肌梗死。少数患者死于肾衰竭和心血管意外。

问题二 为进一步明确诊断,需完善哪些检查?

思路 痛风性关节炎影像学检查无特异性,实验室研究对于诊断痛风性关节炎有重要意义。

知识点 2

痛风性关节炎临床常用辅助检查

(1) 影像学检查:尿酸盐易在小关节内及其附近沉积,引起慢性炎症反应和软骨、骨质破坏。这些部位 X 线摄片可见关节面或骨端皮质有透光性缺损阴影,呈穿凿样、虫蚀样、蜂窝状或囊状,病变周边骨质密度正常或增生,可见清晰硬化带。

(2) 实验室检查

血常规和红细胞沉降率检查:急性发作期外周血白细胞计数可升高,通常为 $(10\sim20)\times10^9L$,很少超过 20×10^9L。中性粒细胞相应升高。肾功能下降者,可有轻、中度贫血。红细胞沉降率增快,通常小于 60mm/h。

尿常规检查:早期通常无异常,病情迁延累及肾脏者,可有蛋白尿、血尿、脓尿,偶见管型尿;并发肾结石者,可见明显血尿,亦可见酸性尿石排出。

血尿酸测定:急性发作期绝大多数患者血尿酸含量升高,缓解期间可以正常。

尿尿酸测定:在无嘌呤饮食及未服影响尿酸排泄药物的情况下,正常男性成人 24 小时尿尿酸总量不超过 3.54mmol(600mg/24h)。原发性痛风患者90%尿尿酸排出小于 3.54mmol/24h。故尿尿酸排泄正常,不能排除痛风而尿尿酸大于 750mg/24h,提示尿酸产生过多,尤其是非肾源性继发性痛风,血尿酸升高,尿尿酸亦同时明显升高。

关节腔穿刺检查：急性痛风性关节炎发作时,肿胀关节腔内可有积液,以注射针抽取滑液检查,具有极其重要诊断意义。即使在无症状期,亦可在许多关节找到尿酸盐结晶,这是确诊本病的金标准。约95%以上急性痛风性关节炎滑液中可发现尿酸盐结晶。

痛风石活检：对于形成痛风石患者,还可进行活检或穿刺吸取其内容物,或从皮肤溃疡处采取分泌物涂片查尿酸盐结晶,阳性率极高。

问题三　本病需与哪些疾病鉴别?

思路　临诊时,需注意与类风湿关节炎、假性痛风、化脓性关节炎和创伤性关节炎、蜂窝织炎等鉴别。

 知识点 3

痛风性关节炎的鉴别诊断

（1）类风湿关节炎：多见于青、中年女性,好发于手指小关节和腕、膝、踝、骶髂和脊柱等关节,表现为游走性、对称性关节炎,血尿酸不高,类风湿因子多阳性,X线示关节面粗糙,关节间隙狭窄,甚至关节面融合,与痛风所致的骨质缺损明显不同。

（2）假性痛风：为关节软骨钙化所致,老年人多见,膝关节最易累及,急性发作时症状酷似痛风,但血尿酸不高,关节滑囊液检查含焦磷酸钙结晶或磷灰石,X线片示软骨钙化。

（3）化脓性关节炎和创伤性关节炎：血尿酸不高,化脓性关节炎滑囊液内含大量白细胞,培养可得致病菌;创伤性关节炎常有较严重的受伤史,可做鉴别。

（4）蜂窝织炎：痛风急性发作时,关节周围软组织常明显红肿,若忽视关节本身症状,易误以为蜂窝织炎,后者血尿酸不高,而畏寒发热及白细胞增高等全身症状更突出,且关节痛往往不明显。

（5）其他：急性期须与红斑狼疮、复发性关节炎及银屑病关节炎鉴别。慢性期则须与肥大性关节病、创伤性及化脓性关节炎的后遗症鉴别。血尿酸检查有助于明确诊断。

问题四　根据诊断,该患者的具体治疗方案如何制订?

思路　痛风性关节炎根据疾病的不同分期,可选择不同中西医结合治疗方案;若患者痛风石较大,影响功能或久溃不愈者可手术刮除。

 知识点 4

痛风性关节炎的综合治疗

（1）无症状期的治疗：节制饮食,禁食含嘌呤多或热量多的食物,避免酗酒和精神刺激,多饮水或多食碱性食物。

（2）急性发作期的治疗

1）中药治疗

风湿热型：关节红肿，疼痛剧烈，皮肤温度增高，关节屈伸不利，遇冷则舒，得热则剧。治以祛风除湿，退热清痹。方选用清痹汤加减。

风寒湿型：关节疼痛，屈伸不利，皮色不红，触之不热，冬春季及阴雨天气易发作，关节得热则舒，遇寒则痛增。治以祛风散寒，除湿通痹。方选用通痹汤加减。

瘀血型：关节疼痛剧烈，痛如针刺刀绞，痛点固定不移，皮肤紫暗，肌肤甲错，日久关节僵硬畸形，舌质紫暗，有瘀斑。治以活血化瘀，通络除痹。方用化瘀通痹汤加减治疗。

2）西药治疗：首选秋水仙碱 0.5mg/h。第 1 日总量为 4~6mg，一般 12 小时后开始消肿，1~2 天后疼痛消失，以后可给维持量每次 0.5mg，每日 2~3 次。

保泰松：可在 6~8 小时内控制症状。首次剂量为 400mg，以后每 4~6 小时 200mg，症状缓解后减为每次 100mg，每日 1~3 次。

吲哚美辛：首次剂量为 150mg，以后每次 100mg，连服 3~4 次，第 2~4 日可用每次 50mg，每日 3 次。

上述药物都无效时可用促肾上腺皮质激素（ACTH）20U 静脉点滴。

（3）间歇期治疗

1）低嘌呤、低热饮食。

2）间断服用秋水仙碱每次 0.5mg，每日 1~3 次。

3）排泄尿酸药和抑制尿酸合成药。如丙磺舒每日 1~2g，别嘌醇每日 200~300mg，分 3 次口服。

（4）手术治疗：慢性期患者，痛风石较大，影响功能或久溃不愈者可手术刮除。关节融合术可保持关节于功能位。

问题五　对本病患者日常调护的注意事项有哪些?

思路　对于早期发现的无症状高尿酸血症者和早期急性发作性痛风性关节炎患者，通过生活方式的改变，尤其是饮食的控制，结合危险因素的去除以及合理规范的药物治疗，可以较好地改变其病程。

 知识点5

痛风性关节炎的预防与调护

（1）节制饮食，忌食含嘌呤和核酸的食物。

（2）急性期应卧床休息，局部固定冷敷，24 小时后可热敷，大量饮水。

（3）有痛风家族史的男性要经常检查血尿酸，如有可疑，即给予预防性治疗。

（4）为了防止复发,可长期服用小剂量秋水仙碱,也可小剂量服用丙磺舒(0.5mg,每日2次)。

（5）若有高血压、肾炎、肾结石等并发症者,均应予以适当的治疗。

（6）局部破溃者,可按外科处理。

【临证要点】

1. 临床医生需要改变"痛风只是急性关节炎发作,控制疼痛即可"的观念,应为不同阶段的患者合理制订个体化治疗方案;特别是无症状高尿酸血症人群,早期给予适当的预防,去除诱因,以控制疾病发展。

2. 痛风石出现,标志痛风进入慢性阶段,应长期坚持安全有效的降尿酸治疗并自觉避免诱发痛风发作的各种因素。

3. 无症状性高尿酸血症,急性痛风性关节炎发作期及非痛风石痛风的间歇期都不是使用降尿酸药物的指征。

【诊疗流程】

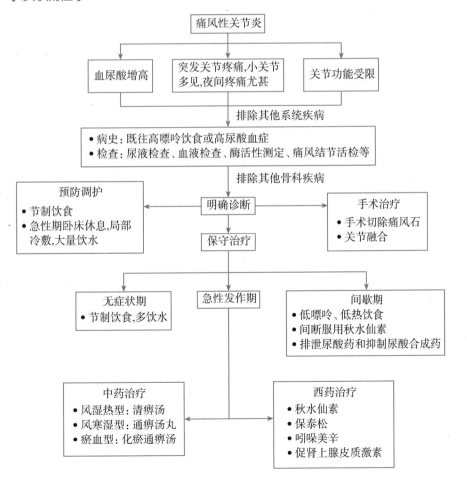

（穆晓红）

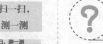

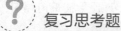

复习思考题

简述痛风性关节炎的鉴别诊断。

第九章

骨质疏松症

PPT 课件

培训目标

1. 掌握骨质疏松症的临床特点、诊断与鉴别诊断、主要治疗方法。
2. 熟悉骨质疏松症的发病特点。
3. 了解骨质疏松症的各类实验室检测指标的意义。

骨质疏松症（osteoporosis，OP）是一种以骨量低下、骨微结构破坏从而导致骨的脆性增加，易于发生骨折为特征的全身性骨病。该病可发生于不同性别和任何年龄，但多见于绝经后妇女和老年男性。中医学文献中无骨质疏松症病名，其主要临床表现，与"骨痿""腰痛""骨痹"表现相近。

【典型案例】

患者赵某，女，73 岁，退休。2017 年 5 月 12 日因"反复腰背痛 3 年加重 3 天"就诊。3 年前无明显诱因患者出现腰背部酸痛，劳累后加重，休息后有所缓解。3 天前在家中搬花盆时感到腰痛加重，在床上翻身及起坐等改变体位时疼痛严重，难以忍受，行走时疼痛尚能忍受。来院就诊后行胸腰椎 X 线片检查，显示 T_{12} 椎体轻度楔形改变。CT 检查显示 T_{12} 椎体前缘骨皮质不连续，胸腰椎椎体内骨小梁呈栅栏样稀疏排列。双能 X 线吸收法测量骨密度提示骨质疏松。查体发现患者约平 T_{12} 棘突位置叩击痛明显，无放射痛。此次发病以来，无发热，无潮热盗汗，体重无明显变化。既往否认内科疾病史。否认肺结核、肝炎等传染性疾病史，否认手术史，否认输血史，否认中毒史，否认药物食物过敏史。否认疫水疫区接触史，否认家族遗传病史。既往两年前有右桡骨远端骨折病史，经手法复位夹板固定后痊愈。49 岁绝经。目前腰部疼痛，自感疼痛部位在下腰部，在床上翻身及起坐等改变体位时疼痛加重，难以忍受。小便正常，大便 3 日未行，饮食略少，夜眠差。舌质淡红，苔薄白，脉紧。

问题一　本患者目前的临床诊断是什么，有何诊断依据？

思路　患者为老年女性，并已绝经多年，结合现在长期腰背痛的情况，应考虑存在

439

骨质疏松的情况。具体能否诊断为骨质疏松症,则需要进一步检查和鉴别。

(1) 临床诊断

西医诊断:原发性骨质疏松症,T_{12}椎体骨质疏松性压缩骨折。

中医诊断:骨折病(气滞血瘀);骨痿(肾虚精亏)。

(2) 诊断依据

病史:反复腰痛3年;2年前脆性骨折病史;轻微外力致伤。

临床症状体征:腰部疼痛,翻身及起坐等改变体位时疼痛加重,难以忍受。查体时T_{12}水平棘突处叩击痛明显。

辅助检查:①胸腰椎X线片示T_{12}椎体轻度楔形改变。②CT检查显示T_{12}椎体前缘骨皮质不连续,胸腰椎椎体内骨小梁呈栅栏样稀疏排列。③骨密度检查提示为骨质疏松。

知识点 1

骨质疏松症的临床表现

骨质疏松症分为原发性和继发性两大类。原发性骨质疏松症又分为绝经后骨质疏松症(Ⅰ型)、老年性骨质疏松症(Ⅱ型)和特发性骨质疏松(包括青少年型)三种。绝经后骨质疏松症一般发生在妇女绝经后5~10年内;老年性骨质疏松症一般指老人70岁后发生的骨质疏松;而特发性骨质疏松主要发生在青少年,病因尚不明。继发性骨质疏松症,是由于疾病或药物等原因所致,引起继发性骨质疏松症的病因很多,临床上以内分泌代谢疾病、结缔组织疾病、肾脏疾病、消化道疾病和药物所致者多见。临床所谓骨质疏松症主要指原发性骨质疏松症。

疼痛、脊柱变形和发生脆性骨折是骨质疏松症的典型临床表现。但有许多骨质疏松症患者常无明显的临床症状,在发生骨折后,经X线或骨密度检查时才发现已有骨质疏松改变。

(1) 疼痛:腰背酸痛或周身酸痛是骨质疏松症患者早期的主要症状,负荷增加时疼痛加重或活动受限,严重时翻身、起坐及行走困难。

(2) 脊柱变形:骨质疏松严重者可有身高缩短和驼背。椎体压缩性骨折会导致胸廓畸形,腹部受压,影响心肺功能等。

(3) 脆性骨折:轻度外伤或日常活动后发生的骨折为脆性骨折。发生脆性骨折的常见部位为胸、腰椎、髋部、桡、尺骨远端和肱骨近端。其他部位亦可发生骨折。发生过一次脆性骨折后,再次发生骨折的风险明显增加。脆性骨折是骨强度下降的最终体现,有过脆性骨折临床上即可诊断骨质疏松症。

知识点 2

骨密度测定在骨质疏松症中的作用

骨矿密度(BMD)简称骨密度,是目前诊断骨质疏松、预测骨质疏松性骨折风险、监测自然病程以及评价药物干预疗效的最佳定量指标。骨密度仅能反映大约

70%的骨强度。

双能 X 线吸收法(DXA)是目前国际学术界公认的骨密度检查方法,其测定值作为骨质疏松症的诊断金标准。其他骨密度检查方法如各种单光子(SPA)、单能 X 线(SXA)、定量计算机断层照相术(QCT)等根据具体条件也可用于骨质疏松症的诊断参考。

世界卫生组织(WHO)推荐的诊断标准。基于 DXA 测定:骨密度值低于同性别、同种族健康成人的骨峰值不足 1 个标准差属正常;降低 1~2.5 个标准差之间为骨量低下(骨量减少);降低程度等于和大于 2.5 个标准差为骨质疏松;骨密度降低程度符合骨质疏松诊断标准同时伴有一处或多处骨折时为严重骨质疏松。

测定部位的骨矿密度对预测该部位的骨折风险价值最大,如髋部骨折危险用髋部骨密度预测最有意义。

(1) 双能 X 线吸收法(DXA):可以测量全身任何部位,临床上常用的推荐测量部位是腰椎 1~4 和近端股骨的股骨颈、大转子、股骨体及三角区,诊断时要结合临床情况进行分析。

(2) 定量 CT 测定法(QCT):QCT 能精确地选择特定部位的骨矿密度,能分别评估皮质骨和海绵骨的骨矿密度。临床上骨质疏松引发的骨折常位于脊柱、股骨颈和桡骨远端等富含海绵骨的部位,运用 QCT 能观测这些部位的骨矿变化,因受试者接受 X 线量较大,目前仅用于研究工作中。

(3) 超声波测定法:主要用于周围肢体骨的测量,利用声波传导速度和振幅衰减能反映骨矿含量和骨结构及骨强度的情况。该法操作简便、无辐射、诊断骨折较敏感,价格便宜。

(4) X 线摄片法:可观察骨组织的形态结构,是对骨质疏松所致各种骨折进行定位诊断的一种较好的方法,也是一种将骨质疏松与其他疾病进行鉴别的方法。受多种技术因素影响,用 X 线摄片法诊断骨质疏松的敏感性和准确性较低,只有当骨量下降 30%才可以在 X 线摄片中显现出来,故对早期诊断的意义不大。

X 线主要表现是:①透光度改变。由于骨量减少,骨对 X 线的吸收减少而导致 X 线片透光度增高。②骨小梁改变。骨小梁是松质骨的主要成分,其对骨质疏松的反应较皮质骨敏感。在椎体初期表现为非承重骨小梁吸收,承重骨小梁相对增粗,椎体内的骨小梁稀疏排列呈栅状。当进一步累及纵向骨小梁和骨皮质时,X 线透光度增加,椎体残存的皮质缘呈"画框样"改变。③骨皮质改变。严重的骨质疏松表现为皮质变薄,髓腔扩大。脊柱椎体侧位可呈楔形或双凹形改变。

知识点 3

骨质疏松症相关的实验室检查

实验室检查不能单独用于诊断骨质疏松症,但可用于排除引起继发性骨质疏松症的因素,或根据其检验值的变化检测疗效。可以根据患者的不同情况选择检查项目。

（1）临床常用检测指标:血清钙、血清磷、甲状旁腺激素（PTH）、25 羟维生素 D_3 和 1,25 双羟维生素 D_3。

（2）骨形成指标:血清碱性磷酸酶（ALP）、骨钙素（OC）、骨源性碱性磷酸酶（BALP）、Ⅰ型前胶原 C 端肽（PICP）、Ⅰ型前胶原 N 端肽（PINP）。

（3）骨吸收指标:空腹 2 小时的尿钙/肌酐比值、血浆抗酒石酸酸性磷酸酶（TPACP）、Ⅰ型胶原 C 端肽（S-CTX）、尿吡啶啉（Pyr）、尿脱氧吡啶啉（d-Pyr）、尿Ⅰ型胶原 C 端肽（U-CTX）、尿Ⅰ型胶原 N 端肽（U-NTX）等。

问题二:还需要进一步完善哪些检查? 如何进行鉴别?

思路:本患者还需要进一步完善胸腰椎 MRI 或骨扫描等检查,进一步明确骨折诊断,并防止遗漏轻微压缩骨折。进一步完善实验室检查,以排除继发性骨质疏松及进行鉴别诊断。

 知识点 4

鉴 别 诊 断

（1）骨软化症

骨软化症主要病理变化是骨质软化,骨样组织增生,骨骼变形。

早期临床表现:腰酸腿痛、行动不便、骨骼压痛,偶有抽搐或麻木,骨质疏松、骨骼变形,并可出现骨折或假性骨折或成人的青枝骨折。

X 线片:骨盆常呈三叶形上口;椎体受压而成楔形骨折或双凹形变形。

（2）骨硬化病

骨硬化病患者可表现为全身性骨骼硬化,骨质致密并失去原来的结构。大多数患者在出生前已开始有病变,根据临床表现分恶性（幼儿型）及良性（成人型）。

病理表现为骨发育过程中骨吸收障碍,钙盐大量沉积致骨硬化,骨塑形障碍。最多见于骨干骺端即股骨及桡骨下端,肱骨及胫骨上端,镜下见高度钙化的软骨不能吸收和骨化。钙化的新生骨也不能吸收为成熟的板层骨,骨皮质分化不良,排列不整齐,哈佛系统残缺变形。破骨细胞发育不全是骨吸收障碍的直接原因。但骨脆性增加易发生骨折。

重症石骨症容易诊断,轻型者有时诊断困难,确诊有赖于放射学检查及家族史,对于有视神经萎缩者,清晰的视神经管断层摄片或采用冠状加矢状 CT 扫描能清楚地显示病变的部位及程度。

（3）肾性骨营养不良症

肾性骨营养不良症依常见顺序排列包括小纤维囊性骨炎、肾性骨软化症、肾性骨质疏松症和肾性骨硬化症。肾性骨病可引起骨痛、行走不便和自发性骨折。但在透析前有症状者不及 10%，然而，X 线片有约 35% 发现异常，而骨活体组织检查约 90% 可发现异常，故早期诊断要依靠骨活检。

（4）畸形性骨炎

临床表现：①大多数病例发病早期无临床症状，多在摄 X 线片时意外发现。当病变产生疼痛、畸形、病理性骨折、神经受卡压、关节结构功能异常时，临床症状变得明显。②任何骨都可被累及，最常见的部位依次为骶骨、腰椎、股骨、颅骨和胸骨。③如本病累及范围广泛，病变骨组织的血管增生扩张可使血流显著增加，导致高排出性心力衰竭。④约 1% 的患者可恶变为骨肉瘤。

实验室检查：血清碱性磷酸酶升高，尿羟脯氨酸排泄量增加。血清钙、磷含量一般正常。

影像学检查：其特征为骨质疏松，继有新骨形成，新骨呈海绵型和无定型两种，以海绵型多见，骨皮质为海绵结构所替代，骨髓腔与皮质界限不清；无定型者骨密度增高，结构异常，皮质增厚。

（5）甲状旁腺功能亢进

原发性甲状旁腺功能亢进病因不明，主要病理生理变化是 PTH 分泌过多，血钙增高。血钙增高产生神经肌肉和神经系统的表现，如容易疲劳、肌力和肌张力降低、性格改变、智力和记忆力减退，以及烦躁、过敏、失眠和情绪不稳等，偶有明显的精神病，严重者可昏迷。还可有食欲不振、恶心、呕吐和便秘症状。

10%~70% 的患者有肾绞痛、血尿、尿砂石等症状，易发生尿路感染，导致肾功能损害。

骨质普遍性脱钙，长期进展则出现全身性纤维囊性骨炎，特征性病变表现为指（趾）骨皮质外缘有花边样改变或骨皮质残缺，称骨膜下吸收，颅骨有砂粒样骨吸收改变，四肢长骨、锁骨、肋骨和骨盆等部位易发生囊性变、巨细胞瘤样改变或棕色瘤，因此常有局部或全身的骨骼疼痛和压痛，牙齿易脱落，行走困难，站起蹲下均费力，重者卧床不起，甚至翻身亦困难。身材可变矮数厘米至十余厘米，还有骨骼畸形和病理性骨折。

血 PTH 浓度是诊断本病的一个直接而敏感的指标，骨密度一般降低。

X 线特征性骨改变多见于头颅、牙硬板、手和骨盆等部位。

腹平片可有泌尿系结石和肾钙化。

（6）骨肿瘤

骨肿瘤的症状和体征主要有贫血、乏力、营养不良和恶病质。局部疼痛和压痛为最常见，可与肿块同时出现或先出现，开始疼痛轻微，呈间歇性钝痛，继而变为持续性剧痛。浅表部位可触及骨膨胀变形及软组织肿块，皮肤呈暗红色，紧张发亮，皮温增高，短期内形成较大肿块，功能障碍，骨骼畸形及病理性骨折等。病理检查可以确诊。

病史补充

　　患者进一步完善检查:胸腰椎 MRI:T_{12} 椎体楔形变,脂肪抑制像显示 T_{12} 椎体内有片状高信号区。实验室检查血钙、血磷及 PTH 均正常。Ⅰ型前胶原 N 端肽(PINP)正常,Ⅰ型胶原 C 端肽(S-CTX)略降低。尿本周蛋白阴性。肿瘤系列指标正常。

知识点5

骨质疏松性椎体压缩骨折确诊及鉴别

　　脊柱椎体骨结构为松质骨,骨质疏松的老年人在低能量损伤下即可发生骨折。骨折后椎体多呈现为楔形变或双凹形改变,但需对骨折是新鲜还是陈旧进行鉴别,是外伤性骨折还是病理性骨折进行鉴别。

　　(1)鉴别骨折的新鲜与陈旧:在椎体楔形变基础上伴骨硬化、骨质增生,提示陈旧骨质疏松性椎体骨折;有外伤史,伤后胸腰背疼痛,局部叩痛、压痛与影像检查发现的骨折水平相符时应高度怀疑新鲜骨折;从 X 线平片或 CT 上可观察到清晰的骨折线,磁共振上观察到 T_2 脂肪抑制相高信号,可确认为新鲜骨折。如患者因特殊原因不能行磁共振检查时(安装心脏起搏器、过度肥胖、幽闭综合征等),可行放射性核素(ECT)检查。

　　(2)病理性椎体压缩骨折:多发骨髓瘤(MM)是一种恶性浆细胞病,常伴有多发性溶骨损害、高钙血症、贫血、肾脏损害。骨髓瘤细胞分泌破骨细胞活性因子而激活破骨细胞,使骨质溶解、破坏。骨骼疼痛是最常见的症状,多为腰骶、胸骨、肋骨疼痛。由于瘤细胞对骨质破坏,引起病理性骨折,可多处骨折同时存在。MM 的诊断有主要标准和次要标准,包括穿刺活检、浆细胞增加、免疫球蛋白改变,尿本周蛋白阳性等。

　　脊柱转移瘤最常见的骨转移瘤、脊柱肿瘤,好发于胸腰椎。临床表现为局限性疼痛,逐渐加重,有触痛和叩痛;转移癌破坏从椎体到附件,突破皮质进入椎管,或病理骨折成角畸形,压迫脊髓或神经根产生相应症状。核素扫描较敏感,但应除外假阳性;X 线、CT、MRI 有助于确定破坏部位与范围;CT 下穿刺活检可明确诊断。转移瘤引起的骨折往往合并原发灶的症状,实验室检查方面肿瘤标记物可以提示诊断。磁共振图像上多表现为椎体后缘膨隆,脂肪抑制相常可显示高信号弥漫至整个椎体。

　　问题三　患者目前治疗方案如何?

　　思路　急则治其标,手术后可持续治疗骨质疏松症。

　　(1)对骨折的手术治疗:本例患者目前诊断 T_{12} 骨质疏松性椎体压缩骨折,有手术指征,可进行经皮穿刺椎体成形术。

　　(2)对骨质疏松症的治疗:患者诊断明确,反复腰部疼痛 3 年即是骨质疏松症导致的疼痛。两年前发生脆性骨折(右桡骨远端骨折),说明骨质疏松已经比较严重,但没有进行系统的抗骨质疏松治疗,这次又发生胸椎的骨质疏松压缩骨折,因此必须进行持续的针对骨质疏松症的治疗。

本例患者年老,超过70岁,骨代谢指标不高,因此属于低转换型骨质疏松。治疗方案包括以下部分:

基础治疗:服用维生素D及钙剂。

应用降钙素,监测血钙情况。

应用双磷酸盐类药物,可选择静脉应用或口服,注意肾脏功能和食管反流。

中药:采用补肾填精生髓壮骨治则,中成药可选择左右归丸、健步虎潜丸等。

 知识点 6

原发性骨质疏松症的治疗

骨质疏松症中原发性骨质疏松症占80%以上,继发性骨质疏松症应以治疗原发病为主要着眼点,因此,我们主要介绍原发性骨质疏松症的治疗。

药物治疗适应证:已有骨质疏松症($T \leq -2.5$)或已发生过脆性骨折;或已有骨量减少($-2.5 < T < -1.0$)并伴有骨质疏松症危险因素者。

(1) 抗骨吸收药物

1) 双磷酸盐类:有效抑制破骨细胞活性、降低骨转换。目前国内多用阿仑磷酸盐制剂。其他双磷酸盐如羟乙基双磷酸盐也可探索性地应用(周期用药)。应用时应根据各种制剂的特点,严格遵照正确的用药方法。如阿仑磷酸盐应在早晨空腹时以200ml清水送服,进药后30分钟内不能平卧和进食,极少数患者发生药物反流或食管溃疡。故有食管炎、活动性胃及十二指肠溃疡、反流性食管炎者慎用。

2) 降钙素类:能抑制破骨细胞的生物活性和减少破骨细胞的数量。可预防骨量丢失并增加骨量。目前应用于临床的降钙素类制剂有两种:鲑鱼降钙素和鳗鱼降钙素类似物。能降低骨质疏松患者的椎体骨折发生率,能明显缓解骨痛。对骨质疏松性骨折或骨骼变形所致的慢性疼痛,以及骨肿瘤等疾病引起的骨痛均有效,因而更适合有疼痛症状的骨质疏松症患者。

应用降钙素,少数患者可有面部潮红、恶心等不良反应,偶有过敏现象。

3) 选择性雌激素受体调节剂(SERMs)可有效抑制破骨细胞活性,降低骨转换,至女性绝经前水平。能阻止骨丢失,增加骨密度,明显降低椎体骨折发生率,是预防和治疗绝经后骨质疏松症的有效药物。

该药只用于女性患者,其特点是选择性地作用于雌激素的靶器官,对乳房和子宫内膜无不良作用,能降低雌激素受体阳性浸润性乳癌的发生率,不增加子宫内膜增生及子宫内膜癌的危险。它对血脂也有调节作用。少数患者服药期间会出现潮热和下肢痉挛症状。潮热症状严重的围绝经期女性暂时不宜用。国外研究显示,该药轻度增加静脉栓塞的危险性,故有静脉栓塞病史及有血栓倾向者如长期卧床和久坐期间禁用。

4) 雌激素类:只能用于女性患者。雌激素类药物能抑制骨转换,阻止骨丢失,能降低骨质疏松性骨折的发生危险,是防治绝经后骨质疏松的有效措施。基于对激素补充治疗利与弊的全面评估,建议激素补充治疗遵循以下原则。

适应证:有绝经期症状(潮热、出汗等)及(或)骨质疏松症及(或)骨质疏松危险因素的女性,尤其提倡绝经早期开始用,收益更大风险更小。

禁忌证:雌激素依赖性肿瘤(乳腺癌、子宫内膜癌)、血栓性疾病、不明原因阴道出血及活动性肝病和结缔组织病为绝对禁忌证。子宫肌瘤、子宫内膜异位症、有乳腺癌家族史、胆囊疾病和垂体泌乳素瘤者慎用。

有子宫者应用雌激素时应配合适当剂量的孕激素制剂,以对抗雌激素对子宫内膜的刺激,已行子宫切除的女性应只用雌激素,不加孕激素。

激素治疗的方案、剂量、制剂选择及治疗期限等应根据患者情况个体化。

应用最低有效剂量。

坚持定期随访和安全性监测(尤其是乳腺和子宫)。

是否继续用药应根据每位妇女的特点每年进行利弊评估。

(2)促进骨形成药物:甲状旁腺激素(PTH)有促进骨形成的作用,能有效地治疗绝经后严重骨质疏松,增加骨密度,降低椎体和非椎体骨折发生的危险,适用于严重骨质疏松症患者。一定要在专业医师指导下应用。治疗时间不宜超过2年。用药期间要监测血钙水平,防止高钙血症的发生。

(3)其他药物:活性维生素 D 适当剂量的活性维生素 D 能促进骨形成和矿化,并抑制骨吸收。活性维生素 D 对增加骨密度有益,能增加老年人肌肉力量和平衡能力,降低跌倒的危险,进而降低骨折风险。老年人更适宜选用活性维生素 D,目前临床应用有 1α 羟维生素 D(α-骨化醇)和 1,25 双羟维生素 D(骨化三醇)两种,前者在肝功能正常时才有效,后者不受肝、肾功能的影响。应在医师指导下使用,并定期监测血钙和尿钙水平。在治疗骨质疏松症时,可与其他抗骨质疏松药物联合应用。

(4)中药:肾虚精亏损者,治宜补肾填精,可用左归丸以滋补肾阴,右归丸以温补肾阳;正虚邪侵者,在补益气血、补益肝肾的基础上,祛风、散寒、除湿,可用独活寄生汤、三痹汤等;先天不足者,治以填精养血、助阳益气。方用龟鹿二仙汤。

(5)手术治疗:对于严重骨质疏松出现脊柱压缩性骨折的患者也可以根据身体情况,在排除禁忌证后进行经皮椎体成形术(percutaneous vertebroplasty,PVP)或经皮椎体后凸成形术(percutaneous kyphoplasty,PKP)。这两种术式经皮通过椎弓根或椎弓根外向椎体内注入骨水泥,都可以增强椎体强度,改变椎体稳定性,缓解脊柱疼痛,并且创伤轻微。PKP 在骨折椎体内采用球囊撑开,可部分复位塌陷椎体,并减少骨水泥的渗漏概率。

问题四 本患者应注意如何在日常生活中进行调护?

思路 本患者为骨质疏松症,而且发生了脆性骨折。在对骨折进行处理后,同时进行抗骨质疏松的药物治疗。但骨质疏松症对患者生活的影响无处不在,即便进行了药物治疗,仍然需要在日常生活中进行系统的精心的调护,包括对生活方式的调整和日常饮食中增加含钙丰富的食物并补充维生素 D。

知识点 7

骨质疏松症患者日常调护

一旦发生骨质疏松性骨折,生活质量下降,出现各种并发症,可致残或致死,因此骨质疏松症的预防比治疗更为现实和重要。况且,骨质疏松症是可以预防的。

骨质疏松症初级预防的对象是未发生过骨折但有骨质疏松症危险因素,或已有骨量减少($-2.5<T<-1$)者,应防止其发展为骨质疏松症。预防的最终目的是避免发生第一次骨折。

（1）调整生活方式

1）富含钙、低盐和适量蛋白质的均衡膳食。

2）适当户外活动,有助于骨健康的体育锻炼和康复治疗。

3）避免嗜烟、酗酒和慎用影响骨代谢的药物等。

4）采取防止跌倒的各种措施,如注意是否有增加跌倒危险的疾病和药物,加强自身和环境的保护措施(包括各种关节保护器)等。

（2）骨健康基本补充剂

1）钙剂:钙摄入可减缓骨的丢失,改善骨矿化。我国营养学会制订成人每日钙摄入推荐量800mg(元素钙量)是获得理想骨峰值,维护骨骼健康的适宜剂量。如果饮食中钙供给不足可选用钙剂补充,绝经后妇女和老年人每日钙摄入推荐量为1 000mg。我国老年人平均每日从饮食中获得的钙约400mg,故平均每日应补充的元素钙量为 500~600mg。

2）维生素D:有利于钙在胃肠道的吸收。维生素D缺乏可导致继发性甲状腺功能亢进,增加骨的吸收,从而引起或加重骨质疏松。成年人推荐量为5μg/d,老年人因缺乏日照以及摄入和吸收障碍常有维生素D缺乏,故推荐剂量为10~20μg/d。补充维生素D能增加老年人肌肉力量和平衡能力,降低跌倒的危险,进而降低骨折风险。

【临证要点】

1. 对于已经出现过脆性骨折的骨质疏松症患者,应及时持续地给予抗骨质疏松治疗,预防再次发生脆性骨折。

2. 原发性骨质疏松症诊断时,应结合患者年龄、病史及症状体征。骨密度仍然是目前诊断的主要标准,实验室检查骨代谢物指标则可帮助对骨质疏松症进行分类。

3. 骨质疏松性椎体压缩骨折,在诊断时需注意骨折的新鲜与陈旧,陈旧压缩骨折一般无须处理。另外需鉴别外伤性与病理性压缩骨折,特别是多发骨髓瘤与肿瘤脊柱转移所导致的压缩骨折。

4. 对老年性椎体骨质疏松性压缩骨折,特别是患者年龄超过65岁时,经皮穿刺椎体成形术可以明显缓解患者局部疼痛,强化骨折椎体,术后可以早期活动,避免了卧床所带来的并发症,可以作为治疗的首要选择。

5. 对原发性骨质疏松症的药物治疗,应根据骨代谢物检测结果,针对骨质疏松的转换类型选择最佳的药物治疗方案。一般选用破骨细胞抑制剂,在成骨细胞功能明显低下时,可使用促进成骨的药物。另外可选用中药服用。

6. 骨质疏松症属于长期慢性疾病,日常生活中的调护十分重要。患者需对日常生活方式进行调整,才能收到更好的效果。

【诊疗流程】

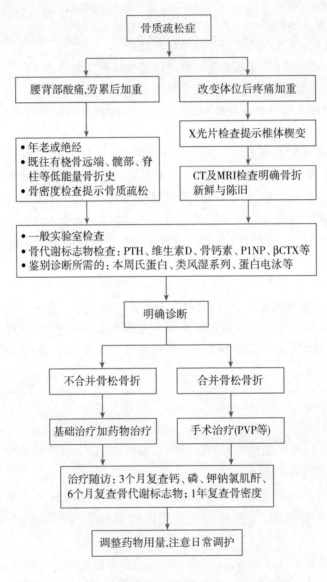

（李念虎）

复习思考题

1. 什么是骨质疏松症？

2. 骨质疏松症的临床表现有哪些？

3. 骨质疏松症应该与哪些疾病进行鉴别？

第十章

骨与关节感染

第一节 骨 髓 炎

 培训目标

1. 熟悉骨髓炎的临床特点。
2. 熟悉骨髓炎的诊断及分型和鉴别诊断。
3. 了解骨髓炎的中西医治疗方法。

凡由致病菌引起骨、骨髓腔、骨膜产生的炎症,称为骨髓炎。临床以化脓性致病菌而致的化脓性骨髓炎常见,中医称为"骨痈疽"。其发病年龄多为小儿,男性儿童多于女性。骨髓炎好发于椎骨、糖尿病患者的足部,或由于外伤或手术引起的穿透性骨损伤部位,儿童最常见部位为血供良好的长骨,如胫骨或股骨的干骺端。骨髓炎多数由血源性引起,也多由外伤或手术感染引起,多由疖痈或其他病灶的化脓菌毒进入血液而达骨组织,四肢骨两端最易受侵,尤以髋关节为最常见。急性骨髓炎起病时高热、局部疼痛,若诊断不及时转为慢性骨髓炎时,会有溃破、流脓、有死骨或空洞形成,重症患者常危及生命,有时不得不采取截肢保命的应急办法,使患者落下终身残疾。

【典型案例】

患者张某,男,52岁,工人。患者于1年半前不慎摔伤致右跟骨骨折,于当地医院行手术治疗,术后伤口愈合不良,长期渗出脓液,未做细菌培养,半年后于当地医院行清创术后伤口愈合,1个月后伤口瘢痕处出现小脓肿,溃破后出现窦道,间断用头孢菌素及换药治疗,伤口始终未愈合。患者现右足跟部肌肉萎缩,右踝关节活动受限,体温升高达38℃,精神萎靡不振,无明显消瘦。专科查体见:患肢肌肉萎缩,右踝关节活动受限,周径增粗,周围组织压痛。右足跟外侧瘢痕中段可见窦道口一个,窦道口周围皮肤色素沉着,皮肤黑褐,窦道口表皮向内凹陷。实验室检查:血常规示白细胞总数 $6.8×10^9$ mol/L,红细胞计数 $4.1×10^{12}$ mol/L,血红蛋白96g/L。影像学检查:右跟骨X线片显示右跟骨局部密度增高、不均匀,在密度增高的影像中,可见多个散在骨破坏区或骨空洞影。舌质暗红,舌苔薄白,脉象细弱。

问题一　通过上述资料,该患者的可疑诊断是什么?

思路　患者为中年男性,不慎摔伤致右跟骨骨折,行撬拨复位手术后伤口长期不愈伴流脓,提示伤口感染可能。查体患肢肌肉萎缩,右踝关节活动受限,周径增粗,周围组织压痛,局部可见窦道口及渗液。X 线片可见多个散在骨破坏区或骨空洞影,综合分析考虑诊断为慢性化脓性骨髓炎。

知识点 1

分 型 诊 断

化脓性骨髓炎临床主要分为急性和慢性两种。慢性化脓性骨髓炎,多由于急性骨髓炎治疗不当或延误诊断、治疗发展而来。

(1) 急性化脓性骨髓炎:患肢压痛,病变处多呈环形漫肿,表面灼热,患肢不能主动活动,也拒动。

实验室检查:白细胞计数及中性粒细胞数明显增多,红细胞沉降率增快明显;血培养可查到致病菌。

影像学检查:CT 及 X 线片可出现骨膜下脓肿、骨膜反应及骨质破坏。

(2) 慢性化脓性骨髓炎:有反复发作病史,一般全身症状轻微,不发作时甚至无症状。

体检可见患肢肌肉萎缩,邻近关节僵硬活动不灵,肢体局部增粗,甚至变形、不规则等畸形。皮肤上有长期不愈或反复发作的窦道口一至数个,窦道口周围有"贴骨瘢痕"。

实验室检查:炎症静止期血常规、红细胞沉降率正常。炎症发作期,白细胞计数及中性粒细胞增多,红细胞沉降率增快。

影像学检查:X 线片显示骨干不规则增厚、密度增高、不均匀,周围有新骨的包壳,骨髓不规则、形状宽窄不等,有的局部变窄甚至消失。

问题二　临诊时需与哪些疾病鉴别?

思路　本患者考虑为慢性化脓性骨髓炎,临诊时需考虑与骨结核、骨肿瘤等疾病鉴别。

知识点 2

鉴 别 诊 断

(1) 急性化脓性骨髓炎鉴别诊断

1) 急性化脓性关节炎:病变部位在关节,特点是早期即有关节积液,疼痛和压痛都局限于受累关节,关节活动明显受限,关节腔穿刺可抽出脓性关节液。

2) 蜂窝织炎或深部脓肿:本病全身症状相对较轻,发病部位缺乏规律,具备明显的外科感染特点。

3) 尤文肉瘤:可以有肿瘤性发热,白细胞升高和 X 线片上的骨膜反应,可看到表浅静脉曲张,并能摸到包块,局部疼痛不很明显,早期不会影响邻近关节活动。细胞学检查和病理学检查找到肿瘤细胞可以确诊。

（2）慢性化脓性骨髓炎鉴别诊断

1）骨结核：一般多侵入关节，病史较缓慢，有结核或结核病接触史等。X线片显示以骨质破坏为主而少有新骨形成。

2）骨囊肿：多呈不规则的椭圆形。典型的活动性骨囊肿其X线征象。

3）骨样骨瘤：其特征为经常性隐痛，夜间疼痛较重，局部压痛明显，少有全身症状。X线片早期能看到皮质较小范围的偏心性透亮区，内含致密块即所谓的瘤巢为特征。穿刺或针吸活检多可明确诊断。

问题三　本患者的中医辨证分型是怎样的？

思路：本病病程时间较长，结合患者的临床表现，可诊为慢性骨髓炎，根据舌脉，辨证为气虚血瘀证。

 知识点3

中 医 辨 证

中医辨证急性骨髓炎，分为早期、成脓期、溃后期。

（1）早期：炎症初起，发病3～4天内。正邪相搏是此期的主要病机。此期中医可分为以湿热蕴阻、风寒湿毒和气血瘀滞为主的三种证型。

（2）成脓期：发病3～4天后至2～3周。此时为正盛邪实，中医可分为痰浊化热和热毒内陷两型。

（3）溃后期：疾病发展，脓成溃破或手术引流，全身及局部症状明显减缓，但伤口未愈或流脓，甚至形成窦道，此期包含有正邪两虚或气血亏虚两型。

慢性骨髓炎演变中正邪相搏始终存在，多伴气血、肝肾亏虚夹杂寒湿、瘀滞等。

问题四　该患者可采取什么治疗方法？

思路　该患者可先采取保守治疗，治疗时可根据细菌培养及药物敏感实验选用抗生素，合理补液，补充维生素，加强营养，每天换药。可配合口服中药治疗。如果保守治疗效果不佳，可采用手术治疗。

 知识点4

急性化脓性骨髓炎的治疗

本病的治疗关键在于早期诊断和综合治疗。中西医结合治疗急性骨髓炎，效果良好。中医的参与治疗，不仅可缩短疗程，且可巩固疗效，复发的机会比单纯西医治疗少。

（1）全身抗感染治疗：原则是在对致病菌种类做出初步判断的基础上，早期、联合、规律和足量使用抗生素。待药敏结果确定后，选择敏感抗生素。停药时间为体温降至正常后2～3周。

（2）中医内治

早期：以清热解毒,方用仙方活命饮加黄连解毒汤或五味消毒饮加减。

成脓期：以扶正祛邪,托透为治疗原则。常用方药为神功内托散、托里消毒饮加减。

溃后期：托里排脓,补益气血为治,方用托里消毒饮加减、八珍汤加减治疗。

（3）全身辅助治疗：提高机体抵抗力是急性骨髓炎治疗中不可缺少的措施。卧床休息,高热量饮食,维持水电解质和酸碱平衡,镇痛、镇静、降温有助于恢复。

（4）患肢制动：制动可减轻患肢疼痛,防止关节挛缩畸形,防止病理性骨折。制动方法包括持续皮牵引、外固定支具、小夹板、石膏固定等。

（5）手术治疗：手术目的是解除骨内脓肿的压力,避免其向髓腔扩散,防止及减少死骨形成。手术时机极为重要,越早越好,在发病2~3天内手术者,很少发展为慢性骨髓炎。超过1周者大部分要迁延成慢性骨髓炎。目前常用术式如下：①穿刺抽吸及抗生素局部注入术；②钻孔及开窗引流术；③病灶清除和抗生素溶液闭式冲洗疗法。

知识点 5

慢性化脓性骨髓炎的治疗

慢性骨髓炎治疗必须解决三个问题：一是病灶的彻底清除；二是通畅的引流；三是有效地提高局部病灶处的药物浓度以杀灭细菌。

（1）提高机体的抵抗力：慢性化脓性骨髓炎使机体产生慢性消耗性损害,导致全身正气虚弱,患者往往有贫血和低蛋白血症。加强营养和中医辨证扶正用药。

（2）全身抗生素的应用：全身应用抗生素,仅在急性发作期及手术前和手术后应用。

（3）手术治疗：手术指征为有死骨形成,有无效腔及窦道流脓。但慢性骨髓炎急性发作时应以药物治疗为主,不宜做病灶清除术。常见手术方式有：①碟形术(Orr疗法)；②病灶清除、肌瓣、大网膜或自体松质骨填塞术；③病灶清除加持续闭合冲洗引流术；④病灶清除术加药物链置入术。

（4）其他治疗：高压氧可改善局部血液循环状态,有利于慢性骨髓炎的治疗。

知识点 6

预后与康复

1. 积极治疗急性骨髓炎,防止其发展成为慢性骨髓炎是关键。患病肢体需要保护,预防骨折。

2. 骨关节开放性损伤后应彻底清创,手术过程中尽量减少组织损伤,合理应用抗生素,减少创伤后骨髓炎的发生。

【临证要点】

1. 急性化脓性骨髓炎骨破坏与骨增生同时存在,早期以骨组织破坏、坏死为主,后期增生明显。干垢端病灶可向骨髓腔、骨膜下和关节腔内扩散。

2. 慢性骨髓炎感染的骨组织增生、硬化、坏死、无效腔、包壳、一个或多个窦道并存,脓流不尽,缠绵难愈,手术是治疗慢性骨髓炎的主要方法。

【诊疗流程】

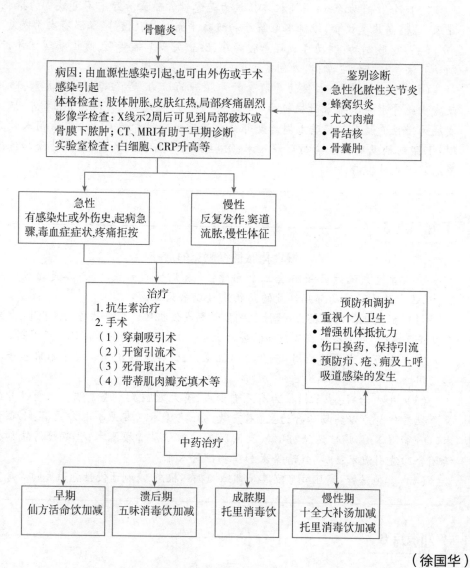

（徐国华）

? 复习思考题

1. 患儿,男性,6 岁,化脓性扁桃体炎 1 周后,突感左股骨下端红肿、疼痛、不敢活动。查:体温 39.5℃,心率 110 次/min,白细胞 $25×10^9$mol/L,诊断为什么病?

2. 患者,男性,53岁,右胫骨下段骨折术后,伤口2年一直未愈合,并有脓性分泌物流出,X线片显示骨干不规则增粗、增厚,密度增高,周围有新生的包壳,应考虑诊断为什么病?

3. 患者,男性,52岁。右前臂创伤后,伤口不愈合半年。现伤口处有脓液渗出,形成窦道,局部疼痛,活动受限,舌质淡红,舌苔薄白,脉象细弱。应选择治疗的方剂是什么?

4. 患者,女性,30岁,左下肢外伤后4天,现伤口处灼热疼痛,活动受限,穿刺可吸出脓液,体温38.7℃,白细胞$15×10^9$mol/L,治疗可选择的中医方剂是什么?

5. 患者,女性,42岁,右肱骨骨折术后,伤口不愈合2个月,局部窦道形成,有脓液流出,压痛明显,体温37℃,白细胞$6.9×10^9$mol/L,X线显示骨干不规则增厚、密度增高,骨髓不规则、形状宽窄不等,应选择的治疗方法是什么?

第二节　化脓性关节炎

PPT 课件
10章02节PPT

 培训目标

1. 熟悉化脓性关节炎的临床特点及诊断与鉴别诊断。
2. 了解化脓性关节炎的中医证候诊断。
3. 了解化脓性关节炎的治疗方法。

化脓性细菌引起的关节内感染,称为化脓性关节炎,多见于小儿和青少年,男性多于女性。其常为败血症的并发症,也可因手术感染、关节外伤性感染、关节火器伤等所致,关节内注射类固醇等药物,无菌要求不严易发生感染,最常受累的部位为髋、膝关节,其次是肩、肘、踝等关节,属中医"关节流注"和"骨痈疽"范畴。

患者起病急骤,全身不适,食欲减退,高热、恶寒,体温达38.5~40℃,出汗,脉搏快速,局部关节疼痛、红肿、皮温增高,关节部位明显压痛,活动时疼痛加剧,肌肉紧张。患肢不能负重,受累关节呈痉挛性屈曲。晚期则有关节畸形、病理性脱位、窦道或关节强直等后遗症。

【典型案例】

患者王某,男,7岁。患儿于1个月前不慎被门挤伤左手食指,致食指末节出血疼痛,经门诊简单处理后伤口愈合,于1周前左手食指肿胀、疼痛,家长自行给予患儿口服头孢克肟颗粒,好转不明显。患儿现左手食指远端关节疼痛、肿胀、活动受限。查体:左手食指肿胀,压痛,末节皮肤发红、发热,远端指间关节活动受限,其余指未见阳性体征。血常规示:白细胞总数$16.4×10^9$mol/L。左手X线片显示左手食指远节周围组织肿胀,关节囊边界稍模糊,骨质未见异常。舌质淡,舌苔薄白,脉紧数。

问题一　通过上述问诊和检查,该患儿的诊断是什么?

思路　患儿由于外伤致左手食指肿胀疼痛,活动受限。X 线片显示左手食指远节周围组织肿胀,关节囊边界稍模糊,血常规显示明显异常,综合分析考虑初步诊断为化脓性关节炎。

知识点 1

化脓性关节炎的诊断

发病前身体其他部位有感染病灶,或外伤,或有全身感染病史。起病急骤,有寒战、高热、头痛等急性危重症状,严重者可出现谵妄或昏迷,小儿可有惊厥。随病程变化逐步加重,出现脓毒血症或菌血症之征象。

(1) 体检

体检可见发病关节剧痛,局部皮肤红热,关节肿胀失去解剖标志,拒按压,区域性淋巴结肿大或压痛,关节周围肌肉痉挛,关节常处在半屈曲位而不敢移动,关节功能障碍。

(2) 实验室检查

血液检查:血常规白细胞总数及中性粒细胞百分比明显增多。早期血培养可能为阴性,但以后多次培养有助于诊断和治疗。

关节穿刺液检查:此种检查在诊断和治疗上意义重大,尤其对早期诊断更有价值。穿刺务必在无菌操作下进行。穿刺液除用肉眼观察外,应做细胞计数、分类计数、黏蛋白凝块试验、涂片革兰染色检查、细菌培养和药敏试验等。肉眼检查早期可能为淡黄色澄清液体,继而呈黄色混浊现象,晚期为脓性液体。镜检早期有红细胞、多量白细胞,但无病菌;中期除可见上述现象外,还出现多量的纤维蛋白;晚期可见到脓细胞、细菌和坏死组织。

(3) 影像学检查:X 线示早期骨及软骨无变化,仅见关节间隙增宽,关节腔内积液,关节周围软组织肿胀,关节囊边界稍模糊。继之关节腔膨胀更明显,关节周围软组织肿胀更显著,甚或关节有脱位征象,关节附近骨质疏松。晚期关节间隙狭窄,关节面破坏。CT 及 MRI 检查能比 X 线平片更早、更清晰地显示病灶。

问题二　本案应与哪几种疾病相鉴别?

思路　临诊时,应与关节结核、急性骨髓炎、风湿性关节炎、创伤性关节炎、痛风等疾病相鉴别。

知识点 2

鉴别诊断

(1) 关节结核:发病缓慢,有低热、盗汗等全身结核中毒表现,局部炎症表现不明显,偶有全关节结核急性发作伴高热,不易鉴别,但关节液的化验检查多可予以鉴别。

（2）急性骨髓炎：此病的临床表现与急性化脓性关节炎相似，但病变的局部压痛、红肿以干骺端为主，而关节的活动受影响多不大。当然，这两个病的演变过程中，可以互相影响、相互侵及，并可同时并存。

（3）风湿性关节炎：常为多个关节呈游走性疼痛或肿胀，可作为主要鉴别点。另外，关节液的检查，无脓细胞及细菌生长，血清抗链球菌溶血素"O"试验常为阳性。

（4）创伤性关节炎：有外伤史，无发热等全身症状。病程较短者关节穿刺液为血性液，病程较长者关节穿刺液可为澄清液或淡血性液体。

（5）痛风：男性多见，多发生在足的跖趾关节，夜间疼痛重。血尿酸增高和关节液中查到尿酸钠盐结晶具有诊断价值。

问题三　分析本案的病因病机，并给出证候诊断。
思路　结合患者临床表现及舌脉，辨证为湿热期。

知识点 3

中 医 辨 证

（1）早期：中医称湿热期。全身症状：初为全身不适，很快出现恶寒发热，随之寒战高热，汗出。舌苔薄白，脉紧数。局部症状：关节疼痛、肿胀、压痛，皮温增高。

（2）中期：中医称湿热酿脓期。上述症状进一步加重，全身中毒症状明显，患者寒战高热，大汗出，小儿往往会出现惊厥，疼痛使患儿日夜喊叫，脉数或洪数，苔黄腻。关节局部红热肿胀，跳痛、剧痛，拒按，关节穿刺为混浊黄色液体。

（3）后期：中医称其脓溃期。如若脓液穿破关节囊，则局部皮肤可出现潮红，水肿，疼痛减轻；如若脓液穿破皮肤外溃，窦道形成，全身症状很快减退，而虚弱体征则显现突出，神情疲惫，面色无华，舌淡苔少，脉细数等，此时关节破坏，筋骨受损，关节畸形。

问题四　该患者需要采取什么治疗方法？
思路　该患者可先予以药物治疗，使用有效抗生素。急性期需静脉给药，感染控制后，改为口服。关节若有脓液可穿刺抽液、冲洗、注入有效抗生素。患肢应予适当固定或牵引，并保持功能位置。

知识点 4

治 疗 方 法

（1）全身治疗

1）早期给予足量、有效的广谱抗生素。

2）中医分证施治：早期湿热蕴阻型，治以清热解毒化湿，方用黄连解毒汤合五神汤加减。中期热毒成脓，治以解毒泻热、通里，方用透脓散加减。后期溃脓期，治以扶正排脓，方用托里消毒散加减。

（2）局部治疗

1）关节制动与运动：防止肢体畸形发生。

2）关节穿刺抽液冲洗并注入药物。

3）抗生素溶液灌洗：适用于较大关节，有足够的关节腔，容许置管者。

4）关节切开引流：适用于较深的、穿刺插管不易成功的大关节，或者穿刺冲洗后症状控制不满意者。

5）中药外治外敷。

问题五 本案患儿后期的日常调护和注意事项有哪些？

思路 患儿应该注意的是：注意休息，劳逸结合。保持皮肤清洁卫生，防止感染。遵照医嘱，按疗程用药，定时复诊。

知识点 5

预后与康复

急性化脓性关节炎的治疗原则强调"早"字，在病初要及时应用有效抗生素，对挽救关节功能极其重要。在脓液尚未形成时控制病情，关节功能多可得到保留。一旦关节内脓液已经形成，应及时切开引流，防止关节软骨被破坏。病程晚期者，关节严重破坏，功能完全丧失，保存关节功能已不可能，必须注意使关节强直在功能位。

【临证要点】

1. 婴幼儿诊断较困难，髋关节为好发部位，若有高热、髋痛、腹股沟肿胀、压痛、肢体活动受限者。应首先考虑本病。

2. 经治疗，炎症消失，病灶愈合，全身情况恢复良好，应逐步进行关节功能锻炼，促进早日恢复。

【诊疗流程】

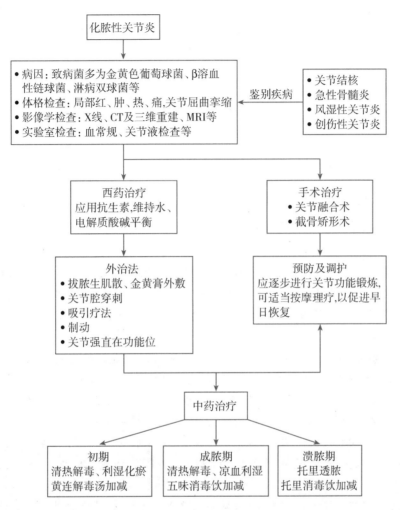

（徐国华）

 复习思考题

1. 患者，男性，18 岁。外伤后右手小指渐渐漫肿 5 天，现局部皮色微红，关节肿胀、畸形，压痛明显，有脓肿形成，久不溃破，伴有午后低热，颧红，夜间盗汗，乏力，舌红少苔，脉细数。治疗应首选的方剂是什么？

2. 患者，女性，7 岁，10 天前突感右膝痛，伴高热，咽痛，纳差，有膝部扭伤史，体格检查：精神萎靡，贫血，体温 39.7℃，脉搏 120 次/min，右膝肿胀，皮温升高，压痛（+），浮髌试验（+），应考虑为什么病？

3. 患者，男性，20 岁。外感后 5 天，突然出现左髋关节疼痛，皮温升高，活动受限。血常规示：白细胞 12×10^9 mol/L。左髋关节 CT 示：关节腔内积液，关节周围软组织肿胀。应考虑为什么病？

4. 患者，男性，5 岁。因玩耍不慎导致右膝关节摔伤，未给予处理。2 天后突然发热,体温 38.7℃,烦躁,哭闹不止,血常规示:白细胞 $13.5×10^9$ mol/L。右膝关节肿痛,拒按,活动不利。舌苔薄白,脉紧数。治疗可选用的方剂是什么?

5. 患者,男性,60 岁。曾有慢性支气管炎病史,近日咳嗽 3 天,吐白痰,经治病情好转,之后又出现左膝关节肿痛,压痛明显,活动受限,左膝关节 CT 示:关节间隙增宽,关节腔内积液,关节周围软组织肿胀,关节囊边界模糊。应采取的治疗方法是什么?

第三节　骨关节结核

培训目标

1. 了解骨关节结核的临床特点,以及诊断与鉴别诊断。
2. 了解骨关节结核的治疗方法。

　　骨关节结核是由于结核分枝杆菌侵入骨或关节引起的局部化脓、破坏的病变。该病好发于儿童与青少年,大多数继发于肺结核。好发部位是脊柱,其次是膝关节、髋关节与肘关节等。中医又称"流痰""骨痨",是全身性疾病的局部表现。

【典型案例】

　　患者李某,女,41 岁,农民。半年前无明显诱因出现腰部疼痛,休息后症状时好时坏,10 天前腰痛加重,伴盗汗。患者现腰部疼痛,伴活动受限,弯腰时疼痛加重,腰 3 棘突及周围压痛明显。近日畏热盗汗更甚,饮食正常,大小便正常,无明显身体消瘦。查体可见:腰部强直,俯仰不利,腰 3 棘突及周围压痛,叩击痛,无放射痛,双侧直腿抬高试验阴性,拾物试验阳性,双下肢肌力正常,跟腱、膝腱反射正常。实验室检查:血常规示:白细胞 $7.6×10^9$ mol/L,红细胞 $6.9×10^{12}$ mol/L,血红蛋白 98g/L。红细胞沉降率 85mm/h。影像学检查:腰椎 X 线片显示腰 3 椎体溶骨性破坏,椎旁组织及腰大肌肿胀,余未见明显异常。舌质淡,舌苔薄白,脉象沉细弱。

问题一　根据以上资料,初步诊断为何病?

思路　该患者追问病史有肺结核,以腰部疼痛明显为主要表现,伴随有潮热、盗汗等体征,化验提示和 X 线片显示结果,初步诊断为腰椎结核。可对患者做 CT 或 MRI 检查,腰椎结核进一步明确诊断。

知识点 1

骨关节结核的诊断

　　本病有结核病病史或接触史。临床表现初期多无明显全身症状。随着病情的发展,渐觉全身不适,时有乏力,食欲减退,盗汗,心烦失眠,形体日渐消瘦。初期患处仅感局部隐隐作痛,呈渐进性加重。

　　(1) 体检:疼痛影响关节活动,或呈现强迫体位,晚期导致关节强直,关节功能完全丧失。病灶部位形成"冷脓肿"。脓肿可以向体表溃破形成窦道。冷脓肿溃破后将引起混合性感染,脊柱结核的冷脓肿或病灶组织可压迫脊髓产生瘫痪。

（2）实验室检查

1）红细胞沉降率是反映病变活动的重要指标。结核活动期红细胞沉降率明显增快,混合感染时白细胞计数增高。

2）病理检查:切除病变组织或肿大的淋巴结做病理检查,其阳性率一般在70%~80%,若同时做抗酸染色,其特异性会更高。病理检查和结核分枝杆菌培养,两者同时进行,其准确率将更高。

3）影像学检查:病变初期,X线片约在发病3个月才能显示骨关节结核。X线平片可显示溶骨性破坏、死骨及无效腔、关节间隙狭窄或增宽、关节脱位或畸形、椎体压缩变形和椎旁软组织脓肿等。CT检查可早于X线平片发现病灶。MRI检查具有早期诊断价值。

问题二　临诊时应考虑与哪些病鉴别?

思路　本病应与类风湿关节炎、强直性脊柱炎、化脓性关节炎、骨肿瘤、色素绒毛结节性滑膜炎等疾病相鉴别。

知识点 2

鉴 别 诊 断

（1）类风湿关节炎:常累及手足小关节,多呈双侧对称性发作。无寒性脓肿或窦道,有的患者血清类风湿因子常呈阳性,随着病情的发展,可累及其他关节。

（2）强直性脊柱炎:病变多由骶髂关节开始,逐渐沿脊柱上行发展。检查患者有腰背痛、晨僵,再结合X线片定期复查,脊椎韧带钙化、骨化、骨桥形成,可明确诊断。而脊柱结核侵犯多个椎体者常以椎间隙破坏为主,可资鉴别。

（3）化脓性关节炎:从病史及关节穿刺做细菌学检查,将有助于明确诊断。

（4）骨肿瘤:除根据患者年龄、临床表现和X线、CT表现外,有时需做病理学检查。

（5）色素绒毛结节性滑膜炎:主要症状为关节肿胀、疼痛、积液,穿刺液为咖啡色。此病多发于膝踝关节。病程较长,但不破溃,关节功能多不受限,红细胞沉降率亦正常,早期X线片仅见软组织肿胀,晚期可见关节附近骨质破坏。一般关节液做细菌学检查多可鉴别,必要时做病理检查。

问题三　该患者需要采取什么治疗方法?

思路　该患者腰3椎体结核病诊断明确,故患者应严格卧床休息,每日摄入足够营养。抗结核药物以异烟肼、利福平和乙胺丁醇为第一线药物。局部用石膏背心固定3个月。若保守治疗不佳可考虑手术治疗。

知识点 3

中医药治疗

中医学认为,在整个病程中,既有先天不足、肝肾亏损之虚,又有气血不和、痰浊凝聚之实。当正气充沛时,病情好转或稳定,正气衰颓时,可复发加重。骨与关节结核是全身性感染和局部损害并存的慢性消耗性疾病,整体与局部互为因果,正气的强弱对病邪的消长和病灶的好转与变化有着直接的影响,因此,其治疗必须贯彻整体与局部并重,祛邪与扶正兼顾,内治与外治相结合的原则。

中医在初期可用温经散寒、通滞化痰为治法,常用阳和汤加减。中期的治法为扶正托毒,用托里散加减。后期治法为补气养血,用人参养荣汤加减。还可用有效的单、验方治疗。

 知识点 4

西 医 治 疗

(1) 全身治疗

支持疗法:注意休息,加强营养,每日摄入足够的蛋白质和维生素,混合感染时应用抗生素。

抗结核药物疗法:早期、联合、足量、规律、全程是用药的基本原则。

(2) 局部治疗,制动和局部用药。

(3) 手术治疗:为防止术后造成结核分枝杆菌的血源性播散,术前要应用抗结核药物 2~4 周。手术包括:①病灶清除术;②矫形手术。

问题四　对本案患者日常调护的注意事项有哪些?

思路　首先,应注意环境卫生和个人卫生,增强体质,注意饮食营养,提高抗病能力。其次,定时足量服用抗结核药,若无特殊情况不要随意停药。

 知识点 5

预后与调护

对于预后调护,应注意以下几点:

(1) 继续按疗程使用抗结核药物,可请结核专业医师协助。

(2) 对于肢体牵引制动和石膏固定。

(3) 定期复查 X 线片和红细胞沉降率。

(4) 结核病变是高消耗性疾病,要给予高热量、高蛋白、高纤维素膳食。

【临证备要】

1. 脊柱结核占骨关节结核的 50% 左右,其中腰椎发病率最高,其次是胸腰段和骶椎段,颈椎、颈胸段、骶尾椎较少。病变脊髓受压迫可并发截瘫。

2. 髋关节结核以滑膜结核多见,很少形成脓肿、窦道。关节软骨破坏后导致关节纤维性或骨性强直。儿童会导致骨骺被破坏。

3. 膝关节结核局部治疗可根据病情和年龄做滑膜次全切术或膝关节结核病灶清除术、膝关节加压融合术。

【诊疗流程】

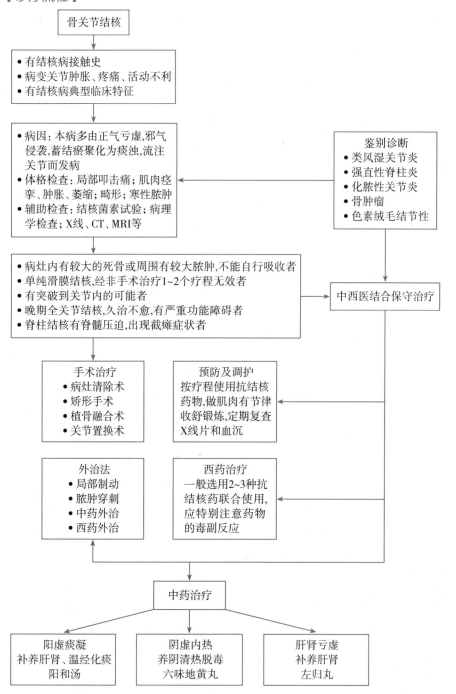

（徐国华）

扫一扫,
测一测

扫一扫,测一测

? 复习思考题

1. 患者,男性,20 岁。腰痛 1 个月,近 5 天加重,腰 4 棘突压痛,叩击痛,活动受限。疼痛多在夜间加重,盗汗,心烦失眠,腰椎 CT 显示:腰 4 椎体溶骨性破坏,椎旁组织及腰大肌肿胀。应诊断为什么病?

2. 患者,男性,12 岁。颈部疼痛 5 个月,呈进行性加重,现颈部僵硬,活动受限,形体消瘦,口唇干燥,心悸失眠,夜间盗汗,午后低热。颈部 X 线片显示颈 5 椎体溶骨性破坏、椎体压缩变形。应诊断为什么病?

3. 患者,女性,49 岁。曾有肺结核病史,经治疗病情好转。近 1 周突感腰部疼痛,俯仰不利,拾物试验阳性。腰椎 CT 显示腰 3 椎体压缩变形、椎旁软组织脓肿。形体偏瘦,午后潮热,体倦乏力,夜间盗汗,舌红少苔,脉细数。根据中医辨证,应选择的方剂是什么?

4. 患者,女性,38 岁。右膝关节肿胀疼痛半年,近 1 周病情加重,活动受限。血常规示白细胞 12.8×10^9mol/L,红细胞沉降率 95mm/h。右膝关节 CT 示关节间隙狭窄,有脓肿形成。夜间盗汗,体倦乏力,午后潮热,舌红少苔,脉细数。治疗应采取的措施是什么?

5. 患者,男性,31 岁,腰部疼痛半年余,近 1 周加重,现腰部疼痛,伴活动受限,夜间疼痛剧烈,盗汗,低热,心烦少寐,腰椎 CT 显示腰 3 椎体溶骨性破坏,椎旁组织及腰大肌肿胀。应诊断为什么病? 该病预后如何?

第十一章

骨 肿 瘤

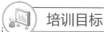

培训目标

1. 了解良恶性骨肿瘤的定义、临床特点、诊断与鉴别诊断。
2. 了解良恶性骨肿瘤的中西医结合诊疗方案。

　　骨肿瘤是指发生于骨骼或其附属组织的肿瘤,中医称之为"骨疽""石疽"等。骨肿瘤可以起源于骨内各种组织成分,诸如骨、软骨、脂肪组织、神经组织、骨髓等。随着近年来发病学、形态学和组织发生学的不断发展,骨肿瘤的分型越来越细化。而 1994 年 WHO 提出的良性肿瘤、中间型肿瘤和恶性肿瘤的骨肿瘤分类,因其简便易懂在临床工作中沿用至今,同时对临床治疗也起着重要的作用。

【典型案例】

　　患者女,18 岁,本科学生,因"左膝周围疼痛伴活动受限 2 周"入院,自述无外伤史。查体:左膝关节无明显肿胀,皮温无明显升高,左股骨远端外侧深部触诊可及肿物、局部压痛(+),膝关节内外侧间隙轻压痛,关节活动度 0~115°,浮髌征(-),前抽屉试验(-),内侧和外侧麦氏征(+),侧方应力试验(-)。舌暗红,苔薄白,脉弦紧。

　　问题一　根据上述主诉及查体,该患者可疑诊断是什么?

　　思路　患者青少年女性,疼痛位置位于股骨远端、胫骨近端,是四肢长干骨的干骺端。关节活动部分受限,自述无外伤史,左股骨远端外侧深部触诊可及肿物,提示可能存在局部骨肿瘤性病变。

知识点 1

骨肿瘤病例病史采集要点、症状及体征

　　多数骨肿瘤无明显的特异性表现。采集病史时应重点询问是否存在疼痛、疼痛性质、程度、是否有夜间加剧等;是否有外伤史、损伤的原因、程度、疼痛情况等,避免遗漏和误诊;是否有肿胀或肿块:询问肿块出现的时间、大小及疼痛情况、异常变化等;同时询问相关肌肉组织、神经的功能情况,以了解肿瘤对周围组织

465

的影响;详细询问与骨骼系统有关的既往病史,如骨折、骨结核、骨髓炎等;职业和工作生活环境也需要重点了解,因接受高辐射人群骨肿瘤的发病率较高;诸如多发性骨软骨瘤病等具有典型的遗传倾向,也不要忘记询问家族史。

　　观察症状时,良性肿瘤早期少有明显症状,而恶性肿瘤的患者可伴有疼痛,之后渐渐出现食欲不振、精神萎靡、消瘦、贫血等全身营养状况下降的症状,晚期出现恶病质表现。检查体征时,望诊可见患者营养不良,甚至全身衰竭的征象,患处可出现肿胀、皮肤色素沉着、浅静脉怒张、皮肤溃破、肢体畸形等表现。切诊可及肿块,此时应注意肿块的大小、质地软硬、边界是否清晰、活动度是否良好、表面是否光滑、是否有搏动感、是否与皮肤粘连等。操作时应注意动作轻柔,避免挤压过重。

问题二　若想进一步诊断,应进行哪些辅助检查?

　　思路　为进一步诊断,需结合病史、体格检查行影像学检查。该患者应行左膝关节 X 线、CT,了解膝关节诸单元骨及软组织信号程度,有无囊性改变、骨折等,并清晰了解骨结构及横断面的解剖关系;另需行 MRI 检查,显示肿瘤的范围、软组织的肿块及相应的骨髓水肿等,帮助鉴别良、恶性肿瘤。

 知识点 2

临床辅助影像学检查

　　(1) X 线摄片:早期的骨肿瘤,在 X 线上很少有明显的特征,当很多骨肿瘤因为做 X 线检查被发现的时候,都是恶性程度很高或者到了晚期骨质破坏严重阶段,因此在读片时应特别注意与临床病史及体格检查相结合。

　　典型 X 线表现如下,参见图 11-1。

骨质破坏	良性肿瘤少有骨质破坏,若存在,多为有囊性、膨胀性破坏,不侵犯周围软组织;而恶性肿瘤常存在骨质的破坏,且多为边界不清的侵蚀性破坏。骨质破坏可以存在于骨皮质或骨松质。骨皮质的改变多为虫蚀样或筛孔样改变,如破坏严重,更会导致骨皮质缺损,从而易导致病理性骨折
骨膜改变	当骨肉瘤侵犯骨膜引起骨膜增生的病变进展后,一侧或四周的骨皮质被浸润和破坏,其表面的骨外膜被掀起,切面上可见肿瘤上、下两端的骨皮质和掀起的骨外膜之间形成三角形隆起,这个三角形区域被称为 Codman 三角,又称骨膜三角,其间堆积的是由骨外膜产生的新生骨。但是,骨膜反应并不是恶性肿瘤独有,一些炎性改变、骨折等也可以出现上述表现,应当结合病史予以鉴别
肿瘤骨骨化	肿瘤骨是由肿瘤细胞向外生长或侵蚀取代骨小梁所形成的,具有密度高、结构紊乱的特点。根据形成原因的不同,图像上可能表现为均匀的毛玻璃样变、斑片状的硬化或针刺状样变等
软组织阴影	若肿瘤突破骨皮质侵入软组织,X 线上可以见到软组织中出现棉絮状、斑片状的肿瘤样阴影,而这类阴影多预示肿瘤具有较高的恶性程度

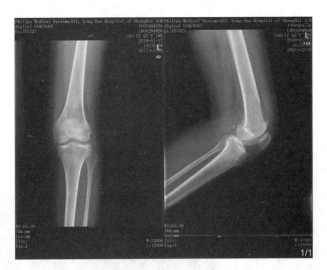

图 11-1 左膝关节 X 线
左膝:股骨髁上缘尖状改变

（2）CT 检查:CT 的影像学表现类似 X 线,分为平扫和增强两种。CT 平扫肢体肿瘤最好双侧同时扫描以做对比。CT 二维和三维重建图像能够给予医生更多立体的概念,可以确定骨肿瘤在骨及周围软组织的侵犯范围。近年来与 3D 打印技术的结合,对于手术方案的设计、肿瘤切除的完整性、切除后重建植入物的个性化设计等均起到了颠覆性的效果。但是肿块很小的时候也难以发现鉴别,并且对疾病的定性还存在一定难度。（图 11-2）

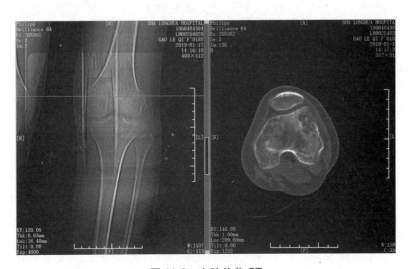

图 11-2 左膝关节 CT
左股骨远端外侧髁软组织肿块影,局部骨质破坏,皮质缺损、骨膜增生伴软组织内肿块

（3）MRI：MRI 由于对局部组织中含水量具有较高的敏感性，相比 X 线和 CT，它在显示肿瘤的范围、软组织的肿块及相应的骨髓水肿方面具有明显的优势，但是在对骨肿瘤的定性诊断缺乏特异性，对病灶的钙化、骨化及骨质破坏的显示方面表现欠佳。对于良恶性的鉴别，多需要 MRI 增强进行判断。早期的骨转移瘤多局限于骨髓，而后累及骨小梁和邻近骨皮质，由于 MRI 的成像原理和骨髓的主要成分为脂肪细胞，因此髓内肿瘤及肿瘤髓内侵犯应首选 MRI，能及时地检测出 X 线和 CT 不能发现的转移灶，对骨转移瘤的诊断具有重要的意义。而正因为 MRI 信号的变化缺乏特异性，因此在与其他恶性肿瘤、感染性疾病的鉴别上有一定的难度，需要结合临床资料综合分析。（图 11-3）

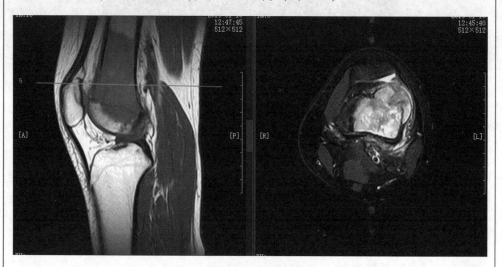

图 11-3 左膝关节 MRI
股骨下段骨质见团片异常信号伴软组织肿块，骨内见斑片及结节样更高信号液化灶，局部骨皮质破坏，可见 Codemam 三角，周围软组织肿胀，提示左股骨下段恶性占位

（4）骨扫描：骨扫描是通过放射性核素来检测骨组织的代谢异常，优点在于敏感性很强，对于恶性肿瘤骨转移的发现可以比 X 线、CT 早 3~6 个月，是发现肿瘤是否骨转移最常用的检查方法。但是缺点在于特异性差，除了骨转移癌会显示放射性异常浓聚外，骨折、缺血性骨坏死等同样会有浓聚的表现，这就需要结合患者的临床资料进行鉴别与诊断。

（5）PET/CT：PET/CT 和骨扫描的共同点在于可以较早地发现骨肿瘤病灶位置、大小，但除此之外，PET/CT 还可以发现原发病灶及其他转移部位，对原发肿瘤的诊断、分期、治疗、预后评价有着重要意义。缺点在于价格昂贵。

（6）血管造影：因为其有创和局限性而渐渐被忽视。但可显示肿瘤的血供情况，以利于选择血管栓塞和注入化疗药物。化疗前后对比检查可了解肿瘤性血管的改变，以监测化疗的效果。有学者提出，骨肿瘤在组织学和 X 线上表现为多形性时，需要行瞄准性活检，而为了取得肿瘤本身的活检组织，需要血管造影进行定位以便取得正确的部分。

问题三　若想明确诊断,还需要做何检查?

思路　经详细询问病史、检查症状体征、分析影像学,已初步诊断患者为左股骨远端骨肿瘤,且恶性肿瘤可能较大,但无论影像学检查如何典型,为进一步确诊区分良、恶性肿瘤,应进行具有决定性意义的病理学检查。另外,还需行实验室检查相关骨代谢及肿瘤指标。

知识点 3

病理学检查

病理学检查是确诊骨肿瘤的可靠的检查方法。主要有闭合性活检(即穿刺活检)和开放性活检(即切开活检)。穿刺活检多适合病损表浅、外侧无厚的骨皮质包裹的肿瘤;切开活检适用于深部或有骨组织包裹的肿瘤。根据实际情况,选择适当的活检方法,可于术前采取,明确诊断后确定进一步治疗方案。需要提醒的是,穿刺点或切开活检的切口选择,应该充分考虑到今后手术的切口路径,并尽量避免肿瘤细胞的污染。对于术前不能进行活检的患者,可在术中采取冰冻切片明确性质后指导治疗,甚至改变手术方案。但此类检查只适合软组织标本,而骨组织标本通常手术切除后再进一步详细检测以明确病理性质。

知识点 4

实验室检查

实验室检查有助于骨肿瘤的诊断和鉴别诊断。如多发性骨髓瘤有时以贫血为首要症状,且红细胞沉降率快、尿中本周蛋白含量增高,白球比例倒置。除了对一般常规指标、肿瘤指标进行检查外,还应对以下指标进行观察和测定。

(1) 碱性磷酸酶:碱性磷酸酶包括血清中的总碱性磷酸酶(TALP)和骨性碱性磷酸酶(BALP)。两者都是反映骨肿瘤中骨代谢的重要指标,对骨肿瘤的鉴别诊断具有一定意义。骨肉瘤、骨转移性瘤常见于碱性磷酸酶水平升高。由于 TALP 有多种同工酶,因此 BALP 相比而言更具有特异性,可以作为骨肿瘤治疗疗效观察的良好指标。

(2) 抗酒石酸酸性磷酸酶 5b:此为骨吸收的第二代标志物,是酸性磷酸酶同工酶的一种,可以作为反映破骨细胞活性和骨吸收程度的指标。近年来有学者做过研究,发现其是反映骨肿瘤骨代谢的一个灵敏而简便的指标,甚至灵敏度和特异度超过了传统认为的碱性磷酸酶。在允许的情况下,对考虑骨肿瘤的患者可加做此项检查。该酶升高多见于前列腺癌骨转移的疾病。

知识点 5

良性与恶性骨肿瘤的鉴别诊断

		良性骨肿瘤	恶性骨肿瘤
	年龄	成年	青少年,成年人多见转移性肿瘤
病史	肿块生长	较慢	较快
	伴随症状	多无明显症状	疼痛严重,发热,消瘦,甚至恶病质
	肿块压痛	不明显	明显
体征	肿块性质	质地中等,活动性好,边界清楚,表面光滑	质地硬,活动性差,边界不清楚,表面粗糙
	皮肤	正常	发热,血管扩张,甚至皮肤组织粘连
影像学检查	X 线	轮廓清楚,无骨膜反应,少有软组织包块影	常有骨质破坏,骨膜反应,见大片低密度影
	CT 和 MRI	边界清楚,偏心性膨胀生长,骨皮质完整,无骨膜反应,多不累及软组织,增强扫描无明显强化	边界不清,浸润性生长,骨膜反应明显,呈放射状改变向周围扩展,多累及软组织,增强多呈不均匀强化并见血管网
实验室检查		多正常	多见血红蛋白、白蛋白降低 骨髓瘤:总蛋白升高,尿本周蛋白(+) 骨肉瘤:碱性磷酸酶升高 骨转移瘤:血钙磷、酸性磷酸酶升高
常见疾病		骨瘤,软骨瘤,骨软骨瘤,骨样骨瘤,滑膜瘤,滑膜软骨瘤	骨肉瘤,软骨肉瘤,纤维肉瘤,尤因肉瘤,骨髓瘤,脊索瘤,骨转移瘤

此外,根据骨肿瘤的好发部位,也有助于鉴别诊断。例如脊柱好发骨巨细胞瘤、转移瘤等;骨盆好发骨巨细胞瘤、骨肉瘤、软骨肉瘤等;骶骨好发脊索瘤、神经源性肿瘤;长管骨好发骨肉瘤、骨巨细胞瘤、骨软骨瘤等。

问题四 本患者病理结果提示为骨肉瘤,治疗方案是什么?

思路 骨肉瘤属于恶性骨肿瘤,本患者首选方案为手术治疗+新辅助化疗。按照中医四诊,考虑患者属于气滞血瘀证,给予桃红四物汤加减行气活血,化瘀止痛。

知识点 6

骨肿瘤手术治疗

手术治疗是目前治疗骨肿瘤的主要手段。实施手术前应当对肿瘤的部位、性质、大小有明确的了解,从而选择具体的手术方式。常用的治疗术式如下:

(1) 截肢术:截肢手术是将包括肿瘤在内的骨、软组织整段切除的一种外科手术方式,同时结扎血管、短缩神经、修复骨残端及肌肉、皮瓣,分为关节离断术和高位截肢术,是临床治疗骨肉瘤的一种重要手段。优点在于能够最大程度切除原发肿瘤病灶,对技术水平及设备要求低,手术操作相对容易,术后早期联合辅助化疗能够预防肿瘤转移,明显降低复发率,甚至可能起到根治效果。截肢手术的缺点非常明确,患者肢体缺失可导致功能障碍,严重影响患者的生活质量,给患者带来极大的心理创伤。幻肢痛是截肢术后的一种常见并发症,指患者截肢后仍能够自我感觉到肢体的存在,同时伴有不同性质、程度的疼痛,甚至会影响部分患者术后辅助化疗的正常进行,进而增加肿瘤复发及转移的概率。

(2) 保肢手术:保肢手术的适应证:①Enneking 分期 A 期,对化疗反应有效的 Enneking 分期 B 期,主要血管和神经未受侵蚀;②转移病灶有治愈可能或者无转移病灶;③患处局部软组织情况允许,全身状况良好;④患者保肢欲望强烈,在心理上、经济上能够承受多周期、高强度化疗及手术创伤。保肢手术的禁忌证:骨肉瘤发病年龄小于 8 岁、软组织条件极差或者伴有感染、骨肉瘤瘤体巨大、肿瘤对化疗不敏感或无效。保肢手术方式主要包括生物性关节成形、关节融合、灭活再植、骨移植、假体置换等。

知识点 7

骨肿瘤非手术治疗

(1) 放疗、化疗:非手术治疗最常见的是利用放射线或放射性核素、化学药物抑制或杀死肿瘤细胞。循证医学已证实合适的放疗和化疗联合治疗的疗效优于单一放疗、化疗。双磷酸盐类药物化疗现已越来越多地应用于临床上,它主要以抑制骨溶解,减缓疼痛为主,特别针对肿瘤骨转移的患者。

(2) 介入疗法:骨肿瘤的介入疗法分为经血管性及非血管性治疗。前者主要用于术前动脉化疗、栓塞,使肿瘤缩小或坏死,减少复发及转移;后者包括粒子植入、射频消融、经皮椎体成形术等,多适用于孤立的实体瘤或恶性肿瘤的姑息性治疗。

(3) 免疫疗法:免疫疗法是骨肿瘤,特别是骨肿瘤切除术后的辅助疗法之一,其作用在于使机体产生免疫反应,来制止肿瘤生长。

　　（4）中医药治疗：骨肿瘤治疗上应标本兼治、扶正祛邪，多以活血化瘀、软坚散结治其标，温补肾阳、滋补肾阴、调理气血固其本，注重补肾养髓，生骨强骨，使骨得以新生，癌瘤得以消失。

　　正虚邪侵证：局部包块，微微作痛，皮色不变，神疲乏力，面色无华，舌胖大苔薄白，脉软细无力。治宜扶正祛邪，方用八珍汤或十全大补汤加减。

　　气滞血瘀证：局部包块漫肿，色紫暗，肿块周围刺痛，痛有定处，固定不移，舌紫暗或有瘀点，苔薄，脉弦涩。治宜行气活血，化瘀止痛，方用桃红四物汤加减。

　　肾精亏虚证：局部包块漫肿，轻度疼痛或不痛，压痛，按之凹陷，腰膝酸软无力，手足心热，潮热，盗汗，口唇淡，舌质淡胖，苔薄白，脉沉弦细。治宜补肾填精，方用左归丸加减。

 知识点 8

<h2 align="center">预 防 调 护</h2>

　　骨肿瘤的预防，应包括预防其发生和预防良性骨肿瘤转变为恶性骨肿瘤两个方面。目前对于骨肿瘤的发病机制尚未完全明了，因此对防止发病尚存在一定困难，但可根据已知有关因素尽量采取必要措施，力求达到预防其发生的目的。如尽量减少 X 线辐射，避免接触亚硝胺等化学物质，积极治疗多发性软骨瘤、畸形性骨炎等可能恶变的疾病。既病之后，则应重视早诊断、早治疗，贵在一个"早"字。

【临证要点】

　　1. 骨肿瘤因其来源不同，分为原发与继发两种，骨肿瘤有良性、恶性之分，良性肿瘤多为原发，病程长，易根治，预后佳。恶性骨肿瘤病程短，发展快，预后不佳，病死率高。

　　2. 由于骨肿瘤发展演变的特殊性，中医中药在针对骨肿瘤的治疗时，多以辨证与辨病相结合，注重骨肿瘤发展演变过程中的正邪消长情况，扶正祛邪、攻补兼施。但由于骨肿瘤恶性程度较高，有的早期即可发生转移，因而造成本病的治愈率低及预后不良，所以需结合西医学的手术、化疗、放疗等方法。配合中医药治疗，能起到增强体质，提高机体免疫力，调节脏腑气血功能，从而改善临床症状，延长生存期，提高生存质量的作用，并能减轻化疗、放疗后的不良反应。

【诊疗流程】

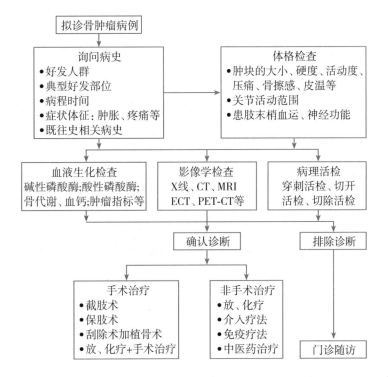

（莫　文）

复习思考题

1. 若想进一步明确骨肿瘤的诊断,应进行哪些检查?

2. 骨扫描的优缺点有哪些?

3. 简述骨肿瘤的针刺活检术的原则。

4. 良性与恶性骨肿瘤的鉴别诊断是什么?

5. 骨肿瘤的治疗方式有哪些?

第十二章

其他筋骨疾病

PPT 课件

12章01节PPT

第一节　纤维肌痛综合征

培训目标

1. 掌握纤维肌痛综合征的临床特点、诊断与鉴别诊断。
2. 熟悉中药、手法、针刺等技术在纤维肌痛综合征中的应用。
3. 了解纤维肌痛综合征的中医分型。

纤维肌痛综合征(fibromyalgia syndrome,FMS)是一种以广泛的肌肉骨骼疼痛与发僵为主证的非关节性风湿病,还可同时伴有特殊部位压痛点,疲劳、焦虑、睡眠障碍、慢性头痛,肢端肿胀、麻木等症状,是临床常见病、多发病之一。中医学无此病名,在痹证、筋病中可见相关论述。

【典型案例】

患者,女性,40 岁,信息技术公司职员,反复颈胸背部、双肩关节、双肘关节胀痛、活动不利 2 年余,伴晨僵,时轻时重,天气变化、劳累后可感病情加剧,胀痛范围逐渐增大。易疲劳、发怒,多梦寐差,善太息,食少纳呆,易腹胀,偶伴头痛、便溏不适。体格检查:颈胸椎肌肉紧张,$C_{4\sim7}$,$T_{1\sim10}$ 棘突间及椎旁肌肉压痛(+)。颈椎各个方向活动略受限,双肩关节周围压痛(+),活动稍受限,双侧肩胛区压痛(+),双肘关节周围压痛(+),活动尚可。双上肢肌力、肌张力正常。椎间孔挤压试验(-),双侧臂丛牵拉试验(-),双侧霍夫曼征(-),舌淡红,苔薄白,脉细。辅助检查:血常规、血生化检查、动态红细胞沉降率、C-反应蛋白、类风湿因子、抗链球菌溶血素"O"等相关检查均无明显异常。

问题一　根据患者的病情特点及专科查体,该患者的可能诊断是什么?

思路　患者反复全身胀痛、活动不利多年,伴晨僵,胀痛范围逐渐增大,呈弥散性,且病情随天气变化而变化,考虑可能罹患风湿性关节炎或类风湿关节炎等风湿系统疾病。但患者易疲劳、发怒、多梦寐差,相关辅助检查如血常规、血生化检查、动态红细胞沉降率、C-反应蛋白、类风湿因子、抗链球菌溶血素"O"等均无明显异常,可排除风湿免疫性疾病的初步考虑。综合分析,高度警惕纤维肌痛综合征。

知识点 1

纤维肌痛综合征的临床表现

纤维肌痛综合征多见于女性,男女比例为 1∶10,最常见的发病年龄为 25~45 岁,其临床表现多种多样。

(1) 主要症状:全身广泛疼痛是所有纤维肌痛综合征患者都具有的症状。一般起病隐匿,大部分患者就诊时不能准确回忆起疼痛开始的时间。也有部分患者疼痛出现于外伤之后,并由局部逐渐扩展到其他部位。疼痛呈弥散性,一般很难准确定位,常遍布全身各处,以颈部、肩部、脊柱和髋部最常见。疼痛性质多样,疼痛程度时轻时重,休息常不能缓解,不适当的活动和锻炼可使症状加重。劳累、应激、精神压力,以及寒冷、阴雨气候等均可加重病情。

(2) 特征性疾病:包括睡眠障碍、疲劳及晨僵。约 90% 的患者有睡眠障碍,表现为失眠、易醒、多梦、精神不振。90% 的患者有疲劳感,约 50% 患者疲劳症状较严重,以至于感到"太累,无法工作"。晨僵见于 76%~91% 的患者,其严重程度与睡眠及疾病活动性有关。精神紧张、过度劳累及气候变化等均可加重上述症状。

(3) 常见症状:最常见的是麻木和肿胀。患者常诉关节、关节周围肿胀,但无客观体征,其次为头痛、肠激惹综合征。头痛可分为偏头痛或非偏头痛性头痛,心理异常包括抑郁和焦虑。以上症状常因天气潮冷、精神紧张、过度劳累而加重,局部受热、精神放松、良好睡眠、适度活动可使症状减轻。

(4) 混合症状:原发性纤维肌痛综合征很少见,大部分纤维肌痛综合征患者都同时患有某种风湿病,这时临床症状即为两者的交织与重叠。

问题二 若想进一步明确诊断,应进行哪些体格检查及辅助检查?

思路 对于以上不明原因出现的全身多部位慢性疼痛,伴躯体不适、疲劳、睡眠障碍、晨僵及焦虑等,经体检或实验室检查无明确器质性疾病的客观证据时,需高度警惕纤维肌痛综合征。该病一般无实验室异常。部分患者存在体内激素水平紊乱,如血清促肾上腺皮质激素、促性腺激素释放激素、生长激素、类胰岛素生长激素-1、甲状腺素等异常,脑脊液中 P 物质浓度可升高,偶有血清低滴度抗核抗体阳性或轻度 C_3 水平减低。疾病的确诊可进一步通过结合病史及检查患者的压痛点以明确诊断。

该患者血常规、血生化检查、动态红细胞沉降率、C-反应蛋白、类风湿因子、抗链球菌溶血素"O"等相关检查均无明显异常。为进一步明确诊断,可进一步完善血清促肾上腺皮质激素、促性腺激素释放激素、生长激素、类胰岛素生长激素-1、甲状腺素、脑脊液中 P 物质浓度、血清低滴度抗核抗体、C_3 水平等相关检查。结合病史及全面、详细地检查患者的压痛点对疾病的诊断亦有较大的帮助。

辅助检查补充

该患者血清促肾上腺皮质激素、促性腺激素释放激素、生长激素、类胰岛素生长激素-1、甲状腺素等检查均未见明显异常。

专科查体补充：枕骨下肌肉附着点两侧压痛（+），第5~7颈椎横突间隙两侧压痛（+），两侧斜方肌上缘中点压痛（+），两侧肩胛棘上方近内侧缘压痛（+），两侧第2肋骨与软骨交界处的外上缘压痛（-）、两侧肱骨外上髁远端2cm处压痛（+）、两侧臀部外上象限的臀肌前皱襞处压痛（+-）、两侧大转子的后方压痛（+-）、两侧膝脂肪垫关节褶皱线内侧压痛（+）。

知识点2

纤维肌痛综合征的诊断

目前诊断多参照1990年美国风湿病学会提出的FMS分类标准。其内容如下：①持续3个月以上的全身性疼痛：即分布于躯体两侧，腰的上、下部以及中轴（颈椎、前胸、胸椎或下背部）等部位的广泛性疼痛。②18个已确定的解剖位点中至少11个部位存在压痛。检查时医生用右手拇指平稳按压压痛点部位，相当于$4kg/cm^2$的压力，使得检查者拇指指甲变白，恒定压力几秒钟。各压痛点检查方法一致，同时需使用相同方法按压前额中部、前臂中部、手指中节指骨、膝关节内外侧等部位，排除患者"伪痛"。同时符合上述2个条件者，诊断即可成立。但该标准所强调的是FMS与其他类似疾病的区别，没有包括疲劳、睡眠障碍、晨僵等特征性的临床表现，应用该标准时应考虑到上述特点，以提高诊断的可靠性，FMS诊断成立后，还必须检查有无其他伴随疾病，以区分原发性抑或继发性。

问题三　根据患者病史、查体及辅助检查结果，纤维肌痛综合征能否确诊？需与哪些疾病鉴别？

思路1　患者反复全身胀痛、活动不利多年，伴晨僵，胀痛范围逐渐增大，呈弥散性，且病情随天气变化而变化，平素易疲劳、发怒，多梦寐差，相关辅助检查虽均无明显异常，但查体见多个解剖位点均有压痛，故纤维肌痛综合征诊断成立。

思路2　临诊时应与精神性风湿痛、慢性疲劳综合征、风湿性肌痛、肌筋膜痛综合征、类风湿关节炎相鉴别。

知识点3

纤维肌痛综合征的鉴别诊断

（1）精神性风湿痛：该病带有感情色彩的症状。如把疼痛描述成刀割火烧样剧痛，或描述为麻木、发紧、针扎样或压迫性疼痛。这些症状常定位模糊，变化多端，无解剖基础，且不受天气或活动的影响，患者常有精神或情感紊乱，如精神神经病、抑郁、精神分裂症或其他精神病。

（2）慢性疲劳综合征：表现为疲劳、乏力，但缺少基础病因。检查患者有无低热、咽炎、颈或腋下淋巴结肿大,测定抗 EB 病毒包膜抗原抗体 IgM,有助于鉴别。

（3）风湿性多肌痛:表现为广泛性颈、肩胛带、背及骨盆带疼痛。但有红细胞沉降率快,多见于 60 岁以上老人,滑膜活检示炎性改变,对激素敏感等特点。

（4）类风湿关节炎:全身多关节肿胀、畸形、活动受限等客观体征,实验室检查包括类风湿因子、红细胞沉降率、关节 X 线片等也都改变。

（5）肌筋膜痛综合征:也有穴位压痛点,但肌筋膜炎局部可以触及条索或结节点,以局部疼痛为主,较少并发内科其他症状。

问题四 从中医角度讲,该患者的中医辨证分型是什么?

思路 患者全身胀痛,痛处弥散,易疲劳、发怒,多梦寐差,善太息,食少纳呆,易腹胀,偶伴头痛、便溏不适,舌淡红,苔薄白,脉细。属于肝郁脾虚型。

 知识点 4

纤维肌痛综合征的病因病机及中医分型

中医认为纤维肌痛综合征以素体亏虚为本,以致营卫不固,或情志不畅,肝气郁结,忧思伤脾,痰瘀阻络。外邪侵袭,乘虚而入为主要诱因。风寒湿邪留恋于肢体、皮肉、筋骨、经络,故见全身多处肌肉触压痛、僵硬等症。痰瘀阻滞,经脉不通是直接导致本病疼痛等症状的主要病理机制。肝气郁滞、心脾两虚、心神不宁为主要证候,是导致病情发生、加剧和循环反复的主要病理机制,临床上常见证型:气血亏虚型、肾气亏虚型、肝郁脾虚型、心脾两虚型、寒湿阻络型。

问题五 根据诊断,该患者的具体治疗方案如何制订?

思路 该患者全身肌肉关节酸痛 2 年余,现易疲劳、发怒,多梦寐差,善太息,易焦虑,故对患者的宣教显得极为重要。在宣教的同时,可配合药物及非药物疗法如中药汤剂、针灸、理疗、手法、功能锻炼等协同治疗。患者中医辨证分型为肝郁脾虚,中药治以疏肝健脾,通络止痛。

知识点 5

纤维肌痛综合征的综合治疗

纤维肌痛综合征在临床上不单纯以周身酸痛为主,临床往往常夹杂一些内科症状如失眠、焦虑、疲劳等症状,因此对患者的宣教极为重要,使其理解该病的确存在,无任何内脏器官受损,可以得到有效的治疗。目前仍以药物治疗为主,辅以非药物治疗,包括中医药、针灸、理疗等。针对不同个体采取药物和非药物联合的协同治疗,对于严重合并心理障碍可以适当选择抗焦虑药物治疗、及时心理干预,以及认知行为、水浴疗法、需氧运动等治疗。

（1）中药：纤维肌痛综合征的患者大多因素体亏虚，易于感受外邪，且易于传变，使病情加重。在用方选药过程中，注重脾肾二脏的调理，以做到治病求本。此病如肝郁所致的脾虚，则应从肝论治，以疏肝解郁，同时及时祛邪外出。气血亏虚型治宜八珍汤加味；肾气亏虚型中，肾阳亏虚型方用金匮肾气丸，肾阴亏虚型常用六味地黄丸以滋阴补肾；肝郁脾虚型用痛泻要方加减；心脾两虚型治用归脾汤加减，寒湿阻络型以独活寄生汤加减化裁。

（2）手法：综合运用手法的目的是减轻患者局部疼痛，改善患者焦虑、失眠等症状。可以理筋手法为主，运用按、揉、拨、推、拿法，以及一指禅推法、擦法等手法在病变部位及其相关肌群和经络部位进行治疗，重点部位配合点按、点压、叩击等点穴手法，以柔和手法为主，力量大小以患者能耐受为度。

（3）针灸：在抓住患者疼痛缓急、部位特点及辨清疼痛寒、热、虚、实性质的基础上，结合脏腑辨证、卫气营血辨证，灵活运用毫针、温针、火罐、游走罐等治疗，基于局部瘀血及血行风自灭等理论，局部皮肤针放血可以明显改善患者疼痛症状，腰背部广泛疼痛处可以游走罐、刺络放血，针对局部或远端关节疼痛，采取循经近端或结合远端取穴的方法进行针或灸治疗。毫针治疗取局部阿是穴、夹脊为主穴，以结合脏腑辨证的有关穴位为配穴，如疏肝郁选太冲，祛风寒用曲池、风门、外关，补气血选足三里、合谷，补脾肾选肾俞、阴陵泉、三阴交等。

（4）功能锻炼：包括需氧运动和力量训练等。个体化的锻炼方案必须根据患者病情及全身状况制订。该治疗方法可减轻疼痛、疲劳症状，缓解压痛，改善患者自我评估，提高生活质量。

问题六　对本案患者日常调护的注意事项有哪些？

思路　该病患者诊断明确，在树立抗击疾病信心的同时，平素应避开潮湿、寒冷等易发病因素，畅情志，避免过度劳累。在疾病缓解期，适当行体育运动，均衡饮食，增强体质。

知识点 6

纤维肌痛综合征的预防及调护

纤维肌痛综合征常反复发作，迁延难愈，因此，经过治疗临床症状缓解后，应该进行积极主动的预防和自我调护。首先，在日常工作和生活中，避免症状加重因素如避免寒冷、潮湿，躯体和精神疲劳，体力劳动过度。其次，树立战胜病痛的信心，保持平和的心理。最后，克服焦虑紧张情绪，积极锻炼身体，增强体质。

【临证要点】

1. 纤维肌痛综合征以广泛的肌肉骨骼疼痛与发僵为主证的非关节性风湿病，还可同时伴有特殊部位压痛点、疲劳、焦虑、睡眠障碍等症状。目前无特异性实验指标。

2. 对于不明原因出现的全身多部位慢性疼痛，伴躯体不适、疲劳、睡眠障碍、晨僵及焦虑等,经体检或实验室检查无明确器质性疾病的客观证据时,需高度警惕纤维肌痛综合征。

3. 纤维肌痛综合征易反复,迁延难愈,故在积极治疗的同时,对患者及时、细致的宣教也是极其重要的治疗手段。

【诊疗流程】

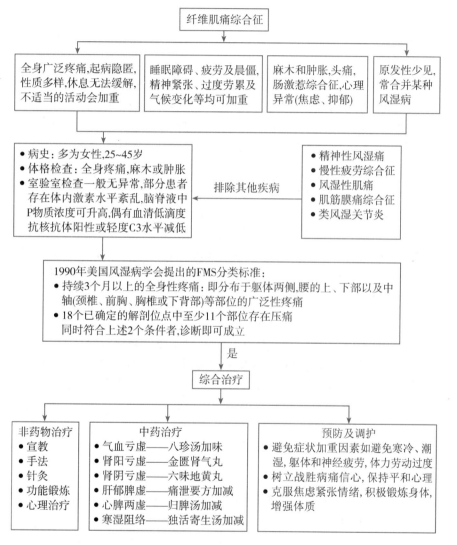

（陈海鹏）

扫一扫,
测一测

? **复习思考题**

1. 请简述纤维肌痛综合征的诊断标准。
2. 请简述纤维肌痛综合征与精神性风湿痛的鉴别诊断。
3. 请简述纤维肌痛综合征与慢性疲劳综合征的鉴别诊断。
4. 请简述纤维肌痛综合征的预防及调护方法。

第二节　跟　痛　症

培训目标

1. 掌握跟痛症的临床特点、诊断与鉴别诊断。
2. 熟悉中药、理筋手法、中药熏洗等技术在跟痛症中的应用。
3. 了解跟痛症的中医分型及日常调护。

跟痛症主要是指跟骨底由慢性损伤所引起的以疼痛、行走困难为主的病症,常伴有跟骨结节部的前缘骨质增生,是骨伤科临床常见病、多发病之一。中医学并无跟痛症的病名,散见于痹症方面的论述。

【典型案例】

患者,女性,62 岁,退休家庭妇女,肥胖体型。反复左足跟疼痛 6 个月,2 周前因旅游久行后感左足跟疼痛加剧,痛点较为固定,晨起可感双足跟疼痛较为剧烈,行走片刻后疼痛可减轻,但久行后复感疼痛加剧。初起自行于家中行温水泡脚后症状可改善,现自诉疼痛渐加剧,泡脚后症状改善不明显。体格检查:左足跟未见明显肿胀,局部皮肤肤色正常,左跟骨跖面压痛(+),叩击痛(-),触诊无明显骨性隆起、结节及波动感。舌质紫暗有瘀斑,苔薄白,脉沉弦。

问题一　根据患者的病情特点及专科查体,该患者的可能诊断是什么?

思路　患者肥胖女性,左足跟疼痛反复,痛点固定,晨起及久行后可感症状加剧,查体局部压痛明显,未及结节及皮下波动感,皮温皮色正常,既往否认左足跟外伤史,综合分析考虑左足跟痛症可能性大。

知识点 1

跟痛症多发生于中老年肥胖者,多为一侧发病,可有数月或数年的病史。足跟部疼痛,行走加重;典型者晨起后站立或久坐起身站立时足跟疼痛剧烈,行走片刻后疼痛减轻,但行走或站立过久后疼痛又加重。患部无明显肿胀或有轻度红肿,在跟骨的跖面或侧面有压痛;若跟骨骨质增生较大时可触及骨性隆起。

问题二　若想进一步明确诊断,应进行哪些检查?

思路　可进一步行左足跟侧轴位片,明确有无骨质增生或跟骨骨刺形成。但临床表现常与 X 线征象不符,不成正比。

该患者进一步完善左跟骨侧轴位片见左足跟骨下缘骨刺形成。(图 12-1)

辅助检查补充：

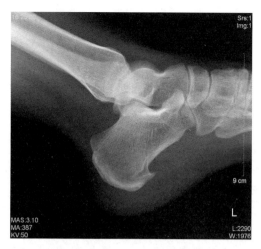

图 12-1　左跟骨侧位片
左足跟骨下缘骨刺形成

问题三　根据患者病史、查体,左足跟痛症是否可确诊? 该病需与哪些疾病鉴别?
思路　根据患者病史、症状、体征及影像学结果,左足跟痛症可诊断。

临诊时需要与足跟部软组织化脓感染、骨结核、强直性脊柱炎及痛风病等相鉴别。

> 📋 **知识点 2**
>
> ### 鉴 别 诊 断
>
> （1）足跟部软组织化脓性感染:虽有跟痛症状,但局部有红、肿、热、痛,或有排脓伤口,严重者有全身症状。
>
> （2）跟骨结核:多发于青少年,局部肿胀、疼痛,为持续性。病变如累及附近关节可致关节功能障碍,全身症状可表现为低热、盗汗、乏力。X 线片显示骨质破坏、空洞及死骨形成等骨结核的特征。
>
> （3）强直性脊柱炎:多为对称性双足跟痛,疼痛部位较为广泛,肿胀较明显,疼痛呈持续性,伴有晨僵,辅助检查常见血细胞沉降率增高,HLA-27 阳性。
>
> （4）痛风病:也可见足跟痛,以跟腱处较为常见,主要是尿酸钠结晶沉积于跟腱的止点处,形成慢性异物性肉芽肿,当痛风累及足关节时最常累及第 1 跖趾关节,尿酸软结晶聚积的软骨下形成邻近关节面的骨缺损,病变周围骨质硬化,边界清楚,其关节间隙一般正常,累及跟骨时也形成侵蚀性骨缺损,其边界清楚,病变周围骨质硬化。

问题四　从中医角度讲,该患者的中医辨证分型是什么?
思路　患者左足跟疼痛,痛处固定,拒按,动则更甚。舌紫暗或有瘀斑,苔薄白,脉弦。属于气滞血瘀型。

📄 **知识点3**

跟痛症的中医辨证分型

大多数医家认为此病发生与肝肾有密切关系,因肝主筋,肾主骨生髓,肝肾亏损,经脉失养。先天及后天气血生化不足,致筋骨失于荣养,此外,气血不足导致局部气滞血瘀,不通则痛。感受风寒邪气致经脉闭塞,不通则痛,常见证型如下。

(1) 气滞血瘀型:足跟痛如刺,痛处固定拒按,动则更甚。舌质紫暗或有瘀斑,苔薄白或薄黄,脉弦紧或涩。

(2) 湿热内蕴型:足跟局部疼痛,轻度红肿,有热感,压痛明显,伴口渴不欲饮。舌苔黄腻,脉濡数。

(3) 寒湿痹阻型:足跟冷痛重着,痛有定处,遇寒加重,得热减轻。舌质淡胖苔白腻,脉细沉。

(4) 肝肾亏虚型:足跟痛缠绵日久,反复发作,劳则更甚,休息减轻,腰膝酸软无力,可伴心烦失眠,口苦咽干,舌红少津,脉弦细而数;或伴四肢不温,形寒畏冷,筋脉拘挛,舌质淡胖苔薄白,脉沉细无力。

问题五　根据诊断,该患者的具体治疗方案如何制订?

思路　该患者左足跟痛症诊断明确,左足跟疼痛反复,痛处固定拒按,局部皮肤无肿胀、发红,触诊未及结节及波动感,可先采用中西医综合保守治疗方案。疼痛局部可采用手法推拿、中药熏洗、中药外擦、针刺、中药敷贴、冲击波治疗、封闭疗法、小针刀等治疗方法。口服方药以理气活血、化瘀止痛为大法。治疗过程中可配合穿软底鞋及鞋跟稍微有点高的鞋子,将足跟受力点转移到前足掌。

📄 **知识点4**

跟痛症的综合治疗

足跟痛常包含跟腱炎、足跖筋膜炎、滑囊炎等病理改变,临床一般以局部手法治疗为主,配合药物、理疗和练功等治疗。

(1) 理筋手法:在跖腱膜的跟骨结节附着处做按压、推揉手法,以温运气血,使气血疏通,减轻疼痛,常用手法以点、按、揉为主。

(2) 中药熏洗:将四肢洗方用布包好,加水2 000ml,浸泡20分钟左右,煎煮30分钟后,先以热气熏蒸患处,待温度合适时再以药水浸洗患处,每日1次,每次20分钟。局部无红肿者,可选用海桐皮汤或舒筋活血洗方加减;局部有红肿者,可加用双柏散。也可用中药擦剂涂搽并按摩患处,每日1次,每次10分钟。局部可选用消瘀止痛药膏等敷贴,每日1贴。

(3) 冲击波疗法:适用于在足底周围或跟腱附着点处有明确压痛,局部无红肿者。儿童、妊娠或哺乳期妇女;安装心脏起搏器、精神疾患及其他特殊体质者禁忌。

（4）物理疗法：根据病情选择低频、电磁波等治疗。

（5）辨证选择口服中药汤剂、中成药

气滞血瘀证：治拟理气活血，化瘀止痛。可选身痛逐瘀汤加减。中成药：七厘散等。

湿热内蕴证：治拟清热化湿，通络止痛。可选四妙丸加减。中成药：四妙丸等。

寒湿痹阻证：治拟祛湿散寒，通络止痛。可选独活寄生汤加减。中成药：小活络丹等。

肝肾亏虚证：治拟补益肝肾，通络止痛。可选左归丸或右归丸加减。中成药：左归丸、右归丸等。

（6）封闭疗法：可选用丹参注射液、当归注射液、得宝松等痛点注射，跟腱部避免用激素药局部注射治疗。

（7）针刀或针灸疗法

针刀或铍针：常规消毒，在局部压痛点进针，快速穿过皮下、皮下组织到达深筋膜。根据病情进行一点式、多点式或线式松解。出针后按压1~2分钟止血包扎，24小时内保持局部干燥清洁。

体针：患者仰卧或坐位，针刺部位在太溪、照海、昆仑、承山、阿是穴等。隔天治疗1次。

灸法：在足跟部疼痛点下方，让艾灸燃烟熏灸疼痛点。每次15~20分钟，每日1次。

（8）手术治疗：如经系统保守治疗仍无效果者，可进一步行手术治疗。

问题六 对本案患者日常调护的注意事项有哪些?

思路 该患者确诊左足跟痛症，在治疗的同时，应积极休息，避免久行久站，鞋以宽松软底、鞋跟稍高为宜。适当控制体重，注意足部保暖，避免受凉。

 知识点5

跟痛症的调护

急性期宜休息，并抬高患肢，症状好转后仍宜减少步行，鞋以宽松为宜，并在患足鞋内放置海绵垫，以减少足部压力。肥胖者注意饮食，控制体重。平时夜晚睡觉注意足部保暖，避免受凉。根据患者实际情况日常选择适合的运动，如散步、游泳、太极拳等，行动不方便者可以每天做足部肌肉的收缩锻炼，以增强足底肌的力量，减缓韧带退变松弛。

【临证要点】

1. 跟痛症的典型症状是晨起后站立或久坐起身站立时足跟疼痛剧烈，行走片刻后疼痛减轻,但行走或站立过久后疼痛又加重。

2. 绝大部分跟痛症患者可通过保守疗法,中医综合治疗有较大优势。

3. 跟痛症的中医辨证分型多样,需认真加以鉴别,对证用药。

【诊疗流程】

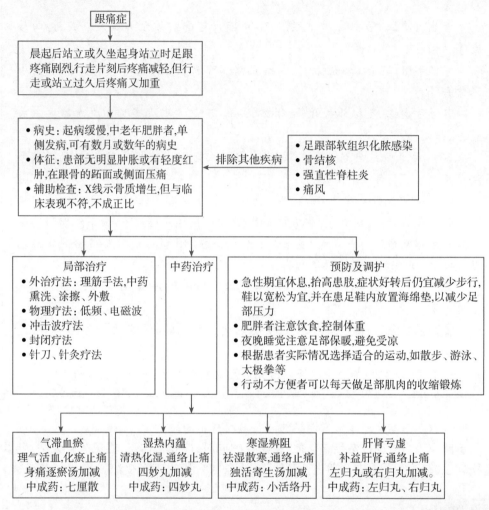

跟痛症

晨起后站立或久坐起身站立时足跟疼痛剧烈,行走片刻后疼痛减轻,但行走或站立过久后疼痛又加重

- 病史:起病缓慢,中老年肥胖者,单侧发病,可有数月或数年的病史
- 体征:患部无明显肿胀或有轻度红肿,在跟骨的跖面或侧面压痛
- 辅助检查:X线示骨质增生,但与临床表现不符,不成正比

排除其他疾病 →
- 足跟部软组织化脓感染
- 骨结核
- 强直性脊柱炎
- 痛风

局部治疗
- 外治疗法:理筋手法,中药熏洗、涂擦、外敷
- 物理疗法:低频、电磁波
- 冲击波疗法
- 封闭疗法
- 针刀、针灸疗法

中药治疗

预防及调护
- 急性期宜休息,抬高患肢,症状好转后仍宜减少步行,鞋以宽松为宜,并在患足鞋内放置海绵垫,以减少足部压力
- 肥胖者注意饮食,控制体重
- 夜晚睡觉注意足部保暖,避免受凉
- 根据患者实际情况选择适合的运动,如散步、游泳、太极拳等
- 行动不方便者可以每天做足部肌肉的收缩锻炼

气滞血瘀	湿热内蕴	寒湿痹阻	肝肾亏虚
理气活血,化瘀止痛	清热化湿,通络止痛	祛湿散寒,通络止痛	补益肝肾,通络止痛
身痛逐瘀汤加减	四妙丸加减	独活寄生汤加减	左归丸或右归丸加减。
中成药:七厘散	中成药:四妙丸	中成药:小活络丹	中成药:左归丸、右归丸

（陈海鹏）

扫一扫,
测一测

？ **复习思考题**

1. 简述跟痛症与骨结核的鉴别诊断。

2. 叙述跟痛症各证型的治法及方药。

3. 简述跟痛症与痛风病的鉴别诊断。

4. 简述跟痛症冲击波治疗的适应证及禁忌证。

5. 简述跟痛症的调护方法。

第三节 蹈 外 翻

PPT 课件

12章03节PPT

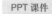

培训目标

1. 掌握蹈外翻的临床特点、诊断与鉴别诊断。
2. 熟悉蹈外翻的中医辨证分型、疾病分期。
3. 熟悉蹈外翻的治疗方法。
4. 了解蹈外翻的手术方式及预防调护。

蹈外翻(hallux valgus,HV)是指足蹈趾向外偏移和(或)旋转,以及第 1 趾骨内翻,可同时伴随蹈囊肿大的前足常见病变,其临床症状主要表现在第 1 趾关节疼痛和穿鞋困难,甚至影响步态。中医并无此病名,散见于痹证方面的论述。

【典型案例】

患者,女,43 岁,公司白领。右足大蹈趾畸形、肿痛 8 个月。患者平时长期穿尖头高跟鞋,8 个月前发现右大蹈趾畸形、疼痛明显,穿鞋困难,疼痛剧烈时可影响步态。初始仅有右足大蹈趾内侧皮肤红肿疼痛,红肿部位较局限,伴局部压痛,大蹈趾向外偏移,自行予温水泡脚后症状可减轻。后症状渐加重,疼痛较前剧烈,红肿部位稍增大,局部皮肤触之质韧,右足大蹈趾向外偏移角度增大,叩击左足内侧可感疼痛。体格检查:右足第 1 跖趾关节外翻畸形,内翻受限,第 1 跖趾关节内侧皮肤稍红肿、增厚,局部未及皮下波动感,关节周围压痛(+),叩击痛(+-)。舌质暗红,苔薄白,脉弦。

问题一 根据患者的受伤特点,如何进行初步诊断?

思路 患者女性,有较长时间穿尖头高跟鞋史,右足大蹈趾畸形、疼痛明显,穿鞋困难,疼痛范围、强度及大蹈趾外翻角度逐渐增大。既往否认左足外伤史,其余关节未见异常。综合分析,考虑右足蹈外翻可能性大。

问题二 若想进一步明确诊断,应进行哪些检查?

思路 首先应完善负重位右足正位片,了解蹈外翻的角度、有无关节脱位及骨赘形成。如伴随有蹈内侧的红肿热痛明显,可进一步完善彩超,明确有无蹈囊炎。

该患者进一步完善负重位右足正位片见右足蹈外翻角(HVA 角)= 34.7°>15°,右足第 1、2 跖间角(IMA 角)= 11.9°>6°。未见关节脱位,局部软组织稍肿胀(图 12-2)。

辅助检查补充

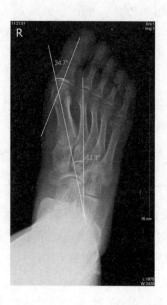

图 12-2　负重位右足正位片
右足蹬外翻角（HVA 角）=
34.7°>15°,右足第 1、2 跖间
角（IMA 角）= 11.9°>6°

知识点 1

蹬外翻的诊断

（1）主症：①蹬外翻畸形。②负重位足部 X 线片的表现：蹬外翻角（HVA 角）>15°,第 1、2 跖间角（IMA 角）>6°。

（2）兼症：①蹬囊炎。大蹬趾内侧皮肤红肿,红肿部位局限,局部压痛明显,触之质韧,有的可触及滑囊,叩击第 1 跖骨头内侧突出部位可引起疼痛并向蹬趾放射,X 线多不能显影。②蹬趾或锤状趾畸形。临床以第 2、3、4 足趾多见,表现为足趾仰趾或锤状趾畸形,趾间关节屈曲,关节背侧受鞋面摩擦、压迫形成疼痛性胼胝体。X 线可见趾间关节半脱位。③足底胼胝。胼胝为局限性黄色较厚、边缘不整齐坚硬的角质片状增厚斑块。其边界不清楚,中央厚,边缘薄。好发于跖掌面、易受压及摩擦部位,常对称发生。X 线可见胼胝部位骨质无异常或局部有较小的骨赘形成。④跖趾关节骨性关节炎。跖趾关节处疼痛,但局部红肿不明显,疼痛以夜间为重,关节活动受限,甚至出现关节僵直。X 线可见局部密度增高,关节间隙变窄,软骨破坏明显,甚至关节间隙消失。⑤小趾内翻、小趾囊炎。小趾内翻畸形、小趾关节外侧、背外侧疼痛,可存在不同程度的皮肤过度角化、胼胝体。X 线可见小趾内翻畸形,跖骨头外侧骨赘形成。具备主证和任意一项兼证即可诊断。

问题三　根据患者病史、查体,能否明确患者诊断? 患者目前病情分期?

思路　该患者右足大蹬趾畸形、疼痛 8 个月余,疼痛范围、强度及大蹬趾外翻角度逐渐增大。负重位右足正位片见右足第 1 跖趾关节过度外翻,第 1 跖趾关节内翻受限,蹬趾外翻角 34.7°,第 1、2 跖骨间角 11.9°,局部软组织稍肿胀。综上,右足蹬外翻可诊断,病情分析属中期。

知识点 2

踇外翻畸形的疾病分期

（1）早期：畸形较轻，内侧关节囊松弛，检查可见第 1 跖趾关节过度外翻；外侧关节囊、踇收肌腱拘挛，检查第 1 跖趾关节内翻受限。负重位足部 X 线片表现：第 1 跖趾关节可有半脱位，踇趾外翻角 15°~20°，跖骨间角正常。

（2）中晚期：病情演变复杂。

骨节增生：在以上基础上畸形加重，第 1 跖趾关节内侧增生长大，出现踇囊并偶尔发生红肿热痛。负重位足部 X 线片表现：踇趾外翻角大于 20°，第 1 跖骨头内侧骨赘增生。

跖骨内翻：踇外翻畸形严重，前足横弓塌陷变宽，伴发其他畸形，严重影响行走功能。负重位足部 X 线片表现：踇趾外翻角明显增大，跖骨间角加大，横弓消失。

问题四　根据患者病史、查体，初步诊断为右足踇外翻，该疾病需与哪些疾病鉴别？

思路　根据临床症状、体征与 X 线检查结果即可做出诊断，可以引起踇外翻的原因较多，如遗传性、平足症的并发症、周围神经损伤后遗症、前足部骨折畸形愈合、跖趾关节类风湿关节炎等，应注意鉴别。

 知识点 3

踇外翻的鉴别诊断

（1）痛风：痛风结石因为常见第 1 跖骨头肿胀并发炎的关节大量尿酸沉积，所以足痛风是最需要同踇外翻相鉴别的。因为痛风也和踇外翻一样，多为第 1 跖趾关节的疾病，又伴有疼痛。但痛风的 X 线检查未见踇外翻改变。

（2）类风湿疾病：类风湿疾病多同时侵犯多个小关节，同时伴有手指关节、脊柱、膝关节及足关节的同时病变，典型的晨僵表现，类风湿因子检查阳性，红细胞沉降率增快等，其关节破坏首先是破坏关节软骨，其关节多损害严重。

（3）周围神经损伤、前足骨折畸形愈合：均有明显外伤史，辅助检查可以发现神经损伤症状体征或骨折愈合情况，以区分好原发性还是继发性踇外翻。

问题五　根据诊断，该患者的具体治疗方案如何制订？

思路　该患者右足踇外翻症诊断明确，右足大踇指畸形、疼痛，局部皮肤稍红肿，叩击右足内侧可感疼痛。第 1 跖趾关节内翻受限，踇趾外翻角 34.7°，第 1、2 跖骨间角 11.9°。既往否认有足外伤史，结合症状体征及影像学检查，尚处发病中期，可先采用中西医综合保守治疗方案。穿鞋以宽松为优，少穿尖头鞋，疼痛局部可采用中医理疗、中药熏洗、中药涂擦、针刺、中药敷贴、理筋手法等治疗方法。如保守治疗效果不佳，可尽早积极行畸形矫正术。

知识点4

踇外翻的综合治疗

踇外翻是一种进行性、发展性的畸形,往往保守治疗只能在畸形刚出现时,缓解一定程度的症状,并不能起到根本性的治疗作用。故对于轻度的踇外翻畸形且症状不重的早期、中期病变患者,应减轻局部压力,穿宽松的鞋。可建议其采用一些保守治疗方法、观察疗效,并根据治疗情况调整方案,必要时还应尽早采用手术治疗,防止畸形加大,症情加重。

(1)辨证选择中药外用:对于已形成踇囊炎患者,可理疗,局部使用中药外敷、消炎止痛药物,消肿止痛,减轻症状。

(2)踇外翻矫形支具:对于轻度畸形的患者,可用硅胶制作的顺趾垫放置于踇趾和二趾之间,减轻踇趾的外翻,缓解疼痛;也可用橡皮筋套住双侧踇趾向内牵拉;还可使用夜间踇外翻矫正夹板,将踇趾固定于内翻位。对于较重的畸形,支具不能永久地纠正畸形,只能延缓畸形的发展,缓解疼痛。

(3)理筋手法:松解足趾部肌肉软组织,理顺移位的筋络,治疗轻度踇外翻或延缓踇外翻的发展。先行点法、按法、一指禅推法、捏法、拿法、捋筋、推挤,最后采用按揉,扳拿踇趾、抖法。

(4)手术治疗:适用于中晚期患者,根据国内外文献报告,目前可将踇趾外展外翻畸形矫正术分为:①纯踇趾滑囊炎及骨突切除术;②截骨矫形术;③关节融合术;④关节成形术,包括人工关节置换术;⑤关节镜、内镜技术、软组织手术及微创技术等;⑥并发症和补救手术。

踇外翻术式繁多,但手术的方式更多是在第1距骨上做一些小手术,但是具体采用哪一种手术方式应该根据患者的各项指标,包括对患者一般情况、年龄、职业、体征、临床症状及足底生物力学等各方面的认真研究,更重要的是对术前X线的分析与测量,从而选择最为恰当的手术方式。

问题六　对本案患者日常调护的注意事项有哪些?

思路　该患者确诊右足踇外翻,该病宜早发现、早治疗,治疗过程中应积极休息,避免久行久站,鞋以宽松、质软、低跟或平底为宜。注意局部关节保暖,避免受凉。

 知识点5

踇外翻的预防与调护

踇外翻是一种进展性疾病。早期预防和矫正很重要,早期指导患者穿前足部宽松舒适或有专门鞋垫的鞋,鞋跟不宜太高,且少穿尖头、高跟鞋。踇外翻的早期发病时,可采用矫正支具,有助于减轻症状并减缓疾病的发展。在两侧第1趾套橡皮带,做左右相反方向的牵引动作,增强足内在肌力功能锻炼。对于手术后患者,指导其适当加强功能锻炼,恢复患足力学平衡。

【临证要点】

1. 根据病史、查体及辅助检查结果确定临床分期,从而选择合适的治疗手段。

2. 大部分患者无需手术,对于保守治疗效果不佳的患者,需规范选择手术方式。

【诊疗流程】

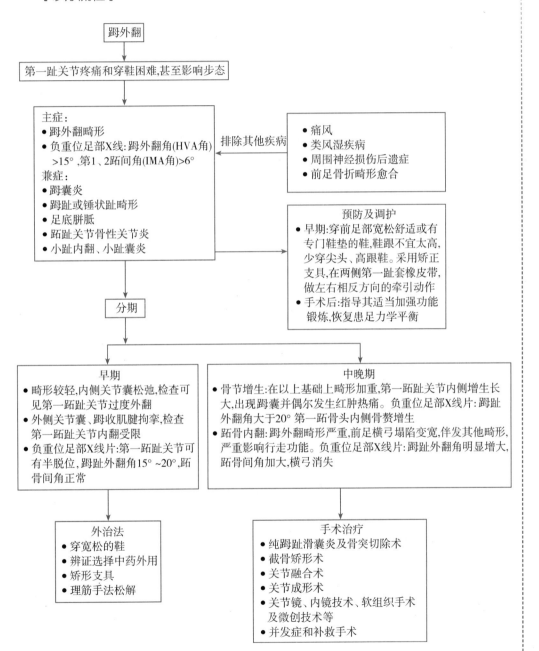

（陈海鹏）

扫一扫,
测一测

? 复习思考题

1. 跗外翻与类风湿疾病的鉴别诊断。

2. 简述跗外翻早期外治法。

3. 简述跗外翻的诊断标准。

4. 跗外翻与痛风病的鉴别诊断。

5. 中晚期跗外翻畸形矫正术的手术方式有哪些?

下 篇

技能与操作

PPT 课件

13章PPT

第十三章

常用术语与临床研究方法

培训目标

1. 熟悉骨伤科学常见概念。
2. 熟悉骨伤科学临床研究的方法学。
3. 了解骨伤科学研究的范围与特点。

第一节 常用术语

1. **筋** 五体之一,其性属木,为肝所主。筋是指具有一定生物力学性能的纤维组织。其外延涉及肌肉、肌束、肌原纤维、肌丝、肌小节和韧带、滑膜、关节囊等组织中具有生物力学性能的纤维结构。在功能上,筋表现为两个方面的作用,一是固定关节和骨架结构,二是通过筋的伸缩而带动关节进行活动。《素问·痿论》说:"宗筋主束骨而利机关也"。值得强调的是,不能将筋等同于现代解剖学的软组织。

2. **骨** 五体之一,其性属水,为肾所主。因其组织形态的差异,可分为编织骨、板层骨、骨皮质、骨松质。在功能上,对人体和内脏起着支持和保护作用;作为体内钙、磷等矿物质储存库,对代谢平衡有重要调节作用;还是造血的重要场所。

3. **骨膜** 骨膜是指覆盖于骨内、外表面的一种由纤维结缔组织及某些细胞构成的膜。骨皮质内面、骨小梁表面及哈弗斯管表面覆盖的骨内膜与骨外膜的内层,是骨折修复过程中成骨细胞和软骨细胞的主要来源。

4. **骨表面** 骨表面包括骨外膜表面、骨内膜和骨小梁表面、哈弗斯管表面、骨细管表面和细胞陷窝表面。它们彼此连接,将骨基质分割包裹起来,是进行骨代谢的部位。

5. **骨构型** 破骨细胞将不适用的骨质吸收,成骨细胞在局部应力需要的部位制造新骨,骨细胞的这种活动方式称为骨构型。它是对骨形态的塑造,多见于骨折畸形愈合之后的骨改建。

6. **骨重建** 骨重建是指骨发育成熟后,生理状态下骨代谢的形式。一个完整的骨重建过程,首先是一定数量的破骨细胞形成并附着于骨表面,吸收一定数量的骨质,形成吸收陷窝,破骨细胞即消失;接着成骨细胞出现在吸收表面,制造新骨,把吸收陷窝填平。这一新骨替代旧骨的过程,也称为骨转换。在骨表面某一个部位由多种细胞参与的骨重建活动,称为骨重建单位。

7. 手摸心会 手摸心会是触诊的基本要求。用手指通过对伤处的仔细触摸,做到心中有数,以辨明损伤的局部情况,称为手摸心会。

8. 正骨八法 《医宗金鉴·正骨心法要旨》将手法归纳为"摸、接、端、提、推、拿、按、摩"八法,后世习惯上称为正骨八法。

9. 导引 导引即练功疗法,通过肢体运动的方法来防治某些损伤性疾病,促进肢体功能恢复的一种方法。

10. 膏药 古称"薄贴",是中医外用药物的一种特有剂型,是指将药物碾成细末配以香油、黄丹或蜂蜡等基质炼制而成。

11. 药膏 又称"敷膏"或"软膏",是指将药碾成细末,然后选加饴糖、蜜、油、水、鲜草药汁、酒、醋或医用凡士林等,调匀如厚糊状,涂敷伤处。药膏具有固定、保护伤处的作用。

12. 筋出槽 筋居之所谓之槽。筋出槽是因间接暴力或慢性积累性外力作用下引起筋的形态结构、功能状态和位置关系发生异常所致。临床以局部疼痛、活动不利,触诊发现筋的张力增高,触及结节、条索,伴见明显压痛等为特征的伤筋病。可表现为筋强、筋歪、筋断、筋走、筋粗、筋翻、筋弛、筋纵、筋卷、筋挛、筋转、筋离、筋长、筋骤、筋缩等多种形式。

13. 骨错缝 骨错缝是因间接暴力或慢性积累性外力作用下引起骨关节细微移位所致。临床以局部疼痛,活动不利,触诊发现关节运动单元终末感增强、松动度下降,伴见明显压痛等为特征的伤筋病。如《医宗金鉴·正骨心法要旨》说:"骨节间微有错落不合缝者。"

14. 损伤 损伤是指人体受到外界不同因素作用所引起的皮肉、筋骨、脏腑等组织的破坏,及其带来的局部和全身不同程度后果者。

15. 伤筋 各种暴力或慢性劳损等原因造成的筋损伤,统称为伤筋。筋的范围比较广泛,主要是指筋络、筋膜、肌腱、韧带、肌肉、关节囊、关节软骨等的总称。

(石　瑛)

第二节　临床研究范围与方法

中医骨伤科学是研究筋骨系统生理、病理及其损伤防治的一门学科。

医学研究的目的是为了获得可以指导日常医疗活动的具有普遍意义的疗效证据,而可靠、科学的研究方法是获得高质量证据至关重要的环节。作为一名住院医师,应该掌握一些医学研究的基本原则和方法,并自觉地培养良好的科学研究素养。

一、骨伤科学研究的特点

骨伤科学的研究范围涉及骨折、脱位、筋伤、骨与软骨疾病、损伤内症等五大类病症。除了具有整体性、宏观性、动态性等中医学研究的一般特点外,由于学科和病症的性质不同,还具有一些自身的特点。

1. 研究对象的复杂性 骨伤科的研究对象既涉及骨外科疾病,又涉及骨内科疾病;既有骨组织损伤,又有软组织损伤;既有实质性组织器官的伤病,又有气血、阴阳、脏腑等功能性失调。因此,研究对象较为复杂,变量较多,在研究对象的纳入和观察过程中,要充分注意严格控制各种变量,保持一定的均衡性,否则容易出现研究结论的偏差。

2. 研究因素的多样性 骨伤科研究对象的复杂性决定了其干预手段的多样性,除了进行药物研究外,更多的是研究手术、手法、针灸、功能训练等技术类方法的临床效应,与药物研究相比,具有一些特殊性。因此,研究方法应根据各种技术的特点,制订相应的质量控制方法,严格控制各种可能的干扰因素的影响,做到研究因素的稳定、可控。

3. 指导理论的多元性 骨伤科研究首先应以中医学理论为指导,因为这一理论是在长期的医疗实践活动中逐步总结出来的,这种总结、积累的过程实际上也是古代医家的临床研究过程。无论在指导思想、研究方法和研究内容等方面,中医临床研究都有其自身的特点。同时,骨伤科研究大多涉及骨、软骨、椎间盘、肌肉、肌腱、韧带等实质性组织器官,现代组织病理学、解剖生理学、生物力学等理论的指导也是必不可少的。根据干预措施和研究对象的特点,综合中医学和现代科学两方面的认识,建立研究假说,是一种可取的方法,这样也容易实现技术突破和理论创新。

4. 效应评价的多重性 骨伤科研究常常以某一疾病为研究对象,在对干预效应进行评价时,首先应考虑能够反映疾病本身病理变化与转归的指标,包括近期的阶段性指标和远期的终点指标。例如,在研究某一中药治疗骨质疏松症的疗效时,可以把骨矿密度作为近期疗效指标,而把骨折发生率作为终点指标。

二、骨伤科学临床研究的方法学

在科学研究领域,学科的分类实际上是按照研究的对象和研究方法的不同来进行的。在认识活动和实践活动的任何一个学科中,都有各自不同于其他活动形式的方法。根据科学方法的运用范围不同,可以将科学方法学划分为哲学层次、中间层次和直接层次等不同的层次,他们各自从不同的高度指导科学研究工作,在特定的范围内发挥重要作用,三者之间互相补充和促进,共同构成科学研究方法学的完整体系。科学研究方法也经历着不断充实、提高和完善的过程。随着人类社会的进步,科研方法学仍将不断地创新和发展。

（一）临床流行病学方法

临床流行病学是将流行病学、医学统计学的原理和方法,运筹学、社会学、心理学等有关学科的研究成果与临床医学相结合而发展起来的一门边缘学科。设计(design)、衡量(measurement)、评价(evaluation)是临床流行病学的核心内容和方法,又简称DME。近年来,应用临床流行病学(DME)方法开展中医药学的研究已逐渐为人们所接受,并在证候研究、新药临床试验等方面取得了初步的成果。

（二）循证医学方法

循证医学从文字的表述上可以认为指的是"以证据为基础的医学"。它强调从系统研究中获取依据，以使研究结论建立在具有说服力的、充足的证据基础上，从而使诊疗手段、方法更具有效性和安全性。系统研究包括基础医学科学研究，但更主要的是指临床上有关诊断、预后、治疗、康复和预防措施等方面的研究。同时，循证医学也重视临床实践中个人经验与从系统研究中获得的科学证据、结论相结合，以提高临床医师的诊疗水平，并认真、确切、合理地应用于临床决策中，改善对患者的诊疗结果。中医学十分重视从临床中获取患者的信息、证据对诊疗的指导作用，但较多地注重医生的个人经验，科学的系统研究尚嫌不足，影响了一些研究结论的可靠性和可应用性。因此，应用循证医学的方法将十分有助于提高中医临床研究的质量。

新近兴起的转换（化）医学（Translational Medicine），被认为有望能缩短从实验台到临床的研究时间，这种新的医学研究方式可为我们所借鉴。

（三）实验研究方法

实验研究方法是按照一定的目的，对研究对象进行可控的干预，并应用必要的仪器和设备，探讨疾病与健康规律的方法。中医学已有一些简单医学实验的散在记载，但由于受到当时哲学思想和科技发展水平的限制，实验方法在古代中医药学家对疾病的发生发展规律和防治的研究中未形成完整的体系。当今，实验方法在中医药研究中的广泛应用，已经使得中医药的研究水平与现代实验科学技术的提高和科学方法学的发展息息相关。

（四）数理统计学方法

数理统计方法为自然科学和社会科学诸多领域的研究提供了巨大的帮助，起到了推动作用。它是运用数理统计及概率论的原理，从数量上通过分析事物的部分（样本），来推断事物整体（总体）特征和本质规律的方法。中医学中存在大量的"软指标（Soft index）"，加上中医学整体的、功能的，以及"司外揣内"的观察和推理模式，往往更加迫切需要甚至较复杂的数理统计方法对研究中所获得的数据进行处理和分析。事实上，目前已有很多中医研究工作，如中医流行病学调查、证候学、中药新药临床研究等都应用了大量的数理统计学方法。

（五）计算机科学方法

随着计算机技术的发展和相关应用软件的开发，计算机在我国包括中医药在内的医药卫生各领域中得到了普遍的应用。特别是自20世纪80年代开始，中医计量诊断模式、专家模拟系统、计算机辅助药物设计、生物电信息的处理和中医药信息处理与传播等方面的研究都取得了较为丰硕的成果，对中医辨证论治的标准化和客观化，以及中医药的学术发展发挥了积极的促进作用。基于现代计算机信息技术发展起来的复杂科学系统研究方法正在逐步为更多的中医学研究者所接受。

三、骨伤科研究的选题

骨伤科研究的选题，是在中医基本理论指导下，采用科学的研究方法，确定准备探索或解决的某一个临床或基础的研究课题。科研选题，是整个科学研究带有方向性的关键决策。爱因斯坦就认为：在科学研究方面"提出一个问题往往比解决一个问题更重要。因为解决一个问题也许仅是一个数字上或实验上的技能而已。而提出一个新的问题、新的可能性,从新的角度去看旧的问题,却需要有创造性的想象力,而且标志着科学的真正进步。"因此,选题能集中体现作者的学科信息、科学思维、学术水平及实验能力。

科研选题,不仅决定了预期成果的水平,更关系到科研的成败。国内外由于选题的失误,导致整个课题失败的例子很多,而同水平或低水平重复性研究的例子就更多了,造成了时间、财力和人力的巨大浪费。因此,中医科研工作者必须严肃、认真地进行科研选题。

（一）选题的范围

目前,由于疾病谱的变化,医学模式和医疗目的的改变,人类对于生活质量和健康水平追求更加强烈。人类对疾病与环境的认识,疾病发生发展的病理过程、治疗思路和方法都正在发生着剧烈的变革。国际上对传统医药的需求日益增长,中医药正被越来越多的国家和地区所重视。顺应这种潮流,中医药学发展的趋势是既重视自然、社会环境及心理因素对人体生理、病理的影响,又在临床和基础研究中重视揭示人体生命活动的调控规律,并引进先进科学技术理论和方法进行中医药理论体系的分析性研究。中医药科研选题应在这个背景下思考和选择研究方向。

中医骨伤科临床研究选题要紧紧围绕常见病、多发病及严重危害人民健康的疾病,如骨关节病、骨质疏松症、颈椎病、腰腿痛等,重点开展防治规律、方案规范化等的研究。要重视对辨证论治的理论及复方用药的作用物质基础疗效原理研究。

（二）选题的种类

科研选题有不同的类型,各类型选题的研究目的、设计要求及研究方法有很大差别,资助经费的方式及强度也有所不同,研究者应当了解他们的特点,并结合研究方向及自身条件来决定选题类型。依据研究目的,可以将研究课题分为基础研究、应用研究和开发研究三种类型。

1. 基础研究　以增加科学技术知识,解决未知领域的理论问题为目的,探索在中医药领域中,带有全局性的一般规律的科学研究。如中医药学的阴阳学说、经络学说、脏象及证候理论、筋骨病机与证候等研究。

这类研究特点一般不以具体应用为目的,探索性强,自由度大,风险高。由于未知因素多,在课题设计上要求比较原则,对研究手段要求高。他们的重要成果常常对整个中医药领域甚至生命科学产生深刻的影响。

2. 应用研究　以应用为目的,针对中医药实践中的某一具体问题进行研究并提出解决问题的方案、方法或药物。如中医骨伤科常见疾病、疑难疾病的预防、诊疗、康复研究等。

这类研究特点是采用基础研究提供的理论和成果,解决具体的问题,因此实用性强,理论和方法比较成熟,风险较小,在课题设计上要求技术路线清晰,方法具体可行。目前这类研究是招标的主体,也是重点资助的领域。

3. 开发研究　以产业化研究为目的,运用基础和应用研究的成果,研制出产品性物质,或对生产中间环节进行技术工艺改进的创造性研究。如中药新药开发研究,中医诊疗仪器研制和设备的研究等。

这类研究是采用较成熟的理论和技术进行新产品研究,未知因素较少,风险低,成功率高,具有投资大,经济效益高的特点。这类研究多与企业合作进行,也是今后大力提倡和鼓励的方向。

以上三类研究选题虽然不同,但在科研实践中却有密切联系,基础研究为应用和开发研究提供理论支撑,而应用研究为基础研究提供素材和思路,开发研究又是应用研究的拓展和延伸,同时又为基础和应用研究提供了资金。前二类研究以社会效益为主,而开发研究就要注重经济效益了。

（三）选题的原则

中医药科研是为中医药提高疾病防治水平,增进人类健康和提高人口素质为目的服务,还要努力探索中医药学与现代生命科学的切入点,充分利用本学科的优势,积极参加世界重大疑难问题的研究,为丰富和发展现代中医药学服务。在具体选题上要遵循以下的基本原则。

1. 需求性　中医药选题必须从国家经济建设和社会发展的需要出发,面向临床、面向生产、面向现代化,要贯彻"统贯全局,突出重点,有所为,有所不为"的原则,分析研究中医药面临的任务和挑战,针对当前及今后一段时间内中医药对社会、经济和卫生事业发展有重大影响的关键问题开展重点研究。

2. 创新性　创新是科研的生命线,科研选题必须具有创新性才有意义,同水平或低水平的重复很难获得资助,同时也是人力、财力的浪费。中医基础研究的选题要以丰富和发展中医药基础理论作为重点,通过研究有新见解,获得新发现的可能性。临床应用研究的选题要以总结辨证论治新规律,防治重大疾病的新疗法、新技术、新的诊疗仪器和设备的研究为重点;或将已有先进技术应用于新领域的可能性的研究。中药研究选题,应以复方和单味颗粒剂研究为重点,同时注重中药生产的新技术、新设备的研究。

创新性不仅包括前人或他人未研究过的课题,还包括在前人或他人工作基础上的进一步深入、发展、补充或修正,在研究手段和研究深度上都可以有突破和提高。

3. 科学性　选题的科学性,首先体现在科研选题来源于临床实践,有客观事实或合乎逻辑推理的科学理论根据,不是主观臆想或凭空猜想。其次还要正确处理继承和发扬之间关系,要贯彻继承不泥古,发扬不离宗的宗旨,选题不能违背一般的科学规律和理论。选题的科学性主要表现在实验设计上:选题具体而明确,试验设计类型选择正确,统计学设计合理,在专业设计上,研究因素、研究对象及观察指标的选择合乎研究目的的要求,设计规范严谨,技术路线清晰,方案具体可行,试验步骤合理,实验方法先进。

选题的科学性不仅反映了申报者学术思路是否清楚和深刻,也反映了作者的科学素养及科学精神。中医药科研需要的不仅是聪明的头脑,更重要的是长期培养起来的科学品质。

4. 可行性　选题实施的可行性,即是否具备实施的条件。包括申请者是否具备开展本项研究的工作经验和研究能力,是否具备相关的前期工作基础,申请单位是否具备相关的基本工作条件,课题组成员年龄层次,知识结构是否恰当,所需资金预算是否合理等。选题要从实际出发,量力而行,不切实际的选题,即使中标了,由于条件的短缺也很难完成预定任务,不但给国家造成损失,也影响申报单位和申报者的信誉。因此,对待选题的可行性要持慎重的态度。

（四）选题的程序

好的科研选题都是经过在实践中发现了解决问题的思路,再经过临床调查和文献调研,理清了思路,明确了方向,提出了假说,最后完成开题报告。基本有以下几个程序。

1. 形成初始意念　在日常临床、科研、教学和读书过程中,会碰到很多问题,其实这就是选题的土壤,但真正提出一个有意义的科研选题却也不那么容易。

初始意念具有突发性、偶然性和瞬间性,一逝即过,研究者要善于捕捉,善于联想,善于比较。否则就会失之交臂,因为"机遇只偏爱那种有准备的头脑"。初始意念发生是偶然的,但它又是在有意识的反复思考,充分酝酿的基础上突然迸发出来的。研究者要培养自己敏锐的观察能力和勤于思索的习惯,善于发现问题,提出问题。

2. 文献检索　初始意念往往是研究者的一个粗浅和局限的认识,它是否具有创新性,在这个方向上前人或其他人是否曾做过研究;如何把初始意念深化,进而建立工作假说,这些问题必须通过查阅文献来解决。

在阅读文献中要注意作者是如何建立工作假说,采取什么类型的试验设计和技术路线,有无值得借鉴之处,实验数据和结论能否支持假说等关键段落,以便为自己建立工作假说和试验设计提供充分的理论基础和实验资料。要整理分析出目前存在的关键问题是什么,解决问题的方法和前景如何。这些都为自己的选题进行了铺垫,阐述了选题的必要性和可行性。同时根据文献提供的信息建立和完善选题的工作假说。

3. 建立工作假说　围绕初始意念,经过文献检索后,在理论上对所研究的问题进行合理而充分的解释,这种确立有待证实的理论认识就叫建立假说。建立假说是科研选题的核心问题,恩格斯曾说:"只要自然科学在思维着,它的发展形势就是假说"。科研工作就是围绕假说而展开的,因此又称为工作假说。

工作假说的建立需要运用形式逻辑和辩证逻辑进行类比、归纳和演绎推理等方法,所建立的假说要具有科学性、推测性、系统性和验证性。

4. 确定选题名称　一个科研项目一定要有一个简明、具体、新颖、醒目、能高度概括整个研究内容的题目。它是作者在对所研究问题的理论、内容及方法,经过全面细致思考,反复酝酿后拟定。字数虽然不多,但却是反映研究内容的画龙点睛之笔。题目的内容应该直接或间接反映出研究因素、研究对象及试验效应这三个主要环节及它们之间的联系。例如:

补肾方	对	原发性骨质疏松症患者		骨密度	的影响
研究因素		研究对象		试验效应	

5. 选题论证　在完成文献综述,建立工作假说后,应当围绕这一假说进行科学构思和实验设计,提出初步研究计划,并进行选题论证。请相关的专家进行评议把关,以利于发现问题,完善设计,甚或否定选题或推倒重来。总之,选题论证可以做到集思广益和事半功倍的效果,故应高度重视,特别注意倾听不同学术观点与思路的意见,并予以充分考虑。

四、临床研究方案的设计

当研究题目确定以后,下一步就是如何进行研究设计。就临床研究而言,研究对象、研究因素及效应指标是构成临床研究方案设计的三个主要环节。

(一) 研究对象

研究对象又称受试对象,是由研究目的所决定的具有某种特征的个体所组成的群体,是研究因素所作用的对象。为了使研究结论具有真实性,要求研究对象具有代表性和一定的数量,这就是临床研究的"重复性"原则。将在后面进一步讨论。

(二) 研究因素

研究因素也称受试因素或处理因素。广义的研究因素是指自然存在的,或受试者本身所具有的,或外界给予研究对象的各种因素。狭义的研究因素则是指研究者所要研究的、作用于研究对象身上可能产生效应的因素。

研究因素可有不同的类别。每次研究,只观察一个类别的作用,称为单因素研究;如同时观察多个类别的作用,称为多因素研究。同一类别的因素,有不同的水平,如不同剂量、作用时间与方式等。不同的因素,不同的水平,可能产生不同的效应,如方药疗效研究中,给予研究对象不同的方药、不同的剂量、疗程、给药途径,用药间隔等均可能对研究对象产生不同的效应。

研究对象本身具有的特征,如病情的轻、中、重,因可能影响疾病的转归和预后,在这一意义上,也可视为"研究因素"。

(三) 研究效应

研究效应是研究因素作用于研究对象所呈现的结局,或是研究对象对研究因素作用的反应结局。

临床研究的结论,主要是从效应指标的数据分析推导出来的。因此,一项研究的效应指标是如何选择和确定的,就成为评价该项研究结论真实性和价值的重要的部分。主要效应指标应具有以下特性。

1. 关联性　即所选指标与研究目的有本质的联系,并能确切反映研究因素的效应。不同的研究目的,体现"关联性"的指标也不一样。例如,补肾方对骨质疏松症的疗效评价研究,其研究目的在于疗效评价,而反映与骨质疏松症疗效评价的最有关联的指标是骨折发生率的高低,而不是别的。假如另一项研究是补肾方治疗骨质疏松症的机制探讨,这时研究目的在于机制,其关联性最强的指标就应是能反映补肾方对骨代谢的调节或改善骨骼质量等的有关指标,而不是骨折发生率。临床试验的关联性指标是关于疗效和安全性的指标。中医药临床试验的有效性指标应能反映中医药本身的优势,不仅从常规的解剖学、病理损害、生化指标出发,更要重视关于功能调整、生存质量提高的效应。

2. 客观性

(1) 指标本身具有的客观特性:据此可将观测指标分为下列三种类别:①该指标能通过适当的手段和方法被客观地度量和检测,并以一定的量表述其观测值,即定量指标或硬指标;②指标本身,虽具有客观表现,但检测结果,只能定性地描述,即定性指标;③自觉症状:受试者的主观感觉如眩晕、乏力、疼痛、短气等难以被客观地度量和检测,即软指标。

（2）度量、观测的客观性：即观测、度量的结果应是恰如其分的,能真实地表述健康或疾病的状态和程度。临床研究中,应努力做到：选择本身具有较强客观性的指标；应用科学的方法建立对定性指标、软指标观测的量化体系；减少、克服研究者本身的观测性偏倚。

3. 精确性　包括准确性与可靠性。前者反映观测值与真实值接近的程度；后者表示观测同一现象时,多次观测结果取得一致或接近一致的程度。

4. 灵敏性　又称反应性。灵敏性高可以提高观测结果的阳性率,但要注意,过高的灵敏性容易造成假阳性。

5. 特异性　特异性高的指标反映病证及效应的专属性,且常不易受其他因素干扰。根据指标的不同应用目的,可将其分为判别性指标、评价性指标、预测性指标三种类别。

判别性指标常用于区分个体或人群的健康或疾病状况,在临床研究中,常用于对疾病的诊断。评价性指标常用于评价研究对象接受研究因素前后的状况比较或组间比较,如临床试验的疗效评价。预测性指标则主要用于个体临床事件发生的可能性的估计,疾病的发生或预后状况的事前估测。

不同类别的指标对上述的特性有不同的要求,尤其是对于灵敏性和特异性。

灵敏性与特异性常常存在互补的特点,同一指标,灵敏性高,其特异性往往下降；反之,若特异性高,灵敏性常常下降。在评价疗效的时候,要针对疾病的特点和试验药物的可能有效程度权衡灵敏性与特异性的关系以确定指标的选择。例如,红细胞沉降率下降,C反应蛋白在评价类风湿关节炎的疗效时,既有一定的灵敏性,也有一定的特异性,较之以关节肿胀的改善与否具有较高专属性,也具有稳定性,不易受其他因素的影响；然而我们不应该选择骨关节 X 线的改善作为评价类风湿关节炎的疗效指标。因为这一指标,虽然其特异性很高,其灵敏性（也即对于治疗的反应性）却很低,无法判断受试个体之间的反应差异。然而,当进行类风湿关节炎的诊断时,骨关节的 X 线改变对于该病的确诊却有重要的价值,这恰恰是该指标具有特异性高的这一特性的缘故。

严格而有效地对上述临床研究三大主要环节的控制,将在程度上减少偏倚所造成的系统误差及由于机遇所带来的随机误差,提高研究结论的科学性和真实性。

五、临床研究设计的基本原则

（一）对照的原则

对照指的是在调查研究或实验研究的过程中,确立可供相互比较的组别。

"没有比较就没有鉴别",这是唯物辩证法认识事物的基本法则。疾病的发生、转归、预后往往不是单因素作用的后果,而是受许多因素的影响,如气候、饮食、社会状况、个体禀赋、心理活动等,不同疾病也有其不同的自然进程和预后。对照的主要作用正是鉴别处理因素、非处理因素的差异,从而确认处理因素的真实效应。合理的均衡的对照可使组间的非研究性措施处于相等状态,使组间的基线特征具有均衡性或可比性,从而提高了结论的真实性。

必须强调,均衡是十分重要的。没有对照,难以比较、鉴别;而有了对照,但不是均衡,就失去对照的意义。

常用的对照方法有空白对照、实验对照、标准对照、自身对照、相互对照、配对对照、历史对照、安慰对照等。

（二）随机的原则

在抽样研究中,抽取或分配样本时,每一个研究对象或观察单位都有完全均等的机会被抽取或分配到某一组,而不受研究者或研究对象主观意愿所左右,称之为随机化(Randomization)。

随机化的概念是根据"随机事件"的"不确定性"的特性而规定的。随机化的意义在于使被抽取的观察对象能最好地代表其所来源的总体人群,并使各比较组间具有最大程度的可比性。在临床研究或实验研究过程中,对照组与实验组除研究因素(如服用某种药物)有所不同外,其他非研究因素(如年龄、性别、病情轻重、疾病分期等)应该是尽量一致的,均衡的。达到这一目的的主要手段之一就是随机化。

常用的随机分配方法有简单随机化、区组随机化、分层随机化等。

（三）重复的原则

重复(Replication)即要求研究样本对于相应的总体具有代表性,它包含研究样本应具有与相应总体的同质性和足够的样本含量的两个条件。这是为了保证从研究样本所获取的信息、研究结论能外推及具有同一性质的别的患者。

从上面叙述可知,样本的代表性既具有"性质"方面的特征,也有"数量"方面的要求。临床研究中,选取什么性质的样本,代表什么性质的总体,是由研究目的所规定的。不同的研究目的要求纳入不同范围、性质、特征的研究对象。而同一研究目的,则要求纳入具有相同范围、性质、特征的研究对象,这也称研究对象的"均一性"。

为了使从研究样本获取的研究结论具有外推性,还必须有足够的样本含量。由于临床医学的研究对象是人,生物学的差异是普遍地存在着,并且无法以人为的方法加以控制和避免。同时,社会因素、自然环境、个体的思维和情感,也都对个体的健康或疾病状况起重要影响。因此,如果仅仅从少数或极有限的研究对象获取关于疾病病因、临床过程、诊治效能的信息,并据此推导结论,显然是片面、不完整的,有时甚至可能是错误的。临床研究结论只有建立在足够的样本含量基础之上,才有可能尽量减少偏倚和控制或识别机遇的影响。

临床研究中为了更好地实施重复原则,首先应严格按照研究目的规定研究对象的性质与范围,包括诊断、纳入、排除、剔除标准等;其次,要保证临床研究足够的样本含量,可根据预期研究结果是优效、等效,还是非劣效,通过统计学方法计算出所需的最小样本量。

（四）盲法的原则

盲法(Blind Method)是指临床研究过程指标的观测、数据的收集和结论的判断时,应在不知道研究对象的分组前提下进行。

临床研究的目的在于对提出的假说得到一个可靠的,无偏倚的论证。偏倚,如前所述,可以来自设计到结果分析的每一环节,既可以来自研究人员方面,也可以来自研究对象方面。进行盲法的临床研究,其主要目的就是为了克服可能来自研究者或受试者的主观因素所导致的偏倚。此外,在非盲性临床试验中,受试者可能对新疗法尚有怀疑或对传统疗法已失去信心而中途退出试验,使研究结果难以得到正确的评价。

常用盲法的种类有单盲法和双盲法。实施双盲方法要求各组的药物在外观的形状、大小、颜色,给药的途径、方法、次数等均保持一致。应该指出的是,"双盲"法并非适用于所有的临床研究,有些临床试验只能是非盲法的,例如探讨针灸、手法疗法的疗效;比较手术疗法和保守疗法对某些疾病的疗效等。中药临床试验,也可能因为药物制剂的颜色、气味等而使双盲方法难以实施。在这种情况下,应采取措施使辅助检查或实验室的研究人员仍然在不了解研究对象分组的情况下检测和分析结果,以提高对观测指标判断的准确性。

六、临床研究方案的类型

临床研究设计方案是科学研究设计的核心内容,一个好的设计方案可使试验设计中的各种要素得到合理的安排和利用,并能获得更多的信息,丰富试验与分析的内容,使试验得到的结果更具科学性。下面重点介绍中医临床研究常用的设计方案。

（一）自身对照设计

自身对照设计是在试验过程中患者不分组,在同一个体上进行前后两个阶段的试验。具体又分两种形式,一种是第一阶段不给予处理,第二阶段再给予处理,根据两次试验差值判断结果,也称为治疗前后的比较。另一种是第一阶段用传统的疗法或安慰剂治疗,经过一段间歇,待药物在体内残留效果完全消失后,开始第二阶段的新疗法（研究因素）治疗。两个阶段治疗结束后,比较两种措施的治疗效果,也称为自身前后对照。

这两种形式虽然都是治疗前后对比,但前者是自身治疗前后的对比,并无对照,是比较一种措施治疗前后差异。而后一种自身前后对比是设有对照的,比较了两种措施的效果。不设对照不能区别是治疗措施的效果还是疾病自愈或是安慰剂效应;不能评价治疗措施的真实疗效,后者的科学性要明显高于前者。

自身对照设计的优点是容易控制个体差异,由于试验与对照是同一个体,差异消除在个体之中,可比性好,每个病例既做试验观察,又做对照观察,节省了一半样本数;每个患者都有机会接受新的治疗方法,消除了分组的偏倚;每一个患者就诊时即开始单个试验,逐步积累到所需病例数,适合临床采用。

该设计方案缺点是不能适用于病程短的急性病和病情波动变化大的慢性病;前后两个阶段治疗措施可能有干扰;内外环境条件变化可影响个体而导致误差。

自身对照设计适合于病情稳定的慢性病的临床短程研究。在设计上要求两个阶段观察时间不宜过长,研究因素没有持久效果,容易在体内洗脱掉,还要严格控制条件,使两个阶段自身条件尽可能相同、均衡。

（二）配对设计

配对设计是将研究对象按年龄、性别、体重及相关条件配成对子在对子内部按随机方法,将一个分配至"试验组"一个分配至"对照组",试验结束后,以配对分析的统计方法处理治疗效果。这是一种异中求同的方案,临床中很难选取到大样本各种情况均相近的患者,但两个相似的病例却常能遇到,因此在临床中可逐步积累相似的对子进行同期平衡对照观察。减少试验误差,收到良好效果。配对设计按资料性质可分为计量配对与计数配对。前者多用于临床疗效观察,后者用于流行病学调查。为了克服配对条件选取可能存在不够准确和全面的缺陷,在计数配对试验设计时常将对照组样本扩大1~2倍,即1:2或1:3配对。这种办法常用于病因学调查中的病例对照研究。

配对设计优点是通过配对使两组研究对象齐同性改善,对影响试验的因素和条件加以控制,取得尽可能的均衡,试验结论的可靠性优于自身前后对照和随机分组设计,是临床中常用的设计方案。尤其在个体差异较大或病情影响因素较为明显的试验设计更宜采用。

配对设计缺点是:严格配对,即除去研究因素不同外,其他条件完全齐同是很难做到的,即使选择主要影响因素作为配对条件,有时由于知识和条件的局限性,可能还有些未知的或已知的但无法排除的因素仍可能干扰试验结果;在病例数较少时一时难以配成对子,或不能保证同期平行观察,或放弃入选病例。

配对设计适用于临床急性、慢性疾病的对照观察,在专科患者较集中的单位配对条件较易实现,适合采用这种设计方案。临床试验观察配对的基本要求是:病种、病期、病程、病情、年龄、性别相同或相近。在配对设计中除了基本条件相同外,还要将对试验结果影响较大的非研究因素列为配对条件。

(三)交叉设计

交叉设计是把同一批患者,随机分为甲乙两组,甲组先接受试验性治疗,乙组接受对照性治疗,疗程满即停止治疗。经过一段间歇期以消除原有治疗方法的残效后,开始第二阶段的治疗。第二阶段两组交换治疗措施,即甲组接受对照组治疗,乙组接受试验性治疗。这样两组构成前后相交叉治疗。最后将两组两个阶段治疗结果进行比较评析。

本方案优点是:方案设计简单,两组患者均有机会接受两种措施治疗,平衡了试验顺序对结果带来影响;也消除了不同个体间差异给分组带来的偏倚。两种治疗措施先后在相同病情、相同研究对象中,实施具有即平行又配对的两种特征,既节约了样本数又缩短了试验的周期。

其不足之处在于前后两阶段如何控制病情及外界条件的影响;间歇期的确定(一般间隔定为6~8个药物半衰期)及患者依从性的维持等。本方案适用慢性病病情相对稳定而病例数较少的研究课题。如类风湿关节炎、慢性软组织损伤、脊椎小关节紊乱等的临床研究。

(四)完全随机设计

完全随机设计将研究对象完全按随机原则分配到各个处理组,然后分别给予试验治疗措施和对照治疗措施,对治疗效应进行同期平行观察,最后对结果做组间统计分析。它的处理组可以是两组,也可以是多组。各组样本数可以相等也可以不等,为避免偏性可以同时配合采用安慰剂、双盲等方法。

本方法是比较公认的标准设计方案,适应范围广泛,科学性较强。本方案不足之处,是有半数研究对象不能接受试验治疗措施;多为单因素研究,效率相应低;在小样本试验时研究对象完全随机分配,可能造成较大抽样误差。本方案适用于临床样本较多的课题设计,尤其是两组试验无法配对或多组试验无法配伍情况下均可采用本方案设计。

（五）随机区组设计

随机区组设计又称配伍设计，是扩大了的配对设计。它是按照一定条件，将几个条件相同的研究对象划成一个区组，而后在每个区组内部按随机原则，将每个研究对象分配到各处理组，对各处理组分别施加不同的治疗措施，对结果进行方差分析。

随机区组设计为两因素课题设计，适用于三组或更多组的试验设计。这种设计方案正确规定划分区组条件十分重要，要求生物学特征尽可能接近。如临床研究常根据病种、病程、病情、性别和年龄相近者划分为一个区组，中医临床设计常将同一证型划为一个区组。而动物实验是取同品种、胎次相同的几窝动物，将每窝中性别相同，体重相近的划为一个区组。总的原则是必须将对试验结果有明显影响的非研究因素列为划分区组条件，要求区组间差异越大越好，区组内差异越小越好。

随机区组设计方案的优点是，可以提供不同治疗措施和不同研究对象这两种因素对试验结果的影响，试验效率高，各区组研究对象条件相同或相近，组间均衡性好，因而抽样误差较小，试验论证强度高。

该设计方案不足之处在于需要样本量较多，操作也较复杂，同时也不能解决因素交互作用的影响。

该设计方案广泛应用于临床试验和基础实验研究中的多组实验设计。如研究老年病的治疗，除比较不同药物疗效，还可以观察不同年龄段对效果的影响；中医药临床研究可以将不同方剂或不同剂量的药剂作为主要因素，将同一疾病的不同证型作为划分区组条件，这样就可以得到哪种方剂或剂量对此病有效，又可以得到不同证型对不同药物的反应结果。

（六）序贯试验设计

序贯试验设计是以数理统计原理和方法为基础而创立的设计方案，是指事先不规定选取多少样本数进行试验，而在试验过程中按照试验要求提出检验标准，并据此建立边界方程和绘制序贯检验图。试验开始后，研究对象陆续进入试验，研究者则陆续将试验结果逐次绘线在序贯检验图中。所绘的线称为试验线，当试验线触及序贯检验图中某一条边界线时，即可做出相应的结论。这种设计必须要求提供试验结果接受或拒绝的标准，灵敏度及检验的假阳性率（α）和假阴性率（β），据此计算出边界方程的截距和斜率，并在以试验例数为横轴，以有效例数为纵轴的坐标内绘制出边界线。目前，通过查阅统计书籍附录的序贯检验边界系数表很容易绘制出边界线。

序贯检验根据需要有很多类型，如当样本含量无限制时，采用开放型设计，否则采用闭锁型设计；计量资料要采用量反应实验设计，计数资料则采用质反应设计；当试验目的只要求决定接受或拒绝某项试验治疗措施时需做单项设计，当事先不知道两种措施哪一种更好时，则需要做双向设计。

该设计方案的优点是，事先不必估计所需样本含量，适用于患者陆续就诊的临床实际。可以节约样本量，随时观察试验进展，取得明显效果立即停止试验，节省人力和物力。

本方案也有很大局限性，如需预先提供有效率和无效率水平；不适用于慢性病、长病程,以及多变量研究和远期随访研究;比较适用于仅以单一指标做结论依据,同时能较快获得结果的试验研究。

（詹红生）

 复习思考题

  1. 骨伤科学的研究范围有哪些?

  2. 什么是实验研究方法?

  3. 临床研究选题上要遵循的基本原则有哪些?

  4. 什么是临床研究的随机化?

  5. 循证医学证据等级最高的临床研究"随机对照试验"应遵循的设计原则有哪些?

第十四章

基本体格检查

培训目标

1. 掌握中医骨伤科学各部位的一般和特殊检查方法及临床意义。

2. 熟悉中医骨伤科学的常用基本检查方法;熟悉中医骨伤科学相关神经、肌肉的检查及临床意义。

3. 了解中医骨伤科学体格检查基本用具及操作注意事项。

一、临床基本检查

(一)骨伤科体格检查基本用具及操作注意事项

1. 骨伤科常用检查用具

(1)一般用具:听诊器、血压测量仪等一般体格检查用具。

(2)骨科量诊用具:包括皮尺、各部位关节量角器、骨盆倾斜度专用量尺等。

(3)相关神经系统检查用具:叩诊锤、医用棉签、音叉、大头针、握力器等。

2. 注意事项

(1)周围环境:检查房间应有适宜的温度,良好的光照条件。

(2)充分暴露:要求患者充分暴露检查部位,方便医生检查;儿童应尽量脱光衣物,成年男性可穿底裤检查,女性检查时需有家属或女性护理人员在场方可进行。

(3)体位适当:患者应在医生的指导下采取适当的体位。如检查颈部或上肢时应选取坐位或立位,检查下肢及腰背部时一般选取卧位及蹲位等。

(4)检查顺序:一般按照望、触、叩、听、动、量的顺序,先全身再局部检查的原则进行。有时也可不必拘泥于此顺序进行,检查者可根据自己的临床经验及患者的实际情况决定。如腰椎间盘突出症的患者可按照走、站、坐、卧等程序进行检查。

(5)检查原则:检查者需遵循态度和善、动作轻柔、准确到位、反复操作、患健对比的原则。不可言行举止不当、粗暴操作等增加患者的痛苦。另外,对于一些特殊疾病应反复操作,患健对比。如膝骨性关节炎患者,不同阶段的病变特征都需认真检查,患健对比,观察两侧膝关节疼痛、肿胀、活动度等情况,以便做出正确诊断。

（6）其他注意事项：患者使用夹板、石膏或皮肤牵引等外固定器具时，应反复检查肢体体位、周围皮肤血运情况及有无破损、外固定是否固定在位及有无损坏，牵引重量是否合适等。

（二）检查项目及方法

常进行望、触、叩、听、动、量检查，其中望诊、触诊和动诊是骨伤科体格检查必须做到的，其他方法酌情选择。检查项目包括全身检查、局部检查及与骨伤科疾病相关的其他专科检查。

1. 望诊

（1）检查内容：全身望诊主要检查患者一般情况、体态发育、意识状态、姿势疼痛及运动功能等方面。局部望诊应观察周围皮肤有无发红、发绀、色素沉着、静脉怒张、水肿、包块、瘢痕、溃疡及分泌物的性质，肌肉有无萎缩、肌纤维震颤，有无异常包块、包块色泽如何等。

（2）与骨伤科密切相关的望诊检查：

1）望体态（图 14-1）：体态指人体发育的身体轮廓，成年人一般分为无力型、超力型、正力型三种。

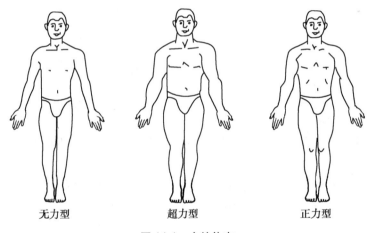

图 14-1　人的体态

无力型：身材瘦长，躯干及胸廓狭长，肋角较小，属于虚弱体态。

超力型：身材矮胖，胸廓宽阔，肋角大，属于强壮体态。

正力型：各部位均匀适中，属于正常体态。

异常体态的临床意义：如躯干发育正常，而四肢明显短小是"软骨发育不全"的特征（图 14-2）。身高在 120cm 以下，身材匀称，比例正常，智力无异常改变，为"垂体性侏儒症"的表现（图 14-3）。身材矮小，神情痴呆，多为甲状腺功能不足或缺失所引起的"呆小症"（图 14-4）。"肢端肥大症"表现为身材高大，比例基本匀称，但四肢手足过长，特殊面容。由于骨骺线闭合后，长骨生长已经停止，如果生长激素分泌过多则影响膜内化骨所引起（图 14-5）。

2）望姿势：人体正常的姿势是通过肌肉、韧带、筋膜、关节的功能活动、良好的习惯等因素共同决定的。良好的姿势应该为：立位后面观，两肩水平等高、胸廓对称、两

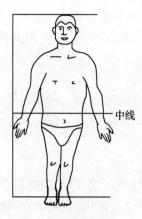

图 14-2   软骨发育不全

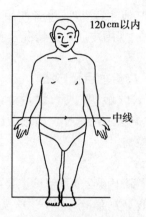

图 14-3   垂体性侏儒症

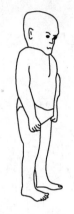

图 14-4   呆小症

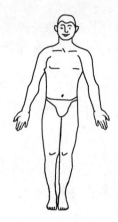

图 14-5   肢端肥大症

肩胛骨下角在同一水平线上、骨盆平整无倾斜、脊柱正直、全部棘突成一直线并垂直于两髂后上嵴之间的连线；立位侧面观，耳、肩、髋关节额踝关节的中心应在一条直线上，立位时其持重线与地平面垂直。

病理性姿势是指在损伤或疾病状态下，身体某部可表现出的一种特殊姿势，具有一定的临床意义，常见原因如下。①骨折与脱位：各个关节部位骨折或脱位时都有不同的病理姿势。如锁骨骨折时，患肩低垂，头部向患侧倾斜，以健侧手部托患侧肘部；肩关节脱位时，可见方肩畸形，身体前倾，用健侧手托患肢前臂。②脊髓和神经功能损伤：如颈 6 脊髓节段损伤，患者仰卧，躯干和四肢无运动，上肢后举，上臂外展、外旋位，肘关节屈曲。③疼痛引起的被动性姿势：疼痛往往会使患者采取一定的保护性姿势。例如腰椎间盘突出症患者，下腰段可向一侧偏歪，患者双手叉腰缓解疼痛。

3）望步态：步态即行走时表现出来的姿势。步态的观察对疾病的诊断具有一定的帮助。骨科常见的典型步态见表 14-1。

2. 触诊

（1）检查内容：触诊是骨伤科非常重要的检查方法，可以进一步发现和明确望诊无法确诊的体征。检查内容一般为：

表 14-1 骨科常见典型异常步态

异常步态	临床特点	骨伤科疾病
跨阈步态	足下垂,行走时患肢抬得很高,以避免碰撞地面(鸡步)	腓总神经损害或麻痹
摇摆步态	走路时身体左右摇摆,失稳(鸭步)	双侧髋关节先天性脱位
剪刀步态	双下肢呈内收、内旋、屈曲畸形,步行时,两腿前后交叉呈剪刀状,步态小而缓慢,足尖擦地步行	脊髓损伤伴痉挛性截瘫
间歇性跛行	行走时发生小腿酸、软、痛和疲劳感,有跛行,休息后可继续行走,反复发作	腰椎管狭窄症、短暂性脊髓缺血
宽底步态	行走时双足向两侧分开,步伐小而慢,无法双足前后呈直线行走	脊髓型颈椎病
短促步态	患肢跨步距离小于健肢,患侧骨盆向前摆动的幅度小于健侧	骨折、关节扭挫伤等

1)压痛点:检查压痛时,根据患者所描述的疼痛部位及范围,医者用一手拇指末节指腹依照由浅入深、由轻到重的原则,由外及内向压痛点中心移动,寻找压痛点。患处压痛是诊断骨折、筋伤的重要体征,患处直接压痛常提示局部有骨折或筋伤,而间接压痛(如纵轴叩击痛)的出现常提示骨折的存在。对于肋骨骨折、骨盆骨折的患者,除了局部触摸检查有无压痛点外,还应配合局部挤压法明确诊断。

2)畸形:通过触摸体表骨突变化,可以判断骨折和脱位的性质、有无位移,以及呈现重叠、成角或旋转畸形等情况,并可了解骨折或脱位手法整复后畸形是否消失对手法效果进行评价。

3)异常活动及感觉:骨折及韧带断裂的患者常出现异常活动,即在肢体没有关节处出现了类似关节的活动,或关节原来不能活动的方向出现了活动。脱位的关节常保持在特殊的畸形位置,在触诊时有明显的弹力感。骨擦音是骨折后两骨折端相互摩擦时产生的异常声音,是骨折的特有体征。

4)皮肤温度及皮下结节:皮肤温度触诊常用感觉较为灵敏的手背部,检查时应注意患健对比,同一肢体上下部位的对比等。局部皮温增高,常提示深部组织炎症,皮温降低,一般为肢体血运障碍。

当触及皮下结节时应注意其部位、大小、软硬程度、活动度,有无压痛等。类风湿关节炎患者在关节隆突及常受压易磨损的部位,如肘部、尺骨鹰嘴隆突、骨膜、腱鞘等处出现皮下结节。

5)肿块:当在体表触及肿块时首先应当辨清其解剖层次,根据肿块的部位、范围大小、表浅还是深在、质地软硬等情况,判断该肿块是骨性的还是囊性的,是位于骨骼肌还是在肌肉、肌腱等组织中。然后再仔细触摸肿块有无活动度、压痛、表面是否平整、光滑等,判断肿块的性质。

(2)触诊方法

1)单手触诊法

指腹触诊法:检查范围较小的局部病变时,常使用拇指的指腹进行触诊;检查范围较大的病变时,常需五指并拢进行大面积触诊。

指背触诊法:皮温触诊时常需使用敏感程度较高的指背触诊,检查时注意患健对比,同一肢体上下部位的对比。

2)双手触诊法

挤压法:常用双手在患处做前后、上下或左右的对向挤压运动,根据患处有无疼痛加重判断是否有骨折。

屈伸法:一手握住患肢远端,另一手做邻近关节的屈伸活动,根据有无疼痛加重、手下弹响及活动受限等判断病变部位损伤的程度。

旋转法:一手握其患肢远端并轻轻地进行旋转运动,另一手在被检部位进行触诊,观察患处有无疼痛、活动受限、特殊响声等体征。

摇晃法:一手握于伤处,另一手握伤肢远端,轻轻地做摇摆晃动,根据患部疼痛的性质、有无异常活动、摩擦音等,判断是否有骨与关节损伤。

3. 叩诊　骨伤科常用的叩诊方法有纵向叩击痛、棘突叩击痛、脊柱间接叩击痛、神经干叩击征等。

(1)纵向叩击痛:沿肢体纵轴方向叩其远端,使传导力间接作用于伤处,伤处出现疼痛,提示可能为骨折。

(2)棘突叩击痛:检查脊柱时常用叩诊锤或手指叩击相应的棘突,如有骨折或炎性病变常出现叩击痛。

(3)脊柱间接叩击痛:患者取端坐位,检查者左手掌面放在患者头顶,右手半握拳以小鱼际部叩击左手,有脊柱病变者可在相应部位出现疼痛。

(4)神经干叩击征(tinel 征):叩击已损伤神经的近端时末梢出现疼痛,并逐渐向远端推移,表示神经再生现象。

4. 听诊

(1)听诊方法:听诊常配合触诊与动诊一同完成。不借助听诊器可听到关节弹响和摩擦音,借助听诊器和叩诊锤可听到骨传导音和肢体血流杂音。

(2)听诊内容

1)听骨擦音:骨擦音是骨折的主要体征之一,检查时用手指轻压患处,逐渐加重,再逐渐轻放,在一压一放时,即可感觉到骨折端产生的摩擦感(音)。但应注意,检查者不宜主动去寻找骨擦音,以免增加患者的痛苦和损伤。

2)听入臼声:整复关节脱位时,常常能够听到"咯嗒"的响声,即为脱位的关节回位时所产生的入臼声。当听此响声时,应立即停止不断加大的拔伸牵引力,以免增加周围肌肉、韧带等软组织损伤。

3)听筋的响声

关节摩擦音:将一手放在关节上,另一手移动关节远端的肢体,可有摩擦音或摩擦感。粗糙的关节摩擦音说明关节软骨面不平整,提示骨关节炎。搅沙样摩擦音的出现而无丝毫疼痛,通常为神经性关节炎的特征。

腱鞘炎的摩擦音:屈拇与屈指肌腱狭窄性腱鞘炎患者,在做伸屈手指的动作时常可听到弹响声,多系腱鞘肥厚,肌腱通过时产生的摩擦音,又称"弹响指"。

关节弹响声:在关节运动的某一角度出现清脆的弹响声,表示关节内有移位的游离体或软骨,如膝关节半月板损伤及膝关节游离体。

4)听血管搏动音:当较大的动脉被肿物压迫时,用听诊器可闻及动脉血管搏动音。动脉瘤或动静脉瘘可听到特殊的脉搏节拍相同的吹风样杂音。

5. 动诊和量诊

(1)动诊:包括主动运动、被动运动和异常活动情况三方面诊查。

关节运动度的测量和记录。

1)关节运动方向:关节的运动方向常用矢状面、冠状面和横截面这三个平面组成,三面之间互成垂直关系。关节伸、屈运动沿着冠状轴进行;外展、内收运动沿着矢状面进行,关节的内外旋运动则沿着垂直面进行。腕关节(两轴)或肩关节(三轴)即为屈、伸、外展、内收运动的依次连续性运动。

2)关节活动范围的测量及记录方法:关节活动范围可用特制的量角器来测量,并以角度记录其屈伸旋转的度数,与健侧进行对比,如小于健侧,多属关节活动障碍。目前临床常用的记录方法多为中立位 0°法。

中立位 0°法:确定每一关节的中立位为 0°,一般相当于休息位。将伸直位(中立位)作为运动的起点,如肘关节完全伸直时为 0°,完全屈曲时为 140°,则记录为 0°~140°,活动范围是 140°。这也是目前国际上通用的方法。

3)人体各关节的活动范围(表 14-2)

表 14-2　人体各关节功能活动范围(中立位 0°法)

关节	中立位	前后	左右	旋转	内外展	上下
颈椎	面部向前,双眼平视	前屈、后伸35°~45°	左右侧屈45°	左右旋转60°~80°		
腰椎	腰部伸直自然体位	前屈90°,后伸30°	左右侧屈20°~30°	左右旋转30°		
肩关节	上臂下垂,前臂指向前方	前屈90°,后伸45°		内旋80°,外旋30°	外展90°,内收20°~40°	上举90°
肘关节	前臂伸直,掌心向前	屈曲140°,过伸0°~10°		旋前80°~90°,旋后80°~90°		
腕关节	手与前臂成直线,手掌向下	背伸35°~60°,掌屈50°~60°	桡偏25°~30°,尺偏30°~40°	旋前及旋后均为80°~90°		
髋关节	髋关节伸直,髌骨向前	屈曲145°,后伸40°		内旋和外旋均为40°~50°(屈膝)	外展30°~45°,内收20°~30°	
膝关节	膝关节伸直,髌骨向前	屈曲145°,过伸15°		内旋10°,外旋20°(屈膝)		
踝关节	足外缘与小腿成90°,无内外翻	背伸20°~30°,跖屈40°~50°				

（2）量诊

1）肢体长度测量

目测比拟法:取肢体的对称点,比较其高低,可以了解肢体长短上有无差别。该方法适用于3岁以下不能配合皮尺测量法的儿童。

皮尺测量法:测量时应将肢体置于对称的位置上,先定出测量标志,做好记号,然后用皮尺测量两标志点间的距离(图14-6)。

2）肢体周径测量:测量肢体周径时,两肢体应取同一水平测量,一般选取两肢体相同水平肌肉饱满处进行比较。测量大腿周径时,皮尺应放在髌骨上方10~15cm处进行测量,小腿周径测量应在髌骨下方10cm处进行测量。通过患健肢体周经测量的对比可以了解患处有无肌肉萎缩及其肿胀程度。粗于健侧而有畸形者多属骨折、关节脱位;无畸形者多系筋伤肿胀。细于健侧多为陈旧性损伤或神经系统疾病导致的肌肉萎缩。

3）轴线测量:正常人背向站立时,枕骨粗隆垂线通过颈、胸、腰、骶棘突及两下肢间;前臂旋前位伸肘时上肢成一直线,旋后位即成10°~15°的肘外翻(称提携角);下肢伸直时髂前上棘与第1、2趾间连线经过髌骨中心前方。

4）角度测量:详见动诊部分。

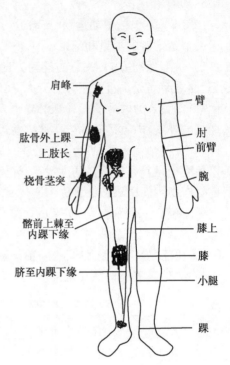

图14-6　四肢长度、周径测量

二、骨伤科各部位检查

（一）上肢检查

1. 肩关节检查

（1）望诊

正常两侧肩部对称,且在同一水平线上,呈饱满钝圆状。常见的异常情况如下。

1）肩关节脱位:肩部变平而呈"方肩"畸形,腋神经麻痹或肩关节失用性肌肉萎缩时亦可出现。

2）肩关节骨折:肩部可出现不对称或一高一低,先天肩胛高耸症、脊柱侧突亦可出现。

3）肩关节积液:不易显现,多出现在肩前内侧,常需两侧对比。

4）副神经损伤:致前锯肌瘫痪,向前伸上肢推墙时,肩胛内缘向后突起出现"翼状肩胛"。

（2）触诊

1）压痛点:肱二头肌长头腱鞘炎在肩部内侧肱骨结节间沟有压痛;冈上肌腱损

伤压痛点多在肱骨大结节上;肩胛下滑囊炎在肩峰下方稍内侧有压痛;肩周炎压痛点可能在肩前后外方。

2) 肩三角:由喙突、肩峰与大结节构成,两侧对称,肩关节脱位、大结节撕脱骨折时可有改变。

3) 弹性活动与弹跳:肩关节脱位时,压锁骨外侧端出现弹性活动,肱二头肌长头腱滑脱时,于结节间沟可触及肌腱的弹跳。

(3) 叩诊:屈肘,于肘部沿肱骨纵轴向上叩击出现疼痛者表示肩关节或肱骨有病变。

(4) 听诊:可闻及摩擦音或弹响声。活动肩关节时有磨砂样响声,可能为肩峰下滑囊炎;弹响多见于冈上肌腱炎、剥脱性骨软骨炎或关节内游离体的患者。

(5) 动诊与量诊:肩关节动诊检查,患者可做肩关节屈、伸、内收、外展、内旋、外旋运动,注意肩关节是一活动性很大的关节,周围附着的肌肉很多,检查时要区分不同肌肉在不同体位、姿势、角度的不同作用。

(6) 特殊检查

1) 搭肩试验(Dugas 征):患者肘关节屈曲,手放在对侧肩关节前方,如肘关节不能与胸壁贴紧则为阳性,提示肩关节脱位。

2) 肱二头肌长头紧张试验(Yer-gason 征):屈肘,前臂旋后,克服阻力时出现肱骨结节间沟区疼痛,则为阳性,见于肱二头肌长头肌腱炎。

3) 直尺试验(Hamilton 征):用直尺置于上臂外侧,一端贴紧肱骨外上髁,另一端如能贴紧肩峰,则为阳性,提示肩关节脱位。

4) Dawbarn 征:患侧上臂贴近胸壁侧面,肩峰前缘下方触痛,上臂外展后触痛消失,则为阳性,见于急性肩峰下滑囊炎。

2. 肘关节检查

(1) 望诊

1) 正常肘关节携带角:肘关节携带角为 10°～15°,<10° 为肘内翻,>15° 为肘外翻,见于肱骨髁上骨折、肱骨髁部骨折、肘关节脱位及肱骨远端骨骺发育障碍。

2) 肿胀:肘关节积液、滑膜增殖时,肱三头肌腱、尺骨鹰嘴两侧及肘关节部肿胀。肱骨髁上骨折时,肘关节上部明显肿胀;内或外上髁骨折时则肘内外侧局限性肿胀;桡骨头骨折则鹰嘴桡侧皮肤凹陷消失。

3) 对比:两侧对称与否,有无肌肉萎缩、斑疹、水疱等。

(2) 触诊:注意肱骨内外上髁、肘窝及尺骨鹰嘴区压痛点。尺神经有无压痛并向远端放射。滑车上淋巴结的大小,有无异常包块等。

(3) 动诊和量诊:肘关节的主要运动是绕横轴的屈曲和伸直。肘关节的屈伸活动障碍是肱尺关节和肱桡关节的病症;前臂旋转功能障碍是远近尺桡关节和肱桡关节的病症。检查旋转活动时,肘关节必须紧贴胸壁并与对侧比较,以防肩部代偿。

(4) 特殊检查

1) 肘后三角与肘直线试验(Huter 三角与 Huter 直线):正常情况下,肘关节伸直时,肱骨外上髁、肱骨内上髁与尺骨鹰嘴突在一条直线上;肘关节屈曲时,三者呈一等腰三角形;肱骨髁上骨折时,三者位置关系不变;肘关节后脱位时,三者位置关系改变。

2）腕伸肌紧张试验（Mills 征）：伸肘，前臂旋前，腕关节被动屈曲时，肱骨外上髁处疼痛为阳性，见于肱骨外上髁炎（网球肘）。

3）前臂屈肌紧张试验：患者用力握拳，检查者伸入手指与其握力相对抗，出现肱骨内上髁疼痛为阳性，见于肱骨内上髁炎（高尔夫球肘）。

4）肘外翻挤压试验：肘关节伸直位，检查者一手握腕，一手扶患肘，并使其外翻，若有疼痛为阳性，提示桡骨小头骨折。

3. 手与腕关节检查

（1）望诊：可有先天性并指、多指或少指、手分裂、手内翻、鹅颈畸形等。腕下垂见于桡神经损伤，爪形手见于尺神经损伤，猿形手见于正中神经损伤。餐叉畸形见于 Colles 骨折。锤状指见于伸肌腱远端断裂。前臂细、旋前、屈腕及手指屈曲畸形见于 Volkmann 挛缩。

注意包块、肿胀及萎缩情况：腕背桡侧拇长伸肌腱与拇长展肌腱之间的"鼻烟窝"消失，见于腕舟骨骨折；手指骨间关节背侧肿胀多为腱鞘炎或伸肌腱断裂；侧方肿胀为多侧副韧带撕裂；全关节肿胀多见于类风湿关节炎；指骨梭形肿胀见于指骨结核或内生软骨瘤；腕背侧囊性肿物多为腱鞘囊肿。

（2）触诊："鼻烟窝"压痛多为腕舟骨骨折；桡骨茎突处压痛为狭窄性腱鞘炎；尺骨茎突处压痛多为尺骨茎突骨折或尺侧腕伸肌腱鞘炎；掌指关节掌侧压痛多为指屈肌腱狭窄性腱鞘炎。

注意手与腕关节局部解剖关系，如尺桡骨茎突的解剖关系。

（3）叩诊：手桡偏位屈掌指关节，叩击第 2、3 掌骨头，腕舟骨处疼痛者应疑为腕舟骨骨折，手尺偏屈掌指关节，叩击第 4 掌骨头，月骨处疼痛者应疑为月骨骨折。

（4）听诊：手指伸直时出现弹响如扳机样，见于指屈肌腱狭窄性腱鞘炎；前臂旋转时，尺桡远侧关节处发生弹响，多为三角软骨损伤，或为骨关节炎、下尺桡关节脱位。

（5）动诊和量诊：腕关节的主要活动是屈伸和尺桡偏。掌指关节、近侧指间关节和远侧指间关节的活动包括屈曲和伸直，掌指关节还具有内收和外展的功能。拇指活动包括屈伸、收展和对掌。运用合掌法检查腕部屈伸活动是否灵活，是否伴有弹响及阻滞感。

（6）特殊检查

1）握拳尺偏试验（Finkel-stein 试验）：患者握拳，拇指埋于拳内，使腕部尺偏，若桡骨茎突处出现疼痛为阳性（图 14-7），提示桡骨茎突狭窄性腱鞘炎。

2）腕关节尺偏挤压试验：患者腕关节中立位，检查者将其尺偏并挤压，若下尺桡关节处疼痛为阳性，提示三角软骨盘损伤或尺骨茎突骨折。

3）指浅屈肌试验：将患者的手指固定于伸直位，然后嘱患者屈曲需检查的手指近端指间关节，这样可以使指浅屈肌单独运动。如果关节屈

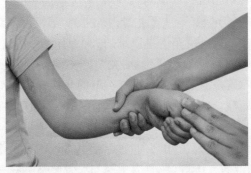

图 14-7　握拳尺偏试验

曲正常,则表明指浅屈肌是完整的;若不能屈曲,则该肌有断裂或缺如。

4)指深屈肌试验:将患者掌指关节和近端指间关节固定在伸直位,然后让患者屈曲远端指间关节。若能正常屈曲,则表明该肌腱有功能;若不能屈曲,则该肌腱可能有断裂或该肌肉的神经支配发生障碍。

（二）下肢检查

1. 髋关节检查

（1）望诊

1)步态:看步态是否稳定,速度均匀否。病理步态有:跛行见于下肢骨关节疼痛或短缩;鸭步见于先天性髋关节脱位、双侧髋内翻;呆步见于关节部分或完全强直者;剪式步态见于脑性瘫痪。

2)畸形:可见屈曲、内收、外展及旋转畸形。

3)局部情况:如肿胀、肿块、窦道、瘢痕、臀肌萎缩不对称,腰前突增加或减小等。

（2）触诊

1)压痛点:腹股沟中点或臀部压痛,可能为髋关节病变。

2)肿块或隆起:注意股三角区有无包块及其性质。臀部异常骨隆起可能为髋关节后脱位;耻骨或闭孔部异常骨隆起可能为髋关节前脱位。

3)弹跳感:弹响髋可能在股骨大转子部触及肌腱弹跳感。

（3）叩诊:患肢伸直,纵向叩击足跟或直接叩击股骨大转子部,出现髋部疼痛者,可能为髋部骨折或炎症。

（4）听诊

1)髋关节屈伸或行走时,股骨大转子上方发出响声为弹响髋。

2)骨传导音:将听诊器置于耻骨联合部,以手指轻叩两侧踝部或髌骨部,正常时两侧音响相等,髋部或股部骨折、脱位后则患侧传导音低沉。

（5）动诊和量诊:注意防止脊椎的代偿动作,在检查时,一下肢屈曲,另一下肢伸直;一下肢外展,另一下肢也外展。这样可防止骨盆的伴随动作。一般明显旋转受限代表关节软骨面的破坏;外展受限可能为软组织病变(压痛点在内侧)或骨组织的病变(障碍在外侧);伸直受限可为关节内病变,也可为腰大肌短缩、痉挛所致。

（6）特殊检查

1)Nelaton(内拉通)线:患者侧卧,髂前上棘到坐骨结节的连线正好通过股骨大转子的最高点,否则为阳性,提示髋关节脱位或股骨颈骨折。

2)Shoemaker(休梅克)线:左右大转子的顶点与同侧髂前上棘作连线,其延长线相交于腹正中线上。若患侧大转子上移,则两线交于中线旁的健侧。

3)Thomas(托马斯)征:患者仰卧位,双手抱健膝尽力屈曲髋膝关节,使大腿贴近腹壁,腰部贴于床面,正常时可伸直患侧下肢。若髋关节不能伸直或腰部呈代偿性前突即为阳性,提示髋关节强直、髂腰肌痉挛等。

4)Trendelenburg试验(屈氏试验):患者背向检查者健肢站立,两下肢交替持重和抬高,注意观察骨盆的动作,患肢屈髋膝上提,患者骨盆、臀皱裂上升为阳性,提示臀肌瘫痪、髋内翻、陈旧性髋部骨折、脱位等。

5)望远镜试验(套叠征):患者仰卧,检查者一手握膝,一手固定骨盆,上下推动股骨干,若感觉有抽动和音响即为阳性,提示小儿先天性髋关节脱位。

6) 双髋外展试验(蛙式试验):患者仰卧位,检查者两手分持双膝,逐渐屈髋并外展,出现外展受限者为先天性髋关节脱位。

7) 髂胫束挛缩试验(Ober 试验):患者健侧卧位,健侧屈髋屈膝,检查者一手固定骨盆,一手握踝,屈患髋膝达 90°后,外展大腿并伸直患膝,大腿不能自然下落,并可于大腿外侧触及条索样物,或患侧主动内收,足尖不能触及床面,则为阳性,提示髂胫束挛缩。

8) Allis(艾利斯)征:患者仰卧位,屈曲两侧髋膝关节,足底平放于床面,跟部对齐,正常时两膝等高,如一侧低于另一侧即为阳性,见于先天性髋关节脱位、股骨或胫腓骨短缩畸形等。

2. 膝关节检查

(1) 望诊

1) 畸形:注意膝内、外翻,屈曲及膝反屈畸形。

2) 对比:有无肿胀,股四头肌萎缩,并与健侧对比,注意肿块、浅静脉怒张、窦道、瘢痕等。

(2) 触诊:压痛点常提示病变部位,如胫骨结节压痛多为胫骨结节骨骺炎;关节浅部压痛多为半月板损伤;髌骨及髌韧带两侧压痛多为膝关节炎症;关节两侧副韧带附着点压痛多为副韧带损伤。

(3) 听诊:膝关节活动时出现弹响声,有时伴疼痛,多为盘状半月板、半月板损伤或关节内游离体;活动时出现沙沙样摩擦音并疼痛者为髌骨软化症;腘窝搏动性肿块或股骨下端肿块可听到血管杂音,多见于动脉瘤或动静脉瘘。

(4) 动诊和量诊:膝关节的运动主要是横轴的屈和伸,在膝屈曲 90°时也可以在纵轴进行内外旋运动,嘱患者蹲下和站立观察屈伸活动,患者仰卧位时嘱其屈膝和伸膝,坐位时可内外旋小腿观察膝关节的内外旋运动。

(5) 特殊检查

1) 浮髌试验:患腿膝关节伸直,放松股四头肌,检查者一手挤压髌上囊,使关节液积聚于髌骨后方,另一手食指轻压髌骨,如有浮动感觉,即能感到髌骨碰撞股骨髁的碰击声;松压则髌骨又浮起,则为阳性(图 14-8)。正常成人滑液为 5ml,积液达 50ml 以上方出现此征。

2) 髌骨摩擦试验:患者仰卧位,伸膝,检查者一手按压髌骨,使其在髌股关节面上下活动,出现摩擦音或疼痛为阳性,常见于髌骨软化症。

3) McMurray(麦克马瑞)征:患者取仰卧位,检查者一手固定患侧膝部,另一手握住患肢踝部,使其膝关节尽力屈曲,然后再使小腿内收外旋,同时伸膝关节,如出现响声和疼痛,则为本征阳性。反之,小腿外展

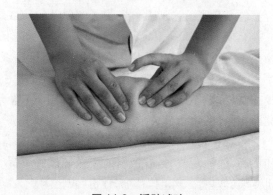

图 14-8 浮髌试验

内旋同时伸膝关节,如出现疼痛和响声,亦为阳性。在出现响声的同时,检查者固定膝部的手,可扪及弹跳感。

4）研磨试验(Apley 试验):患者俯卧,屈膝 90°,检查者双手握患肢足部,左腿压住患腿,旋转提起患膝,若出现疼痛,则为侧副韧带损伤;将膝下压,再旋转,若出现疼痛,则为半月板损伤;轻微屈曲时痛,提示半月板前角损伤。

5）侧方挤压试验:又称内翻或外翻应力试验。患者仰卧,稍屈膝,肌肉放松,检查者一手按压大腿下端,一手握其踝部,小腿外展时膝内侧疼痛或有侧方活动,为内侧副韧带损伤;小腿内收时膝外侧疼痛或有侧方活动,为外侧副韧带损伤(图 14-9)。

6）过伸试验(Jone 试验):患者仰卧,伸膝,检查者一手固定膝部,一手托起小腿,使膝过伸,出现疼痛者提示半月板前角损伤、髌下脂肪垫肥厚等症。

7）抽屉试验:患者屈膝 90°,检查者双手握膝部下方做前后推拉活动,正常时可有少许(0.5cm)前后活动,如过度向前移位(1cm),为前交叉韧带损伤,过度向后移位,为后交叉韧带损伤,过度向前、向后移位,则为前、后交叉韧带损伤(图 14-10)。

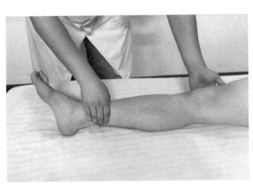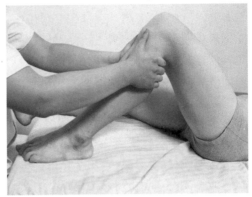

图 14-9　侧方挤压试验　　　　图 14-10　抽屉试验

3. 足与踝关节检查

（1）望诊

1）畸形:可见马蹄足、扁平足、内翻足、尖足内翻、尖足外翻、跟足外翻、锤状趾、高弓足、仰趾足、爪形趾、多趾及并趾等畸形。

2）跛行:可有小腿肌肉萎缩,局部脓肿、肿块、瘀斑、窦道、瘢痕、异常骨性隆起,足底胼胝、溃疡等。

（2）触诊

1）压痛点:骨折或韧带损伤于局部有压痛区;第 2、第 3 跖骨头部压痛为趾痛症(Morton 病)或骨软骨炎;第 2、第 3、第 4 跖骨干压痛可能提示行军骨折;跟腱压痛可能为跟腱鞘炎;跟内侧压痛多为跟骨骨刺或跖筋膜炎。

2）动脉搏动:重点是足背动脉和胫后动脉搏动情况,并两侧对比;跟腱断裂可于皮下触及一横沟;腓骨长、短肌腱滑脱可见于外踝后方触及肌腱弹跳。

（3）特殊检查

1）Helbing(赫尔本)征:正常站立时跟腱长轴与下肢长轴相平行,足内外翻时跟腱长轴向内或外偏斜为阳性体征。

2）捏小腿三头肌试验：俯卧位，足垂床缘下，检者用手抓捏小腿三头肌肌腹，正常情况下，可出现踝关节跖屈动作，若无跖屈动作出现，则提示跟腱断裂或胫神经损伤。

3）前足横向挤压试验：检查者双手自两侧挤压前足引起疼痛，提示跖骨骨折、跖间肌损伤。Morton 病除了放射痛外，还有足趾麻木。

（三）躯干部分检查

1. 脊柱检查

（1）望诊：观察头部、颜面畸形及特殊姿势，如头向一侧倾斜、颈前屈、过度后伸或以手托下颌，脊柱后突、侧弯、侧倾畸形等。脊柱活动是否受限，改变体位后畸形可否纠正或消失，有无椎旁包块、窦道、瘢痕、肿胀、瘀斑、腰骶部沉着、异常毛发等，亦应观察步态。

（2）触诊

1）压痛点：常为病变所在处，可以拇指检查压痛点，并粗略判断其深浅度。颈椎病多见于第 5、第 6、第 7 颈椎棘突旁压痛；落枕压痛点多在斜方肌中点；前斜角肌综合征于颈后三角区有压痛。竖脊肌外缘深部压痛常为横突骨折及肌肉、韧带劳损。腰椎间隙棘突旁或椎旁压痛并向患侧下肢放射多为腰椎间盘突出症。棘突上压痛多为棘上韧带劳损、损伤，棘突滑囊炎及骨折。棘间压痛多为棘间韧带劳损。肌纤维组织炎压痛点则较为广泛。

2）包块和肌痉挛：疑是结核时应检查椎旁、髂窝、腰三角及骨内侧有无包块，并注意其硬度、波动、压痛等。腰痛可有腰肌痉挛。

3）棘突与椎体定位：第 7 颈椎棘突为颈椎中最突出者，第 3 胸椎棘突与肩胛冈内侧端平齐，第 5 腰椎棘突与髂结节平齐为菱形窝上点，第 2 骶椎棘突与髂后上棘平齐，为蛛网膜下隙终点，第 3 骶椎棘突与髂后下棘平齐，骶尾关节在臀裂上端，为菱形窝下点，尾骨尖在肛门后上方。

以棘突定椎体位置：成人于立正位，颈椎和上胸椎棘突与同位椎体平齐，中胸椎棘突与下一椎体下缘平齐，下胸椎棘突与下一椎体中部平齐，腰椎棘突与同位椎体平齐。

以人体前面体表标志定椎体位置：姿势为立正位，下颌角对第 2 颈椎椎体下缘，舌骨对第 3、4 颈椎椎间隙，甲状软骨对第 5 颈椎椎体，胸骨上切迹对第 2、第 3 胸椎间隙，胸骨角对第 4~6 胸椎椎体，剑突对第 9 胸椎椎体，季肋下缘对第 3 腰椎椎体，脐对第 3、第 4 腰椎间隙。

（3）叩诊：用拳叩击头顶引起颈部疼痛时常提示颈部有病变。用拳或叩诊锤敲击棘突，有深部痛者可能为椎体病变，如结核等。

（4）特殊检查

1）Adson（艾迪森）试验：患者端坐凳上，两手置于膝部，先比较两侧桡动脉搏动力量，之后使患者尽力抬头做深吸气，并将头转向病侧，再比较两侧脉搏（或血压），倘使患侧脉搏减弱（或血压降低），则说明头部转向病侧时锁骨上窝部变性挛缩的前斜角肌拉紧，压迫血管所致。

2）臂丛神经牵拉试验：令患者尽量做颈部前屈，检查者一手放于病侧头部，另一手握住患者病侧腕部,双手向反方向推拉,此时臂丛神经受牵拉,如患肢有放射痛或放射性疼痛加重,则为阳性,多见于神经根型颈椎病。

3)椎间孔挤压试验:患者取坐位,头微向患侧倾斜,检查者立于患者后方,用双手按头顶向下施加压力,出现疼痛并向上肢放射者为阳性,常见于神经根型颈椎病。

4)拾物试验:将一物品放在地上,令患者拾起。脊椎正常者可两膝伸直,腰部自然弯曲,俯身将物品拾起;如患者先以一手扶膝、蹲下、腰部挺直地用手接近物品,屈膝屈髋而不弯腰的将物拾起,此即为拾物试验阳性,多见于脊椎病变如脊椎结核、强直性脊柱炎、腰椎间盘突出、腰肌外伤及炎症等。

5)儿童脊柱超伸试验:患儿俯卧,检查者将其两小腿提起,正常脊柱后伸自如且痛。脊柱僵直并随臀部抬高者为阳性,见于脊椎结核。

6)直腿抬高试验:患者仰卧、伸膝,检查者一手压患膝,另一手托足跟,抬高肢体至患者疼痛或不能继续抬高为阳性,并记录其角度,于30°~70°出现阳性者才有意义,常为腰椎间盘突出症。

7)足背伸试验:又称直腿抬高加强试验、Bragard 征。直腿抬高至痛时,降低5°左右,再突然使足背伸,可引起大腿后侧剧痛,常为腰椎间盘突出症。

8)屈颈试验:患者仰卧,也可端坐或者直立位,检查者一手置于患者胸部前,另一手至于枕后,缓慢、用力地上抬其头部,使颈前屈,若下肢出现放射痛,则为阳性。阳性者主要见于腰椎间盘突出症的"根肩型"患者。

9)仰卧挺腹试验:患者处于仰卧位,两手置于体侧,以枕部及两足跟为着力点,将腹部向上抬起,如可感到腰痛及患侧下肢放射痛,即为阳性,提示坐骨神经痛。

10)股神经牵拉试验:患者俯卧、屈膝,检查者将其小腿上提或尽力屈膝,出现大腿前侧放射性疼痛者为阳性,见于股神经受压,多为腰椎间盘突出症。

11)骨盆回旋试验:患者仰卧,双手抱膝,极度屈髋屈膝。检查者一手扶膝,一手托臀,使臀部离开床面,腰部极度屈曲,摇摆膝部,腰痛者则为阳性,多见于腰部软组织劳损或腰椎结核。

12)梨状肌紧张试验:患者仰卧位,伸直患肢,做内收、内旋动作,出现坐骨神经放射性痛后,迅速外展、外旋,疼痛可缓解,即为阳性体征,见于梨状肌综合征。

2. 骨盆环检查

(1)望诊:观察骨盆有无倾斜,正常时两侧髂前上棘处于同一水平,骨盆骨折、脊柱侧弯、下肢短缩、臀肌瘫痪、内收肌痉挛等均可导致骨盆倾斜。注意臀部、会阴、阴囊及下腹部有无肿胀、瘀斑、包块、尿道外口滴血、窦道、瘢痕、畸形等。

(2)触诊

1)压痛点:骨盆环损伤时,局部明显压痛,检查顺序为髂前上棘及下棘、耻骨横行支、耻骨联合、耻骨降支、坐骨升支及体部、髂后上棘、骶尾骨。髂窝脓肿可在髂凹触及压痛。腰骶部压痛可能为劳损、结核、强直性脊柱炎。

2)肿块:注意腰、骶、尾部及髂骨翼、坐骨结节、髂凹部有无肿块及肿块性质。

3)肛诊:患者侧卧或仰卧位,注意骶前、骶骨与耻、坐骨有无肿块及其性质,骶尾骨有触痛并异常活动可能为骨折脱位,指套有血迹可能为直肠损伤。

（3）特殊检查

1）骨盆挤压及分离试验：患者仰卧位，检查者双手将两侧髂嵴用力向外下方挤压，称骨盆分离试验。反之，双手将两髂骨翼向中心相对挤压，称为骨盆挤压试验。能诱发疼痛者多为阳性，见于骨盆环骨折（图14-11）。

2）"4"字试验（Fabere、Patrick 征）：患者仰卧，患肢屈髋膝，并外展外旋，外踝置于对侧大腿上，两腿相交成"4"字，检查者一手固定骨盆，一手于膝内侧向下压。若骶髂关节痛，则为阳性，说明骶髂关节有病变（图14-12）。

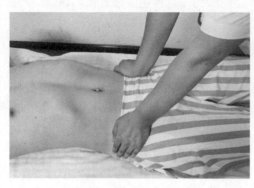
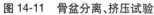

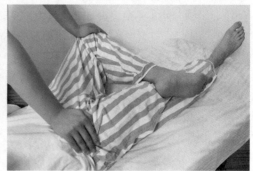

图 14-11　骨盆分离、挤压试验　　　　　　图 14-12　"4"字试验

3）床边试验（Gaenslen 征）：患者仰卧位，患侧靠床边使臀部能稍突出，大腿能垂下为宜。对侧下肢屈髋、屈膝，双手抱于膝前。检查者一手扶住髂嵴，固定骨盆，另一手将垂下床旁的大腿向地面方向加压，如能诱发骶髂关节处疼痛则为阳性，说明骶髂关节有病变（图14-13）。

4）伸髋试验（Yeoman 试验）：患者俯卧位，屈膝至90°，检查者一手压住患侧骶髂关节，一手向上提起患侧小腿，如能诱发骶髂关节部位疼痛，则为阳性，说明骶髂关节有病变。

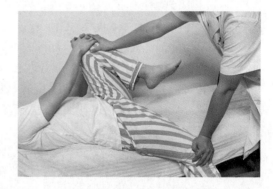

图 14-13　床边试验

5）跟臀试验（Ely 试验）：患者俯卧位，一侧膝关节屈曲，使足跟接近臀部，正常时见骨盆前倾，腰椎弧度增大。骶髂关节有病变时，见骨盆自床上提起，腰椎活动受限。

三、相关神经系统检查

（一）运动系统检查

1. 肌容积　观察肌肉有无萎缩及肥大，测量肢体周径，判断肌肉营养状况。

2. 肌张力　肌张力指静息状态下肌肉紧张度。检查方法：嘱患者肌肉放松，用手触摸肌肉硬度，并测定其被动运动时的阻力及关节运动幅度。亦可叩击肌腱听声音，声音高者肌张力高，声音低者肌张力低。

（1）肌张力增加：触摸肌肉时有坚实感,做被动检查时阻力增加。具体表现如下。

痉挛性：在被动运动开始时阻力较大,终末时突感减弱,称为折刀现象,见于锥体束损害者。

强直性：指一组拮抗肌的张力增加,做被动运动时,伸肌与屈肌肌力同等增加,如同弯曲铅管,称为铅管样强直,见于锥体外系损害者。如在强直性肌张力增加的基础上又伴有震颤,做被动运动时可出现齿轮样顿挫样感觉,故称齿轮样强直。

（2）肌张力减弱：触诊肌肉松软,被动运动时肌张力减低,可表现关节过伸,见于周围神经、脊髓灰质前角病变。

3. 肌力　指肌肉运动时的最大收缩力。

（1）肌力评价标准：通常采用 Code 0~5 级的六级分级法：

0 级：肌力完全消失,无活动。

Ⅰ 级：肌肉能收缩,关节不活动。

Ⅱ 级：肌肉能收缩,关节稍有活动,但不能对抗肢体重力。

Ⅲ 级：能对抗肢体重力使关节活动,但不能抗拒外来阻力。

Ⅳ 级：能对抗外来阻力使关节活动,但肌力较弱。

Ⅴ 级：肌力正常。

（2）肌力检查法：检查时令患者做肢体屈伸动作,检查者从相反方向给予阻力,测试患者对阻力的克服力量,注意两侧比较。全身肌肉大致可分为颈部和躯干肌肉、肩带和上肢肌肉、骨盆带和下肢肌肉三组。各肌肉肌力检查法表 14-3。

表 14-3　全身各肌肉检查法

肌肉名称	神经支配	检查方法
胸锁乳突肌	$C_{2~3}$ 副神经颈丛肌支	令患者用力将头转向对侧,并略仰视可触及该肌
腹直肌	$T_{5~12}$ 肋间神经	患者仰卧屈髋,用力坐起,可在腹部触及该肌
背伸肌	$C_8 \sim L_1$ 脊神经后支	令患者俯卧,胸腰椎用力背伸,可触及该肌群
斜方肌	$C_{3,4}$ 副神经外侧支	用力耸肩,向后内收两肩,可触及该肌的上下半
菱形肌	$C_{4,5}$ 肩胛脊神经	用力向后内收一侧肩胛,该肌收缩,肩胛内缘上提
前锯肌	$C_{5~7}$ 胸长神经	双手用力推一物体,如斜方肌用力时,该肌正常使肩胛内缘紧贴胸壁,麻痹时肩胛骨与胸壁分离呈"翼状肩"
胸大肌	$C_5 \sim T_1$ 胸前内侧皮神经	上臂高举过肩并内收,可触该肌锁骨部,微举上臂并内收,可触及该肌胸骨部
冈上肌	C_5 肩胛上神经	上臂外展,可在冈上窝触及该肌
冈下肌	$C_{5,6}$ 肩胛上神经	屈肘 90°,前臂外旋,在冈下窝触及该肌
背阔肌	$C_{6~8}$ 胸背神经	肩外展至水平位,再抗阻力内收,可在腋窝后触及

续表

肌肉名称	神经支配	检查方法
三角肌	$C_{5,6}$ 腋神经	肩关节外展,上臂与躯干在 15°~90° 角,可触及该肌
肱二头肌	$C_{5,6}$ 肌皮神经	前臂旋后,用力屈肘,可触及该肌
肱三头肌	$C_{7,8}$ 桡神经	托住上臂,抗阻力伸展,可触及该肌
肱桡肌	$C_{5,6}$ 桡神经	前臂置于中立位,用力屈前臂可触及该肌
桡(尺)侧腕伸肌	$C_{5,6}$ 桡神经	腕及手指伸直,用力向桡(尺)侧伸腕,可触及该肌
旋后肌	$C_{5,6}$ 桡神经	前臂伸展,用力旋后
指伸总肌	$C_{5,6}$ 桡神经	用力伸展指关节,可触及该肌
拇外展肌	$C_{5,6}$ 桡神经	拇指用力外展,可触及该肌
旋前圆肌	$C_{6,7}$ 正中神经	伸展前臂,用力旋前,可触及该肌
桡侧腕屈肌	$C_{6\sim8}$ 正中神经	腕关节用力向桡侧屈腕,可触及该肌
拇收肌	C_8、T_1 尺神经	拇指置于第 2 指掌面,使指甲与掌面垂直,用力夹持一张纸片,视其能否夹住
尺侧腕屈肌	C_8、T_1 尺神经	腕和手指伸展,掌心向上,用力屈腕
蚓状肌	C_8、T_1,第 1、2 和 3、4 蚓状肌分别为正中和尺神经	第 1 蚓状肌、骨间肌:第 2 指掌指关节过伸位固定、用力伸直近端指间关节
骨间肌	C_8、T_1 尺神经	第 1 骨间背侧肌:手指掌平放,食指用力外展 第 1 骨间掌侧肌:手掌、手指平放,使第 2 指用力内收
髂腰肌	C_{12}~L_4 股神经	用力屈髋,在股部施以阻力
缝匠肌	$L_{2\sim3}$ 股神经	踝后方加阻力,屈膝并用力内收,内旋髋关节,股前方可触及该肌
股四头肌	$L_{2\sim4}$ 股神经	屈膝位用力伸膝
股内收肌	$L_{2\sim4}$ 闭孔神经	下肢伸直,向外施以阻力,用力内收
股外旋肌	L_4~S_3 坐骨神经	屈膝,略屈髋,在膝外侧、踝内侧施阻力,髋用力外展
股后肌	L_4~S_2 坐骨神经	俯卧位,踝后方施阻力,用力屈膝
臀中肌	L_4~S_1 坐骨神经	俯卧位,下肢外展
臀大肌	L_4~S_1 坐骨神经	俯卧位,下肢用力后伸
胫前肌	L_4~S_1 腓深神经	踝关节用力背屈,在跟前触及该群
趾长伸肌	L_4~S_1 腓深神经	用力背屈各趾,可在踝前方触及该肌群

续表

肌肉名称	神经支配	检查方法
腓骨长肌	$L_4 \sim S_1$ 腓浅神经	用力将足外翻并跖屈踝关节,可在小腿外侧触及该肌
趾屈肌	$L_5 \sim S_2$ 胫神经 $L_5 \sim S_1$ 足底内侧神经	趾跖面施以阻力,用力跖屈
胫后肌	$L_5 \sim S_2$ 胫神经	踝关节用力内翻
小腿三头肌	$L_4 \sim S_2$ 胫神经	踝关节跖屈,足尖站立,小腿后方可触及该肌群

4. 共济运动检查 当脊髓后索、小脑等器官发生病变时可出现共济失调。常用的检查方法有指鼻试验、快复轮替试验、跟膝胫试验和 Romberg 试验。

（二）感觉功能检查

人体皮肤感觉由脊髓发出神经纤维支配,呈阶段性分布（图 14-14）。检查时必须在安静温暖的条件下进行,并与患者说明检查方法,取得配合。

1. 浅感觉 包括皮肤黏膜的触、痛觉及温度觉。

（1）触觉:用棉絮轻触皮肤或黏膜,自躯干到四肢上端逐次向下,询问是否察觉及其敏感程度,对异常区域做出标记。触觉障碍常见于脊髓丘脑前束和后索病损。

（2）痛觉:用锐针轻刺皮肤,询问有无痛感及疼痛程度。要求用力适当,不应重刺出血,并将结果记录。检查时应自上而下,从一侧至另一侧,从无痛觉区向正常区,不应遗留空白区。痛觉障碍常见于脊髓丘脑侧束损害。

（3）温度觉:分别用盛冷（5~10℃）、热（40~45℃）水的试管轻触皮肤,询问患者感受（冷或热）。温度觉障碍常见于脊髓丘脑侧束损害。

2. 深感觉

（1）震动觉:用震动着的音叉（128Hz）置于骨突起处,询问有无震动感觉,判断两侧有无差别,障碍见于后索病损。

（2）关节觉:轻轻掰动患者的手指或足趾,做被动伸、屈动作,询问是否觉察及其移动方向;或让患者闭目,然后将其肢体放在某位置上,询问能否明确说明肢体所处的位置。

（3）位置觉:检查者将患者的肢体摆放在某一个姿势,请患者描述改姿势或用对侧肢体进行模仿,位置觉障碍见于后索病损。

3. 复合感觉 复合感觉是大脑综合分析的结果,也称皮质感觉。包括皮肤定位觉、两点辨别觉、实体辨别觉及体表图形觉,是大脑综合、分析、判断的结果,故也称皮质感觉。在骨科检查中偶可应用。

（三）反射检查

反射是机体对感受刺激引起的不随意运动的定型反应,是神经活动的基本形式。完成每个反射必经反射弧,包括感受器、传入神经、反射中枢、传出神经和效应器。反射弧的任何部位中断或抑制均可致反射消失或减弱。

检查反射时应注意:①保持患者全身肌肉放松,并分散其注意力;②被检查肢体被

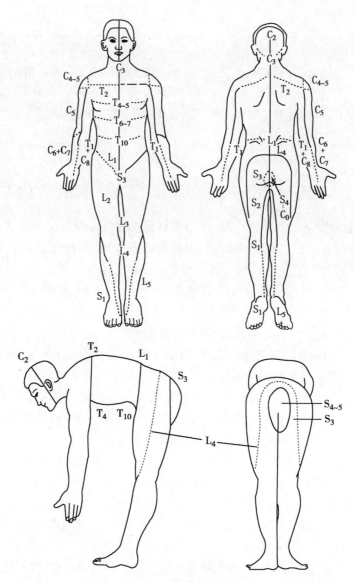

图 14-14　脊髓节段性感觉支配

动放置于适当位置,使肌肉保持适当张力;③检查时做到双侧肢体姿势一样,叩击或划擦部位和力量一样,检查结果双侧对比;④如果腱反射引不出可用加强法,即让未被检查的肌肉同时收缩,例如检查上肢反射可让患者同时咬牙,夹紧双膝或另手握拳,如检查下肢则嘱患者同时用力扣拉双手;⑤被检查部位有无影响检查结果的因素,如外伤、瘢痕、炎症、挛缩、畸形等。

1. 浅反射　指刺激体表感受器(如皮肤、黏膜等)引起的反射(表 14-4)。

临床意义:

(1) 浅反射消失或减弱,表示反射弧中断或抑制。

(2) 腹壁、提睾、足底反射除有节段性反射弧外还有皮质反射弧,即反射的冲动通过脊髓至大脑皮质后再沿锥体束传至脊髓前角细胞,当该反射弧受损时上述反射亦

表 14-4　常用浅反射检查方法

反射		检查方法	反射表现	肌肉	神经	节段定位
腹壁反射	上	较锐物从腹部外侧缘由下向上快速划过	上腹壁收缩	腹横肌	肋间神经	$T_{7~8}$
	中	自腹中部外侧快速向脐孔方向划过	中腹壁收缩	腹斜肌	肋间神经	$T_{9~10}$
	下		下腹壁收缩	腹直肌	肋间神经	$T_{11~12}$
提睾反射		轻划股内侧	同侧睾丸上提	提睾肌	生殖股神经	$L_{1~2}$
肛门反射		轻划或刺激肛门附近皮肤	外括约肌收缩	肛门括约肌	肛尾神经	$S_{4~5}$
正跖反射（足底反射）		轻划足底外侧	足趾和足向跖面屈曲	屈趾肌	坐骨神经	$S_{1~2}$

可出现减弱或消失,见于锥体束病损或末梢神经病变。

（3）腹壁反射减弱还可以见于老年人、皮下脂肪过厚及腹壁松弛等。

（4）提睾反射在正常人亦可双侧不对称。

（5）肛门反射减弱或消失说明双侧锥体束或马尾神经均有损害,因为肛门外括约肌受双侧会阴神经支配,单侧锥体束或马尾神经损害时,肛门反射仍存在。

2. 深反射　指刺激肌肉、肌腱、骨膜和关节的本体感受器而引起的反射（表14-5）。

表 14-5　常用深反射检查法

反射	检查法	反射表现	肌肉	神经	节段定位
肱二头肌腱反射	屈肘,检查者一手托肘部,拇指按二头肌腱部,用捶击拇指	前臂屈曲	肱二头肌	肌皮神经	$C_{5~6}$
肱三头肌腱反射	肘略屈,捶击三头肌腱始部	前臂伸展	肱三头肌	桡神经	$C_{6~7}$
桡骨膜反射	肘略屈,前臂旋后,轻击桡骨外下1/3	前臂屈曲腕指背屈	肱桡肌、肱二、三头肌,旋前圆肌	正中神经、桡神经和肌皮神经	$C_{5~8}$
膝腱反射	膝略屈,叩击膝腱	膝关节伸展	股四头肌	股神经	$L_{2~4}$
跟腱反射	仰卧,髋外展外旋,一手托足跟,叩击跟腱	踝关节跖屈	腓肠肌	坐骨神经	$S_{1~2}$

临床意义:

（1）深反射减弱或消失表示反射弧抑制或中断。

（2）深反射亢进通常由上运动神经元病变所致，如锥体束病损，致脊髓反射弧的抑制释放。

（3）深反射对称性改变不一定是神经系统病损所致，而不对称性改变（如一侧增强、减弱或消失）则是神经系统病损的重要体征。

（4）髌阵挛和踝阵挛是腱反射亢进的表现，在锥体束损害时出现。

3. 阵挛 在锥体束以上病变，深反射亢进时，用力使相关肌肉处于持续性紧张状态，该组肌肉发生节律性收缩。

（1）踝阵挛：检查时嘱患者仰卧，髋关节与膝关节稍屈，一手持患者小腿，另一手持住患者足的远端，用力使踝关节背屈，则踝关节呈节律性伸屈运动。一般见于锥体束损伤。也可见于中枢神经系兴奋性亢进和神经官能症。营养性巨幼细胞贫血维生素 B12 缺乏的重症病例中，可出现踝阵挛。

（2）髌阵挛：患者仰卧，下肢伸直，检查者用拇食两指夹住髌骨上缘，突然向下方推动，并维持不放松，附着在髌骨上缘的股四头肌肌腱被拉长，当膝反射增高时引起该肌收缩，肌腱继续拉长，髌骨即出现连续上、下有节律的颤动。

髌阵挛是腱反射高度增强的指征，可发生在任何有腱反射增强的场合，也包括神经系统无器质性病变时。神经官能症和全身生理反射亢进时的阵挛和器质性病变的阵挛不同，前者通常不恒定，两侧表现程度一般相等，不伴有器质性症状。两侧反射不对称，则表示有器质性疾病。在神经根或脊髓灰质中的反射弧损坏，或者一侧反射增强，说明锥体束损害。

4. 病理反射 指当中枢神经系统损害，主要是锥体束受损，对脊髓的抑制作用丧失而出现的异常反射（表 14-6）。

表 14-6 常见病理反射

名称	检查方法	表现
Hoffmann 征	前臂旋前，掌面向下，检查者向掌侧弹拨中指指甲	拇指和其他各指迅速屈曲
Babinski 征	锐器在足底外侧缘，自后向前快速划过	踇趾背伸，外展余指呈扇形分开
Chaddock 征	以锐器自外踝处由后向前快速划过	踇趾背伸
Oppenheim 征	检查者用拇指沿胫骨自上而下擦过	踇趾背伸
Rossolimo 征	快速叩击足趾的趾面	足趾跖屈
Gordon 征	检查者用手挤压腓肠肌	踇趾背伸

临床意义：

（1）病理反射出现表现皮质运动区或锥体束的病损。

（2）Babinski 征可在 1 岁以下的婴儿，深睡或昏迷状态者出现，往往为双侧性，也可在末梢神经疾病等情况下出现。

（3）Hoffmann 征偶见于常人，无病理意义，仅在反应强烈或双侧明显不对称时才具有临床意义。

（4）当一侧病理征阳性，伴有深反射亢进、浅反射减弱或消失时，提示锥体束或皮质运动区受损。

（5）病理反射阴性，而深、浅反射均减弱或消失时常提示周围神经病损或肌病。

（6）病理反射阴性，深反射正常，浅反射活跃常提示神经功能性障碍。

（7）防御性反射是指脊髓横贯性损害，脊髓与大脑联系中断，刺激脊髓损伤平面以下皮肤或剧烈跖屈诸趾，引起屈髋、屈膝和踝关节背屈的现象。

（四）自主神经检查

1. 括约肌功能 肛门及膀胱肌括约肌直接受骶髓的低级自主中枢控制。当骶髓或低位脊髓发生病变时，出现大小便潴留，当高位脊髓发生病变时，则出现尿失禁。大便秘结或失禁。

2. 发汗试验 发汗试验是检查自主神经系统功能的方法之一，其做法是：将患者皮肤洗并干燥，用含碘溶液（纯碘 2g，蓖麻油 10ml，无水乙醇 100ml）涂于体表（外阴部和眼睑不宜涂布），待皮肤晾干后撒以淀粉，当皮肤出汗时，碘使淀粉变蓝色，观察其颜色变化及分布情况。

3. 皮肤划痕征 用光滑小木签钝头在皮肤上划线，数秒后出现先白后红的条纹，为正常，若划后出现白色线条，则为阳性，系因毛细血管痉挛（交感神经兴奋）所致。

4. 总体反射 为脊髓自动反射的一部分，除髋、膝、踝屈曲外还可以出现不自主排尿、排便，损伤平面以下皮肤出汗、反射性充血和立毛反应等自主神经受损表现。

（卢建华）

复习思考题

1. 试述骨伤科体格检查操作注意事项。

2. 试述骨伤科的听诊内容。

3. 何谓 Thomas 征和 Trendelenburg 试验？其各自的临床意义是什么？

4. 试述脊柱触诊检查时棘突与椎体定位。

5. 试述肌力检查的 Code 0~5 级的六级分级法。

6. 试述浅反射检查的临床意义。

扫一扫，
测一测

笔记

第十五章

辅助检查方法

培训目标

1. 掌握辅助检查的临床应用与诊断方法。
2. 熟悉辅助检查方法的适用范围及操作方法。
3. 了解辅助检查方法的检查应用原理。

一、X 线检查

（一）X 线检查应用原理

X 线检查是骨伤科临床检查与诊断的重要手段之一。骨组织是人体的硬组织,具有含钙量多,密度高的特点,X 线不易穿透,可与周围软组织形成良好的对比,使 X 线检查可以显现出清晰的影像。通过 X 线检查,不仅可以了解骨与关节伤病的部位、类型、范围、性质、程度和周围软组织的关系,进行一些疾病的鉴别诊断,为治疗提供可靠的参考,还可在治疗过程中知道骨折脱位的手法整复、牵引、固定等治疗效果,病变的发展及预后的判断等。此外,还可以通过 X 线检查观察骨骼生长发育的情况,以及某些营养和代谢性疾病对骨骼的影响。

（二）X 线检查在骨伤科的应用

1. X 线检查的位置选择

（1）正位:正位片又分前后正位和后前正位,X 线球管在患者前方、照相底片放在体后是前后位;若球管从患者后方向前投照,则为后前位。

（2）侧位:X 线球管置侧方,底片置另一侧,投照后获得侧位照片,和正位照片结合起来,即可获得被检查部位的完整影像。

（3）斜位:侧位片上重叠阴影太多时,可以申请斜位片。为显示椎间孔或椎板病变,在检查脊柱时也申请斜位片。骶髂关节在解剖上是偏斜的,也只有斜位片方能看清骶髂关节间隙。

（4）开口位:颈椎 1~2 正位被门齿和下颌重叠,无法看清,开口位 X 线片可以看到齿状突骨折、齿状突发育畸形、寰枢椎脱位等病变。

（5）过伸过屈位：颈椎或腰椎，除常规X线检查外，为了解椎间盘退变情况，椎体间稳定情况等，可将X线球管由侧方投照，令患者过度伸展和屈曲颈椎或腰椎，拍摄X线侧位片，也叫脊椎运动检查。

（6）断层：摄影检查利用X线焦距的不同，使病变分层显示影像，减少组织重叠，可以观察到病变中心的情况，如肿瘤、椎体爆裂性骨折检查中有时采用。

（7）轴位：轴位是相对于正位和侧位而言，X线沿检查部位的长轴方向进行投照，常见的有髌骨、跟骨等的轴位片。

（8）切线位：切线位投照，即取患者局部病变，采取适当的位置进行投照，它可弥补常规投照的缺陷，对确定病变的暴露大小、形态、密度、有或无、良性或恶性都有较大帮助，是临床X线工作中常规检查不可缺少的一种检查方法，常可用于骨骼、颅脑、异物定位等。

2. X线片的阅读技能

（1）X线片的质量评价：首先要评价此X线片的质量如何，质量不好的X线片常常会使一些病变显示不出，或无病变区看似有病变，引起误差；高质量的X线片黑白对比清晰，骨小梁、软组织的纹理清楚。

（2）骨骼的形态及大小比例：因为X线检查时对各部位的线焦距和片距是一定的，所以X线片上的影像大体一致，只要平时掌握了骨骼的正常形态，阅片时对异常情况很容易分辨出来，大小比例随年龄有所不同，但也大致可以看出正常或不正常，必要时可与健侧对比。

（3）骨结构：骨膜在X线下不显影，若在骨皮质外有骨膜阴影，只有骨过度生长时出现，恶性肿瘤可先有骨膜阴影，雅司病、青枝骨折或疲劳骨折时也会出现阴影。骨皮质是致密骨呈透亮白色，骨干中部厚、两端较薄，表面光滑，但肌肉韧带附着处可有局限性隆起或凹陷，是解剖上的凹沟或骨嵴，不要误认为是骨膜反应。长管状骨的内层或两端，扁平骨如髂骨、椎体、跟骨等处均系松质骨，良好的X线片上可以看到按力线排列的骨小梁；若排列紊乱可能有炎症或新生物；若骨小梁透明，皮质变薄，可能是骨质在松质骨内看到有局限的疏松区或致密区，可能是无临床意义的软骨岛或骨岛，但要注意随访。在干骺端看到有一条或数条横形的白色骨致密阴影，这是发育期发生疾病或营养不良等原因产生的发育障碍线，无明显的临床意义。

（4）关节及关节周围软组织：关节面透明软骨不显影，故X线片上可看到关节间隙，此间隙有一定宽度，若间隙过宽可能有积液；关节间隙变窄，表示关节软骨有退变或破坏。骨关节周围软组织如肌腱、肌肉、脂肪虽显影不明显，但它们的密度不一样，若X线片质量好，可以看到关节周围脂肪阴影，并可判断关节囊是否肿胀，腘窝淋巴结是否肿大等，对诊断关节内疾患有帮助。

（5）儿童骨骺：注意儿童生长的骨骺骨化中心出现年龄。在长管状骨两端为骨骺，幼儿未骨化时为软骨，X线不显影；出现骨化后，骨化中心由小逐渐长大，此时X线片上只看到关节间隙较大，在骨化中心和干骺端也有透明的骺板。当幼儿发生软骨病或维生素A中毒时，骺板出现增宽或杯状等异常形态。

（6）脊椎：上颈椎开口位要看齿状突有无骨折线，侧块是否对称；侧位观察寰椎的位置，一般寰椎前弓和齿状突前缘的距离，成人不超过3mm，幼儿不超过5mm，若超过可能有脱位。寰椎后弓结节前缘和第二颈椎棘突根前缘相平,否则可能是脱位。齿状突后缘和第二颈椎椎体后缘相平,否则可能是骨折脱位。

其他颈椎正位呈两侧稍突起,若钩椎关节突起较尖而高,甚或呈鸡嘴样侧方突出,临床上可压迫神经根或椎动脉。侧位片先看椎体,小关节的排列,全颈椎生理弧度是否正常,有无中断现象,还要看椎间隙有无狭窄,椎体缘有无增生,运动照片上颈椎弧度有无异常,椎体间有无前后错动形成台阶状。还要测量椎管的前后径,椎弓根的横径,过大可能是椎管内肿瘤,过小可能是椎管狭窄。颈椎前方为食管、气管,侧位片上椎体和气管间软组织阴影有一定厚度,若增厚应怀疑有血肿或炎症。

胸腰椎正位片要注意椎体形态,椎弓根的厚度和距离。若椎弓根变狭窄,椎弓根距离增大,椎管内可能有新生物;正位片上要注意整个脊柱是否正常,椎体是否正常或有无异常的半椎体,还要注意两侧软组织阴影,寒性脓疡常使椎旁出现阴影或腰大肌肿胀。下腰椎正位片还要注意有无先天异常,如隐性骶裂、钩棘、浮棘、腰 5 横突不对称、腰椎骶化或骶椎腰化等。

胸腰椎侧位片观察椎体排列弧度和椎间隙有无狭窄。下腰椎有时会看到过度前凸,这可能是腰痛的原因之一,如有滑脱或反向滑脱,可能是椎间盘退变的结果。下胸椎多个楔形或扁平可能是青年性骨软骨炎的表现。单个的变形以外伤多见,但要注意排除转移病变。在质量好的 X 线片上,椎体骨小梁清晰可见,若看不见骨小梁或透明样变化,可能有骨质疏松症。胸腰椎斜位片上可以看到小关节和关节对合情况,如果小关节面致密或不整齐,可能是小关节有创伤性关节炎或小关节综合征。腰椎运动侧位 X 线片可发现椎体间某一节段有过度运动或不稳等情况。

3. X 线诊断原则　X 线诊断是临床诊断的一部分,要做出正确的诊断,必须遵循一定的诊断原则和分析方法,才能客观地、全面地得出正确结论。X 线诊断基本原则,概括起来是"全面观察,具体分析,结合临床,做出诊断"。

分析 X 线片时,要养成全面观察的能力,避免主观片面的思维方法。当拿到 X 线片时,首先要注意照片的质量、照相体位及检查方法,然后按一定顺序深入细致地观察,以免注意力集中于照片上最明显的征象,忽略不明显的但又有重要意义的征象,而引起误诊和漏诊。根据病变部位和病变特点,拍摄不同体位的照片,必要时还要调阅以往照片或定期复查,从病变演变帮助诊断。

分析 X 线片上的影像,应辨别影像是否正常,提出异常征象。从这些异常征象中,找到一个或几个主要征象,与患者现阶段病情有密切关系。对待这些征象,应从其密度、形态、边缘及周围组织状况等分析,推理归纳,得出诊断。例如肺内大片致密影,密度均匀一致,边缘模糊,如果邻近组织向患侧移位,则可能是肺不张,如无移位,则可能是肺炎。

只从照片片象出发,分析归纳得出的诊断有时还不够正确,还须结合临床资料来做结论。临床工作中常常发生"同影异病,同病异影"的问题,必须结合临床、实验室检查和其他辅助检查进行分析,明确该病的性质、阴影代表何种疾病。

总之,一个正确的 X 线诊断的建立,就是对疾病的 X 线征象调查研究,以及在此基础上结合临床加以分析的认识过程。

4. 常用 X 线投照体位

（1）上肢

手：正位、侧位、斜位。

腕：正位、侧位、尺偏正位、桡偏正位、半旋前斜位、半旋后斜位、蝶式位。

腕管：切线位。

前臂：正位、侧位、左右斜位。

肘：正位、侧位、内旋斜位、外旋斜位。

肱骨：正位、侧位、经胸侧位（创伤时，评价肱骨近端骨折或肩关节脱位）。

（2）肩

肩：正位、内旋正位、轴位。

锁骨：正位、轴位。

肩胛骨：正位、侧位（"Y"形位）。

肩锁关节：不负重正位、负重正位。

（3）下肢

足趾：正位、内旋斜位。

跖趾关节籽骨：切线位。

足：正位、侧位、内旋斜位。

跟骨：轴位、侧位。

踝：正位、侧位、内旋斜位，Moutise 位。

胫腓骨：正位、侧位。

膝：正位、侧位、内旋斜位、外旋斜位、髁间窝轴位。

髌骨：正位、轴位。

股骨：正位、侧位。

（4）骨盆

骨盆：正位、出口位、入口位、髂骨斜、闭孔斜。

髋：正位、侧位、经股骨侧位、斜位（蛙式位）。

骶髂关节：前后斜位。

髋臼：左前斜位、右前斜位（Judet 位）。

（5）脊柱

颈椎：正位、侧位、左前斜位、右前斜位、过伸过屈侧位、寰枢椎开口正位。

颈胸椎：侧位（游泳者姿势）。

胸椎：正位、侧位。

腰椎：正位、侧位、左前斜位、右前斜位。

腰骶关节：轴位、侧位。

5. 常见骨伤科疾病 X 线投照体位的选择

（1）上肢骨折或脱位

手指骨、掌骨的骨折或脱位拍摄手的正位、斜位，可以避免侧位时骨与骨之间的遮挡与干扰。

桡骨或尺骨远端骨折、腕关节脱位拍摄腕关节正位、侧位，如考虑腕管狭窄压迫正中神经,可加拍腕关节轴位,可观察到腕管内空间的变化及是否有挤压正中神经的组织结构。

腕舟骨骨折拍摄舟骨后前位(尺偏位)。以明确舟骨骨折类型,中段骨折、近段骨折和结节部骨折。

桡骨、尺骨骨折或脱位拍摄前臂的前后位、侧位,同时包括损伤邻近关节,因此类骨折常累及上下尺桡关节,形成关节脱位;如需评定前臂旋转功能拍摄前臂功能位(中立位)。

肘关节骨折或脱位拍摄肘关节前后位、侧位;如肘关节极度疼痛而不能伸直或骨折已固定拍摄轴位、V字位。

尺桡关节近端病变,如桡骨头、桡骨颈及肱骨小头骨折或脱位拍摄肘关节外旋位。

肱骨骨折拍摄正位、侧位;如肱骨近段的骨折需拍摄穿胸位,以减少健侧肩关节骨质的遮挡与干扰。

（2）肩部骨折或脱位

肩关节脱位拍摄正位、穿胸位,以减少健侧肩关节骨质的遮挡与干扰。

锁骨骨折拍摄正位、下上轴位。

肩胛骨骨折拍摄正位、侧位。

（3）下肢骨折或脱位

足趾骨、跖骨骨折拍摄足前后位(正位),如需观察第5跖骨的病变可拍摄足前后内斜位,观察第1和第2跖骨的病变可拍摄足前后外斜位。

跟骨骨折及骨性病变拍摄跟骨侧位、轴位。

踝关节附近骨折或脱位拍摄踝关节前后位、侧位。

胫骨、腓骨骨折拍摄正位、侧位,同时包括损伤邻近关节,以确定骨折是否对关节结构造成影响。

膝关节周围骨病变拍摄膝关节正位、侧位。

髌骨骨折拍摄侧位、轴位。

股骨中远段骨折和骨病变拍摄股骨下2/3正位、侧位,包括膝关节。

股骨近中段骨折和骨病变拍摄股骨近1/3正位、侧位,包括髋关节。

（4）骨盆部骨折或脱位

髋关节骨折、脱位及其他骨病变拍摄双髋关节正位,如需评估股骨头及大、小转子的骨折及骨病变加拍蛙式位、髋关节侧位。

骨盆外伤性病变拍摄骨盆正位、入口位。

骶髂关节脱位或半脱位拍摄骶髂关节正位、前后斜位。

（5）脊柱骨折或脱位

C_1、C_2骨折,寰枢关节脱位、半脱位拍摄开口位,避免了颅骨对寰椎、枢椎的遮挡与干扰。

第3~7颈椎骨折、脱位等骨病变,拍摄正位、侧位;如怀疑有颈椎不稳定、脱位,可加拍颈椎过屈位、过伸位;如考虑椎间孔或椎弓根病变,加拍双斜位,此时能很好地对椎间孔成像,观察椎间孔的形态与狭窄程度。

胸椎骨折、脱位或脊柱侧弯、后凸畸形可拍摄胸椎的正位、侧位。

腰椎骨折、脱位等骨病变,拍摄正位、侧位;如怀疑有腰椎不稳定、脱位,可加拍腰椎过屈位、过伸位,来判断椎体向前、向后滑移的程度,确定滑脱的分度;如考虑腰椎峡部裂、腰椎椎体滑脱,拍左、右后斜位。

二、CT 检查

（一）CT 图像形成的原理

CT 即电子计算机 X 线横断体层扫描(Computed Tomography,CT)。X 线通过人体时,因人体组织的吸收和散射而衰减。X 线衰减的程度取决于组织密度,密度高的人体组织比密度低的能够吸收更多的 K 线。CT 图像中黑的区域表示低吸收区,即低密度区;白的表示高吸收区,即高密度区。CT 图像就是由几万到几十万个由黑到白不同灰度的微小方块按矩阵排列而组成,检测器将此信息由光电转换器转变为电信号,并通过模拟(数字)转换器转变为数字信号,经计算机处理形成吸收系数矩阵;经数字(模拟)转换器把数字矩阵中的每个数字转为由黑到白不等灰度的小方块,即像素(pixel),并按矩阵排列,即构成 CT 图像。

（二）CT 在伤科中的应用

高分辨力 CT 机能够从躯干横断面图像观察脊柱、骨盆、四肢关节较复杂的解剖部位和病变,还有一定分辨软组织的能力,且不受骨骼重叠及内脏器官遮盖的影响,如伤科疾病诊断、定位,为区分性质范围等提供一种非侵入性辅助检查手段。

1. 脊柱

（1）检查方法:根据病变选择合适的扫描厚度和间距,一般病变小需要薄的断层。正常腰椎间盘厚度为 8~15mm,检查时断层厚度 5mm 左右;颈椎及胸椎的椎间盘较薄,断层厚度 2~3mm。CT 检查时注入造影剂称造影增强法。主要用于不够清楚或难于显示的组织病变,如脊髓病变和损伤、血管疾病等加造影剂可以增加病变与正常组织之间的对比度。

（2）CT 图像下脊柱解剖结构

1）椎管:颈部椎管略呈三角形,从 C_{1-2} 逐渐缩小,其余椎管差别不大。正常 C_1 前后径为 16~27mm,C_2 以下为 12~21mm,一般认为小于 12mm 为狭窄。颈段椎管内脂肪组织很少,普通 CT 对硬膜囊显示不清楚。但蛛网膜腔比较宽大,脊髓横断面前后径约 2:1。胸段椎管的外形大小比较一致,上胸段略呈椭圆形,下胸段略呈三角形,椎管内脂肪稍多于颈段,仅限于背侧及椎间孔部位。上腰段椎管呈圆形或卵圆形,下段为三角形,前后径 CT 测量正常范围为 15~25mm,椎弓间距离为 20~30mm,L_{4-5} 段均大于 L_{1-3} 平面。

2）椎间盘;颈胸段椎间盘平均厚度为 3~5mm,腰段为 15mm,而 L_5/S_1 椎间盘厚度一般不超过 10mm。颈椎间盘横切面近乎圆形,胸椎及上 4 个腰椎间盘后缘呈长弧形凹陷,L_{4-5} 椎间盘后缘弧形中部变浅,L_5/S_1 椎间盘后缘呈平直状或轻度隆凸,此段与颈段不同,椎管内有丰富的脂肪组织分布在硬膜囊周围和侧隐窝内,厚度可达 3~4mm,由于脂肪的 CT 稍低于椎间盘组织,所以普通 CT 扫描大都可以清楚地看出椎间盘及硬膜囊的关系。

3）脊髓:颈段脊髓横断面呈椭圆形,前缘稍平,在前正中可见浅凹陷为正中裂,后缘隆凸,后中沟看不清楚。胸段脊髓横断面为圆形,相当于 C_{9-12} 段为脊髓膨大,其远侧很快缩小成为脊髓圆锥。

4）侧隐窝(神经根管):侧隐窝是由前壁椎体和椎间盘、后壁上下关节突、外侧壁椎弓根所构成,在椎弓根上缘处最窄,为神经根到达神经根孔的通道,正常前后径为 $5\sim7\text{mm}$,一般小于 5mm 考虑为狭窄。

5）黄韧带:正常厚度为 $2\sim4\text{mm}$,在椎管及腰神经孔部位稍变薄。

2. 椎管及椎管内软组织

因为腰椎段硬膜囊外的脂肪组织丰富,CT 扫描能够识别蛛网膜腔、神经、黄韧带,有时可以显示出椎管内的马尾神经、圆锥、硬膜外静脉。而颈段和胸段椎管的正常解剖常常不能清楚地显示出来,这与该段椎管的大小、形态不同,硬膜外脂肪组织较少有关。

3. 椎间盘突出症

(1) 腰椎间盘突出:发生在 L_{4-5} 及 L_5/S_1 间隙的约占 90%。CT 扫描可以显示突出位置,如侧方、中央、中间偏侧和最外侧的较小突出。突出邻近的硬膜外脂肪消失,硬膜囊受压变形,神经根位移、增粗、变形及突出髓核钙化等,因为脊柱解剖两侧自然对称,所以容易发生异常变化。椎间盘术后症状复发的患者,CT 扫描可以帮助区别骨或软组织的压迫,了解病变部位上、下椎间盘的情况。

(2) 胸椎间盘突出:由于椎管相对较小,硬膜外脂肪也少,普通 CT 扫描不易发现突出,必要时可采用注入水溶性造影剂增强检查法,但一般常规脊髓造影也可以显示出来。

(3) 颈椎间盘突出:虽然颈椎管比胸椎管宽大,但脂肪组织也少,有时普通 CT 扫描可以显示颈椎间盘突出是由于椎间盘组织的 CT 值比硬膜囊高,为使影像显示清楚,注射造影剂进行检查效果较好。

4. 椎管狭窄 椎管狭窄症由先天性骨发育异常、脊柱退行性变或多种混合因素压迫脊髓、马尾和神经根而引起症状,最多见的是腰椎管狭窄,其次为颈椎管狭窄,胸椎管狭窄很少见。腰椎管狭窄表现为上下关节突增生肥大,椎管呈三叶状改变,通常椎管矢状径 $12\sim15\text{mm}$ 和侧隐窝小于 5mm 者为狭窄,黄韧带增厚是造成椎管狭窄的重要因素之一;当椎间盘退变伴有椎间盘膨出时,CT 图像可见椎体周围呈均匀性膨隆,有时呈多节段性,这与腰椎间盘局限性突出不同,椎间盘膨隆在脊柱原有退变的基础上可加重脊髓神经的压迫。CT 扫描能分清大多数椎管狭窄是发育型、退变型或混合型。颈椎管狭窄与腰椎管狭窄的原因基本相同,但由于颈椎解剖部位关系,临床症状比较复杂,大多数学者应用测量椎管矢状中径作为判断狭窄的依据,但不能作为诊断狭窄的唯一依据。

5. 软组织及骨肿瘤 CT 扫描有助于肿瘤定位和受累范围的确定,还可了解肿瘤与邻近神经干、大血管的解剖关系。CT 扫描不受骨组织和内脏器官遮叠的影响,对早期发现脊柱、骨盆等解剖部位复杂的肿瘤有独特的作用。CT 扫描可观察脊柱肿瘤骨质破坏程度、范围及与软组织的关系。对外向生长的骨肿块,CT 扫描可以明确肿块基底部与骨质的关系,有助于判断切除后局部骨质是否需要重建等情况。CT 扫描软组织肿瘤,可以从肿瘤密度的差异、边缘是否完整和有无包膜等区别恶性或良性肿瘤,如脂肪瘤、血管瘤等,但并不能够鉴别所有肿瘤。

6. 脊柱结核 一般正侧位 X 线片可以明确脊柱结核的诊断,但对椎间隙正常、骨质破坏和椎旁寒性脓肿阴影不明显者,X 线片往往不能明确诊断,CT 扫描检查可提供重要帮助。

7. 骨折 常规 X 线片基本上都能满足骨折临床诊断的需要。但普通 X 线平片不能满足脊柱、骨盆等部位骨折的检查,CT 扫描可以发现 X 线平片很难辨认的小碎骨片,如陷入髋关节腔内的股骨头或髋臼缘骨折的小碎片,能够较好地显示出骨折片与椎管、脊髓的关系及脊柱后侧骨折累及的范围。应用 CT 扫描显示椎体爆裂骨折效果十分满意,能看到椎体破坏程度及骨折片穿入椎管压迫脊髓神经等,为计划手术方案摘除骨碎片提供重要依据。

三、磁共振检查

(一)磁共振成像术(magnetic resonance imaging,MRI)应用原理

质子从外加的射频脉冲中获得能量,受激发而发生"共振效应",并以共振频率将能量放射至周围环境,这种能量可被检测出来称为磁共振信号。信号的强弱在人体各部分根据质子的不同差数、活动质子的密度、质子的分子环境、温度与黏稠度等因素而有差异。磁共振器中的电子计算机利用磁共振信号的强弱重组信息,从而得到各种脏器显示出来的各种不同图像。不同组织在 MRI 上可显示不同的灰阶,其信号强度有高低不同。

(二)MRI 在骨伤科的应用

1. 骨折 目前 MRI 多以组织中的氢核质子的变化为信号来源,软组织氢核密度大,发出的信号多,分辨能力好。皮质骨缺乏信号,显示能力不如 X 线和 CT,但骨折缝隙仍可显示。松质骨含大量骨髓,骨髓含脂量高,信号强,累及骨髓的肿瘤、变性、感染和代谢性疾病,在 MRI 中均可详细显示。MRI 还可显示病变侵入软组织的程度。

2. 脊柱 脊柱是 MRI 临床应用的重要领域,可获取直接的多平面图像而不像 X 线和 CT 那样会产生影像衰变,观察脊髓和神经根可以不用椎管内对比剂。对急性脊柱创伤进行 MRI 检查时,可不翻动伤员而获得各部骨结构与脊膜囊及脊髓之间相互关系的信息,也可显示蛛网膜下隙阻塞和脊髓肿胀情况。用 MRI 追踪观察脊髓创伤可显示脊髓萎缩、血肿吸收、脊髓坏死及随之而来的脊髓空洞等变化。

3. 椎间盘疾患 MRI 在椎间盘疾患的诊断中能发挥重要作用。T_1 和 T_2 加权图像都可以显示椎间隙变窄。T_2 加权图像对椎间盘变性最敏感。正常情况下纤维环含水量约 78%,髓核含水量 85%~95%,但变性椎间盘二者的含水量均下降至 70% 左右,以致这两部分在 MRI 中变得难以区别。由于所有突出的椎间盘几乎都有变性,此种现象就更具临床意义。采用 T_2 加权 MRI 矢状面检查脊柱,能迅速排除椎间盘疾病。MRI 可直接识别突出的椎间盘,还可间接地从脊膜囊前方的硬脊膜外压迹或椎间孔内脂肪影的变化诊断椎间盘突出症。在 T_2 加权图像上,通常能分清脑脊液与变性的椎间盘,从而可估计椎管狭窄程度。

4. 椎管狭窄 MRI 在椎管狭窄症中显示压迫部位及范围的精确度较高。尤其当椎管高度狭窄时,脊髓造影可能得不到关键部位的满意对比,而 T_2 加权 MRI 可较好

地观察到脊膜管的硬膜外压迹。MRI能显示蛛网膜下隙完全阻塞时梗阻的上、下平面。MRI对神经根管狭窄的诊断特别有效,硬脊膜外脂肪和侧隐窝内脂肪减少是诊断神经根受压的重要标志。MRI能迅速排除枕骨大孔疾病和髓内病变等其他病因。矢状面MRI屈、伸位动态检查可观察颈椎排列情况,用于颈椎融合术前、后,有助于确定融合部位及了解融合部位是否稳定。

5. 椎骨或椎间盘的感染　椎骨或椎间盘的感染在MRI显示特殊变化。受累椎骨或椎间盘在T_1加权图像显示信号强度一致性降低,而在T_2图像显示信号增强,同时髓核内的缝隙消失。如有椎旁脓肿,MRI可明确显示。

6. 脊髓内、外肿瘤　MRI所具有的显示整个脊髓和区分脊髓周围结构的能力有助于脊髓内、外肿瘤的诊断,并能确切区分肿瘤实质和囊性成分。脊椎肿瘤不论原发抑或继发,在T_1加权图像表现为信号减弱,在T_2加权图像表现为信号增强。椎体血管瘤在T_1加权图像信号强度中等。

7. 膝关节　MRI可显示膝关节前、后交叉韧带和侧副韧带,可用于急性韧带伤,特别是完全性韧带撕裂的诊断。膝关节韧带发出低强度信号,在MRI依靠具有较强信号的关节液和周围软组织的衬托对比识别。采用MRI检查半月板效果欠佳。膝关节影像要结合临床或手术所见加以解释。

四、放射性核素检查

(一) 放射性核素应用原理

放射性核素显像是利用可以被骨骼和关节浓聚的放射性核素或标记化合物注入人体后,通过扫描仪或丁照相仪探测,使骨骼和关节在体外显影成像的一种诊断技术。

骨骼内存在的羟基磷灰石结晶和未成熟的骨母质,与骨显像剂具有亲和能力,或进行离子交换(如^{85}Sr、^{18}F),或进行吸附与结合(如^{99m}Tc或^{113m}In标记的磷酸化合物)。由于这些物质具有放射性,故能使骨骼显像,且分布与骨代谢活性相一致。当骨骼有病变时,会发生骨质破坏及骨质修复两种改变,使放射性显像剂在病灶部位相对减少形成"冷区"或沉积增加形成"热区"。根据体内各部位放射性核素分布的情况,可以了解各部位的解剖结构及其功能变化。全身骨骼均可进行扫描,伤科常利用放射性核素显像协助诊断骨骼系统疾病。用放射性核素来检查骨骼系统疾病,可提高诊断阳性率,并且具有早期诊断的价值。

(二) 放射性核素在伤科的应用

1. 骨骼系统疾病　^{99m}Tc磷酸盐是一种亲骨作用强、血液清除率快的骨显像剂,由于骨骼摄取量高,所以骨骼显像清楚。它最大的优点是比X线检查早3~6个月发现病灶,其阳性发现率比X线检出率高25%。全身骨骼均可进行扫描,可见颅骨、脊柱、骨盆、肩、肘、膝、踝等关节均浓集有放射性核素,肋骨亦见有散在点状分布的核素。用此核素来检查骨骼系统疾病,阳性率较高。

2. 原发性恶性肿瘤　放射性核素显像对诊断原发性骨肿瘤无特异性,但恶性骨肿瘤对核素聚集比度较高。核素骨显像对原发性骨肿瘤的应用价值主要是确定放射治疗的照射野、截肢范围和活检定位。因为显像的病灶范围一般比X线所见的范围大,灵敏度高。

3. 骨转移灶　放射性核素显像可比 X 线检查提前 3~6 个月发现转移病灶。因此,已确诊癌症的患者,应定期进行全身骨骼显像,以便及时确定有无早期骨转移。

4. 骨病　诊断创伤性和非创伤性股骨头无菌性坏死,早期表现为股骨头局部出现放射性减低区或缺损区,坏死中期在缺损区周围出现不同程度的放射性浓集反应,坏死晚期整个股骨头呈放射性浓集区。早期诊断急性血源性骨髓炎,并通过核素血管动态造影和延迟显像对骨髓炎和蜂窝织炎等疾病进行鉴别诊断。另外,对各种骨代谢疾病,如原发性或继发性甲状旁腺功能亢进、骨软化病、骨髓纤维化病、骨关节炎等,均可用以进行诊断。

5. 确定移植骨的血液供应及存活情况　要了解吻合血管是否通畅,虽可进行 X 线血管造影术,但吻合的血管内膜异常敏感,碘油造影容易引起血管痉挛,而使用核素造影则无此危险。可在手术后 10 天左右进行,如血运畅通或移植骨有代谢能力时,就会在该处出现浓聚区。

五、造影检查

造影检查是指对于缺乏自然对比的结构或器官,可将高于或低于该结构或器官的物质引入器官内或共同网间隙,使之产生对比以显影即为造影检查,被引入的物质称为造影剂或对比剂。大部分造影剂中含有碘,碘过敏者应注意。

（一）关节造影

关节造影是将对比剂注入所需检查的关节腔内再行 CT 扫描。对比剂可以是气体或稀释的有机碘水溶液或两者合并使用(双重对比)。穿刺部位常规消毒后行局麻、穿刺关节等,确认针头到达关节腔后注入适量对比剂,关节适当活动使对比剂分布均匀,然后进行 CT 扫描。

（二）脊髓造影

1. 适应证　椎管内肿瘤、蛛网膜粘连、椎间盘脱出、黄韧带肥厚,以及某些外伤、炎症和血管畸形等,以了解脊髓压迫症的原因。

2. 禁忌证　急性蛛网膜下隙出血,穿刺部位有炎症。不宜手术治疗者也应视为相对禁忌证。

3. 脊髓造影的目的

（1）确定病变的部位和范围:可以明确椎管内病变,如脊髓内、外压迫。可以确定病变阶段水平和病变范围,如椎管狭窄的部位和范围及损伤后椎管形态变化,以此作为临床治疗前后的辅助诊断。

（2）有助于诊断和鉴别诊断:鉴别引起脊髓病变的某些不易鉴别的病理因素,如脊髓本身的病变、椎管内病变等。

（3）探索性研究:采用高质量水溶性造影剂注入椎管内(蛛网膜下隙),研究动态条件下形态或容量变化。这种研究常在腰椎或颈椎造影同时进行,也可在尸体上研究。

4. 造影方法　造影剂必须选择可被吸收、刺激性小的碘类,经腰椎穿刺注入造影剂,必须证实穿刺针已进入蛛网膜下隙才能注药,注入应均匀缓慢。通常应将造影剂集中在椎管蛛网膜下隙最下方盲囊,然后逐渐抬高脚端床面,使油柱缓慢上行,充填病变区域,以显示椎管内结构。

5. 脊髓造影的影像学表现

(1)正常表现:造影剂在蛛网膜下隙呈致密柱状,正位观,两侧对称,每于椎间隙水平略内凹,有时可见造影剂沿神经根鞘流出呈小刺状突出。油柱两侧一般与椎弓根保持等距,二者间距不超过 1.5mm。油柱在腰段偶可显示多条平行的纵行条状负影,为马尾神经造成。侧面观,油柱每于椎间隙后方略有凹陷,但不超过 2mm。

(2)异常表现:椎间盘脱出轻度压迫者,适对椎间隙水平出现浅凹陷,但其深度必在 2mm 以上。明显脱出,凹陷可达油柱中心。无论脱出程度如何,其压迫必须适对椎间隙水平,而又必须由前方压迫。髓内肿瘤呈杯口状缺损。髓外硬膜下肿瘤呈偏侧性缺损,该侧蛛网膜下隙扩大。髓外硬膜外肿瘤呈脊髓和蛛网膜下隙同向一侧推移。

六、肌电图

广义的肌电图包括肌电图(electromyography,EMG)与神经传导研究(nerve conduction studies),是神经电生理检查的重要组成部分,是通过对周围神经和肌肉细胞电活动的检测,判断是否存在周围神经肌肉系统损害,其主要作用就是将神经源性疾病与肌源性疾病区分开来。在骨伤患者中,常使用的检测方法有常规肌电图、神经传导速度、F 波、H 反射等。

肌电图即常规肌电图,是指采用同心圆针电极插入肌肉中,收集针电极附近一组肌纤维的动作电位,其在检测过程中观察肌肉静息状态,轻用力自主运动时运动单位电位,最大用力时募集状态。

(一)正常肌电图

1. 插入电活动在针电极插入肌肉时,由于机械地刺激或损伤肌纤维,而产生各种大小不同、形态不同的短暂的电位,持续时间是几百毫秒,随着针电极停止移动,插入电活动消失,进入静息状态。

2. 轻用力自主运动状态肌肉轻度收缩状态下记录的一个运动神经元所支配的一群肌纤维所兴奋的电位,即运动单位(MUP)。评价运动单位的时限、波幅、多相波百分比的变化,且不同的肌肉存在不同的正常范围。

3. 最大用力收缩状态观察肌肉的募集状况。当肌肉大力量收缩时,许多运动单位很快地发放冲动,由于许多不同的运动单位同时兴奋,因此不能辨认各个单独的运动单位,即干扰项。

(二)异常肌电图

1. 插入电活动的改变 插入电活动减少甚至消失常见于严重萎缩或已纤维化的肌肉,而插入电活动延长大多出现在肌炎或者存在于肌强直疾病的患者中。

2. 异常自发活动

(1)纤颤电位常为双相或三相棘波,时限 1~5ms,波幅 20~200μV,初始为正相,为细胞外记录的肌纤维动作单位,在扬声器中可听到清脆的声音。

(2)正锐波为长时限双相电位,初始为锐利的正相,而后为时限较长的负相,时限 10~30ms,波幅 20~200μV。

（3）束颤电位指在静息状态下,一个运动单位单独自发放电而发的电位。

（4）其他如肌纤维颤搐放电、复合重复电位等。

3. 肌强直放电

在肌肉自主收缩或收到机械刺激后出现的有节律的放电,频率 25～100Hz,波幅 $10\mu V～1mV$,在扬声器中可听到飞机俯冲时发出的声音。

4. 异常运动电位

（1）神经源性损害:其运动单位表现为 MUP 的时限增宽,波幅增高,多相波百分比增高,见于运动神经元病、脊髓灰质炎、脊髓空洞症、周围神经病变,或神经损伤后的再支配等。

（2）肌源性损害:其运动单位表现为 MUP 时限缩窄,波幅下降,多相波百分比增高,常见于肌炎及进行性肌营养不良等肌肉疾病。

5. 异常募集形式

（1）单纯相:在肌肉最大用力下,发放的运动单位明显减少,肌电图上仅出现单个的独立运动单位。

（2）混合相:在肌肉最大用力下,发放的运动单位减少,肌电图上仅出现单个的独立运动单位和难以分辨的电位同时存在。

（3）病理干扰相:指由于肌肉纤维变性坏死造成运动单位减少,大力收缩时出现参与收缩的运动单位数量增多,在肌电图上表现为低波幅干扰相,即病理干扰相。

（三）异常肌电图检测临床意义

主要用于区分神经源性损害和肌源性损害,结合神经传导速度可以鉴别前角细胞、神经根、周围神经及肌源性损害等。

（四）神经传到速度

神经传到速度（NCV）主要用于评价周围神经感觉、运动传导功能的检测技术,分为运动神经传导速度（MCV）、感觉神经传导速度（SCV）。

（五）肌电图在骨伤科的临床应用

在骨伤科就诊的患者中,各种骨折、关节、椎间盘病变可以引发多种周围神经损害,还有些骨伤科疾病需要跟一些周围神经病变相鉴别。这就使得骨伤科医生需要评估患者神经肌肉系统是否存在损害,而肌电图检查是公认的诊断和鉴别诊断神经肌肉系统损害必备的客观检查手段。目前肌电图检查骨伤科的应用主要体现在单神经病和嵌压性神经病、脊神经根损害判定等。

1. 单神经病和嵌压性神经病　在骨伤科门诊常有一部分患者以肢体麻痹、感觉异常、无力等症状来就诊,而最终检查结果显示,他们当中很多患者是由于神经在走行过程中于某些特定位置出现嵌压所造成的。常见损害神经有肩胛区的肩胛上神经、肌皮神经、腋神经,骨盆区的股外侧皮神经、股神经、坐骨神经,较远的有正中神经、尺神经、桡神经、腓神经、胫神经。其嵌压的位置不同,则引发各种不用的嵌压综合征（见表 15-1）。其在肌电图检查中显示神经嵌压位置远端的肌肉出现神经源性损害,神经传导显示嵌压位置上下段传导速度减慢,波幅下降及 F 波检查异常。

表 15-1　常见嵌压部位及嵌压神经病

神经嵌压部位或综合征
肩胛上神经肩胛冈关节盂切迹
臂丛下干或者内侧束在胸出口的颈肋或纤维束带
正中神经
腕部腕管综合征
肘部旋前圆肌综合征
尺神经
腕部尺神经综合征（Guyon 管）
肘部肘管综合征
桡神经桡神经沟处
后骨间神经桡管-进入旋后肌入口处（Frohse 弓）
股外侧皮神经腹股沟韧带
闭孔神经闭孔
胫神经跖管、内踝-屈肌支持带
趾间跖神经跖筋膜、第 3 和第 4 跖骨头（Morton 跖痛）

2. 脊神经根损害判定　神经根病是指在蛛网膜下隙内由脊髓到椎间孔之间的任何部位损害。目前,虽然已经有了先进的 MRI 检查仪器,由于影像学检查主要是对那些可视性的病变包括脊髓、脊神经根病变及其与椎骨、椎间盘的关系起诊断作用,却不能了解神经的功能状态,而肌电图则弥补了 MRI 的缺点,它除了可以确定神经的功能状态外,还可以确定损害的部位和范围。目前常见的神经损害常表现为颈腰椎椎间盘突出。其中颈椎间盘突出患者中,由于颈神经根前 7 条神经根从不同节段椎体上缘穿出,以最常见的 $C_{5~6}$ 椎间盘发生突出为例,所引发损害的神经根为 C_6;而在腰椎间突出患者中,腰骶神经根从相应椎体下缘穿出,因此,其神经根受压并非和相应的椎间盘一致。当 $L_{4~5}$ 椎间盘出现突出时,常出现 L_5 神经根损害。在肌电图上表现为神经根相对应肌肉出现神经源性损害,但无神经传导速度的异常。

七、肌骨超声诊断

肌骨超声是近年来新兴的超声检查技术,通过高频超声能够清晰显示肌肉、肌腱、韧带、周围神经等浅表软组织结构及其发生的病变,诊断肌肉骨骼系统疾病,如炎症、肿瘤、损伤、畸形引起的结构异常。高频超声对软组织病变的显示能力,可精细分辨肌肉、浅表神经解剖结构,再结合相关病史及临床症状,可以得到更准确的诊断。

肌骨超声的临床应用。对于肌腱断裂、肌肉撕裂、慢性劳损、周围神经炎、类风湿关节炎、痛风等累及关节病变,可与骨科、内分泌、风湿科、康复科、疼痛科等开展多学科临床及科研协作。

肌骨超声的骨伤科临床应用:

（一）超声在关节方面的应用

检查关节损伤性病变、关节炎性病变、关节肿瘤,并用超声图像了解肘关节肌腱、肱三头肌肌腱、股四头肌肌腱、内侧副韧带、髌韧带、外侧副韧带、鹅足腱、髂胫束、跟腱等部位,结合临床病例确定关节的撕裂、积液、炎症、囊肿等的诊断。

（二）超声在肌肉、肌腱损伤中应用

检查肌肉病变、肌腱病变，超声图像很清楚地看到肌肉的走向、形态等，进而可以判断肌腱断裂、肌肉撕裂、慢性劳损等病变的情况。

（三）超声在外周神经的应用

使用高频线阵探头可清晰地显示主要外周神经的分布、走向、粗细及其周围解剖的关系，超声可根据神经束、神经束膜、神经外膜的结构改变、神经粗细变化以及周围组织的病变对外周神经损伤做出诊断。四肢主要外周神经：上肢有臂丛神经、正中神经、桡神经、尺神经；下肢有股神经、坐骨神经、胫神经、腓总神经、股外侧皮神经。常见疾病：神经损伤、神经卡压、急性臂丛神经炎、颈肋综合征、周围神经肿瘤。

（四）超声在肌骨系统肿瘤方面的应用

肿瘤鉴别是肌骨超声中的难点，主要有腱鞘囊肿、腱鞘巨细胞瘤、海绵状血管瘤（肌肉内）、脂肪瘤、脂肪肉瘤、纤维瘤病、平滑肌瘤、表皮囊肿、恶性黑色素瘤、颈动脉体瘤等肿瘤性病变。

（五）超声在骨及软骨疾病中的应用

骨折、骨侵蚀性病变、骨髓炎、骨肿瘤及瘤样病变、骨囊肿、骨性关节炎软骨病变等。

（六）超声在骨骼肌功能评价方面的应用

现在很多人患上强直性脊柱炎，肌骨超声在该病变的治疗上具有非常显著的效果。

（七）超声在类风湿关节炎中的应用

在超声图像中主要表现在滑膜增厚、血流增多、关节周围肌腱病变、骨皮质破坏，这在早期诊断、早治疗中具有非常重要的临床意义。

（刘洪波）

 复习思考题

1. X 线平片摄影要注意哪些方面？

2. 骨质破坏的 CT 表现是什么？

3. 化脓性骨髓炎的 CT 表现有哪些？

4. 骨肉瘤的基本 X 线表现有哪些？

5. 关节破坏的影像学表现是什么？

扫一扫，测一测

第十六章

诊断与辨证方法

培训目标

1. 掌握中医骨伤科望、闻、问、切等诊断方法;掌握中医骨伤科八纲辨证、气血津液辨证;掌握骨伤科病历书写的要点。

2. 熟悉中医骨伤科皮肉筋骨局部辨证、脏腑辨证、经络辨证。

3. 了解中医骨伤科卫气营血辨证、六经辨证等辨证方法。

骨伤科的诊断是在中医诊断学基本理论指导下,通过望、闻、问、切四诊,结合影像学和实验室等辅助检查,将所搜集的临床资料,按损伤的病因、部位、程度等进行分类,并以脏腑、经络、气血、津液、皮肉筋骨等理论为基础,探求其内在规律,加以综合分析而做出诊断。

伤科疾病的辨证方法颇多,在辨证时,既要求有整体观念,重视全面的检查,又要结合骨伤科的特点,进行细致的局部检查,既要以中医学基本理论作为指导,又要结合现代骨科学特点;既要充分利用实验室、影像学等辅助检查,又要将临床收集的资料综合处理,相互补充,才能臻于完善,全面而系统地了解病情,做出正确的判断。

第一节 诊 断 方 法

一、望诊

对骨伤患者应该首先通过望诊来进行全面观察。除观察患者的全身情况,如神色、形态、舌象以及分泌物、排泄物外,对损伤局部及其邻近部位应特别认真察看。望诊最好在自然光线下进行,采取适当的体位,并显露足够的范围,一般采用与健肢对比,进行功能活动的动态观察,以初步确定损伤的部位、性质和轻重。

（一）望全身

1. 望神色　望神是通过察看神态色泽的变化来判断损伤轻重、病情缓急和损伤过程中的转化情况。望色亦可判断患者损伤的轻重缓急,邪正盛衰,损伤的五色所主:

PPT 课件

白色主失血,虚寒证;青色主瘀血气闭,气血运行受阻;赤色主损伤发热;黄色主损伤脾虚湿重,湿热阻滞;黑色主肾虚,或经脉失于温养。

2. 望形态　可初步了解损伤的部位和病情轻重。因骨折、脱位及严重伤筋,常可出现形态的改变。

（二）望局部

1. 望畸形　通过观察肢体标志线或标志点的异常改变,判断有无畸形,畸形往往标志着存在骨折或脱位。某些特征性畸形可对诊断有决定性意义。

2. 望肿胀、瘀斑　损伤后因气滞血凝,瘀积不散,瘀血滞于肌表,多伴有肿胀、瘀斑,通过观察其肿胀、瘀斑的程度及色泽的变化,判断损伤性质。望肿胀多与健侧相对比。

3. 望创口　对开放性损伤,须注意创口的大小、深浅,创缘是否整齐,创面污染程度,色泽鲜红还是紫暗,以及出血情况等。对感染的创口,应注意引流是否通畅,肉芽组织和脓液的情况。

4. 望肢体功能　肢体功能活动对骨与关节的损伤和疾患有重要意义。除观察上肢能否上举、下肢能否行走外,应进一步检查关节各方向的活动是否正常,并与健侧对比观察。

5. 望舌　望舌是伤科辨证的重要部分,包括观察舌质及舌苔。舌能反映人体气血的盛衰、津液的盈亏、病情的进退、病邪的性质、病位的深浅以及伤后机体的变化。反映在舌质上的,以气血的变化为重点;反映在舌苔上的,以脾胃的变化为重点。

6. 望耳　耳郭与人体有着密切的关系,人体有病时,在耳郭的相应部位及特定区域可出现不同程度的皮肤变色、变形、丘疹、脱屑等变化。

二、闻诊

闻诊是通过听声音和嗅气味来诊察疾病的方法。人体的各种声音和气味,都是在脏腑的生理活动和病理变化过程中产生的,所以通过鉴别声音和气味的变化可以为疾病的诊断提供依据。

（一）一般闻诊

从患者的语言、呻吟、呼吸、咳嗽、呕吐物及伤口、二便或其他排泄物的气味等方面获得的临床资料,有助于了解疾病的轻重、虚实,有无并发症等。

（二）骨伤科闻诊

1. 听骨擦音　骨擦音是骨折的主要体征之一。无嵌插的完全性骨折,当摆动或触摸骨折的肢体时,两断端互相摩擦可发生声响或摩擦感,称骨擦音或骨擦感,不仅可以辨明是否存在骨折,而且还可以进一步分析属于何种性质的骨折。

2. 听骨传导音　主要用于检查某些不易发现的长骨骨折,如股骨颈骨折、粗隆间骨折等。检查时将听诊器置于伤肢近端的适当部位,或置于耻骨联合部上,或放在伤肢近端的骨突起上,用手指或叩诊锤轻轻叩击远端骨突起部,可听到骨传导音。

3. 听入臼声　关节脱位在整复成功时,常能听到"格得"一声,关节入臼声。当复位时听到此响声,应立刻停止增加拔伸牵引力,以免肌肉、韧带、关节囊等软组织被拔牵太过而增加损伤。

4. 听筋或关节声　部分伤筋或关节病在检查时可有特殊的摩擦音或弹响声。最常见的有以下几种。

（1）关节摩擦音：医者一手放在关节上，另一手移动关节远端的肢体，可检查出关节摩擦音，或感到有摩擦感。柔和的关节摩擦音可发生在一些慢性或亚急性关节病患；粗糙的关节摩擦音可发生在骨性关节炎。

（2）肌腱弹响声与捻发音：屈拇与屈指肌腱狭窄性腱鞘炎患者，在做伸屈手指的检查时可听到弹响声，多系肌腱通过肥厚之腱鞘所产生，所以狭窄性腱鞘炎又称为弹响指或扳机指；腱周围炎或有炎性渗出液的腱鞘周围，在检查时常听到好似捻干燥头发时发出的声音，称为"捻发音"。

（3）关节弹响声：当做膝关节屈伸旋转活动时，可发生较清脆的弹响声，提示膝关节半月板损伤或关节内有游离体。

5. 听啼哭声　辨别小儿患者伤患的部位。检查患儿时，若摸到患肢某一部位，小儿啼哭或哭声加剧，则往往提示该处可能有损伤。

6. 听创伤皮下气肿音　应用于创伤后皮下组织有大小不相称的弥漫性肿。检查时把手指像扇形一样分开，轻轻揉按患部，当皮下组织中有气体存在时，就有一种特殊的捻发音或捻发感。肋骨骨折、开放性损伤合并气性坏疽感染时，可出现皮下气肿。

7. 闻气味　除闻二便气味外，主要是闻局部分泌物的气味。如伤口分泌物有恶臭，多属湿热或热毒；带有腥味，多属虚寒。

三、问诊

问诊在四诊中占有重要地位，是诊断疾病过程中的一个重要环节。问诊时应首先抓住主要症状，然后围绕主要症状和体征，详细分析有关的病情资料，找出主要矛盾，为判定病位、掌握病性及准确地辨证论治提供可靠的依据，从而提高疗效，缩短疗程，减少损伤后遗症。

（一）一般情况

了解患者的一般情况，如详细询问患者姓名、性别、年龄、职业、婚姻、民族、籍贯、住址、就诊日期及病历陈述者（患者本人、家属或亲朋等），建立完整的病案记录，以利于查阅、联系和随访。特别是对交通意外、涉及刑事纠纷的伤者，这些记录尤为重要。

（二）发病情况

1. 主诉　包括三要素，即患者发病部位、主要症状及发生时间。促使患者前来就医的主要原因是主诉，可以提示病变的性质。骨伤科患者的主诉有疼痛、肿胀、功能障碍、畸形及挛缩等。记录主诉应简明扼要。

2. 发病过程　应详细询问患者的发病情况和变化的急缓，受伤的过程，有无昏厥，昏厥持续的时间，以及醒后有无再昏迷，经过何种方法治疗，效果如何，目前症状怎样，是否减轻或加重等。应尽可能询问打击物的大小、重量、硬度，暴力的性质、方向和强度，以及损伤时患者所处的体位、情绪等，若伤时与人争论，情绪激昂或愤怒，则在遭受打击后不仅有外伤,还可兼有七情内伤。

3. 伤情　问损伤的部位和各种症状,包括创口情况。

(1)疼痛:详细询问疼痛的起始日期、部位、性质、程度。应问清患者是剧痛、酸痛还是麻木;疼痛是持续性还是间歇性;麻木的范围是在扩大还是缩小;痛点固定不移或游走,有无放射痛,放射到何处;服止痛药后能否减轻;各种不同的动作(负重、咳嗽、喷嚏等)对疼痛有无影响;劳累、休息、昼夜及气候变化对疼痛程度有无影响等。

(2)肿胀:应询问肿胀出现的时间、部位、范围、程度。如系增生性肿物,应了解先有肿物还是先有疼痛,以及肿物出现的时间和增长速度等。

(3)肢体功能:如有功能障碍,应问明是受伤后立即发生的,还是受伤后经过一段时间才发生的。如果病情许可,应在询问的同时,由患者显示其肢体的功能。

(4)畸形:应询问畸形发生的时间及演变过程。外伤引起的肢体畸形,可在伤后立即出现,亦可经过若干年后才出现。与生俱来或无外伤者应考虑为先天性畸形或发育畸形。

(5)创口:应询问创口的形成时间、污染情况、处理经过、出血情况,以及是否使用过破伤风抗毒血清等。

(三)全身情况

1. 问寒热　恶寒与发热是骨伤科临床上常见症状。除体温的高低外,还有患者的主观感觉。要询问寒热的程度和时间的关系,恶寒与发热是单独出现抑或并见。

2. 问汗　问汗液的排泄情况,可了解脏腑气血津液的状况。

3. 问饮食　应询问饮食时间、食欲、食量、味觉、饮水情况等。

4. 问二便　伤后便秘或大便燥结,为瘀血内热。老年患者伤后可有阴液不足,失于濡润而致便秘。对脊柱、骨盆、腹部损伤者尤应注意询问二便的次数、量、颜色。

5. 问睡眠　伤后不能入睡,或彻夜不寐,多见于严重创伤,心烦内热;昏沉而嗜睡,呼之即醒,闭眼又睡,多属气衰神疲;昏睡不醒或醒后再度昏睡,不省人事,为颅内损伤。

(四)其他情况

1. 过去史　应自出生起详细追询,按发病的年月顺序记录。对过去的疾病可能与目前的损伤有关的内容,应记录主要的病情经过,当时诊断、治疗的情况,以及有无并发症或后遗症。

2. 个人史　应询问患者有无药物、食物过敏史;患者从事的职业或工种的年限,劳动的性质、条件和常处体位,以及家务劳动、个人嗜好等。对妇女要询问月经、妊娠、哺乳史等。

3. 家族史　询问家族内成员的健康状况。

四、切诊

伤科的切诊包括脉诊和摸诊两个方面。切脉主要是掌握内部气血、虚实、寒热等变化;摸诊主要是判断损伤部位的轻重深浅和性质的不同。

（一）切脉

伤科脉诊纲要归纳如下。

1. 闭合性损伤瘀血停积或阻滞,脉宜洪大,坚强而实者为顺证。开放性损伤失血之证,难以摸到洪大脉象,或呈芤脉,或为缓小,亦属脉证相符的顺脉。反之,如蓄血之证脉见缓小,失血之证脉见洪大,是脉证不相符的逆脉,往往病情复杂比较难治。

2. 脉大而数或浮紧而弦者,往往伴有外邪。

3. 脉沉滑而紧者,为痰瘀凝滞。沉脉、伏脉为气滞或寒邪凝滞。

4. 乍疏乍数,时快时缓,脉律不齐者,重伤时应注意发生其他转变。

5. 六脉(左右手寸、关、尺)模糊不清者,预后难测,即使伤病较轻,亦应严密观察其变化;和缓有神者,伤症虽危重,但一般预后较佳。

6. 严重损伤,疼痛剧烈,偶尔出现结、代脉,是痛甚或情绪紧张所致,并非恶候。但频繁出现要注意。

（二）摸诊

也称触诊,通过医者的手对损伤局部的认真触摸,可了解损伤的部位、轻重、深浅、性质,判断有无骨折、脱位,以及骨折、脱位的移位方向等。在缺少影像设备的情况下,依靠长期临床实践积累的经验,运用摸诊,亦能较正确地诊断许多损伤性疾病。

1. 意义

（1）摸压痛:即疼痛点和压痛部位。要分清主要痛点和次要痛点,根据压痛的部位、范围、程度来鉴别损伤的性质与种类。压痛明显而尖锐者,多为骨折;压痛较轻,范围广泛者,多为伤筋。直接压痛可能是局部有骨折或伤筋,而间接压痛(如纵轴叩击痛)常提示骨折的存在。

（2）摸畸形:发现畸形时,触摸体表骨突的变化,可以判断骨折和脱位的性质、类型和移位方向或其他疾病等。

（3）摸肤温:从局部皮肤冷热的程度,可以辨别是热证或是寒证,了解患肢血运情况。摸肤温时,一般用手背测试,并要与健侧对比。

（4）摸异常活动:在肢体无关节处出现了类似关节的活动,或关节原来不能活动的方向出现了活动,多见于骨折和韧带断裂。

（5）摸弹性固定:脱位的关节被固定在特殊的畸形位置,在摸诊时手中有弹力感。这是关节脱位特征之一。

（6）摸肿块:首先应区别肿块的解剖层次,是在骨骼还是在皮肤、肌腱、肌肉等组织中,是骨性的或囊性的,还需触摸其皮温、大小、形态、硬度、痛感,边界是否清楚,推之是否可以移动及其表面光滑度等。

2. 常用手法

（1）触摸法:以拇、食、中三指置于伤处,稍加按压之力,细细触摸。范围先由远端开始,逐渐移向伤处,用力大小视部位而定。触摸时仔细体验指下感觉,古人有"手摸心会"的要领。通过触摸可了解损伤和病变的确切部位,病损处有无畸形、摩擦征,皮肤温度、软硬度有无改变,有无波动感等。触摸法往往检查时最先使用,然后在此基础上根据情况选用其他手法。

（2）挤压法：用手掌或手指挤压患处上下、左右、前后，根据力的传导作用来诊断骨骼是否断裂。多用于检查肋骨、骨盆；检查四肢骨折，常用手指挤捏骨干，有助于鉴别骨折与挫伤。但检查骨肿瘤或感染患者，不宜在局部过多或过用力挤压。

（3）叩击法：叩击法是以掌根或拳头对肢体远端的纵向叩击，利用所产生的冲击力，来检查有无骨折的一种方法。多用于检查下肢长骨干骨折、脊椎损伤、四肢骨折是否愈合。

（4）旋转法：用手握住伤肢下端，轻轻地做旋转动作，以观察伤处有无疼痛、活动障碍及特殊的响声。旋转法常与屈伸法配合应用。

（5）屈伸法：一手握关节部，另一手握伤肢远端，做缓慢的屈伸活动。关节处出现疼痛，说明有骨关节或邻近部位损伤。关节内骨折者，可出现骨摩擦音。此外，对比患者主、被动的屈伸与旋转活动，以作为测量关节活动功能的依据。

（6）摇晃法：一手握于伤处，另一手握伤肢远端，轻轻摇晃，根据患部疼痛的性质、异常活动、摩擦音的有无，判断是否有骨与关节损伤。

3. 摸法的注意事项

（1）摸法的选择使用：应该针对损伤的程度、部位、性质等情况，在各种手法中选择其中一种或几种进行诊断，除要注意患者伤情外，还要注意患者的情绪，若能用一种手法了解伤情，尽可能不采用多种手法反复检查。

（2）避免医源性损伤：摸法中应特别注意，在摇晃、旋转等手法检查时，应尽量避免损伤周围神经、血管等重要组织，在初次检查伤者时，应首先维持受伤时姿势，采取触摸等方法了解基本情况，或行 X 线等检查后再决定是否行其他手法。

（3）注意与健侧对比：注意"望、比、摸"的综合应用，不仅从患侧与健侧形态、长短、粗细、活动功能等方面进行对比，还可治疗前后的对比，功能恢复过程的对比，对全面了解患者情况有帮助。

（党建军）

第二节　辨证方法

人体是由皮肉、筋骨、脏腑、经络、气血与津液等共同组成的一个有机整体，互相联系，互相依存，互相制约，无论在生理活动还是在病理变化方面都有着不可分割的联系，骨伤病的发生和发展也与皮肉筋骨、脏腑经络、气血津液等都有密切的关系。在外伤的辨证论治过程中，既要辨治局部皮肉筋骨的外伤，又要对外伤引起的气血、津液、脏腑、经络功能的病理生理变化加以综合分析，这样才能正确认识损伤的本质和病理现象的因果关系。

骨伤科辨证方法主要有八纲、气血津液、脏腑、经络和卫气营血以及皮肉筋骨局部辨证。其中八纲辨证是总纲，气血津液辨证是关键，皮肉筋骨局部辨证是骨伤科专科辨证。骨伤科诊断要求辨证与辨病相结合，辨证是诊断与治疗的重要组成部分。

一、八纲辨证

八纲即指表、里、寒、热、虚、实、阴、阳八大纲领，就是阴阳、表里、寒热、虚实八大证候。八纲辨证就是从这四对矛盾的八个方面概括疾病的不同特点。

阴阳从总体上反映出疾病的类别，说明疾病的属性；表里指人体部位的内外深浅而言，乃辨别病变的部位和病势的趋向；寒热是阴阳偏盛偏衰的具体表现，阳盛则热，阴盛则寒，是了解疾病的性质；虚实则掌握邪正的盛衰，八纲辨证是对机体损伤后总的生理、病理情况做出总的判断。

八纲辨证时，不能把某个证候孤立起来。因损伤的病因较复杂，所表现的证候往往不是单纯的里证或表证、寒证或热证、虚证或实证，而是几种症状同时并见，有时还相互转化，形成错综复杂的现象。

二、气血津液辨证

气血津液运行于全身，周流不息，外而充养皮肉筋骨，内则灌溉五脏六腑，维持着人体正常生命活动，两者关系十分密切。气血津液辨证是根据患者损伤的表现、体征等，对照气血津液的生理病理特点进行分析、判断疾病证候的辨证方法，是指导内伤诊治的关键。

（一）伤气

因用力过度、跌仆闪挫或撞击胸部等损伤，导致气机运行失常的病症。可分为气滞、气闭、气脱、气虚、气逆等，其中气闭、气脱是危象，必须积极抢救，以免气绝而不复生。

（二）伤血

因跌打、挤压、挫撞及各种机械冲击等损伤血脉，致血行脉外或脉道不通，血液不能循环流注的病症。可分为瘀血、出血、血虚、血脱、血热等，这是损伤最常见且最重要的证候。

（三）气血两伤

由于气血是相辅相成，不可分割，故损伤后伤气必及其血，伤血又常及其气，临床上多见气血两伤，兼有伤气与伤血的症状，但往往有所偏重。如偏于伤气则以气滞、气闭或气虚为主，兼见血证；若偏于伤血，则以瘀血、出血或血虚为主，兼见气机阻滞之证；伤气伤血同时并见，不分主次，则为气血两伤。

（四）伤津耗液

在人体整个生理活动中，津液与气血相互为用，联系密切。损伤往往伴有血瘀，瘀血积聚生热，则灼烧津液，使其滋润作用减弱，故损伤后会出现口渴、咽干、大便秘结、小便短少、舌苔偏黄等症状。亦或重伤久病，常会严重耗伤津液，不仅会出现较重的津液伤耗的证候，还会出现全身情况差、舌红绛而干燥、舌体瘦瘪、舌苔光剥等症。

三、皮肉筋骨局部辨证

皮肉筋骨局部辨证，是骨伤科的特色辨证，是指根据四诊所收集到的局部资料综合分析，初步判断出损伤的性质及程度的一种辨证方法。皮肉为人之外壁；筋是筋络、筋膜、肌腱、韧带、肌肉、关节囊、关节软骨等组织的总称,其主要功能是连属关节,络缀形体,主司关节运动;骨属奇恒之府,不但为立身之主干,还内藏精髓。

皮肉筋骨局部辨证,一般按"伤皮肉""伤筋""伤骨"辨证,但三者又互有联系,一般伤骨必有伤筋,而伤筋未必伤骨,若开放性骨折,则皮肉筋骨俱伤。

四、脏腑辨证

脏象学说认为,心主血脉,肺主皮毛,脾主肌肉,肝主筋,肾主骨。皮、肉、筋、骨皆赖于气血温煦和脏腑濡养。因此,皮、肉、筋、骨的严重损伤,必然累及肺、脾、肝、肾,表现出相应的症状体征。脏腑辨证是以脏象学说为基础,根据脏腑的生理功能和病理表现判断病变的部位、性质、正邪盛衰状况,用以指导临床治疗的一种辨证方法。脏腑辨证在骨伤科辨证中有非常重要的意义。

五、经络辨证

经络辨证,是以经络学说为理论依据,对损伤的症状、体征进行综合分析,判断疾病属何经、何脏、何腑,进而辨别出其病因病机诊断疾病的一种辨证方法。经是干线,络为分支,如罗网分布,外络四肢百骸,内连五脏,无处不至。经络是人体内运行气血,沟通表里上下,联系脏腑器官的系统;经络把人体各部位的器官组织构成为相互联系、不可分割的统一整体;同时,经络又是人体气血通达全身各部的通路。

骨伤科疾病的发生、传变与经络有非常密切的关系。经络辨证在骨伤科疾病的诊断、预后及治疗等方面也有着重要的指导作用,伤病引起经络运行阻滞,会使其循行所经过的组织器官的功能失常,而出现相应的症状;反之,脏腑发生病变,同样也会循着经络通路反映到体表来。经络与伤患的发生及传变有着密切的关系。

伤科辨证方法,除了上述八纲、气血津液、脏腑、经络、皮肉筋骨局部辨证外,还有卫气营血、六经、三焦辨证,以及现代的分期、分型辨证等。

各种辨证方法相互联系,互根互惠,因此在实际应用中要注意辨证方法的选择和结合。

※附

中医骨伤科专科情况书写要点

1. 局部四诊损伤情况(损伤部位、肿胀、疼痛、肿块、温度、波动、瘀斑、畸形等),伤口情况(大小、深浅、颜色、分泌物等),压痛、叩击痛、性质(如放射痛、牵拉痛等)。

2. 骨、关节检查活动度、骨擦音、骨传导音、弹性固定、特殊响声。

3. 神经血管检查感觉、肌力、运动、反射、血运等。

4. 量诊包括测量肢体躯干的长度、周径,关节功能要求以中立位为0度测量。

5. X线检查:X线片所见。

骨伤科病案举例

住院病历

姓名:张某　　　　　　　　　　籍贯:××省××市

性别:男

民族:汉

年龄:59 岁

入院时间:2018 年 12 月 7 日 9 时

婚况:已婚

病史记录时间:2018 年 12 月 7 日 9 时

职业:行政管理人员

病史陈述者:患者本人

家庭住址:×省×市×区×街/路××号

可靠程度:基本可靠

身份证号码:×××× 　　　　　　　发病节气:大雪

邮政编码:××××

主诉:头晕伴颈项部僵硬不适 1 个月,加重 1 周。

现病史:1 个月前无明显诱因出现头晕,颈项部僵硬不适,晨起时减轻,午后加重,偶有胸闷不适,就诊于当地医院,查心电图、冠脉造影、颅脑 MRI 均正常,诊断为"颈椎病",予牵引、推拿、针灸治疗,建议多仰头,使用颈椎枕,锻炼颈椎操,治疗后上述症状减轻,但仍间断发作,时轻时重。近 1 周来,患者头晕明显加重,晨起 1~2 小时后即出现头晕,颈部左侧过伸时加重,休息后症状未见缓解,今为求进一步治疗,遂就诊于我院门诊,故门诊以"椎动脉型颈椎病"收入住院部治疗。

入院症见:头晕,颈项部僵硬不适,晨起 1~2 小时后即加重,颈部左侧过伸时加重,偶有胸闷不适,患者神志清,精神一般,纳食可、睡眠差,二便调,体重无明显变化。

既往史:既往体健,否认高血压病史,否认糖尿病病史,否认脑梗死病史,否认冠心病病史,否认外伤史,否认手术史,否认输血史,否认肝炎、结核等传染疾病史,预防接种史不详。

过敏史:否认有药物及食物过敏史。

个人史:出生并长期居住于本地,无重体力劳动史,不嗜烟酒,饮食无特殊癖好。

婚育史:××年与一健康女子结婚,育有 1 子,家庭和睦。

家族史:父母均体健;1 子体健。否认有家族遗传病史。

体格检查:

T 36.7℃ 　　　　　P 86 次/min 　　　　　R 20 次/min 　　　　　BP 136/86mmHg

意识清楚,语音清晰,表情痛苦。发育正常,形体适中。双目有神,头发黑有光泽,肌肤爪甲润泽,肤色无异常,未见斑丘疹。无异常气味闻及。舌质淡暗,苔薄白,舌下脉络迂曲,脉弦涩。

查体合作。头颈正常无畸形,巩膜无黄染,瞳孔等大等圆,对光反射灵敏。鼻翼无扇动,唇色暗红润泽,咽部色泽淡红,扁桃体未见肿大。颈强,未扪及肿块及颈部异常搏动。全身浅表淋巴结未触及,胸部扁平对称,双肺呼吸音清,无干湿性杂音,心率 86 次/分,心律齐,各瓣膜听诊区未闻及病理性杂音,腹部平软,无扪及包块,无静脉怒张,无压痛及反跳痛。肝脾未扪及,肾区无叩痛,神经系统检查见生理反射存在,病理反射未引出。前后二阴未查,排泄物未见。

脊柱四肢见专科情况。

专科情况:颈强,颈部活动受限,前屈 40°,后伸 45°,左侧屈 20°右侧屈 45°,左旋 30°右旋 80°。脊柱无明显侧弯,左侧 $C_{4\sim5}$ 小关节后外侧压痛(+++),左侧斜方肌及肩胛提肌中部压痛(++),横突、棘突及棘突旁压痛(-),椎间孔挤压试验(+-),向左旋颈试验(+),臂丛神经牵拉试验(-),闭目难立试验(-),四肢感觉、肌力、运动正常,生理反射存在,病理反射未引出。

实验室检查:

颈椎动力位 X 线片示颈椎生理曲度变直,$C_{4\sim7}$ 椎体缘唇样骨质增生;过伸位:椎体后缘连线欠光整,$C_{4\sim5}$ 椎体后缘连线台阶样改变。

椎动脉血管超声示左侧椎动脉内径 4.0mm,收缩末速度 47.0cm/s,舒张末速度 17.5cm/s,平均速度 29.5cm/s,右侧椎动脉内径 2.9mm,收缩末速度 24.4cm/s,舒张末速度 10.7cm/s,平均速度 11.4cm/s,余血管内径、走行正常,管壁厚度未见明显异常。

颈椎间盘 MRI 示 $C_{4\sim5}$、$C_{5\sim6}$ 椎间盘膨出,黄韧带变厚,右侧横突孔变小。

辨证分析:患者年过七八,肝气已衰,肝肾不足;又长期坐位工作,致使颈肩部肌肉韧带慢性劳损,脉络不通,致气血循行受阻,不能上达头颈部,脑髓失养,出现头晕;颈部气血瘀滞,不通则痛,故出现颈肩部压痛明显。舌质淡暗,苔薄白,舌下脉络迂曲,脉弦涩,证属肝肾不足、瘀血阻络。本病病机为本虚标实,肝肾不足为本,由于局部劳损导致的气滞血瘀为标,病位在颈,病症在头,病本在肝肾。经积极治疗和调护,预后良好。

西医诊断依据:

1. 头晕,颈项部僵硬不适。

2. 颈强,颈部活动受限,前屈 40°,后伸 45°,左侧屈 20°右侧屈 45°,左旋 30°右旋 80°。左侧 $C_{4\sim5}$ 小关节后外侧压痛(+++),左侧斜方肌及肩胛提肌中部压痛(++),椎间孔挤压试验(±),向左旋颈试验(+)。

3. 颈椎 X 线片提示颈椎生理曲度变直,$C_{4\sim7}$ 椎体缘唇样骨质增生;$C_{4\sim5}$ 椎体后缘连线台阶样改变。

4. 椎动脉血管超声示左侧椎动脉内径 4.0mm,收缩末速度 47.0cm/s,舒张末速度 17.5cm/s,平均速度 29.5cm/s,右侧椎动脉内径 2.9mm,收缩末速度 24.4cm/s,舒张末速度 10.7cm/s,平均速度 11.4cm/s,余血管内径、走行正常,管壁厚度未见明显异常。

5. 颈椎间盘 MRI 示 $C_{4\sim5}$、$C_{5\sim6}$ 椎间盘膨出,黄韧带变厚,右侧横突孔变小。

入院诊断:

中医诊断:眩晕病(肝肾不足、瘀血阻络证)。

西医诊断:椎动脉型颈椎病。

治则治法:补益肝肾,行气通络,手法治疗和中药内服,外用。

1. 颈椎常规整复手法治疗及颈椎牵引状态下定点整复手法,每日 1 次。

2. 颈部中药湿热敷治疗,每日 2 次,每次 30 分钟。

3. 颈椎中立位(或微屈曲位)牵引治疗,每日 1 次,牵引重量 4kg,每次 40 分钟。

4. 内服方药:六味地黄汤+自拟通络止眩汤加味。

熟地 24g	山萸 12g	山药 12g	泽泻 9g
丹皮 9g	茯苓 9g	丹参 15g	当归 10g
葛根 20g	白芍 20g	婆罗子 10g	鹿衔草 20g
地龙 12g	川芎 10g	羌活 10g	香附 10g
			5 剂

煎服方法:加水 500ml,水沸后煎 20 分钟,取汁 200ml;二煎加水 300ml,水沸后煎 30 分钟,取汁 100ml,混合。早晚各 1 次服,每次 150ml,每日 1 剂。

辨证调护:

1. 保暖,避风寒,适劳逸。

2. 避免颈椎枕、仰头及颈椎左侧屈、左旋转姿势,锻炼时避免颈椎过度屈伸活动(仰头、左旋时应行抗阻力,不增加活动度的锻炼方式)。

3. 平时颈部保持中立位或微屈位姿势。

4. 选不高不低或微高位的枕头。

实习医师:(签名)

住院医师:(签名)

主治医师:(签名)

中医骨伤常用诊断与辨证方法流程图

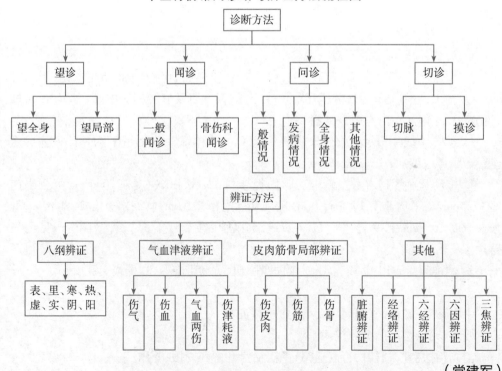

(党建军)

扫一扫,
测一测

 复习思考题

1. 骨伤科闻诊包括哪些内容?
2. 骨伤科望局部包括哪些内容?
3. 听骨传导音如何操作? 意义是什么?
4. 摸诊的常用手法有哪些?
5. 试述骨折的功能复位的标准。

第十七章

基本治疗方法

培训目标

1. 掌握中医骨伤科常用的治疗原则、适应证与禁忌证；掌握石膏、夹板、常用手法等操作的动作要领。

2. 熟悉中医骨伤科常用的治疗方法。

3. 了解中医骨伤科常用手术技术和工具。

骨伤科疾病的治疗，应以辨证论治为基础，贯彻固定与活动统一（动静结合）、骨与软组织并重（筋骨并重）、局部与整体兼顾（内外兼治）、医疗措施与患者的主观能动性密切配合（医患合作）的治疗原则。同时根据疾病的性质、程度、病因等不同，在疾病的治疗中灵活运用不同的治疗方法，以取得良好的疗效。

一、手法

手法是指用手指、手掌、臂或肢体其他部位，配合一定的技巧和动作，以力的形式作用于患者体表或穴位，以达到正骨复位、治病疗伤的一种治疗方法。包括正骨手法、脱位整复手法、理筋手法，是骨伤科重要的治疗方法之一，在骨伤科临床治疗中占有重要地位。

（一）手法适应证

1. 骨折　稳定骨折一般均可采用手法整复，如横行骨折、裂纹骨折、青枝骨折、嵌插骨折等。

2. 脱位　大多数关节脱位可采用手法进行复位。如肩关节脱位、肘关节脱位、下颌关节脱位等。

3. 筋伤　软组织受到不同类型的损伤可采用手法进行治疗。如急性腰扭伤、踝关节扭伤、软组织扭挫伤。

4. 损伤后遗症　如骨折后关节粘连、挛缩等。

5. 劳损及退变性疾病　如腰肌劳损、颈椎病、退行性骨关节病等。

6. 内伤　如胸胁迸伤、岔气等证。

（二）手法禁忌证

1. 急性传染性疾病、肿瘤、骨关节结核、关节脓肿、骨髓炎、血友病等。

2. 诊断不明确的损伤，应查明原因后采用相应的治疗方法。

3. 脊柱损伤或伴有脊髓压迫症状、不稳定性脊柱骨折；肌腱、韧带完全断裂或大部分断裂者。

4. 妊娠期妇女，或合并有严重内科疾病者。

5. 治疗部位有皮肤病或化脓性感染者。

6. 醉酒及精神病患者，对治疗不能合作者。

7. 施行手法后疼痛加重或出现异常反应者应停止手法治疗，查明原因后对症处理。

（三）正骨手法

1. 拔伸牵引　主要作用是矫正患肢的重叠与成角移位，恢复肢体的长度。（图17-1）

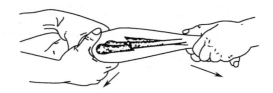

图 17-1　拔伸牵引

2. 旋转屈伸

（1）旋转法：多用于肢体有旋转移位、部分关节内或近关节骨折的复位。（图17-2）

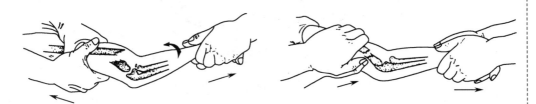

图 17-2　旋转法

（2）屈伸法：多用于近关节骨折或关节内骨折的复位。（图17-3）

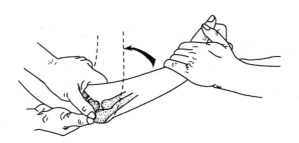

图 17-3　屈伸法

3. 提按端挤

（1）提按法：用于矫正前后侧（上下侧）移位。（图 17-4）

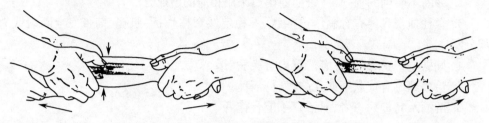

图 17-4　提按法

（2）端挤法：用于矫正内外侧（左右侧）移位。（图 17-5）

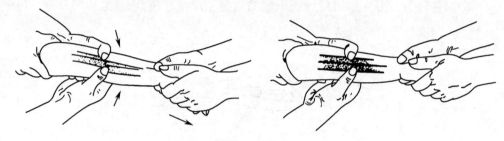

图 17-5　端挤法

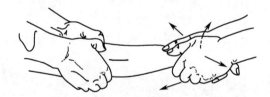

图 17-6　摇摆法

4. 摇摆触碰　用于横断或锯齿形骨折断端紧密接触或嵌插，增加其稳定性。（图 17-6、图 17-7）

5. 夹挤分骨　用于矫正两骨（或以上）并列部位的骨折移位。如尺桡骨、胫腓骨等部位骨折。（图 17-8）

6. 折顶回旋

（1）折顶法：主要用于横断或锯齿形骨折，单靠拔伸牵引不能完全矫正重叠移位者。（图 17-9）

（2）回旋法：多用于矫正有背向移位的斜形、螺旋形骨折或骨折断端之间有软组织嵌入，拔伸等手法不能将其解脱者。（图 17-10）

（四）脱位整复手法

1. 拔伸牵引　持续的拔伸牵引可以克服肌肉的痉挛性收缩。为克服单纯手力牵引力量不足，常采用宽布带或治疗巾固

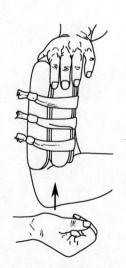

图 17-7　触碰法

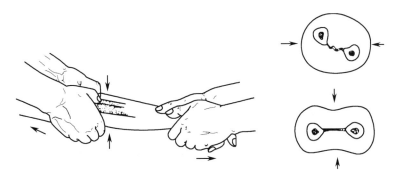

图 17-8　夹挤分骨

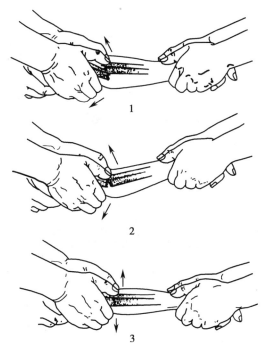

1

2

3

图 17-9　折顶法

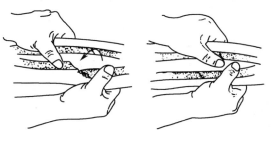

图 17-10　回旋法

定近端便于做对抗牵引。（图 17-11）

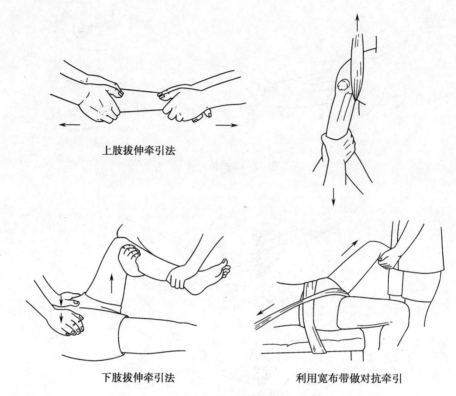

上肢拔伸牵引法

下肢拔伸牵引法　　　　利用宽布带做对抗牵引

图 17-11　拔伸牵引

2. 屈伸回旋　适用于肩关节、髋关节脱位的复位。（图 17-12）

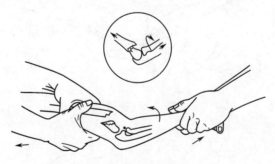

图 17-12　屈曲回旋

3. 端提捺正　适用于各种脱位，常与拔伸牵引配合使用。（图 17-13）

4. 足蹬膝顶　利用足蹬与膝顶形成杠杆的支点，在维持拔伸牵引的情况下利用杠杆的作用力将脱位的关节复位。

（1）手牵足蹬法：适用于肩、髋关节前脱位。（图 17-14）

（2）膝顶法：适用于肘关节脱位。（图 17-15）

5. 杠杆支撑　即利用木棍、椅背或立柱等作为支点，以增大复位的牵引力量，多用于难以整复的肩关节脱位或陈旧性脱位等。（图 17-16）

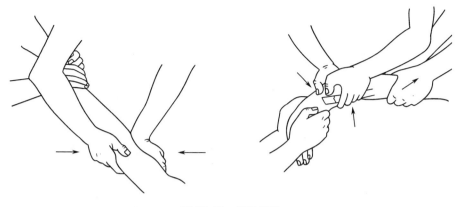

图 17-13 端提捺正

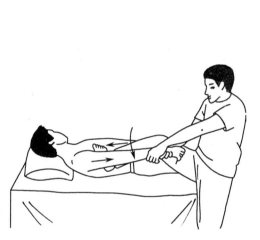

图 17-14 手牵足蹬

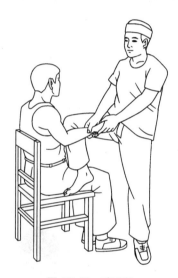

图 17-15 膝顶法

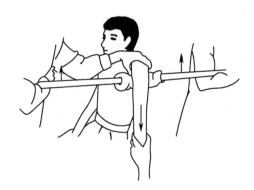

图 17-16 杠杆支撑

（五）理筋手法

"骨错缝、筋出槽"是中医伤科的特有
名词。它既属于病名,又属于骨与筋在受
伤后的病机变化。骨错缝,如一过性髋关
节滑膜炎、胸椎关节滑膜嵌顿、关节紊乱
等。临床上的肌腱、韧带、筋膜的撕裂、撕
脱、粘连、痉挛等亦都属于"筋出槽"。

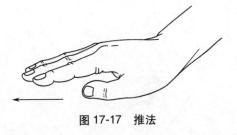

图 17-17　推法

1. 推法　用指、掌、肘或拳背近侧指间关节等部位,着力于治疗部位,做单方向的
直线运动的手法称为推法,包括指推法、掌推法、肘推法等(图 17-17)。

2. 捋顺法　医生用手掌单方向由肢体近端向远端推动的手法称为捋法;由肢体
远端推向近端的手法称为顺法。

3. 摩法　医生用食、中、环三指指腹或手掌附着于治疗部位或穴位上,以腕关节
为中心做环形而有节律抚摩的手法称为摩法,包括轻度按摩法(图 17-18)、深部按摩
法(图 17-19)。

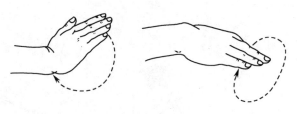

图 17-18　轻度按摩法

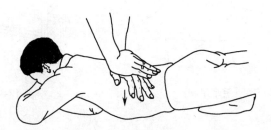

图 17-19　深部按摩法

4. 揉法　医生用手指、手掌或掌根吸定于治疗部位或穴位,做轻柔和缓的回旋运
动的手法。(图 17-20)

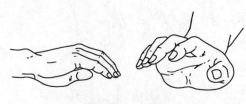

图 17-20　揉法

5. 按法　医生用拇指指端、指腹、掌根、掌面或双掌重叠或肘尖按压治疗部位的手法称为按法,包括指按法、掌按法、肘按法。(图 17-21)

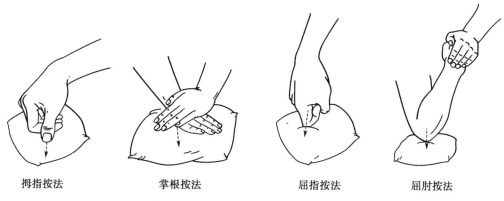

拇指按法　　掌根按法　　屈指按法　　屈肘按法

图 17-21　按法

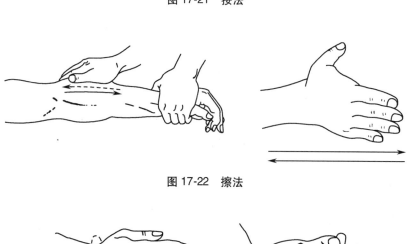

图 17-22　擦法

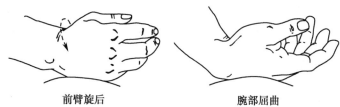

前臂旋后　　　　　　腕部屈曲

图 17-23　㨰法

6. 擦法　医生以一手大、小鱼际或掌面附着在患者体表治疗部位或穴位,快速地做上下或左右直线往返摩擦的手法称为擦法。(图 17-22)

7. 㨰法　医生以一手呈半握拳状,以手的小鱼际贴附于治疗部位,通过腕关节的屈伸和前臂的旋转,带动手部做连续滚动的手法称为㨰法。(图 17-23)

8. 拿法　医生以一手用拇指与其余四指相对用力一紧一松拿捏患处肌肉、韧带等软组织的手法称为拿法。临床常用于颈项、肩部和四肢等部位。(图 17-24)

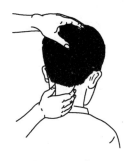

图 17-24　拿法

9. 拍法　医生用一手或双手虚掌拍打体表的手法称为拍法。（图 17-25）

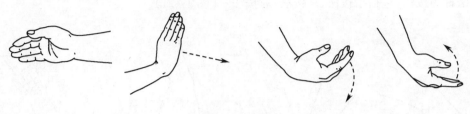

图 17-25　拍法

10. 点法　医生用指端或屈指点压体表的手法称为点法，又称点穴法。（图 17-26）

11. 抖法　医生用双手握住患者的上肢或下肢远端，用力做连续的小幅度的上下颤动的手法称抖法。可用于四肢，以上肢最常用。（图 17-27）

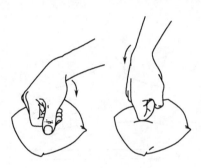

图 17-26　点穴法

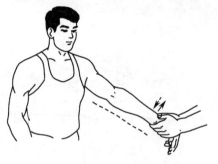

图 17-27　抖法

12. 搓法　医生用双手掌面夹住一定的部位，相对用力做快速搓揉，同时做上下往返移动的手法称为搓法。最多用于上肢，常与抖法配合使用，并作为推拿的结束手法。（图 17-28）

13. 击法　医生用拳背、掌根、掌侧小鱼际、指尖或用桑枝棒叩击体表的手法称为击法（图 17-29）。

14. 扳法　医生双手用力将肢体做相反方向扳动的手法称为扳法，包括颈部扳法、腰部三扳法、腰椎旋转扳法。

（1）颈部扳法：（图 17-30）

（2）腰部三扳法：包括腰部后伸扳腿法、腰部后伸扳肩法、侧扳法。（图 17-31）

（3）腰椎旋转扳法：（图 17-32）

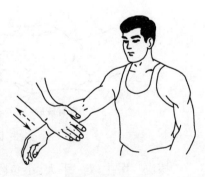

图 17-28　搓法

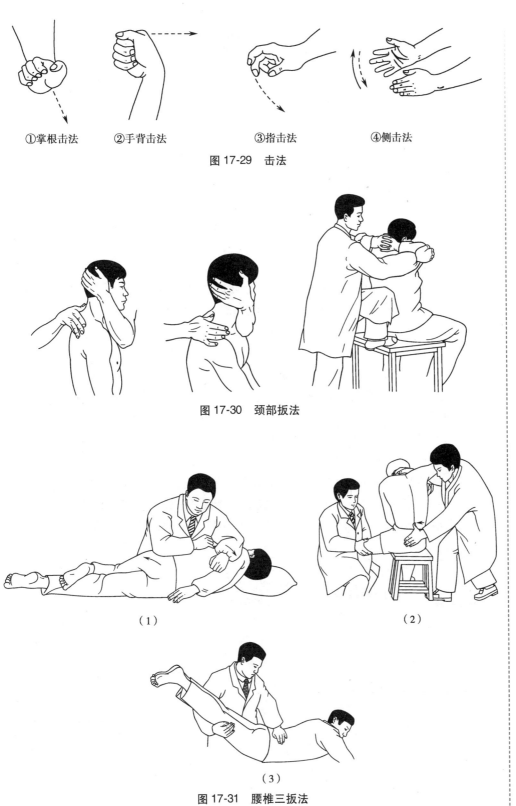

①掌根击法　　②手背击法　　③指击法　　④侧击法

图 17-29　击法

图 17-30　颈部扳法

（1）　　　　　　　　　　　　　　　　（2）

（3）

图 17-31　腰椎三扳法
（1）腰部后伸扳肩法　（2）侧扳法　（3）腰部后伸扳腿法

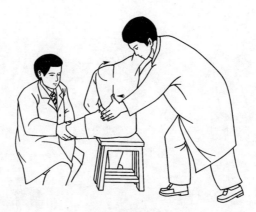

图 17-32 腰椎旋转扳法

二、固定

为了维持损伤整复后的良好位置,防止骨折、脱位再移位,保证损伤组织正常愈合,在复位后必须予以固定。固定是治疗损伤的一项重要措施。

（一）外固定

1. 夹板固定

（1）夹板固定的适应证和禁忌证

1）适应证:①不全骨折和稳定性骨折;②四肢闭合性管状骨骨折;③四肢开放性骨折,经处理伤口闭合者;④陈旧性四肢骨折可运用手法整复者。

2）禁忌证:①较严重的开放性骨折;②难以整复的关节内骨折;③难以固定的骨折;④严重肿胀或伴有张力性水疱者;⑤伤肢远端脉搏微弱,末梢血液循环较差者。

（2）固定垫:固定垫又称加压垫,一般安放在夹板与皮肤之间。利用固定垫所产生的压力或杠杆力,作用于骨折部,以维持骨折断端在复位后的良好位置。

固定垫种类:常用的固定垫有以下几种(图 17-33)。①平垫,适用于肢体平坦部

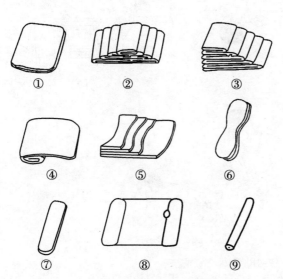

图 17-33 常用的几种固定垫
①平垫;②塔形垫;③梯形垫;④高低垫;⑤抱骨垫;⑥葫芦垫;⑦横垫;⑧合骨垫;⑨分骨垫

位,多用于骨干骨折;②塔形垫,适用于肢体关节凹陷处,如肘、距小腿关节;③梯形垫,多用于肢体有斜坡处,如肘后、距小腿关节等;④高低垫,用于锁骨骨折或复位后固定不稳的尺桡骨骨折;⑤抱骨垫,适用于髌骨及尺骨鹰嘴骨折;⑥葫芦垫,适用于桡骨头骨折或脱位;⑦横垫,适用于桡骨下端骨折;⑧合骨垫,适用于下尺桡关节分离;⑨分骨垫,适用于尺桡骨骨折、掌骨骨折、跖骨骨折等;⑩大头垫,适用于肱骨外科颈骨折;空心垫,适用于内外踝等骨隆起部位。

(3) 夹板固定后注意事项

1) 抬高患肢,以利于肿胀消退。

2) 密切观察伤肢的血运情况,以防止发生骨筋膜室综合征的可能。

3) 注意骨突部有无灼痛感,如患者持续疼痛,则应解除夹板,以防止发生压迫性溃疡。

4) 1~2周内要经常检查并调整扎带的松紧度,扎带松弛时应及时调整扎带的松紧度,确保上下1cm的正常移动度。

5) 定期进行X线检查,了解骨折是否发生再移位,特别是1周以内要经常检查,如有移位应及时处理。

6) 将固定后的注意事项及练功方法向患者及家属进行宣教和指导。

2. 石膏固定

(1) 石膏固定的分类:石膏固定按包裹的范围可分为前臂石膏托(图17-34)、小腿石膏夹板(图17-35)、下肢石膏管型(图17-36)等。按固定部位可分为上肢石膏、前臂石膏、上肢肩人字形石膏(图17-37)、下肢短腿石膏、下肢长腿石膏、下肢髋人字形石膏、石膏背心(图17-38)、头颈胸石膏(图17-39)等。

(2) 石膏绷带的用法:使用时将石膏绷带卷平放浸泡在30~40℃温水桶内,待气泡出净后取出(图17-40),以手握其两端,挤去多余水分(图17-41),即可使用。

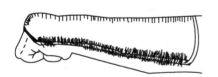

图 17-34　前臂石膏托

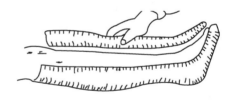

图 17-35　小腿石膏夹板

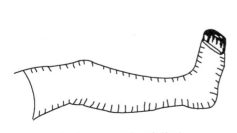

图 17-36　下肢石膏管型

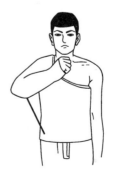

图 17-37　上肢肩人字形石膏

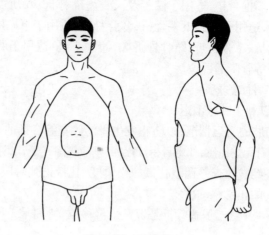

图 17-38 石膏背心

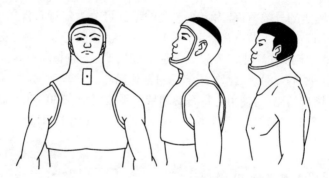

图 17-39 头颈胸石膏

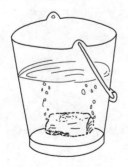

图 17-40 石膏卷浸泡

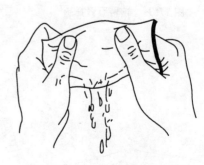

图 17-41 石膏卷挤水

（3）石膏绷带内的衬垫：包扎石膏前必须先放好衬垫。常用的衬垫有棉纸、棉垫、棉花等,放置衬垫位置(图17-42)。

（4）包扎石膏的基本方法：环绕包扎时,一般由肢体的近端向远端缠绕,且以滚动方式进行,切不可拉紧绷带。需向上或向下移动绷带时,要提起绷带的松弛部并向肢体的后方折叠(图17-43),动作要迅速、敏捷、准确,边包扎边用手抹平。整个石膏的厚度,上肢一般10~12层,下肢一般12~15层。

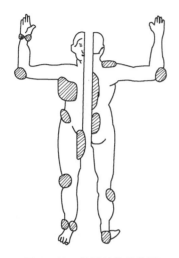

图17-42 放置衬垫的位置

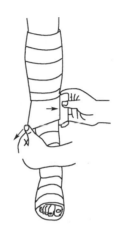

图17-43 石膏绷带松弛部向后折叠

（5）石膏固定后注意事项

1）石膏固定完成后,要维持恰当体位直至完全干固,以防断裂。

2）在石膏未干以前搬动患者,注意勿使石膏折断或变形,常用手掌托起石膏,忌用手指捏压,翻身或改变体位时,应保护石膏原形,避免折裂变形。

3）抬高患肢,以利于消肿。若肿胀消退后石膏松动,应及时更换石膏。

4）使用石膏管型时,注意有无受压症状,随时观察指(趾)血运、皮肤颜色、皮温、肿胀、感觉及运动情况。

5）注意保持石膏清洁,避免被尿、大便等浸湿污染。石膏被血或脓液浸透,应及时处理。

6）注意冷暖,寒冷季节注意外露肢体保温;炎热季节,对包扎大型石膏的患者,要注意通风,防止中暑。

7）石膏固定期间应指导患者及时进行未固定关节的功能锻炼。

8）定期进行X线摄片检查,观察石膏固定的效果。

3. 骨外固定

（1）骨外固定器械的类型(图17-44)

1）单边架：在骨折的一侧上下端各穿一组固定针,穿过两层骨皮质,但不穿越对侧的软组织。

2）双边架：固定针穿过两侧软组织,外露的固定针通过连接杆加以固定。

3）三角形架：将穿针设在两个或多个平面上,以增加其稳定性。

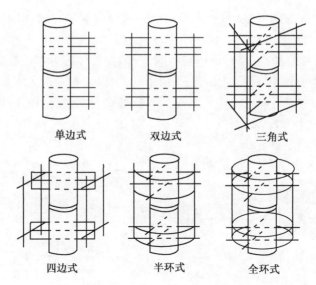

图 17-44   骨外固定器械的类型

4）四边形架:特点是肢体两侧各有两根伸缩滑动的连接杆,每侧两杆之间也有连接结构。

5）半环形架:呈半环形,安装在肢体一侧,可多向穿针,既能牢稳固定,又兼有复位的作用。

6）环形架:外固定器呈环形,把肢体完全环绕,可多方向穿针。

7）梯形架:外固定器呈梯形,用于骨盆骨折。

（2）骨外固定器械的适应证

1）软组织损伤、肿胀明显的四肢长管状骨开放性骨折。

2）骨折同时需行交腿皮瓣、肌皮瓣、带血管蒂皮瓣等修复性手术。

3）骨折需要牵引固定,保持肢体长度。

4）多发骨折,感染性骨折、骨不连,骨盆骨折与脱位,烧伤合并骨折,或骨折伴有主要血管、神经损伤。

5）断肢再植术,可快速、牢固地固定骨折,有利于神经、血管的吻合。

6）肢体延长术,或肘、膝、距小腿关节加压融合术。

（3）注意事项

1）保持针孔的清洁,每天用 75% 乙醇滴于针眼处,防止针道感染。

2）术后每天观察固定针有无松动,骨外固定器有无移位及固定锁扭是否松动。

3）应注意保持固定针与皮肤界面处于无张力状态,否则应切开松解,以免皮肤受压坏死。

4）鼓励患者术后行肢体关节及肌肉的主动和被动功能锻炼。

5）定期 X 线检查,了解骨折端有无移位,如发生移位,随时调节外固定器予以矫正。

4. 支具固定   支具又称矫形器,具有固定、制动、保护、支撑身体,预防和矫正畸形等作用。

（1）支具的适应证

1）先天性疾病:如先天性髋关节脱位或脱位复位术后的固定;先天性斜颈、先天性膝关节脱位、先天性平足矫形或矫形术后的固定;先天性脊柱侧凸术前矫形或术后固定。

2)创伤性疾病

3)术后固定:如颈椎病前路融合术后;四肢关节脱位手术复位术后。

4)炎症:如脊柱及四肢的骨与关节的结核或化脓性感染。

5)退行性变:脊柱退行性变或退行性骨关节病。

6)瘫痪:如脊髓外伤、结核、肿瘤等引起的截瘫;周围神经损伤引起部分肌肉瘫痪。

(2)支具固定的作用:支具固定有稳定和支持、固定和保护、预防和矫正畸形、减轻承重、改进功能、抑制站立和步行中的肌肉反射性痉挛等作用。

(3)常见支具

1)颈支具:多用于落枕、颈椎骨质增生、颈椎病、颈椎骨折、颈椎脱位复位后的固定。

2)腰支具:适用于急性腰扭伤、腰肌筋膜炎、腰肌劳损及腰椎间盘摘除术后。

3)肩外展支具:可用于固定治疗肱骨外科颈骨折和肱骨干骨折、肩袖损伤、冈上肌腱断裂、急性肩周炎等。

4)双髋外展支具:多用于治疗双侧先天性髋关节脱位、双侧股骨头缺血性坏死的早期固定。

5. 骨内固定 内固定是在骨折复位后,用金属内固定物维持骨折复位的一种方法。

(1)内固定的适应证

1)有移位的关节内骨折,手法不能达到满意复位;复位后容易移位的骨折;多发骨折或多段骨折;或开放性骨折。

2)手法复位与外固定未能达到功能复位的标准,而影响肢体功能者;或伴有关节脱位,经闭合复位未能成功者。

3)骨折端有肌肉、肌腱、骨膜或神经、血管等软组织嵌入,手法复位失败者。

4)撕脱性骨折,多因强大肌群牵拉而致,外固定难以维持其对位。

5)骨折合并重要神经、血管损伤者;或伴有肌腱、韧带完全断裂者。

6)畸形愈合或骨不愈合造成功能障碍者。

(2)内固定的禁忌证

1)瘢痕、烧伤、活动性感染或皮炎导致手术部位软组织覆盖太差。

2)骨质疏松致骨质脆弱不能用内固定来固定的骨折。

3)对于活动性感染、骨髓炎等,多采用外固定,同时结合生物学方法来控制感染。

4)已不能成功进行重建的粉碎性骨折。

5)患者有心、脑、肾等严重的基础疾病,全身情况较差,不能耐受手术、麻醉等。

6)没有足够手术设备条件和手术技术水平。

(3)内固定方式、种类:主要有不锈钢丝内固定、螺丝钉内固定(图17-45)、接骨板螺丝钉内固定(图17-46)、常见髓内钉内固定(图17-47)、椎弓根钉内固定(图17-48)、记忆合金内固定可吸收材料内固定。

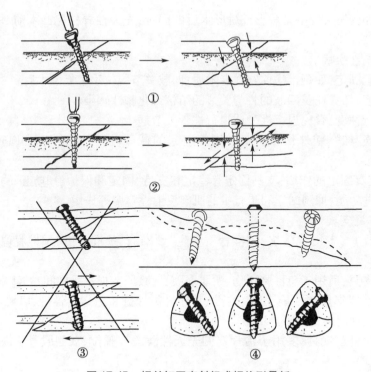

图 17-45   螺丝钉固定斜行或螺旋形骨折
①螺丝钉垂直骨折面;②螺丝钉垂直骨干;③螺丝钉垂直骨折面引起短缩
移位;④多枚螺丝钉固定

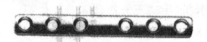

图 17-46   加压接骨板

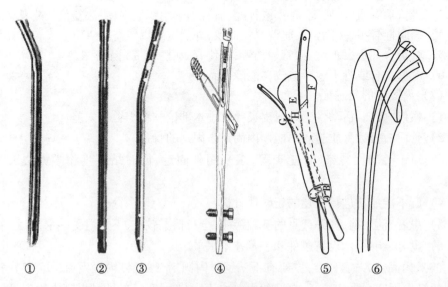

图 17-47   常见髓内钉
①不带锁髓内钉;②直形绞锁髓内钉;③预弯形绞锁髓内钉;④Gamma 钉;⑤矩形弹性钉;⑥Ender 钉

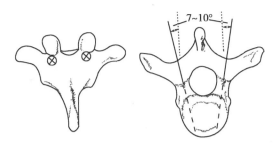

图 17-48　椎弓根钉进钉点

三、牵引

牵引是整复和固定的方法之一,一般分皮肤牵引、骨牵引等。临床根据患者的年龄、体质、骨折的部位和类型、肌肉发达的程度和软组织损伤情况的不同,可分别选用。

（一）皮肤牵引

利用胶布或乳胶海绵条粘贴于肢体皮肤上使牵引力直接作用于皮肤,通过对皮肤的牵拉使作用力间接作用于肌肉和骨骼,而使骨折复位、固定的骨伤科技术称之为皮肤牵引。

1. 皮肤牵引的适应证　适用于骨折需要持续牵引又不需要强力牵引或不能采用骨牵引者,如老年人的股骨颈骨折、小儿股骨干骨折、肢体严重肿胀或皮肤有张力性水疱不能立即复位的肱骨髁上骨折;下肢脱位整复后的固定,如髋关节脱位;以及下肢关节炎需制动者。

2. 皮肤牵引的禁忌证　皮肤对胶布过敏者;皮肤有损伤或炎症者;肢体有血液循环障碍者,如患有静脉曲张、慢性溃疡、血管硬化及栓塞者;严重骨折错位需要强力牵引方能矫正畸形者。

3. 皮肤牵引的注意事项　检查牵引重量是否合适,及时调整,一般不超过5kg;观察有无皮炎的发生;检查胶布和绷

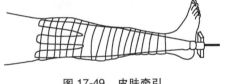

图 17-49　皮肤牵引

带是否脱落,有脱落者要及时更换;特别要注意观察患肢血运及足趾（指）的功能活动情况（图 17-49）

（二）骨牵引

骨牵引是指通过穿入骨骼内的骨圆针或牵引钳,使牵引力直接作用于骨骼,使骨折复位、固定的治疗方法,是骨科临床常用的外治法之一。骨牵引一般分颅骨牵引、尺骨鹰嘴牵引、股骨牵引、胫骨牵引、跟骨牵引等（图 17-50、图 17-51）。

1. 骨牵引适应证　一般适用于成年人肌力较强部位的骨折,尤其是不稳定性骨折;开放性骨折;骨盆骨折、髋臼骨折及髋关节中心性脱位;学龄前儿童股骨干不稳定性骨折;颈椎骨折脱位;不能采用皮牵引的手与足短小管状骨的骨折,如掌骨、指（趾）骨;一些手术前的准备,如陈旧性股骨颈骨折行人工股骨头置换术前等;需要采用牵引但不宜用皮牵引的患者,如伤肢患有静脉曲张而不能采用皮牵引的骨折患者;多根肋骨多段骨折造成浮动胸壁出现反常呼吸的患者。

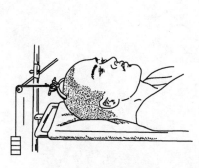

图 17-50　颅骨牵引法

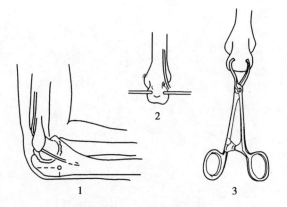

图 17-51　尺骨鹰嘴牵引
①尺骨鹰嘴牵引部位;②克氏针牵引法;③布巾钳牵引法

2. 骨牵引禁忌证　对于穿针处有炎症或开放性创伤污染严重者,牵引局部骨骼有病变或严重骨质疏松的患者,牵引局部需要切开复位者,均应禁用骨牵引疗法。

3. 骨牵引注意事项

(1) 骨牵引安装完成后应将牵引针的两端多余部分剪掉,并套上小瓶,以防止针尖的伤害。

(2) 注意牵引针两侧有无阻挡,如有阻挡感应及时调整,以免降低牵引力。

(3) 骨牵引术后要经常检查针眼处有无感染。为防止感染,隔日一次向针孔处滴 75% 的乙醇。如感染明显又无法控制时应将牵引针拔出,根据病情改用他法治疗。

(4) 注意牵引针有无滑动或将皮肤拉豁;注意肢体有无压迫性溃疡的发生。

(5) 要及时进行床边 X 线检查,以便了解骨折对位情况,及时调整牵引方向或牵引重量。

(6) 牵引重量应一次加到适当最大值,以矫正骨折重叠移位。复位后可维持牵引量。

四、方药

方药作为中医治疗疾病的重要手段,在几千年的中医药发展过程中,具有重要的地位。

(一) 内治法

根据损伤的发展过程,一般将其分为初、中、后三期。

1. 初期治法　气滞血瘀则为肿为痛,治宜活血化瘀,行气止痛。常用攻下逐瘀法、行气消瘀法、清热凉血法、开窍活血法。

2. 中期治法　通过治疗,达到进一步调和气血,去瘀生新,接骨续筋,疏风通络,活血舒筋的目的。常用和营止痛法、接骨续筋法、舒筋活络法等。

3. 后期治法　损伤后期多伤之已久,虽瘀血已去,但正气亦衰,故当以扶正固本为主,另外,损伤后期亦有应用温经通络之法。常用补气养血法、补养脾胃法、补益肝肾法、温经通络法。

（二）外治法

损伤外治法是指对损伤局部进行治疗的方法，在骨伤科治疗中占有重要的地位。临床外用药物大致可分为敷贴药、搽擦药、熏洗湿敷药与热熨药。

1. 敷贴药　应用最多的剂型是药膏、膏药和药散三种。

2. 搽擦药　有酒剂、油膏与油剂。

3. 熏洗湿敷药　有热敷熏洗、湿敷洗涤等。

4. 热熨药　一种热疗方法，有坎离砂、熨药等。

五、练功

练功疗法古称导引，现代又称功能锻炼，是指通过肢体运动的方法来防治伤病，增进健康的一种疗法。

（一）练功的分类

1. 局部练功　为了预防或治疗肢体伤病，患者在医生的指导下进行某一肢体的主动活动，称局部锻炼。

2. 全身练功　为了预防疾病，增强体质，延缓衰老，或配合某些伤病的治疗，在医务人员指导下进行肢体的全面锻炼，称全身锻炼。全身锻炼除采用体育疗法外，可配合气功中的套式功法，如太极拳、八段锦、五禽戏等。

（二）练功的作用

练功的主要作用是消除肿胀，缓解疼痛，使肢体气血通畅，筋肉得养，关节滑利，同时促进骨折的愈合与肢体功能的恢复，避免骨质疏松和关节粘连。练功还能改善新陈代谢过程，从而达到扶正祛邪，防病延年的目的，有利于损伤和整个机体的全面恢复。

六、手术

手术疗法具有悠久历史，对中华民族的繁衍昌盛和世界医学的发展，有着深远的影响。

（一）常用手术器械

1. 牵开器　又称拉钩。如胫骨牵开器和自动牵开器等。

2. 骨膜剥离器　又称骨膜起子或骨膜剥离子。应用骨膜剥离器，可将附着于骨面上的骨外膜，以及软组织自骨面上剥离下来。

3. 持骨器　又称持骨钳或骨把持器。持骨器用以夹住骨折端，帮助骨折复位并保持复位后的位置，以便于进行内固定。

4. 骨钻和钻头　有手摇钻、电动钻、气钻等。

5. 骨锤　用途是敲击功能。

6. 骨凿和骨刀　骨凿用于修理骨面和取骨，骨刀主要用于截骨和切骨。

7. 骨剪和咬骨钳　骨剪修剪骨片和骨端，咬骨钳咬除骨端的尖刺状或突出的骨缘。

8. 骨锉　锉平骨的断端。

9. 刮匙　刮出骨腔内的小死骨、肉芽组织和瘢痕组织等。

（二）术前准备

首先手术者必须全面地掌握病史、体检、X 线检查和化验等病情资料。其次手术前进行全科讨论,进一步明确诊断,针对伤病指出手术指征、是否存在禁忌证等,然后制订手术方案。再次,手术前 30 分钟开始预防性应用抗生素,如手术较大,出血较多及手术时间较长等,术中追加应用抗生素。如果患者合并有其他系统慢性疾病,应邀请相关科室会诊,治疗并发症(高血压、心脏病、肾炎等)。

术前需进行手术区皮肤的准备,根据手术部位而不同,对四肢的皮肤准备一般要超过手术部位的上、下各一个关节,为手术中需临时扩大手术范围做准备。

（三）术中无菌原则

手术进行过程中,每个手术人员必须严肃认真地执行无菌操作。手术人员各就各位站定位置后,不能离开手术台,更不能随意走动。传递器械或物品时不可在手术人员的背后进行;手术人员的手、臂,必须在手术区内操作,不能离开手术区,不可放置于自己腰部以下或抬高超过肩部,亦不能触及手术台边缘;在手术过程中,如手术人员需要更换位置时,同侧与同侧更换时一人应先退后一步,另一人原地不动,背对背转过身进行更换,以防止触及对方背部有菌区;手术参观人员必须与手术人员保持一定距离,不可靠近手术人员或站得过高,尽量减少在室内走动,以减少污染机会。

（四）术后处理

手术完毕,医生必须观察患者血压、脉搏、呼吸、体温、神志、疼痛、液体出入量、引流量;治疗方面包括输血、输液、止痛药及抗菌药物等;还应通过活血药物及物理疗法积极预防深静脉血栓形成。

手术后应将患肢放于支架或枕头上,以抬高患肢,其高度一般应超过心脏平面,以利于淋巴、静脉回流,减轻肢体水肿。用石膏固定的肢体,要严格观察肢端情况,如有循环、感染和运动的改变或局部剧痛,应予及时处理。骨科手术后,若有缓慢扩大的渗血可进行加压包扎压迫止血。若仍继续扩大,患者的脉搏、血压不稳,应即时送回手术室进行手术探查。对截肢患者术后应在床旁准备止血带,以备大血管出血时紧急使用。术后积极鼓励患者尽早进行肌肉收缩活动,练习肌肉张力,减少肌肉与其他软组织的失用性萎缩、关节挛缩及粘连。后期辅以助行器辅助行走、功能训练及 CPM 机训练等。

七、其他疗法

（一）针灸

针灸疗法在骨伤科临床上应用广泛,且历史悠久。不仅对骨折、常见软组织损伤的治疗有效,且对气血不和、手足挛急、四肢不遂、筋骨疼痛等疾患疗效良好,如配合运用灸法,则收效更佳。

1. 扭伤　扭伤是指皮肤、肌肉、肌腱、筋膜、关节囊、韧带、血管等软组织损伤。部位不同取穴治疗不同。

颈项:天柱、风池、后溪、悬钟、昆仑。

肘部:曲池、小海、天井、合谷。

腕部:阳池、阳溪、阳谷、外关。

腰部：肾俞、委中、睛明、腰阳关、腰痛穴、人中、腰夹脊穴。

髋部：环跳、秩边、承扶。

膝部：膝眼、梁丘、膝阳关、阳陵泉。

踝部：解溪、丘墟、商丘、昆仑、悬钟。

2. 肩周炎 肩周炎是以肩关节周围疼痛、活动受限,久则肌肉萎缩为主要症状的病证。

取穴：肩髃、肩内陵、巨骨、肩贞、曲池、合谷、条口透承山。

3. 肱骨外上髁炎 是以肘外侧疼痛,提物及前臂扭转时疼痛加重为主要症状的病证,又称"网球肘"。

取穴：阿是穴、曲池、外关、合谷。

（二）针刀

针刀疗法是一种传统针刺术与外科松解术相结合的治疗方法。其作用机制为恢复人体局部的组织平衡状态,起到松解瘢痕、解除挛缩、疏通组织、改善循环、减张减压、消肿止痛等作用。主要用于治疗一些慢性软组织劳损和粘连性疾病。

1. 针刀治疗适应证

（1）因筋膜粘连、挛缩或结疤而致四肢、躯干等处的顽固性疼痛点。

（2）所有骨关节附近因肌肉、韧带紧张挛缩,拉应力过度引起的关节功能活动障碍、骨质增生等。

（3）各种损伤引起的滑液囊闭锁或滑液排泄障碍造成滑囊膨胀,各种腱鞘炎,外伤性肌痉挛和肌紧张(非脑源性),骨化性肌炎初期。

（4）手术损伤后因腱鞘狭窄,筋膜、肌肉、韧带或关节囊挛缩、结疤、粘连而致功能障碍者。

（5）骨髓炎、类风湿关节炎等疾病导致筋脉挛缩、粘连等而使关节屈伸受限者。

2. 针刀治疗禁忌证

（1）凡一切有发热症状者。

（2）施术部位有皮肤红肿、感染、溃疡、脓肿或肌肉坏死者。

（3）施术部位有重要神经、血管或重要脏器而施术时无法避开者。

（4）有严重心脏病、高血压、糖尿病、恶性肿瘤、血液病或严重出血倾向的患者。

（5）年老体弱或妇女妊娠期、月经期患者。

（6）定性、定位诊断不明确者。

3. 操作方法 应严格按照无菌操作要求进行,首先术野皮肤必须常规消毒,铺消毒洞巾。术者应佩戴无菌手套,小针刀必须无菌,施术时应一处一支。

4. 术后处理 术毕针孔敷盖无菌纱布,最好加压包扎1~2天,以防止出血。

（三）理疗

1. 作用原理 物理疗法是指应用各种物理因素作用于人体以防治疾病的方法,简称理疗。不同的理疗具有活血、消炎、镇痛等共同作用,又具有各自的特殊作用。

2. 理疗种类 理疗除防治疾病外,还被广泛地应用于疾病的诊断,如肌电、超声波、红外线热象图等。根据物理因素的来源,理疗可分为人工与自然物理因素疗法两大类。

（1）人工物理疗法

1）电疗法：包括静电疗法、直流电疗法、低频脉冲电疗法、中频正弦电疗法、高频电疗法、射频疗法、电离空气疗法、离子导入疗法、电水浴疗法等。

2）光疗法：包括红外线疗法、可见光疗法、紫外线疗法、激光疗法等。

3）超声波疗法：包括超声疗法、超声—间动电疗法、超声雾化吸入、超声药物透入等。

4）磁疗法：包括低频、中频、高频电磁场疗法、静磁场疗法、脉动磁场疗法等。

5）传导热疗法：包括蜡疗、泥疗等。

6）水疗法：包括各种方式的水疗和人工矿水浴。

7）运动疗法：包括医疗体育、器械疗法。

8）拔罐疗法：包括火罐、竹管及其他局部负压疗法。

9）电子生物反馈疗法：即患者利用来源于自身的、经过处理放大的生理信号去主动控制某种病理过程，达到治疗目的。

（2）自然物理疗法：临床常用的有矿泉疗法、气候疗法、空气疗法、日光疗法、海水疗法等。

3. 适应证

（1）各种炎症：急性、亚急性、慢性化脓性和非化脓性炎症均可以理疗。

（2）骨伤科疾病：骨折、脱位中后期，筋伤各期，损伤感染、粘连、溃疡，以及软骨病、佝偻病等。

4. 禁忌证　严重心脏病、严重动脉硬化、有出血倾向、恶病质及可刺激肿瘤细胞生长的物理因素等禁用。另外，高热、败血症、活动性肺结核、局部急性皮炎、感觉障碍、动脉瘤等，常不适宜于理疗。

（四）康复

康复是根据疾病的特点，患者的临床表现及功能状况，借助治疗器械，手法操作以及患者自身的参与，通过主动或被动的方式来改善局部或整体功能，提高身体素质的一种治疗方法。

1. 肌力训练　肌力训练方法的选择：肌力为0级时，选择电刺激疗法，被动运动训练和传递神经冲动训练（即患者主观用力，试图引起瘫痪肌肉的主动收缩）。肌力为1级或2级时，选择电刺激疗法或肌电生物反馈疗法。肌力为3或4级时，宜进行徒手抗阻训练和各种器械的抗阻训练。

2. 关节活动度训练

（1）主动运动：动作应平稳、缓慢，尽可能达到最大幅度，然后稍加维持。

（2）被动运动：由治疗师或患者自己用健肢协助，按需要的方向进行关节被动活动，以牵伸挛缩或粘连的组织。

（3）助力运动：由患者健肢徒手或通过棍棒、滑轮和绳索等简单器械，帮助患肢运动。

（4）关节功能牵引：将挛缩关节的近端肢体用支架或特制的牵引器稳定地固定于适当姿势，然后在其远端肢体上按需要的方向用沙袋做重力牵引。

（5）持续被动运动：持续被动运动是利用专用器械使关节进行持续较长时间的

缓慢的被动活动。

3. 步行训练　步行训练应先在平衡杠内进行,以确保安全,其后在平衡杠外借助拐杖行走,然后才独立行走。其持拐步行训练如下。

（1）持双腋杖的步行方式,多经历迈至步、摆过步、四点步等步骤。

迈至步:先用双腋杖同时向前伸出,然后支撑并向前摆动身体使双足迈至双拐落地点的附近,故称为迈至步。

摆过步:先将双拐伸出,然后支撑并向前摆动身体,使双足迈至双拐落地点的前方并着地,再将双拐向前迈以获得平衡,故称摆过步。

四点步:依次为伸左拐、迈右腿、伸右拐、迈左腿,故称四点步。

（2）持手杖的步行方式有三点步、两点步。

三点步:一般先伸出手杖,后迈出患肢,最好迈出健肢。

两点步:一般手杖与患肢同时迈出,然后迈出健足。

（3）使用助行器的步行训练适用于辅助患者初期的行走训练,为患者使用腋杖或手杖做准备;也适用于下肢无力但无双下肢瘫痪者、一侧偏瘫或截瘫患者,以及行动迟缓的老年人。

（张　杰）

 复习思考题

1. 胫腓骨骨折夹板固定方法有哪些?
2. 简述肱骨外科颈骨折的治疗。
3. 外固定器的适应证有哪些?
4. 常用的固定垫放置法有哪些?
5. 石膏固定后的注意事项有哪些?

扫一扫,
测一测

扫一扫　测一测

第十八章

基本急救技术

PPT 课件

 培训目标

1. 掌握创伤急救的四大基本技术。
2. 掌握清创缝合术的操作要点。
3. 熟悉创伤急救的基本知识。

第一节　急　救　技　术

创伤是一种机械或物理因素引起的损伤,亦称外伤。自然灾害、交通事故等,都可能在短时间内出现群伤,需要及时有效地进行抢救。应在施行有效心肺复苏的同时及时止血、包扎、固定,然后再考虑搬运等措施。

一、止血术

创伤出血和心肺功能障碍都是导致死亡的重要因素,故对创伤出血要进行准确有效地止血,常用的止血方法有指压止血法、加压包扎止血法、强屈关节止血法、止血带止血法。现分述如下:

（一）指压动脉止血法

为临时应急措施,要求指压部位及方法正确。

1. 头颈部出血,常用指压血管部位

（1）颞动脉:拇指在耳前,对着下颌关节处加压。

（2）面动脉:拇指压迫下颌角处。

（3）颈动脉:在颈根部及气管外侧,拇指摸到搏动的颈动脉向内向后加压。

2. 上肢出血,常用指压血管部位

（1）锁骨下动脉:锁骨上窝处,拇指向下向后摸到搏动处加压。

（2）肱动脉(上臂部):上臂肱二头肌内侧,拇指摸到搏动的肱动脉处加压。

（3）肱动脉(肘部):肘关节前方,拇指摸到搏动的肱动脉处加压。

（4）桡、尺动脉：双手拇指分别压住腕关节掌侧的桡、尺侧（桡侧即摸脉搏动处）。

3. 下肢出血，常用指压血管部位

（1）股动脉：髋关节稍屈曲、外展、外旋，双手拇指向后压按搏动的股动脉。

（2）腘动脉：在腘窝处，双拇指摸住搏动的腘动脉，向下加压。

（3）胫动脉：一手紧握踝关节，拇指及其余四指分别压迫胫前、胫后动脉。

（二）加压包扎止血法

用已消毒的纱布垫、急救包，在紧急情况下，也可用清洁的布类、纱布折成比伤口稍大的敷料，覆盖伤口或填塞于伤口内。再用绷带、三角巾、多头带做加压包扎（详见包扎术）松紧度以达到止血目的即可。

（三）强屈关节止血法

在肢体关节弯曲处加垫（纱布卷或棉垫卷），然后用力弯曲关节并用三角巾或绷带环形或 8 字形扎紧。

（四）止血带止血法

此法适用于肢体较大动脉止血。

1. 棉布类止血带止血法　在伤口近端，用绷带、带状布条或三角巾叠成带状，系紧止血。

2. 橡皮止血带止血法

（1）指根部橡皮止血带止血法：用手术乳胶手套袖口处皮筋，剪取后清洗，置于 75% 乙醇内消毒备用；指根部衬垫两层窄纱布，然后用橡皮筋环状交叉于纱布上，同时用止血钳适度夹紧交叉处，但不得过紧以免影响动脉血流。

（2）上、下肢橡皮止血带止血法：将橡皮止血带适当拉紧、拉长绕肢体 2~3 周。橡皮带末端紧压在橡皮带的另一端上。

3. 上、下肢充气式气压止血带止血法　所需器械包括以下几种。

（1）气压止血带：气压止血带类似血压计袖带，可分成人气压止血带及儿童气压止血带、上肢气压止血带及下肢气压止血带。气压止血带还可分成手动充气止血带与电动充气止血带两种。

气压止血带所需压力：成人上肢一般控制在 0.4kPa 左右，下肢一般控制在 0.8kPa 左右；儿童所需气压酌情降低，上肢控制在 0.3kPa 左右，下肢控制在 0.6kPa 左右为理想状态。

（2）驱血带：驱血带由乳胶制成，厚 1mm、宽 10~12cm、长 150cm。具体操作步骤如下：

①先绑扎气压止血带，为防止松动，可外加绷带绑紧一周固定；②气压止血带绑扎妥当后抬高肢体；③用驱血带由远端向近端拉紧、加压缠绕；④缠绕驱血带后向气压止血带充气并保持所需压力；⑤松开驱血带。

4. 使用止血带注意事项

（1）上止血带部位要准确，缠在伤口的近端。上肢在上臂上 1/3、下肢在大腿中上段、手指在指根部。与皮肤之间应加衬垫。

（2）止血带松紧要合适，以远端出血停止、不能摸到动脉搏动为宜。过松，则动脉供血未压住，静脉回流受阻，反使出血加重；过紧，则容易发生组织坏死以及损伤血管神经导致止血带麻痹综合征等。

（3）上止血带时间不能过久,要记录开始时间,一般不超过 1.5 小时。

（4）对于开放性创伤出血者,上止血带之前用无菌敷料压住伤口以免过多渗血,解除止血带之前,要做好清创准备,以便迅速彻底地清创止血。对失血较多者应输液、输血,防止休克和酸中毒等并发症的发生。严重挤压伤、感染、肿瘤患者和远端肢体严重缺血坏死者,要慎用或忌用止血带。

二、包扎术

包扎可压迫止血,保护创面,固定创面敷料,减少污染,减轻疼痛,有利于搬运和转移。伤口应全部覆盖,尽可能做到无菌操作。常用包扎技术包括:①绷带包扎法,如环形绷带包扎法、螺旋形包扎法、"8"字环形包扎法、螺旋反折包扎法;②三角巾包扎法;③多头带包扎法。

（一）绷带包扎法

用绷带包扎时,应从远端缠向近端,绷带头必须压住,即在原处环绕数周,以后每缠一周要盖住前一周的 1/3~1/2,常用绷带包扎法有以下几种。

1. 环形绷带包扎法　在肢体某一部位环绕数周,每一周重叠盖住前一周。主要用于手、腕、足、颈、额部包扎(图 18-1)。

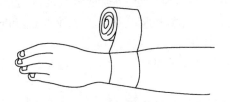

图 18-1　环形绷带包扎法

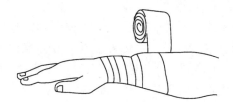

图 18-2　螺旋形绷带包扎法

2. 螺旋形绷带包扎法　包扎时,做单纯的螺旋上升,每一周压盖前一周的 1/2。主要用于肢体、躯干等处(图 18-2)。

3. "8"字形绷带包扎法　本法是一圈向上,一圈向下的包扎,每一周在正面和前一周相交,并压盖前一周的 1/2。主要用于肘、踝、肩、膝等处(图 18-3)。

（二）三角巾包扎法

三角巾可折成条带状、燕尾巾、连双燕尾巾等形状。该法有制作简单、使用方便、容易掌握及包扎面积大的优点。三角巾包扎适用于头面、胸腹、四肢等全身各部位。使用时要求三角巾边要固定,角要拉紧,中心舒展,敷料贴体。

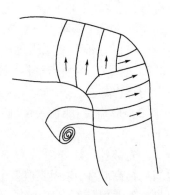

图 18-3　"8"字绷带包扎法

三、固定术

固定术的目的是减轻患者伤处的疼痛,预防创伤性休克的发生;限制骨折断端或脱位肢体再次移位等,避免产生新的损伤和并发症;便于搬运和转移。常用的固定方法有小夹板固定法、长夹板固定法、颈椎骨折固定法等。现分述如下:

（一）器械及材料

夹板、绷带、三角巾等。

（二）操作方法

1. 前臂骨折临时固定术　先用两块相应大小的夹板置于前臂掌、背侧,绑扎固定。然后用三角巾将前臂悬吊于胸前(图18-4)。

2. 上臂骨折临时固定术　用两块相应大小的夹板置于上臂内外侧,绑扎固定。然后用三角巾将前臂悬吊于胸前(图18-5)。

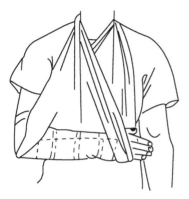 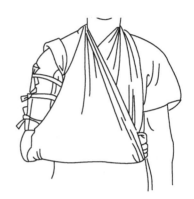

图 18-4　前臂骨折固定术　　　　　图 18-5　上臂骨折固定术

3. 大腿骨折临时固定术　用一块从足跟到腋下的长夹板,置于伤肢外侧。另一块从大腿根部到膝下的夹板,置于伤肢内侧,绑扎固定(图18-6)。

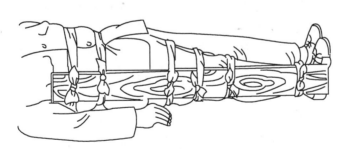

图 18-6　大腿骨折固定术

4. 小腿骨折临时固定术　用两块等长夹板从足跟到大腿内、外侧绑扎固定。若现场无夹板亦可将伤肢同健侧绑扎在一起(图18-7)。

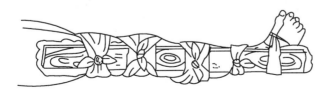

图 18-7　小腿骨折固定术

5. 颈椎骨折临时固定术　先于枕部轻轻放置薄软枕一个,然后再用软枕或沙袋固定头两侧。头部再用布带与担架固定(图18-8)。

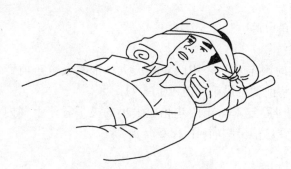

图 18-8　颈椎骨折固定术

（三）注意事项

1. 闭合性骨折在固定前,若发现伤肢有严重畸形,骨折端顶压皮肤,远端有血运障碍,应先牵引肢体以解除压迫或尖端刺破的危险,然后再予固定。开放性骨折,若骨折端突出伤口外,清创前不能纳入伤口内。

2. 绑扎固定时,松紧度要适中,过紧会影响到肢体远端血运,过松达不到固定作用。

四、搬运术

伤员经止血、包扎、固定等处理后,应尽快搬运与转送到急救中心或医院进行治疗,需注意预防创伤性休克和感染的发生。搬运方法较多,担架搬运法是搬运伤员最佳方法,重伤员长距离运送应采用此法。对疑有脊柱骨折伤员,应尽量避免脊柱骨折处移动,以免引起或加重脊髓损伤。搬运时应准备硬板床置于伤员身旁,保持伤员平直姿势,由2~3人将伤员轻轻推滚或平托到硬板上(图18-9、图18-10)。疑有颈椎骨折的伤员,需平卧于硬板床上,头两侧用沙袋固定,搬动时保持颈项与躯干的长轴一致,尽可能不变动原来的位置和减少不必要的活动,以免引起或加重脊髓损伤(图18-11)。

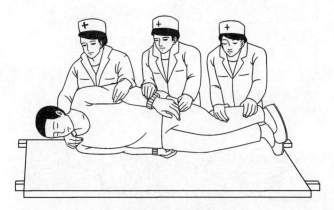

图 18-9　脊柱骨折滚动法

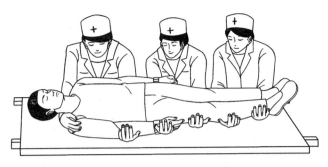

图 18-10　脊柱骨折平托法

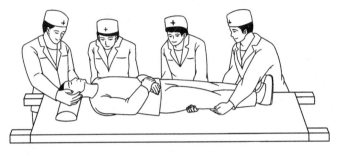

图 18-11　颈椎骨折搬动法

（任树军）

 复习思考题

1. 简述止血术的方法。

2. 简述止血带止血法的方法。

3. 简述驱血带具体操作步骤。

4. 简述使用止血带的注意事项。

5. 简述三角巾包扎法方法、特点及适应证。

6. 简述急救固定术的目的及常用方法。

7. 简述急救固定术的注意事项。

第二节　清创缝合术

清创缝合术是将开放伤口及时进行清创，使其成为接近于清洁的闭合伤，争取达到一期愈合。

一、手术指征及时机

开放性损伤、挫裂伤等均应进行清创术。手术应尽早施行，伤后 6~8 小时内的伤口经彻底清创后可一期缝合，战伤及火器伤除外。伤后 8~24 小时（或超过 24 小时）的伤口，如果尚未感染，配合抗生素的有效使用仍可清创，是否缝合或延期缝合应根据伤口情况而定。如就诊时伤口已感染,不能清创或不能彻底清创者,应予敞开伤口,清除坏死组织、血块和异物,冲洗和切开引流,更换敷料,等待延期缝合或植皮。

二、术前准备及清洗

首先做好术前麻醉评估及术前围手术期等准备工作,然后在麻醉下进行伤口的清洗和消毒,以减轻患者的痛苦。清洗顺序为先用无菌纱布覆盖伤口,剃去伤口周围的毛发,清洗污物,肥皂水刷洗伤口周围皮肤 3 次,每次需更换手套。除去纱布,用生理盐水反复冲洗伤口,尽量清除伤口内异物和细菌,对较大、较深或污染严重的伤口,应用过氧化氢浸泡,再用大量生理盐水冲洗,对怀疑有异物黏附于深部组织的,可用脉冲冲洗法,然后再擦干皮肤,严格消毒伤口周围皮肤,铺无菌巾。

三、常规操作步骤

（一）消毒铺巾

更换伤口内无菌敷料,擦干伤口周围皮肤,常规消毒铺巾。

（二）充分显露创腔

这是清创能否彻底的关键之一,也是引流、减压、消肿、改善血液循环、减少组织继发性坏死的必要措施。

（三）彻底止血

活动性出血要止住,但各部位的主要血管尽量不结扎。对四肢主要血管的损伤,有条件时应尽量修复或吻合。

（四）彻底切除坏死组织

清除或切除创腔内的血凝块、异物和碎裂坏死组织,粉碎性骨折中与骨膜相连的骨片及大的游离骨折块不应清除,以防止骨缺损。如伤口边缘不整齐,可切除伤口内缘 1~2mm,颜面、手指、关节附近和会阴区等部位的皮肤要尽量保留。

（五）充分冲洗和引流

清创后用 3% 过氧化氢、无菌生理盐水反复冲洗,进一步清除微小碎片及表面污染。冲洗后,根据需要另行切口放置引流条（管）,伤口内尽量不放置引流条（管）,尤其是关节腔内不宜置放引流条（管）,以免发生关节僵硬。

（六）修复创口

尽量保护和修复重要的神经、血管等,恢复其正常的解剖关系。神经、血管、肌肉、肌腱和皮肤等组织要逐层对应吻合,不可错乱吻合,避免愈合后出现或加重功能障碍;神经和肌腱因缺损不能一期吻合者,应原位固定覆盖,不可裸露,留待以后修复。清创彻底的胸腹部伤口,应一期缝合。关节附近、头面颈部、外生殖器、阴囊与手部的伤口因属功能部位且头面、外生殖器、阴囊血液循环丰富,应尽量一期缝合,必要时可放置皮下引流,以免瘢痕挛缩,影响功能。伤口大而深、边缘不整齐和组织损伤严重及可能继发感染者,应延期缝合。肢体深筋膜可以不缝合,术后如发生软组织肿胀则有减压作用,防止血液循环障碍。缝合时不能留有无效腔,否则易积液感染等;皮肤应在无张力下缝合,防止缺血坏死,如张力过大,可行减张缝合。

四、术后处理及注意事项

（一）有效固定

骨折、关节损伤、血管和软组织严重损伤等清创后都应适当固定,可减轻疼痛、防止休克和预防感染。一般情况下,严重污染的开放性骨与关节损伤、火器伤骨折初期不宜进行内固定,为方便更换敷料,固定器械可选用石膏、骨牵引或外固定支架等。

（二）适当抬高患肢和更换敷料

抬高患肢与心脏位于同一水平线上,有利于消肿,又不会导致组织缺血。换药时,要按常规无菌操作。未感染伤口,不必过多更换敷料;伤口若发生感染,应及时打开敷料检查,伤口小而感染轻者,可用生理盐水或庆大霉素等湿敷;感染重、脓液多者,应拆除伤口缝线充分引流,用生理盐水或敏感抗生素溶液冲洗,清除坏死组织,争取二期缝合或植皮修复。

（三）密切观察患肢远端血液循环和神经功能

防止骨筋膜室综合征的发生,一旦出现,及时解开敷料,对症处理,必要时拆除缝线或重新切开,彻底减压,延期缝合。

（四）正确使用破伤风抗毒素及抗生素

尽早皮试后使用破伤风抗毒素,预防破伤风的发生;根据伤口污染程度、清创情况、机体抵抗力的强弱和脓液的细菌培养,以及药物敏感试验决定抗生素的种类、是否联合用药、用药剂量和给药途径(局部和全身)。

（五）术后感染的处理

一方面根据伤口感染程度和全身情况进行抗菌治疗,防止感染性休克;另一方面要按照感染伤口拆开缝线,充分引流、冲洗和换药,争取二期缝合。

（任树军）

 复习思考题

1. 简述术前清洗创口的顺序及操作。
2. 清创缝合术的常规操作步骤有哪些?
3. 简述清理坏死组织的原则。
4. 简述破伤风抗毒素及抗生素的正确使用方法。
5. 简述创伤术后感染的处理原则。

扫一扫,
测一测

主要参考书目

1. 詹红生、何伟. 中医骨伤科学[M]. 2 版. 北京:人民卫生出版社,2016.
2. 詹红生. 中西医结合骨伤科学[M]. 北京:中国中医药出版社,2013.
3. 杨茂有. 正常人体解剖学[M]. 北京:人民卫生出版社,2012.
4. 王亦璁,姜保国. 骨与关节损伤[M]. 5 版. 北京:人民卫生出版社,2012.
5. 程晓光. 骨与关节影像诊断必读[M]. 北京:人民军医出版社,2007.
6. 邱贵兴,戴尅戎. 骨科手术学[M]. 4 版. 北京:人民卫生出版社,2016.
7. 黄帝内经素问[M]. 北京:人民卫生出版社,2005.
8. 张仲景. 伤寒论[M]. 北京:人民卫生出版社,2005.
9. 张仲景. 金匮要略[M]. 北京:人民卫生出版社,2005.
10. 薛己. 正体类要[M]. 北京:人民卫生出版社,2006.
11. 吴谦,等. 医宗金鉴·正骨心法要诀[M]. 北京:人民卫生出版社,2006.
12. 蔺道人. 仙授理伤续断秘方[M]. 北京:人民卫生出版社,2006.

复习思考题答案要点与模拟试卷